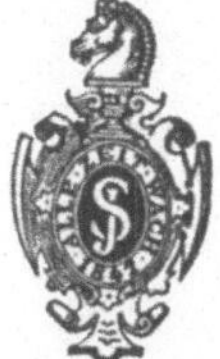

Rudolf Janzen

Elemente der Neurologie

auf der Grundlage von Physiologie und Klinik

Mit 49 Abbildungen

Springer-Verlag
Berlin · Heidelberg · New York 1969

Professor Dr. med. Dr. phil. RUDOLF JANZEN
Direktor der Neurologischen Universitäts-Klinik und -Poliklinik
2000 Hamburg 20, Martinistraße 52

ISBN-13: 978-3-642-49024-8 e-ISBN-13: 978-3-642-92979-3
DOI: 10.1007/978-3-642-92979-3

 Library of Congress Catalog Card Number 76-80983.
Softcover reprint of the hardcover 1st edition 1969

Titel-Nr. 1589

meiner Frau

Dr. med. Helene geb. Carstensen

Vorwort

Warum hat das Buch nicht den Titel:

Leitfaden, Grundriß, Lehrbuch?

Für wen ist es geschrieben:

Anfänger, Fortgeschrittene; Studenten, praktische Ärzte, Spezialärzte; Forschende?

Haben auch Nichtmediziner von einzelnen Abschnitten Gewinn:

Biologen, Psychologen. Anthropologen, Philosophen, Theologen?

Warum ist das Buch so kurz bei einem Anspruch, der sich aus solchen Fragen ergibt?

Weil ich viele Jahre vor-, und jetzt intensiv durchgearbeitet habe;

Anregung sollte vorherrschen; im Weglassen bestand die Mühe.

Die akademische Lehre bedarf neuer Formen. Die klinische Vorlesung muß, *vom Fall ausgehend*, anregen, sonst ist sie verfehlt; theoretisches Fundament, Problemtradition und aktuelle Forschung müssen aufleuchten, dürfen jedoch nicht ermüdend vorgetragen werden. Ich habe eine Erfahrung wiederholen müssen, die jeder akademische Lehrer macht, wenn er sich mit den ihm gegebenen Kräften um die Förderung der nachwachsenden Generation bemüht: Ein „gelungenes“ Kolleg, nach Tonbandaufnahme niedergeschrieben, ist für den nachlesenden Studierenden viel inhaltärmer als das Kolleg selbst, weil Situation, Gebärde, Klang des Wortes, in denen die Anregung aufblitzt, fehlen. Eine gut vorbereitete, inhaltsreiche, aber — durch Tabellen, Bilderreihen, systematische Erörterungen — über Strecken notwendigerweise referierende allgemeine Vorlesung *ermüdet*.

Deswegen muß das „Herzstück“ der Lehre, nämlich die durch nichts ersetzbare klinische Vorlesung, ergänzt werden:

Unterweisung in diagnostischen und therapeutischen Verrichtungen gehört in Kurse.

Man kann nicht genug hören und sehen.

Aber man bedarf auch der Stille und der Konzentration zur denkenden Durchdringung des Erfahrenen.

Für solche Arbeit ist das Buch gedacht.

Ich hoffe, bei Anfängern ein Verständnis für die Reaktionen des Nervensystems zu wecken und bei Wissenden die Vertiefung — sei es auch durch Widerspruch — zu fördern. Das Buch kann nicht flüchtig gelesen, es muß studiert werden. Die meisten — ich wage nicht zu sagen: alle — Sätze, mögen sie noch so theoretisch klingen, hat mir die Erfahrung am Krankenbett diktiert. Deswegen wird derjenige, der diese Konzeption der Neurologie erfaßt hat, auch beim Nachschlagen, d. h. im Blitzgebrauch des Buches, Hinweise finden, während derjenige, der Bücher *nur* zum Nachschlagen benutzt, die hier gewählte innere Ordnung als mühsam beurteilen wird.

res severa res gaudia —

hoffentlich gilt dies nicht nur für den Autor sondern auch für den studierenden Leser.

Dank bin ich Vielen schuldig.

Zuerst meinen Fakultätskollegen und wissenschaftlichen Freunden, denen ich in der klinischen und wissenschaftlichen Arbeit verbunden bin. Ich habe aber niemandem Abschnitte dieses „persönlichen" Buches zur Kritik vorgelegt.

Assistenten haben mir gern geholfen, wenn ich einzelne Wünsche äußerte; sie haben vor allem die Zeit mit mir durchgestanden.

Geholfen haben mir unermüdlich Frau ANNELENE SCHLOTE bei den immer neuen „endgültigen" Reinschriften, Frau KARIN HOLST v. LILIENCRON bei der, manchmal zermürbenden, Bibliotheks- und Register-Arbeit, Fräulein RITA NOLTE bei der Vorbereitung der Abbildungen und Fräulein Dr. MARIELUISE CRÜGER sowie Frau Dr. ERIKA BERNHARDT bei den Korrekturen und der Registerarbeit.

Der Medizinalgraphiker GEORG CURT FRÄNZEL ließ sich für die Arbeit gewinnen; er hat meine Absichten und Entwürfe realisiert; Dozent Dr. rer. nat Dr. med. R. DUNKER vom Anatomischen Institut hat einzelne Vorschläge kritisch angesehen; Oberpräparator SCHLÜTER half aus seiner Erfahrung anregend mit. Prof. Dr. phil. Dr. med. E. HORSTMANN, Direktor des Anatomischen Instituts, und Prof. Dr. med. K. FLEISCHHAUER, Direktor der Neuroanatomischen Abteilung (jetzt Bonn), unterstützten meine Wünsche.

Der Springer-Verlag hat meine lange vorbereiteten Pläne, von denen dieses Buch ein Teil ist, in jeder Weise gefördert durch Anhören, Kritik und Gewährenlassen. Ob es sich lohnte? Ich bin dem Springer-Verlag dankbar, daß dieses Buch ad eruditionem incipientium erscheinen kann; hoffentlich sind es andere auch.

Hamburg, Frühjahr 1969

RUDOLF JANZEN

Einleitung

„Mein ursprünglicher Plan war, die Behandlung innerer Krankheiten nach den Grundsätzen der pathologischen Physiologie darzustellen. Ich träumte den Traum, den der große MAGENDIE vor 100 Jahren träumte. Dieser Traum war damals das unerreichte und ist noch heute unser unerreichbares Ideal. Mit Schmerz mußte ich sehen, daß eine solche Darstellung nicht möglich ist."

LUDOLF V. KREHL
Die Behandlung innerer Krankheiten
F. C. W. VOGEL, Berlin, 1933

A. Ziel des Buches

Die „klassische" Neurologie, entstanden in der 2. Hälfte des vorigen und im Anfang dieses Jahrhunderts, ist bis heute wirksam; sie gründete auf Anatomie (im Sinne einer anatomia animata), Pathologie und ätiologischer Forschung. Etwa hundert Jahre nach den bahnbrechenden Leistungen von MAGENDIE — in dessen Nachfolge CLAUDE BERNARD und CARL LUDWIG stehen — dringt die Physiologie in die klinische Neurologie ein. Diese erfuhr dadurch einen Zuwachs an Fakten und Einsichten. Eine Bilanz, die uns längst aufgenötigt war, wird erkennen lassen, wie wenig tragfähig mancher Boden sein kann, auf dem man fest zu stehen glaubt; aber man wird auch neue Halte gewinnen. Am Krankenbett und in der klinischen Forschung müssen wir unter veränderten Horizonten handeln, manche tradierten Gewohnheiten des Denkens und Handelns verlassen, andere auf ihren Wahrheitsgehalt zurückführen.

Vorgänge, die aus dem Stadium der tradierten Empirie in begründetes Wissen übergegangen sind, können begriffen werden, so daß manches Lernwissen überflüssig wird.

Eine Generation wirkt und wächst heran, die nicht nur dem Zuwachs an technischen Möglichkeiten und dem Detail stärker zuneigt als der Synopsis, sondern sich auch in einer veränderten Art den Stoff erobert; jede Generation lebt aus einem eigenen Verhältnis zur Sache, wobei „Generation" nicht ein Problem des individuellen Alters ist.

Die Gegenwart ist gefährdet dadurch, daß „Tradition als Herausforderung" (PIEPER) nicht so ernst genommen wird, wie sie dies verdient. Die klinische Medizin ist in weiten Bereichen Wissenschaft, erreichte oder zu erreichende; hier bedarf sie nicht der Tradition, sondern der klaren Begriffe, der Fakten, der Experimente. Die Medizin ist aber nicht nur angewandte Naturwissenschaft; sie kann daher in anderen Bereichen einen Traditionsverlust nicht ertragen.

Sowohl aus der Tradition im empirisch gegründeten Handeln, da wo wissenschaftliche Begründung noch fehlt, als auch aus der Tradition der geistigen Auseinandersetzung mit der „Aufgabe Medizin", d. h. der Problem-Tradition, gewinnt die Forschung Aktualität *und* Zukunft.

Die Veränderung von Umfang und Inhalt unserer Kenntnisse in den einzelnen Fächern und gleichermaßen die Veränderung von Qualität und Quantität der Lehrenden und Studierenden erfordern neue Wege der *akademischen* Unterweisung. Das ist auch deswegen notwendig, weil Spezialisierung und Zuwachs an technischen Hilfsmitteln zwangsläufig einen Arzt fordern, der sich nicht von den Mitteln (= Spezialisten/Apparate) *leiten* läßt, sondern sie *benutzt*.

Wer Ärzte dazu erziehen will, sich zu entfalten, der muß sie befreien vom überflüssigen Lernstoff und versuchen, sie das Schwerste zu lehren: 1. sich den Phänomenen so unvoreingenommen wie möglich zu nähern, 2. Nomina nicht mit Realien zu verwechseln. Der Satz ist zunächst so einfach gemeint, wie er sich liest; die dahinter steckenden erkenntnistheoretischen Probleme sind hier nicht zu erörtern.

Eine Synopsis der Elemente — nicht der Elementarien — der Neurologie auf dem Grunde von Klinik und Physiologie, die grundlegenden Leistungen der anatomisch-klinischen Richtung beachtend, soll in einer *Bilanz* gewagt werden.

Dies Buch ist, so hoffe ich, nicht nur für Kliniker von Interesse.

Die traditionellen Lehrbücher streben Vollständigkeit an; sie überfordern die Kapazität des Gehirns eines Lernenden; sie sind zunehmend zu Nachschlagebüchern geworden analog den — aus technischen Gründen notwendigen und durch technische Einrichtungen zu ersetzenden — Zusammenstellungen von Symptomen und Syndromen. Man sollte einer — infolge der Überforderung der Ärzte — gefährlichen Neigung nicht Vorschub leisten, nämlich, sich mit unzureichenden Daten vorschnell Denkschablonen anzuvertrauen. *Auf das richtige Handeln kommt alles an.* Nur der überlegene Arzt kann, auf eine unbegründete und vorzeitige diagnostische Aussage verzichtend, eine heilende Tat vollziehen oder einen gefährdenden pharmakologischen, chirurgischen und, nicht zuletzt, diagnostischen Eingriff unterlassen.

Eine Synopsis darf ein Einzelner versuchen, weil auch Handeln oder Unterlassen jeweils der Einzelne verantworten muß. Die Konzeption dieses Buches ist also „persönlich". Fehlern im Detail setze ich mich aus; die hier zusammengefaßte, für die Neurologie meines Erachtens notwendige Arbeit ist aber in langen Bemühungen gewachsen, unter den Anforderungen des Tages, aufmerksam gegenüber den Entwicklungen, im Umgang mit anderen Forschenden, Lehrenden und Lernenden.

Ich könnte kritische Bemerkungen zu diesem Buche im voraus niederschreiben, unterlasse es aber, indem ich hinzufüge, daß mit diesem Buch ein Entwurf vorgelegt wird, auf den sich ein „Lehrbuch der Neurologie in Einzeldarstellungen" aufbauen wird, an dem viele kompetente Autoren mitwirken werden.

Die Wahl der Schwerpunkte in diesem Buch ist passiv und aktiv entstanden; passiv — durch die Grenzen, welche dem einzelnen gesetzt sind; aktiv — durch das, was ich bei mir selbst und bei anderen als schwer zu begreifen erfahren habe.

Der Autor meint, daß in dem Buche nicht Weniges neu sei, überprüft in wiederholter Auseinandersetzung mit den Phänomenen. Die Fakten und die Einsichten wurden bisher nur z. T. in Einzelarbeiten niedergelegt; sie wurden für dieses Buch aufgespart: Das bloß subjektiv oder zu apodiktisch Erscheinende beruht also auf langer Arbeit. Manches erscheint *mir* vielleicht neu, weil ich es nicht gewußt habe oder *man* es vergessen hat. Bedacht bleibe, daß hier kein Handbuch geschrieben wurde, sondern eine Summe dessen, was sich mir durch Lernen und Erfahrung als notwendig und brauchbar erwiesen hat.

Der Fachmann wird ermessen, was alles in diesem Buche weggelassen worden ist; mit Bedacht! In manchem Nebensatz steckt — etwas pointiert formuliert — ein Kapitel; hätte ich aber Literatur und Argumente zusammengetragen, ferner Kasuistik und Statistik bemüht, hätte zwar die Gelehrsamkeit den gehörigen Raum gefunden, wäre aber für das Ziel des Buches wenig gewonnen.

Ich wollte den Weg weisen, nach Analyse der Phänomene die geeigneten Mittel zu finden, diagnostisch und therapeutisch zweckdienlich zu handeln. Dabei wird sich eine, teilweise radikale, Auseinandersetzung mit überkommenen Denkgewohnheiten und Nomina ergeben. Mein Streben nach einer grundrißhaften Synopsis erweckt — so hoffe ich — weder den Anschein der Simplifikation noch den des Anspruches. Dem Glück einer anspornenden täglichen Arbeit und dem Glück der ständigen Auseinandersetzung mit Kollegen, Studierenden und — vor allem — Schülern bin ich ebenso großen Dank schuldig wie meinen Lehrern.

B. Anleitung zum Gebrauch des Buches

Da dieses Buch kein „Lehrbuch" und kein „Lernbuch" ist, — obwohl es diesen Zwecken auch dient —, sondern ein Buch, das einführen, Zusammenhänge darlegen, Erfahrungen umreißen und vertiefen, schließlich sogar ein Begleiter werden will, muß es studiert sein. Erst bei Wiederholungen und dann, wenn Sätze, die stutzig machen, langsam gelesen werden, dabei die Akzente verschiebend, wird sich aufschließen, durch welche Prüfungen die Fakten und die Formulierungen gegangen sind, ehe sie ihren Platz und ihre Form gefunden haben.

Alle Teile sind aufeinander bezogen, der Sache und dem Worte nach.

Die Unmöglichkeit, ein Teilgebiet der Medizin zu beherrschen, auferlegt uns die Bemühung, es wenigstens zu *übersehen:* unverantwortlich wäre sonst der Anspruch des Arztes, eine Behandlung *leiten* zu wollen. Das bedeutet nicht, daß er alles selbst wissen oder selbst tun muß.

Verteilung des Stoffes

Die Erfahrung lehrt, daß eine Anwendung von Lernwissen auf Schwierigkeiten stößt, wenn sie außerhalb des erlernten Zusammenhanges gefordert wird. Dem kann man nur begegnen, wenn man das Lernwissen abbaut und das Verstehen aus der Sache heraus dadurch fördert, daß die grundlegenden Fakten, Denkweisen und Erkenntnisse in verschiedenen Zusammenhängen vorgeführt werden. Die Wiederholungen und Verweisungen in diesem Buch verfolgen den Zweck, die Kluft zwischen Lernwissen und Können überwinden zu helfen.

Die biologischen, die wissenschaftstheoretischen, die technischen, die ärztlichen Probleme sind an denjenigen Stellen behandelt, wo der innere Zusammenhang dies ergab. Das aufzählende Nacheinander widerspräche dem Ziele des Buches.

Inhaltsverzeichnis

Aus diesem Grunde ist das Inhaltsverzeichnis nicht nur eine Zusammenstellung der Überschriften; Anordnung und Abweichungen in der Formulierung sollten die innere Struktur des Stoffes hervortreten lassen.

Sachverzeichnis

Die in den Katalogen von Kap. II „Symptome und Syndrome" und Kap. VII „Systematik der organischen Nervenleiden", sowie die in Kap. II „Anleitung zur neurologischen Untersuchung" angehäuften Stichwörter muß man dort nachlesen. Die Absicht sei genannt: Wenn man etwas nur in einem Zusammenhang finden kann, so prägen sich die Zusammenhänge ein; außerdem kann beim Suchen noch dieses und jenes Nützliche oder Bedenkenswerte aufgelesen werden. Das ist erprobt worden.

Im Sachverzeichnis findet man alle Stichwörter aus den grundlegenden und den interpretierenden Texten, sowie alle unentbehrlichen Wörter.

Das Verzeichnis enthält aber *nicht alle Stichwörter* und führt bei den Stichwörtern *nicht alle Seitenzahlen* an, nämlich diejenigen nicht, die in den Katalogen der Kap. II und VII, sowie in Kap. III nachgesehen werden. Auch die Stichwörter aus den Tabellen sind nicht vollständig aufgenommen worden.

Man muß also suchen, 1. im Sachverzeichnis, 2. in den Katalogen, in der Anleitung zur Untersuchung, 3. in den Tabellen.

Läßt sich etwas nicht finden, überlege man, warum es weggelassen sein könnte. Ich hoffe, daß man dabei manche Einsicht in die Zusammenhänge gewinnt. Natürlich werde ich, trotz langer Erprobung in der Vorlesung und in der klinischen Arbeit, einiges einfach vergessen haben; aber ich vermute, daß nicht zuviel Notwendiges fehlt. Das Weglassen — "Inhibition as a coordinative factor" SHERRINGTONs Nobel-Vorlesung — ist eine mühselige Kunst.

Eigennamen und „Syndrome" wird man überall da vermissen, wo sie durch eine rationelle Nomenklatur ersetzt werden können. Sie wurden beibehalten, wenn sonst grobe Verständigungsschwierigkeiten auftreten könnten.

Literaturverzeichnis

Die Zusammenstellung mußte lückenhaft und subjektiv ausfallen, obwohl sehr viel Mühe darauf verwandt worden ist. Ich hoffe aber, daß alle wichtigen Quellen und weiterführenden Werke erwähnt worden sind. Da das Kap. VII „Systematik der organischen Nervenleiden" unvollkommen ist und des Kommentars und damit der Literaturhinweise entbehrt, tauchen in diesem Buch die Namen vieler bedeutender Neurologen nicht auf; das beweist nicht mangelnden Respekt. Das „Lehrbuch der Neurologie in Einzeldarstellungen" wird alles, so hoffe ich, nachholen. Ich habe die Arbeiten der Mitarbeiter und meine eigenen deswegen bevorzugt zitiert, damit man Umfang und Problemkreise unserer klinischen Forschung erkennt, einer Arbeit, die ebenso an anderen Stellen geleistet wird. Nicht alle unsere Probleme sind frei gewählt, steht doch der Kliniker in der Pflicht des Tages.

Die Grundlagenforschung habe ich im Laufe der Jahre nicht nur aus allgemeinem Interesse, sondern auch geplagt von den Nöten des Klinikers, verfolgt. Durch Literaturhinweise habe ich das hervorgehoben, was für die klinische Forschung bedeutsam ist oder werden könnte, soweit ich dies zu beurteilen vermag. Dabei mußte ich den Mut haben, manche Angaben von Theoretikern nach dem zu werten, was ich als Kliniker sehe.

Internationale Symposien über aktuelle Probleme sind nicht immer lesenswert; Anhäufung weiterer Daten ist keine neue Idee. Ich habe solche Symposien angeführt, die nach Inhalt oder nach Vermittlung von Quellen wichtig erschienen. Das Literaturverzeichnis enthält also eine Auswahl dessen, was ich begriffen habe.

Die konventionellen Lehrbücher der Inneren Medizin und Neurologie, sowie die Periodica wurden nicht genannt.

Wenn man das Phänomen analysiert und zur Diagnose einer ätiologischen oder symptomatologischen Entität gelangt ist, kann man in der hier angegebenen Literatur oder im „Zentralblatt für Neurologie und Psychiatrie“ einschlägige und weiterführende Hinweise finden.

Abbildungen

Die Abbildungen sind nach der Literatur (Quelle angegeben), nach Präparaten des hiesigen Anatomischen Instituts sowie nach eigenen Entwürfen und Daten einheitlich gezeichnet worden. Allgemein Bekanntes wurde ebensowenig abgebildet wie spezialistische Einzelheit. Im Laufe der Jahre schälten sich einige „notwendige“ Bilder heraus. Sie unterstützen, erweitern und ersetzen streckenweise den Text. Alle sind ohne den Buchtext verständlich (mit Ausnahme von Abb. 21). Der Buchtext verweist, führt aber nicht mit Worten erneut aus, was die Zeichnungen unmittelbar lehren.

Therapie

Angaben zur Therapie erfolgen nur in grundsätzlicher Weise, aus dem Verständnis des krankhaften Vorganges heraus. Gelegentlich werden spezielle Maßnahmen angeführt. Ich verweise auf die „Arzneimittelverordnung“, herausgegeben von der Arzneimittelkommission der Deutschen Ärzteschaft. Der Autor hat dabei mitgewirkt in den Teilen, für die er als Neurologe zuständig ist.

Inhaltsverzeichnis

(* Inhalte von allgemeinerem Interesse)

Kapitel III

Kapitel IV

Kapitel V

Kapitel VI

Kapitel I. Struktur und Funktion des Nervensystems

Grundlagen der normalen und pathologischen Reaktionen

Allgemeine Vorbemerkungen

Im Nervensystem enthüllt sich ein stufenweise aufgebautes Integrationsorgan. Von einem ausreichenden Verständnis des Ganzen oder einer kausalen Analyse der Vorgänge in den einzelnen Stufen sind wir noch weit entfernt.

Mit dem endgültigen Durchbruch des Lokalisationsprinzips für die Erforschung des Nervensystems, Anfang des 19. Jahrhunderts, wuchsen die Kenntnisse über die Bedeutung der verschiedenen Anteile des Zentralorgans sprunghaft an. Gegenwärtig stehen im Mittelpunkt der Forschung: 1. Analyse der Vorgänge in den Zellen, gefördert durch die physikalischen und chemischen Verfahren im Mikrobereich (Elektronenmikroskopie, radioaktive Isotope, Autoradiographie, Ultrazentrifugentechnik, Mikrophotometrie), 2. die Vorgänge der Erregung, Erregungsleitung, Erregungsübertragung, vorangetrieben durch die Ergebnisse der Zellforschung und die Techniken der Neurophysiologie und Neurochemie im Mikrobereich, 3. die Fragen des aktiven und passiven Stofftransportes, 4. Fragestellungen, welche sich anbieten, wenn man mit dem Rüstzeug der Regelungstechnik biologische Systeme überprüft, deren Homoiostase (= steady state der Angelsachsen), z. B. Blutdruck, Körpertemperatur, ursprünglich den Anreiz für die Techniker abgegeben hat.

Einige allgemeine Prinzipien für die Deutung der integrativen Leistungen des Nervensystems drängen sich, seit dem Beginn einer wissenschaftlichen Neurologie, immer wieder auf; sie werden episodisch vernachlässigt, wenn entweder durch methodische Fortschritte die Einzelforschung oder durch allgemeine Denkrichtungen begrenzte Aspekte des Ganzen in den Vordergrund rücken; sie kehren wieder, auf einer anderen Stufe. *Zu allen Zeiten ist die Forderung schwer zu erfüllen, das Bewahrenswerte nicht zu vernachlässigen gegenüber dem Aktuellen oder dem bloß Dienlichen.*

Struktur und Funktion sind nicht trennbar. Probleme der Anatomie werden manchmal besser mit physiologischen Methoden geprüft – und umgekehrt.

Anatomische und ätiologische Forschung zusammen mit der Anwendung des Lokalisationsprinzips haben die „klassische“ Neurologie geprägt. Auch heute noch läßt sich mit diesen Werkzeugen fruchtbare Arbeit leisten. Seit einer Generation aber gestalten die Fortschritte in der Neurophysiologie und Neurochemie die klinische Forschung um. Perfektionierte Untersuchungsmethoden gestatten nicht nur eine Entscheidung in einer Reihe von Problemen, welche vorformuliert sind, sondern führen auch zu neuen Erkenntnissen und Problemen über Struktur und Funktion des Nervensystems (Neurobiologie). Während man früher Stoffwechselprobleme nur hinsichtlich der formalen Morphogenese, z. B. bei den Speicherkrankheiten, untersuchen konnte, erlauben die methodischen Fortschritte heute zunehmend die Analyse von Grundvorgängen und zwar auch bei funktionellen d. h. morphologisch nicht faßbaren Störungen. Die Kliniker müssen daher die Grenzen der klassischen Neurologie verlassen und zur allgemeinen Medizin zurückfinden. Krankheiten und Reaktionsformen des Nervensystems werden zu Spezialfällen der allgemeinen Medizin: Das Nervensystem ist vielfach nur das Organ, welches den Notschrei des Organismus ausstößt, d. h. das Leitsymptom bildet. Man hat die Neurologie eine Wissenschaft der interessanten Diagnosen und der unheilbaren Krankheiten genannt. Nichts ist falscher als diese Auffassung, welche noch von der überwiegenden Mehrzahl der Ärzte, selbst der Nervenärzte, geteilt wird; die Erkenntnis von dem bloß wegweisenden Charakter der *meisten* neurologischen Symptome und Syndrome ist leider noch nicht Allgemeingut.

A. Grundstrukturen und Grundvorgänge

1. Das Neuron*

Perikaryon

Die ausdifferenzierten Ganglienzellen besitzen alle Organellen einer Zelle. Im Gegensatz zur Glia und zu den Mesodermabkömmlingen des Nervensystems haben sie die Fähigkeit zur Teilung verloren. Regeneration von Teilschäden ist aber möglich; man denke an die Regeneration des Neuriten nach Durchtrennung. O_2-Mangel, Endo- und Exotoxine, Infektionen bewirken neben akuten und flüchtigen klinisch faßbaren Funktionsstörungen auch solche, welche erst nach Wochen und Monaten ausgeglichen werden. Man darf vermuten, daß eine langsame Regeneration von Zellorganellen eine nicht minder wichtige Rolle spielt als Kompensationsvorgänge in den gestörten/dekompensierten Systemen.

Nicht weniger aufschlußreich als die Vorgänge der Regeneration sind jene, bei denen übertragbare Eingriffe in den Zellstoffwechsel (z. B. *Kuru*, *Scrapie*), etwa durch Polysaccharide oder durch Viren, zum langsamen degenerativen Zellzerfall führen ohne entzündliche Reaktion des Gewebes (s. sog. systematische Atrophien).

Untergang von Nervenzellen bedeutet Einbuße an Funktion. Ob dabei klinisch faßbare Symptome auftreten, hängt ab von der Zahl der zerstörten Elemente, von ihrer Stellung im Gesamt der Funktionsstruktur und von der Empfindlichkeit unserer Erkenntnismittel.

Die Nervenzellen besitzen neben ihrer unterschiedlichen Funktion auch eine unterschiedliche *Pathoklise* (O. u. C. Vogt), d. h. eine unterschiedliche Empfindlichkeit gegenüber den Noxen.

Abb. 1. a Ganglienzelle mit Dendriten, Neurit, Synapsen (unter Benutzung von Gray u. Guillery sowie Eccles, Cajal, Auerbach). Die verschiedenen Vergrößerungen sind zu beachten. b Neurit, Schwannsche Scheide, Neurilemm. Grundlage der saltatorischen Erregungsleitung

Abb. 2. *N* Neuron; *Sy* Synapsen; *Gl* Glia, *K* Kapillare, *eR* Extracellulärraum. Grundlage für Stofftransport und Erregungsübertragung (nach Kuffler u. Nicholls)

Abb. 3. Oligodendrocyt 3 Axone umhüllend. Die Einfaltung und Umhüllung wird deutlich. Darstellung des Ortes der saltatorischen Erregungsleitung (nach Bunge, M. B., Bunge, R. P. u. Ris, H.)

* Abb. 1—4

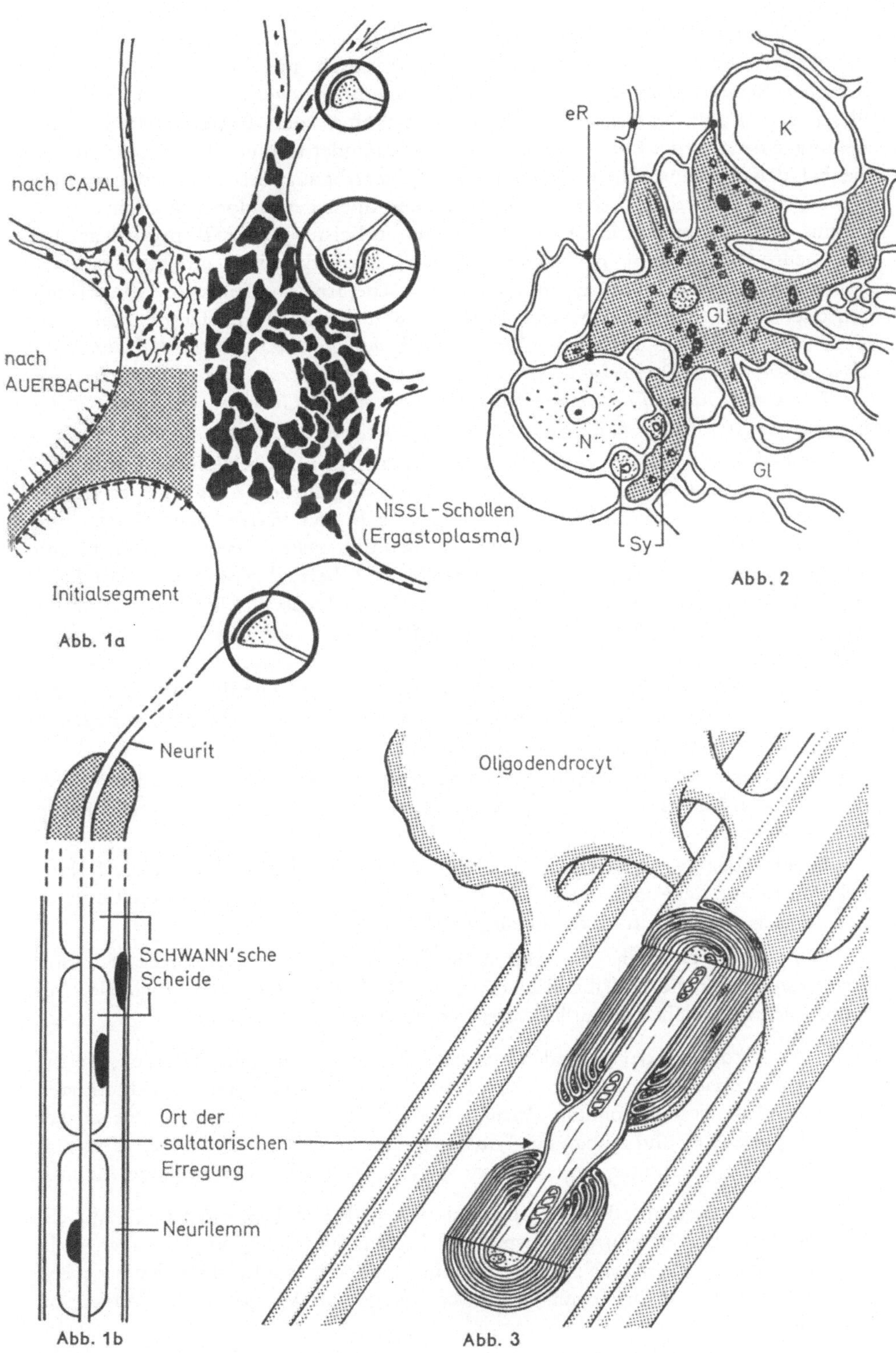

Abb. 1a

Abb. 1b

Abb. 2

Abb. 3

Die lichtmikroskopisch hervortretenden *Nissl-Schollen (Tigroid-Substanz)* im Perikaryon der Nervenzelle (Abb. 1) sind identisch mit dem *endoplasmatischen Reticulum/Ergastoplasma* (PALAY u. Mitarb.), einem Netzwerk von Röhrchen und Bläschen, das zur Kernmembran und, durch Poren, zum Extracellulärraum Beziehungen hat. An der Oberfläche der Membranen findet sich ein Teil der *Ribosomen*, die bei der Proteinsynthese wirksam sind. Der Abgang des Neuriten hebt sich hervor, dort fehlt die Nissl-Substanz. Veränderungen des endoplasmatischen Reticulums durch besonders intensive physiologische Leistungen (z. B. prüfbar an den Motoneuronen der Ratte, nach erschöpfender Muskelarbeit im Laufkäfig), pathologische Reaktionen des Perikaryons auf metabolische, toxische, infektiöse Einwirkungen oder auf Durchtrennung des Neuriten, lassen sich auch im Lichtmikroskop an Kern- und Nissl-Bild verfolgen. *Die retrograde und die transsynaptische Reaktion der Ganglienzellen nach Durchschneidungen sind bis heute ein hervorragendes Hilfsmittel, Verknüpfungen der grauen Teile untereinander zu erforschen* (v. GUDDEN, MARCHI, WESTPHAL, CHARCOT, NISSL, v. MONAKOW, SPIELMEYER, SPATZ, BRODAL u. a.).

Der Golgi-Apparat, der 1898 in den Purkinje-Zellen des Kleinhirns lichtmikroskopisch entdeckt worden ist, gehört zu den Organellen aller Körper-Zellen. Er läßt sich am besten in Drüsenzellen studieren, z. B. auch in der Adeno-Hypophyse. Der Golgi-Apparat verschiedener Ganglienzellen unterscheidet sich nach Form und Größe. Die Funktion des Apparates ist noch nicht befriedigend geklärt. Er kann Stoffe mit einer Membran umgeben, sie ein- und ausschleusen. Eine Mitwirkung bei der Synthese und Anreicherung von Polysacchariden und Glykoproteinen wird angenommen.

Die Mitochondrien haben zahlreiche Funktionen. Sie enthalten vor allem die Fermente der energieliefernden Vorgänge. Sie sind durch O_2-Mangel vulnerabel.

O_2-Mangel ist die Achillesferse der Ganglienzelle (PENTSCHEW).

DNS (Desoxyribonucleinsäure), welche die genetischen Informationen weitergibt, ist in den Mitochondrien nachgewiesen und wird bei Teilung und Regeneration derselben wirksam.

Defekte oder Zerstörungen in den Mitochondrien haben weitreichende Folgen nicht nur für die Zelle sondern auch für das Gewebe oder gar für den ganzen Organismus, je nach der Bedeutung der befallenen Zellen.

Die *Lysosomen* umschließen mit ihren Membranen lytische Fermente, die nach ihrer Freisetzung die Zelle und ihr Milieu ändern. Als *Cytosomen* werden Organellen zusammengefaßt, welche vermutlich verschiedene Funktionen ausüben.

Alte Probleme der normalen und pathologischen Nervenzelltätigkeit, welche zwar durchdacht sind, aber mit den früher zur Verfügung stehenden Methoden nicht gelöst werden konnten, drängen sich der aktuellen Forschung auf: aktiver Transport, Auf- und Abbau der Funktion, Alterung, Regeneration, elektive und systematische Zelluntergänge, elektive Speicherungen, Abwehrvorgänge, Mneme.

In der Gewebekultur ließ sich demonstrieren, daß in Dendriten nicht nur ein proximo-distaler Fluß von Axoplasma und Stoffen stattfindet, sondern auch – in geringem Maße – umgekehrt. Die Vorgänge an den zahlreichen dendritischen Synapsen könnten dadurch auf stofflichem Wege die Vorgänge des Perikaryon beeinflussen.

Kern

Der Kern determiniert die Eigenart der Zelle und ihre Stoffwechselvorgänge (Informationsträger DNS). Der Kern rotiert, wie Gewebekulturen von Nervenzellen zeigen, im Cytoplasma. Eine Verbindung zum Cytoplasma ist gegeben durch Poren in der Kernmembran, welche nach Zelltyp und Aktivitätsgrad verschieden zahlreich zu sein scheinen.

Satellitenzellen

In der Gewebekultur bleiben die Satellitenzellen beim Perikaryon und zeigen dadurch ihre Bedeutung für die Aufrechterhaltung der Tätigkeit der Nervenzelle an.

Bereits die Ganglienzelle ist ein hochdifferenziertes Integrationsorgan; sie hat aber nur begrenzte Reaktionsmöglichkeiten.

Engramme/Gedächtnis

Wo und auf welche Weise werden erworbene Informationen (Engramme) gespeichert? Diese Frage drängt sich durch die Fortschritte der Mikrobiologie erneut auf. Die Erkenntnisse auf dem Gebiet der Speicherung genetischer oder immunologischer Informationen verlangen das Studium derjenigen Stoffwechselvorgänge, welche für Gedächtnisbildung von Bedeutung sind (Lit. s. Bogoch). Neben diesen Elementarvorgängen müssen aber die Integrationssysteme, Zellen – Synapsen – neuronale Verknüpfungen, in jede Theorie einbezogen werden.

Der Kliniker wird bei solchen Erörterungen auf einige fundamentale Beobachtungen hinweisen: 1. Im „geordneten“ Dämmerzustand nach Commotio cerebri und bei Intoxikationen – d. h. bei anscheinend normaler *Re*-aktion – entstehen keine Engramme, welche sich ekphorieren ließen. 2. Nach einer traumatischen Hirnschädigung leidet nicht das Altgedächtnis; je nach Intensität des Traumas wird ein verschieden ausgedehnter Bereich der frischen Engramme „gelöscht“ = retrograde Amnesie. 3. Unter verschiedenen Bedingungen, besonders bemerkenswert in der senilen Demenz, tauchen Engramme auf, die sich in gesunden Tagen auf keine Weise hätten wecken lassen. Erregende Beispiele berichtet Gruhle über Glossolalie („Reden in fremder Zunge“). Meistens handelt es sich um Kryptomnesien. Wie früh eine materielle Speicherung erfolgt, zeigt sich, wenn ein Erwachsener im somatisch begründeten Ausnahmezustand Einschlaflieder in einer ihm fremden Sprache singt, die die Muttersprache seiner Amme war (Gruhle).

Die Stabilität von Engrammen zeigt sich z. B., wenn ein Pianist ein schwieriges Werk vom Blatt spielt, das er vor 1 oder 2 Dekaden zuletzt geübt und gespielt hat. Man bedenke die weitgehenden Verknüpfungen verschiedener Funktionskreise, die momentan geweckt werden.

Das Wirken der Systeme bekundet sich in einer Reihe bekannter Beobachtungen: Ein bestimmter Gedächtnisinhalt kann gesucht werden wie ein verlorener Gegenstand: *Verschiedene* Beziehungswege werden beschritten. Neben dieser Aktivierung verschiedener Systeme kann aber auch nur *eines* angesprochen werden. Während die Aufmerksamkeit sich dann ganz anderen Aufgaben zuwendet, taucht plötzlich der gesuchte Inhalt auf. Nach einem Anstoß kann auch „im erquickenden Schlaf“ die selbsttätige (unbewußte) Leistung der angesprochenen Systeme zum Ziel führen. Die „Intuition", die „Erleuchtung" gehört in die Reihe solcher Vorgänge. Nur vereinzelte Epileptiker berichten über „unbeschreibbare" Inhalte von höchstem Glücksgefühl, denen keine Vor-Erfahrungen zugrundeliegen sollen. Im Delirium werden keine fremden Inhalte produziert.

Versuche, Gedächtnisinhalte im Experiment stofflich zu übertragen, unterliegen einem Denkfehler. Inhalte können nicht übertragen werden, sondern nur bereitliegende Funktionstendenzen angeregt werden.

Pigmente

Die ältere Cytologie hatte die regionalen Unterschiede in der Verteilung der Pigmente (Lipofuscin und Melanin) und des Eisens studiert. Da die Pigmente in den motorischen Vorderhornzellen im 8., im Cortex erst nach dem 20. Lebensjahr auftreten, nach dem 30. aber in fast allen Nervenzellen vorhanden sind, hatte man sie zuerst als Abnutzungspigmente bezeichnet. Diese Auffassung wird nicht aufrechterhalten, da Pigmente und Eisen zu regelmäßigen Struktureigentümlichkeiten gehören, besonders deutlich z. B. in den Zellen der einzelnen Hirnstammkerne und im zentralen Höhlengrau. Sie liegen außerdem innerhalb der Zelle in solchen Zonen, welche eine gesteigerte Enzymaktivität aufweisen.

Topische Stoffwechselbesonderheiten und ihre Bedeutung

O. und C. Vogt haben in ihrer berühmten Arbeit „Sitz und Wesen der Krankheiten im Lichte der topischen Hirnforschung und des Variierens der Tiere" (1937) Untersuchungen über die chemische Architektonik des Nervensystems gefordert und eingeleitet. Grundphänomene bei der Ontogenese, bei der De- und Regeneration, örtliche Unterschiede der Enzymmuster in verschiedenen Grisea wurden cytochemisch ermittelt (Lit. s. Colmant).

Genetisch fixierte Anfälligkeiten (Pathoklise) lassen sich auch durch Pharmaka provozieren (Pharmakogenetik; Beispiel: Isoniacid-Inaktivierung, hepatische Porphyrie).

Die Molekularbiologie wird beitragen zur Aufklärung derjenigen Erkrankungen, die auf bestimmte Elemente des Nervensystems beschränkt sind: Systematrophien, Speicherungen, elektive Anfälligkeit gegen toxische, metabolische, infektiöse Einwirkungen. Bisher noch unaufgeklärte und unheilbare Reaktionen des Organismus fordern die Forschung heraus, ihr modernes Werkzeug anzusetzen.

Enzymdefekte im Intermediärstoffwechsel der Blutzellen, des Blutfarbstoffes, Störungen in den Transportmechanismen, Störungen im Metall-, Eiweiß-, Kohlehydrat-, Fettstoffwechsel greifen nicht nur Elemente des Nervensystems an sondern gleichzeitig, jedoch elektiv, auch andere Körperzellen. Metabolisch-degenerative Veränderungen, welche nebeneinander an *verschiedenen* Zellsystemen vorkommen (z. B. Polyneuropathie + cerebelläre Atrophie + Retinopathie + Dermatose = REFSUM-Syndrom), zwingen von vornherein zur Suche nach einer *einheitlichen* Grundstörung.

Erregung, Erregungsleitung

Die Existenz der mit der Bielschowsky-Silberimprägnation darstellbaren sog. Neurofibrillen, in parallelen Bündeln angeordnet, ist von Anfang an bestritten worden. Man hatte verständlicherweise in ihnen die Elemente der Erregungsleitung im Nerven vermutet. *Erregung und Erregungsleitung erfolgen*, nach den heutigen Kenntnissen, *an der plasmatischen Oberfläche der Nervenzelle* und *ihrer Fortsätze*. Notwendige Bestandteile der leitenden Elemente sind Axoplasma und Axolemm; das Axolemm geht in das Plasmalemm unmittelbar über. Bisher lassen sich diese Membranen in ihrer Ultrastruktur nicht von solchen unterscheiden, welche nicht der Erregungsleitung dienen.

Ob für die Nervenzellen als Ganzes die „Alles-oder-Nichts-Charakteristik" gilt, muß noch weiter geprüft werden, für den Neuriten gilt sie uneingeschränkt.

Mit Interesse wird man darauf warten, welche Lösung Molekularbiologie und Erforschung der Ultrastruktur bei folgenden beispielhaften Problemen anbieten werden:

1. Unter Commotio cerebri verstehen wir einen lichtmikroskopisch „spurlosen" Vorgang mit weitreichenden Funktionsstörungen, die zum Tode führen können.
2. Ein „Substrat" der endogenen Psychosen hat sich bisher nicht gefunden.
3. Operative Entfernung vegetativer Ganglien wirkt sich günstig auf eine gestörte Funktion aus, z. B. Hypertonie, Raynaud, Bronchialasthma. In den exstirpierten Ganglien sind bisher irgendwelche konstanten oder gar auffälligen Veränderungen nicht zu finden gewesen (Herzog).

2. Neuronentheorie

Die Nervenzelle mit ihren Dendriten und dem Axon = Neurit, samt deren Aufzweigungen, ist eine 1. genetische, 2. anatomische, 3. trophische, 4. funktionelle Einheit. Die Verbindung der einzelnen Nervenzellen untereinander, seien die Impulse erregender oder hemmender Natur, erfolgt für das animale und das vegetative Nervensystem nicht mit Dekrement per continuitatem (Syncytien, Plasmodien), sondern über Synapsen. Die modernen Methoden der Strukturforschung haben übereinstimmend zugunsten der Neuronentheorie entschieden, welche von Forel (1887) und His (1890, 1893) konzipiert, von v. Waldeyer (1891) formuliert wurde: „Das Nervensystem besteht aus zahlreichen untereinander anatomisch wie genetisch nicht zusammenhängenden Nerveneinheiten (Neuronen)". Ramon y Cajal hat 1935 die 6 Grundsätze der Neuronentheorie formuliert. 1–4 wurden schon genannt. Cajal fügte hinzu: 5. die Einheit der pathologischen Reaktion, 6. das Gesetz der axipetalen Polarisation.

Bemerkt sei, daß mit Histion, Osteon usw. größere gewebliche Funktionseinheiten bezeichnet werden. Das anatomische Neuron ist in der Regel ohne Begleitzellen nicht funktionstüchtig (s. S. 5, 11).

Gegner der Neuronentheorie waren so bedeutende Histologen und Hirnforscher wie Apathy, K. F. Bauer, Bethe, v. Gerlach, Golgi, Held, Nissl, Reiser, Stöhr jr. u. a. Ihre Begründung leitet sich nicht nur vom histologischen Substrat ab. Der Physiologe Bethe zeigte bei der Taschenkrabbe, Carcinus maenas, daß nach Entfernung der Nervenzellen begrenzte Reaktionsmöglichkeiten unter dem Einfluß des Nervennetzes eine kurze Zeit bestehen bleiben. Primitive Reaktionen, jedoch keine koordinierten Bewegungen, konnte ich am ganglienzellfreien Hautmuskelschlauch des Regenwurms, Lumbricus terrestris, demonstrieren. BETHE schien es schwierig, die „Plastizität“ des Nervensystems und das „ganzheitliche Verhalten“ der Tiere mittels Neuronenketten synthetisch zu beschreiben. Die Relationspathologie RICKERs, die Neuropathologie der Speranski-Schule, die „Ganzheitstheorie“ für die neuropsychopathologischen Syndrome (GOLDSTEIN), das „Gestaltproblem“ (MATTAEI), die Lehre vom „Gestaltkreis“ (V. v. WEIZSÄCKER) haben der Forderung nach einem Terminalreticulum (STOEHR) und anderen „Netz“-Theorien (BAUER) Antriebe und Unterstützung verliehen. Die Fakten, auf die sich die angeführten Lehren stützen, bleiben wichtig, sofern sie nicht falsch beobachtet oder nicht genügend durchanalysiert gewesen sind. Diese Fakten, welche die Gegner der Neuronentheorie anführen, werden, besonders im Lichte der modernen Erkenntnisse über die Synapsen, gerade durch diese Neuronentheorie besser interpretierbar. FOX und BARNART zählten, daß etwa 270000 Fortsätze anderer Neuren den Dendriten einer Purkinje-Zelle begegnen. Ein großes Motoneuron trägt etwa 10000 synaptische Kolben an seiner Oberfläche (zit. nach HYDÉN; GRAY u. GUILLERY). Die synaptischen Einflüsse sind also sehr groß. Im Gegensatz zum Nervennetz/Syncytium, welches seine Erregung mit Dekrement nach allen Richtungen leitet, ist ein Neuron aber ein Integrationsorgan.

3. Exkurs: Hintergrund von Hypothesen

Für die Beurteilung der zeitgenössischen Forschung sind einige allgemeine Überlegungen und einige Erinnerungen aus der Geschichte der Erforschung des Nervensystems nicht unwichtig.

Die analytische Forschung kann angeben, daß ohne diese oder jene Teilvorgänge, die sich im Experiment isolieren lassen, eine bestimmte Reaktion des Nervensystems nicht möglich ist. Ein einfacher Schritt, treppab z. B., bedarf zahlreicher, gleichzeitig beanspruchter Systeme von Regelungen: Willkürmotorik, unwillkürliche Motorik = koordinative M., Kinaesthetik, Gleichgewicht usw. Störung eines Teilgliedes verändert die „gewöhnliche“ Leistung. Die komplexen Teilvorgänge ihrerseits bedürfen wiederum der Analyse der in ihnen enthaltenen elementaren Vorgänge bis hin zur Kausalanalyse im Mikrobereich. Die *vollständige synthetische Beschreibung* dieser gewöhnlichen Leistung, nämlich „Schritt treppab“, in *diesem* Augenblick und in *dieser* Form, wird unmöglich sein. Sie ist auch nicht das Ziel der Kausalanalyse. Da aber hinter aller Analyse und bei aller theoretisch anerkannten Bescheidung der Drang zur Synthese der eigentliche Antrieb eines Forschers ist, treten Gefahren auf: 1. Ein Glied wird für das Ganze gehalten. 2. Man verläßt die Denkebene der Kausalanalyse und weicht aus in Bilder.

Die Bilder wechseln mit den Zeitströmungen. Das Bild für „das Ganze der reagierenden Person“ hat im Laufe der Geschichte verschiedene Namen erhalten. Sofern man ein körperliches Substrat suchte, mußte dieses Substrat sinngemäß undifferenziert sein. Diesem *sensorium commune* sollten entsprechen, in alten Zeiten: Meningen, Liquor, Epiphyse, Kleinhirn, in modernen Zeiten: Hypophysen-Zwischenhirn-System, limbisches System, Substantia reticularis.

Man kann aber auch mit anderen Voraussetzungen an die biologischen Phänomene herantreten, etwa wie J. v. UEXKÜLL, der unter Biologie die Lehre von der Planmäßigkeit des Lebendigen verstand, oder wie die Verhaltensforscher, deren Bilder und Begriffe nicht mit physiologischer Analyse verwechselt werden dürfen.

Kausalanalytische Erforschung des Nervensystems setzt voraus, daß die regulierenden Abläufe sich im körperlichen Substrat vollziehen. Teilabläufe werden sich erfassen lassen. Das Ordnungsprinzip läßt sich weder auf eine umschriebene Funktionseinheit des Nervensystems, noch auf ein diffuses Substrat einengen. Aussagen gelten nur innerhalb der jeweils angelegten Kategorien.

Dem Kybernetiker sind komplexe Leistungen als Folge zusammengesetzter einfacher Einzelschritte verständlich (WAGNER, RANCKE, KEIDEL, v. NEUMANN u. a.). Man muß sich hüten, ein Bild aus der Kybernetik, d. h. formale Beziehungen, mit einer Analyse der Phänomene zu verwechseln, wie wir dies heute gelegentlich erleben: Nomina der Kybernetik werden durch Hilfszeitwörter verknüpft; eine solche Zusammenstellung wird für neue Erkenntnis ausgegeben, ohne daß sie den bekannten Fakten etwas hinzufügte. Ähnliches geschah im falsch verstandenen Pawlowianismus. *Bilder besitzen einen heuristischen Wert, weil sie neue Wege erschließen können, die zu neuen Befunden führen; sie sind ein Durchgangsstadium;* für die Theorie von Leistungen bringen diese formalen Beziehungen keinen inhaltlichen Gewinn.

Der Kliniker muß sich darin schulen, zu erkennen, 1. welche Kategorie er gerade an seinen Gegenstand anlegt, 2. welche Kategorien überhaupt angemessen sind. Er ist noch mehr gefährdet als der Theoretiker, weil er seinen Gegenstand/sein Problem nicht aussuchen kann. Es sollte nicht vorkommen, geschieht aber keineswegs selten, daß ein einziger Satz verschiedene Ebenen des Denkens vermischt. Die Gefahr ist groß, denn die Zahl der Phänomene ist überwältigend, unser Wissen begrenzt.

4. Die Glia

„*Das Vorkommen der Neuroglia ist untrennbar verknüpft mit dem erregungsleitenden Gewebe. Ohne Nervengewebe gibt es weder im Zentralorgan noch an den peripheren Leitungsbahnen Neuroglia*“ (NIESSING, zit. nach OKSCHE).

Gliafortsätze bedecken ein Neuron überall da, wo dessen Oberfläche nicht von Synapsen bedeckt ist. Obwohl Synapsen so zahlreich sind, hüllt die Glia den größten Teil des Neurons ein.

Die weitgehende Übereinstimmung in der Ultrastruktur der Glia, die man bei Chordata und Achordata findet (OKSCHE), spricht für die Übereinstimmung in der Funktion (KUFFLER u. NICHOLLS).

Die *Neuro-Glia* umfaßt

1. das *Ependym* und alle Zellen des Zentralnervensystems, welche nicht Neurone sind: ihre Zahl übertrifft die der Neurone im Säugergehirn erheblich,

2. *spezialisierte Zellen* im Hypophysenhinterlappen (Pituicyten), in der Epiphyse (Pinealzellen), in der Lamina terminalis, in der Area postrema, im Subcommissural- und Subfornical-Organ, Deckzellen der Plexus (s. CROSBY, HUMPHREY and LAUER; FLEISCHHAUER),

3. die *periphere Glia*: Schwannsche Zellen, Mantelzellen in den Ganglien des Grenzstranges, in den Spinalganglien, im Ganglion semilunare und im Intestinaltrakt.

Ependym

Das Ependym sendet Fortsätze aus, welche bei verschiedenen Tieren und in bestimmten Phasen der Ontogenese des menschlichen Gehirns von der Matrix bis an die äußere Glia-Membran reichen. Dieser Zusammenhang verliert sich. *Das Ependym ist nicht eine einfache Bedeckung, sondern ein Organ mit unterschiedlichem Bau und differenter Leistung an den verschiedenen Abschnitten der Ventrikelwand* (Übersicht: FLEISCHHAUER, OKSCHE). An manchen Stellen ist ständig eine Matrix mit Mitosen nachzuweisen.

Diffusion und aktiver Transport wirken bei dem Austausch von Stoffen zwischen Liquor-Ependym-Hirnparenchym.

Astroglia

Protoplasmatische und faserbildende Astrocyten sind nicht verschiedene Zellrassen, sondern verschiedene Funktionszustände. Astrocyten gewinnen durch Ausstülpungen (Füßchen) Beziehungen zu Kapillaren, Grenzschichten, Nervenzellen und Nervenfasern (Abb. 2). 45–60% der für die Funktion wichtigen Intercellularspalten werden von Astroglia besetzt (WOLFF).

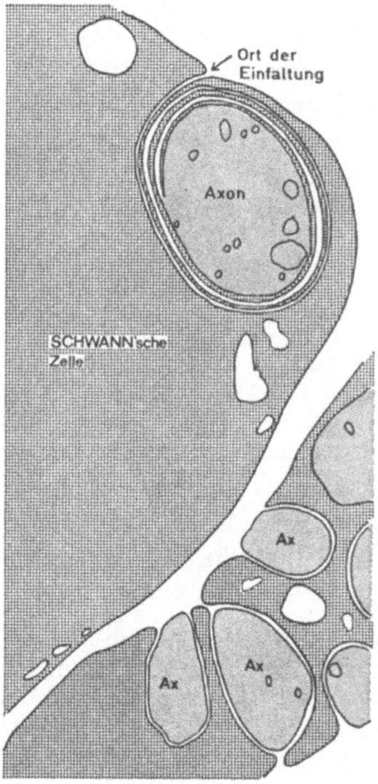

Abb. 4. Markarme Nervenfasern, Schwannsche Zelle. Demonstration verschiedener Grade der Einhüllung; die Kontinuität der eingefalteten Membran der Schwannschen Zelle ist zu beachten (nach BLOOM, FAWCETT)

Oligodendroglia

Die protoplasmatische Oligodendroglia, schon bei Cyclostomen und Fischen vorkommend, findet sich überall in der grauen (Satellitenzellen!) und weißen Substanz; sie bedeckt die Nervenfasern (Abb. 3, 4), in der Peripherie als Schwannsche Scheide (Abb. 1b). Die Wachstumscharakteristica der gliösen Tumoren (HENSCHEN, ZÜLCH) und der Gewebekulturen (POMERAT u. Mitarb.) legen Typenspezifität von Astrocyten und Oligodendrocyten nahe.

Bei Verletzung einer Nervenfaser degeneriert nicht nur das Axon, auch die Schwannsche Zelle verändert sich. Sie teilt sich und bildet Büngnersche Bänder. Die Schwannsche Zelle ist nicht in der Lage, den Achsencylinder in seiner Struktur aufrechtzuerhalten. Man wird aber vermuten, daß, obwohl das Neuron eine trophische Einheit ist, metabolische Vorgänge zwischen Neuron und Oligodendroglia stattfinden.

Mesoglia

Die mesodermale Herkunft der Mikroglia ist von RIO DEL HORTEGA erkannt worden (deswegen Mesoglia). In der Gewebekultur verhalten sich die Zellen wie Phagocyten. Niessing konnte schnell ablaufende morphologische Reaktionen der Mesoglia im Striatum des Mäusegehirns nachweisen; in Narkose breiteten sich Fortsätze aus, bei Erregung zogen sie sich zurück. Niessing fragt, ob die Mikroglia auch Bedeutung für die Erregungsübertragung besitze.

5. Funktion der Neuroglia

Die Glia (= Leim) ist keinesfall nur der Kitt für die Neurone. Zweifellos hat die Glia auch Stützfunktion; die Faserbildung der Astrocyten in Hirnnarben zeigt das unmittelbar an.

Die Neuroglia ist ein aktives Gewebe, charakterisiert durch Regenerationsfähigkeit und mitotische Tätigkeit. Der unterschiedlichen Fähigkeit von Neuronen und Neuroglia zu Mitosen und Regeneration entspricht die Tumorhäufigkeit: Die verschiedenartigen Gliome überwiegen weitaus gegenüber den von Ganglienzellen ableitbaren Neubildungen.

Kuffler u. Mitarb. haben beim Blutegel nachgewiesen, daß Neurone auch nach Entfernung der Glia das Ruhe- und Aktionspotential aufrechterhalten und Glucose aufnehmen und in Glykogen umwandeln können. Aber die Bedeutung der Neuroglia (auch Mikroglia? s. o.) für den Stoffwechsel der Neurone drängt sich seit langem auf (Kornmüller). Glia und Neurone verbinden sich eng im natürlichen Gewebe und in der Gewebekultur. Manche Gliazellen zeigen hohe Stoffwechselaktivität. Die Biochemie der verschiedenen Formen von Neuroglia ist weitgehend unbekannt, ebenso wie das Zusammenspiel von Neuron und Gliazellen. Die Intercellulärspalten (150 Å) sorgen für schnellen Transport löslicher Substanzen. Die Elektrolytkonzentration in den Spalten, beeinflußt durch die Tätigkeit der Glia, kann sich auf die Erregbarkeit der Neurone auswirken. Der intercelluläre Spaltraum besitzt Bedeutung für die unterschiedlichen elektrischen Phänomene in Neuron und Gliocyten.

Bei Lernversuchen nimmt RNS nicht nur in der Nervenzelle sondern auch in der Glia zu (Hydén). Bei Reizversuchen steigen RNS- und Enzym-Konzentration in der Nervenzelle an, nehmen in der anliegenden Gliazelle ab. Auch die Tagesrhythmen wirken sich unterschiedlich auf die „Funktionseinheit" Neuron/Satellitenzellen aus.

Daraus ergibt sich für die Klinik die Aufgabe, die Beziehungen Neuron/Glia in ihre Überlegungen aufzunehmen. *Für Funktionsstörungen des Nervensystems können nicht mehr nur die Ganglienzellen/die Grisea verantwortlich gemacht werden.* Klinische Beobachtungen drängen in diese Richtung:

Bei demyelinisierenden Prozessen sind Neurone nicht zerstört, aber in ihrer Funktion gestört (Beispiel MS).

Gutartige, die Ganglienzellen zunächst nur verdrängende Gliome, insbesondere Oligodendrogliome, können sich – je nach Lokalisation – länger als 1 Jahrzehnt ausschließlich bemerkbar machen durch eine organische Wesenswandlung oder durch fokal gestaltete epileptische Anfälle. Durch Rindenanfälle, deren Fokus sich aus der Analyse der epileptischen Phänomene erschließen ließ, konnten kleine Gliome (meist Oligodendrogliome) entdeckt werden, die sich dem neuroradiologischen (anatomischen) Nachweis noch entzogen. Im EEG war die Rindentätigkeit nach

Art des Deltafokus abgeändert. Ein Rindenanfall beweist, daß die Störung in unmittelbarer Nähe der sich entladenden Neurone zu suchen ist (s. u. 63, 254). Darf man nicht vermuten, daß die entartete Glia die Nerventätigkeit verändert?

Gifte, Arzneimittel, endogene Metaboliten werden auch über die Glia wirken können.

Die *Grundaktivität des normalen Elektroencephalogramms*, der Alpha-Rhythmus, läßt sich aus der Tätigkeit der Neurone nach der Alles-oder-Nichts-Charakteristik nicht ableiten; rhythmische Stoffwechselvorgänge und Depolarisationsvorgänge an der Glia könnten die α-Aktivität des EEG eher verständlich machen. Auch die langsamen örtlichen (Delta-Fokus bei Gliomen) und allgemeinen (Intoxikation, Hypoxie) Vorgänge im EEG lassen sich aus neuronaler Aktivität nach der Alles-oder-Nichts-Charakteristik nicht erklären.

Die Frage wird auftauchen, ob die gestörte Funktion der Glia diagnostizierbar wird. Dabei werden vermutlich Biochemie, Neurophysiologie und Nuklearmedizin neben den klinischen Zeichen Bedeutung gewinnen.

6. Nisslsches Grau

Die lichtmikroskopisch amorphe Grundsubstanz des Hirns, das Nisslsche Grau, ist elektronenoptisch nicht leer, sondern ein Filz von Nerven- und Gliafasern (Horstmann u. Meves). v. Lenhossek schrieb 1895: ...., „denn angesichts des großartigen, teils aus Verästelungen der Nervenelemente, teils aus den Ausbreitungen der Astrocyten hervorgehenden Filzes, der uns an Golgischen Präparaten entgegentritt, könnte man sich den Aufbau des Markes auch ohne den Notbehelf einer eigentlichen Verbindungsmasse, bloß aus der Verfilzung der Fasern vorstellen, unter Herbeiziehung etwa einer die vielleicht vorhandenen minimalen Zwischenräume durchtränkenden serösen Flüssigkeit“.

7. Extracellulärraum

Der extracelluläre Raum soll 5–15% (Horstmann u. Meves; Kuffler u. Nicholls) betragen. Seine Bedeutung für den Stoffwechsel wird gegenwärtig unterschätzt zugunsten der Vorgänge in der Glia. Der extracelluläre Raum ist z. B. ein notwendiger Bestandteil im Mechanismus der chemischen Erregungsübertragung und im Mechanismus des Verkürzungsvorganges der Muskelfaser.

8. Pathologische Reaktionen der Ganglien- und Glia-Zellen

Neurone

Das Neuron reagiert – auch lichtmikroskopisch erkennbar – mit Kern und Perikaryon auf Durchschneidung des Axons. Die Pioniere der Hirnforschung benutzten die Methode dieser *retrograden Reaktion*, um den Ursprung von Fasersystemen zu identifizieren. Manche Neurone gehen nach Verletzung des Axons unter, *Guddensche Atrophie*. Wird ein Griseum zerstört, degenerieren die austretenden Fasern, *absteigende Degeneration. Transsynaptische Reaktionen* von Ganglienzellen in anderen

Grisea lassen die Verknüpfungen derselben mit dem zerstörten Griseum erkennen. Hervorzuheben ist im Hinblick auf moderne Hypothesenbildungen, daß v. MONAKOW in der Substantia reticularis nie transsynaptische Reaktionen gesehen hat.

Die wichtigsten *pathologischen Reaktionen der Ganglienzellen im Lichtmikroskop* sind:

1. SPIELMEYERs akute Schwellung,
2. ischämische Zellveränderung,
3. homogenisierende Zellveränderungen,
4. verschiedene sog. degenerative Zellveränderungen,
5. Einschlüsse; eine Untergruppe davon sind Speicherungen bei Enzymdefekten.

Trotz der z. Z. noch verwirrenden Zahl der Einzelbefunde, welche die Enzymhistochemie geliefert hat, zeichnen sich fruchtbare Entwicklungen ab für die Analyse pathologischer Vorgänge, welche allerdings erst in geringem Umfang untersucht worden sind (Lit.: COLMANT).

Makroglia = Neuroglia

Astrocyten reagieren auf Schäden nicht so empfindlich wie Neurone, aber viel empfindlicher als Mesenchym. ALZHEIMER sprach von *amöboider Glia*, z. B. bei toxisch-metabolischen Störungen, im akuten Delir, bei anderen Komaformen, im status epilepticus. Der sog. *status spongiosus* des Grau ist ein Hydrops der Astroglia. Überall spielt auch der Extracellularraum bei Flüssigkeitszunahme eine Rolle.

Die *gliöse Fasernarbe* ist das Werk der Astrocyten. Die Gliose richtet sich nach den übrigen Gewebsfaktoren und kann die alte Struktur mehr oder weniger herstellen = *isomorphe Gliose,* oder sie füllt einfach einen veränderten Raum aus = *anisomorphe Gliose.*

Auch die Oligodendroglia kann schwellen, zugrundegehen, Substanzen speichern. Die Oligodendroglia ist im Zentralnervensystem und in der Peripherie beteiligt an der *Rmyelinisierung* nach Schädigung der Markscheiden.

Die *Reaktioenen des Ependyms* in den verschiedenen Gebieten und bei verschiedenen Irritationen bedürfen ebenso wie die Reaktionen der spezialisierten Gliaformationen och intensiver der Bearbeit ung.

Mesoglia = Mikroglia

Die Mikroglia verhält sich wegen ihrer Herkunft vom Mesoderm vielseitig: Proliferation = *Gliaknötchen* bei Virusinfektionen, aber nicht nur bei solchen; Bildung hypertrophischer *Stäbchenzellen* (progressive Paralyse, andere Formen der Encephalitis), *Phagocytose*, *Neuronophagie* (Poliomyelitis, Coxsackie u. a.).

Damit sind die pathologischen Reaktionen der spezifischen Elemente des Nervengewebes umrissen. Die Gewebsreaktionen der Meningen und Gefäße entsprechen den allgemeinen Gewebsreaktionen.

9. De- und Regeneration in peripheren Nerven

Die Vorgänge bei der Schädigung eines Neuriten = absteigende Degeneration sind von besonderem Interesse: Der Achsenzylinder zerfällt tropfenförmig, als Ausdruck der Trennung vom Perikaryon. *Bemerkenswerterweise zerfällt der Subneuralapparat* von COUTEAU (Abb. 5a) *nicht gleichzeitig mit dem Neuriten*, sondern mit deutlicher zeitlicher Verzögerung. Die Schwannschen Zellen reagieren, teilen sich mitotisch, schließlich bleiben die sog. Büngnerschen Bänder. Das Myelin wird durch Gitter-, = Fettkörnchenzellen abgeräumt. Wenn Nervenfasern wieder aussprossen, können von den Schwannschen Zellen Markscheiden neu gebildet werden. *Ob die regenerierenden Nervenfasern das ursprüngliche Erfolgsorgan und dieses an richtiger Stelle erreichen, hängt ab von den übrigen Gewebsalterationen und ihren Folgen.* Der periphere Nerv hat, im Gegensatz zu den Fasern im Zentralnervensystem, durch das Endoneurium eine bindegewebige Leitschiene. Auch wenn die Fasern die ursprünglichen Muskelgebiete nicht wieder erreichen, kann, wie Transplantationsversuche ergeben haben, durch zentrale Umstellung (Plastizität des Zentralnervensystems) eine geordnete Funktion entstehen, z. B. bei der Verpflanzung des Nervus accessorius auf den Stumpf des Nervus facialis. Eine geordnete Funktion wird aber nicht erreicht, wenn von denselben Neuronen unterschiedlich funktionierende Muskeln reinnerviert werden. Bei der nicht seltenen Fehlregeneration im Facialisgebiet führt jeder Impuls zu einer Innervation aller Muskeln: Bei Augenschluß erfolgt gleichzeitig Mundbewegung; bei intendierter Mundbewegung schließen sich gleichzeitig die Augenlider.

Die *Regenerations*- d. h. die *Auswachsgeschwindigkeit der Neuriten* ist bei einzelnen Nervenzellen unterschiedlich, durchschnittlich 2 mm/die. Nach GUTTMANN erfolgt die *axonale* Regeneration schneller als die *funktionelle*. Unter funktioneller versteht er alle adaptiven Vorgänge. Diese funktionelle Regeneration beträgt nach ihm für die motorischen Fasern des Fibularis 2,77 mm/die, für die sensiblen 3,35 mm/die.

Die *Regeneration* kann *elektromyographisch* verfolgt (Abb. 29h—l) und dabei bestimmt werden

1. ob bei zentralen oder wurzelnahen Schäden des Motoneurons überhaupt eine Reinnervation eintreten wird,
2. ob bei peripherer Läsion eine Kontinuitätstrennung vorliegt,
3. ob die richtige Bahn in der Peripherie erreicht wird,
4. wann der Zeitpunkt für eine noch erfolgversprechende Nervennaht gekommen ist.

B. Erregung und Erregungsleitung im Bereich der Elemente der nervösen Tätigkeit*

Nervenzellen, Receptoren und kontraktile Elemente sind zwar hochspezialisierte Einrichtungen des Organismus, aber Energiespeicherung im ATP (Adenosintriphosphat), Erregung und Erregungsleitung erfolgen entsprechend den Fundamentalprozessen jeder Zelle. Die sog. *Na^+-Pumpe* arbeitet jedoch z. B. im Motoneuron schneller als in den sonst untersuchten Gewebszellen.

* Abb. 5—7

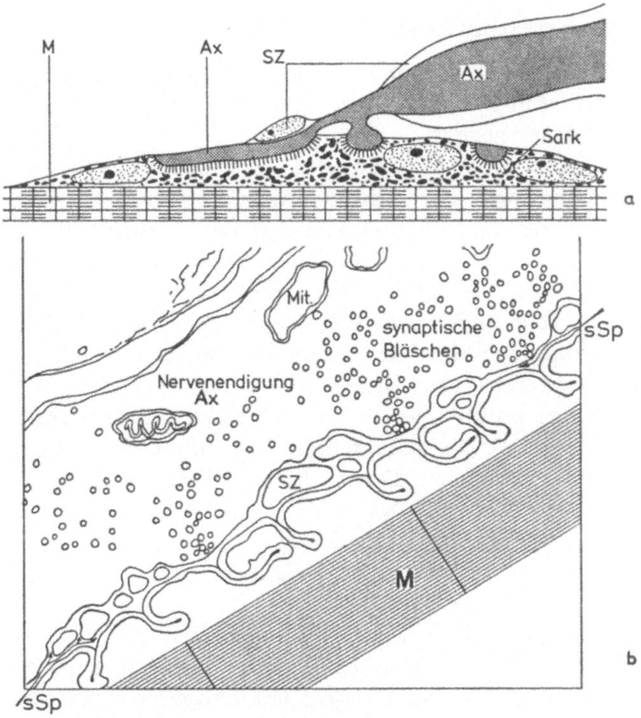

Abb. 5. Motorische Endplatte, neuromuskulärer Übergang. a (nach COUTEAUX, 1958), *M* Muskelfibrillen; *SZ* Schwannsche Zelle; *Sark* Sarkoplasma, Mitochondrien, Muskelzellkerne; *Ax* Axoplasma mit Mitochondrien
b (nach BIRKS, HUXLEY u. KATZ, 1966), *sB* synaptische Bläschen; *SZ* Ausläufer von Schwannschen Zellen im synaptischen Spalt *sSp* (= cleft); *Mit* Mitochondrien

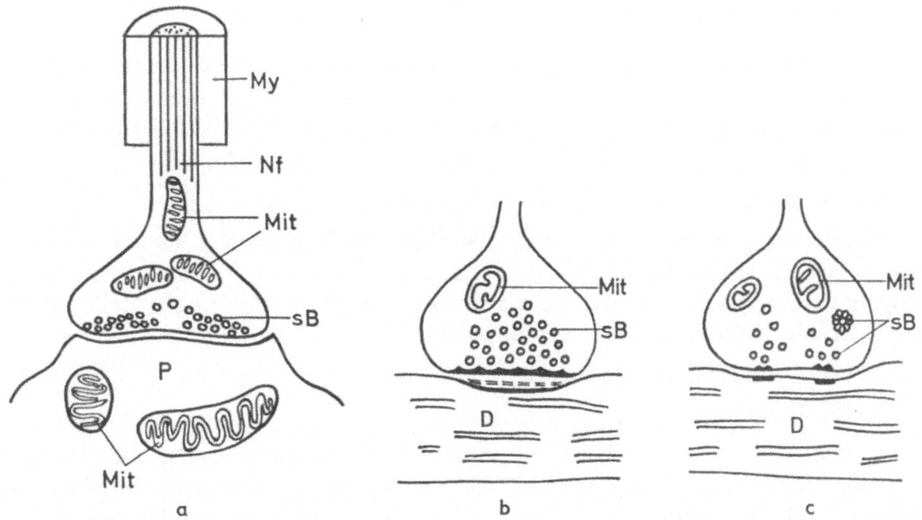

Abb. 6. a (nach SZENTAGOTHAI aus BARGMANN) präsynaptische Strecke mit *Nf* Neurofibrillen, *Mit* Mitochondrien, Endfüßchen mit *sB* synaptischen Bläschen, *My* Myelinhülle, *P* Perikaryon, b u. c (nach GRAY u. GUILLERY) Synapsen an *D* Dendriten

1. Erregung, Erregbarkeit

Axone und Muskelfasern leiten die Erregung über ihre Oberfläche entsprechend der „*Alles-oder-Nichts-Charakteristik*". Erregung und Erregungsleitung werden, die meisten Daten zugrundegelegt, durch die *Membrantheorie* am besten erklärt; manche Daten lassen sich aber nicht ohne weiteres einordnen. BERNSTEIN hat 1902 die bioelektrischen Phänomene unter Anwendung der physiko-chemischen Grundvorstellungen von NERNST und OSTWALD zu erklären versucht; diese Betrachtung hat sich als fruchtbar erwiesen: Im Zellinneren überwiegen K^+-, Mg^{++}-, Phosphat-Ionen, extracellulär Na^+, Ca^{++}, Cl^-. Diese Differenz wird aufrecht erhalten durch die sog. *Ionenpumpe*, welche *stoffwechselgetrieben* gegen das Konzentrationsgefälle arbeitet. Durch Spezialisierung von Membranen kann die Ionenpermeabilität auf verschiedene Weise geändert werden. Das *Membran-Ruhe-Potential* (60–90 mV; Innenseite: negativ, Außenseite: positiv) beruht auf der elektiven Anreicherung von K^+ im Zellinneren (K^+-Batterie). Die gemessenen Werte stimmen gut überein mit den nach der Nernst-Formel errechneten. Durch direkten Reiz oder durch fortgeleitete Erregung wird die Membran für Na^+-, K^+-, Ca^{++}-Ionen erhöht durchgängig, das *Ruhepotential* bricht zusammen = *Depolarisation*, eine Umkehr der Potentialrichtung kann sogar auftreten (overshoot). Die Veränderungen können schnell rückgängig gemacht werden = *Repolarisation.*

Mg^{++}-Ionen hemmen die Abgabe des Überträgerstoffes. Ca^{++}- und Mg^{++}-Ionen erhöhen die Reizschwelle (Erregbarkeit) durch Veränderung der Na^+-Permeabilität (Zsfssg. u. Lit.: KATZ; MEVES). *Erregung und Erregbarkeit sind also indirekt von den Stoffwechselvorgängen abhängig, welche den aktiven Transport regulieren.*

Die Nervenzellen verbrennen etwa die Hälfte der durch aerobe Atmung gelieferten Energie (WHITTAM) für den aktiven Ionentransport (s. Empfindlichkeit des Nervensystems gegen O_2-Mangel).

2. Erregungsleitung

Die Erregungsleitung in den nicht-segmentierten markarmen Nerven erfolgt nicht mit Dekrement wie die physikalische elektrotonische Ausbreitung, sondern dekrementlos. Die „*Strömchen*"-*Theorie* von HERMANN (1879), welche 1937 von HODGKIN experimentell bestätigt worden ist, erklärt dieses Phänomen (Abb. 7a–c).

Durch die Ausbildung der Markscheide wird folgendes erreicht:

1. Die Erregungsvorgänge spielen sich praktisch nur noch an der Stelle der Ranvierschen Schnürringe ab, wo die Myelinscheiden enden und das Axon, hier nur eingebettet in das Plasma der Schwannschen oder Oligodendroglia-Zelle, wieder Kontakt mit dem extracellulären Raum gewinnt (Abb. 1b, 3).

2. Die Grundvorgänge laufen ökonomischer ab.

3. Die Raumbeanspruchung wird gering.

4. Die *saltatorische Erregungsleitung* (Abb. 7b) erhöht die Leitungsgeschwindigkeit um ein Vielfaches, z. B. gegenüber der Leitungsgeschwindigkeit in marklosen Nerven und Muskulatur (Abb. 7a), weil die Reichweite der lokalen Stromkreise durch die Markscheide als Isolationshülle vergrößert wird (STÄMPFLI).

5. Temperatur beeinflußt diese Vorgänge.

Die *Nervenleitungsgeschwindigkeit* ist proportional der Dicke der Nervenfasern (GRASS; KORNMÜLLER), die *Zahl der Internodien* proportional der Dicke und Länge der Fasern (THOMAS u. YONG; LEHMANN).

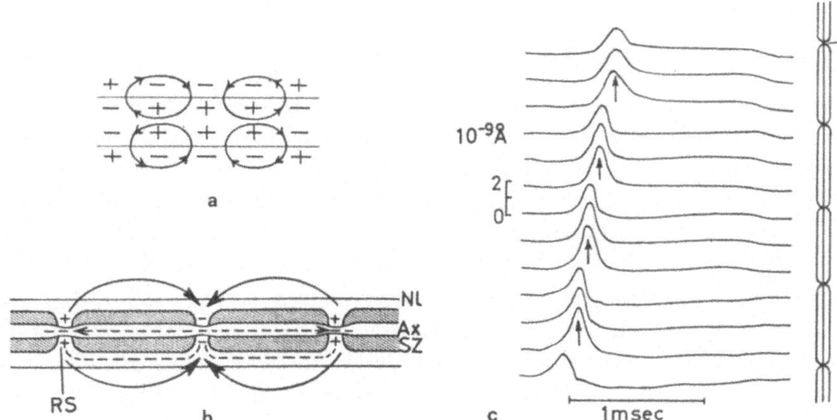

Abb. 7a—c. a Erregungsleitung mit Dekrement in Muskulatur und marklosen (markarmen) Nerven
b saltatorische Erregungsleitung im markhaltigen Nerven (aus LULLIES)
Nl Neurilemm, *SZ* Schwannsche Zellen, *Ax* Axon, *RS* Ranviersche Schnürringe
c Registrierung von Aktionsströmen an aufeinanderfolgenden Internodien zum Nachweis der sprunghaften Fortpflanzung des Nervenimpulses von Ranvierknoten zu Ranvierknoten (nach A. F. HUXLEY u. STÄMPFLI). Jede Kurve befindet sich in Höhe der Stelle einer am rechten Rand schematisch gezeichneten Faser, von der sie abgeleitet wurde. Die Erregung läuft von unten nach oben. Man sieht, daß innerhalb jeder Internodalstrecke die Amplitude des Aktionsstromes durch Verlustströme abnimmt, seine zeitliche Lage jedoch nicht verändert. Beim Passieren eines Ranvierknotens nimmt die Amplitude sprungartig den alten Wert an. Gleichzeitig tritt ein Zeitsprung, eine Verspätung um etwa 0,1 msec, auf (aus LULLIES).

Tabelle 1. *Nervenfasertypen und ihre Eigenschaften* (nach LULLIES)

Gruppenbezeichnung	Faserdurchmesser μ	Markscheide	Leitungsgeschwindigkeit m/sec Kaltblüter 20° C	Leitungsgeschwindigkeit m/sec Warmblüter 37° C	Funktion z. B.
Aα	10—20	dick	20—40	60—120	Motorisch und afferent von den Muskelspindeln
Aβ	7—15		15—30	40—90	Von den Berührungsreceptoren der Haut
Aγ	4—8	dünner	8—16	30—45	Efferent zu den intrafusalen Muskelfasern der Muskelspindeln
Aδ	2,5—5		5—9	15—25	Von den Wärme-, Kälte- (und Schmerz-) Receptoren der Haut
B	1—3	dünn	2—6	3—15	Präganglionäre vegetative Fasern
C	0,3—1,5	„marklos“	0,3—0,8	0,5—2	Postganglionäre Fasern des Sympathikus

Die im fixierten Präparat nachgewiesenen Neurofibrillen sind, ebenso wie die Neurofibrillen in den Ganglienzellen, vital nicht vorhanden; entsprechend angeordnete Partikel lassen sich aber in der Ultrastruktur des Axoplasmas nachweisen.

3. Synapsen, Erregungsübertragung

Fundamental für Erregungsübertragung und Aufbau koordinativer Leistungen durch Neurone sind die Synapsen (SHERRINGTON, 1897), durch welche mittels Apposition Neuron mit Neuron/Axon/Dendrit oder Neuron mit einem Effektor Verbindung aufnimmt (Abb. 1a, 5, 6), erregend (excitatorisch) oder hemmend (inhibitorisch). Die Übertragung der Erregung von den Receptoren auf die terminalen Anteile der afferenten Neurone ist noch nicht ausreichend durchgearbeitet (s. S. 29ff).

Die Erregungsübertragung an den Synapsen kann chemisch oder elektrisch erfolgen (Zsfssg. u. Lit.: ECCLES). Bei der chemischen Übertragung läßt sich eine synaptische Verzögerung messen. Im Zentralnervensystem der Wirbeltiere ist bei den bisher untersuchten Objekten diese synaptische Verzögerung gefunden worden. *Die chemische Übertragung wirkt wie ein Verstärker* und ist deswegen überall da notwendig, wo die präsynaptische Struktur klein ist im Verhältnis zur postsynaptischen, z. B. bei der neuromuskulären Erregungsübertragung. *Die chemische synaptische Übertragung ist nicht reciprok.*

Im Ultrazentrifugat der *synaptischen Bläschen* sind Acetylcholin, Noradrenalin, Gamma-Aminobuttersäure, möglicherweise 5-Hydroxy-tryptamin, identifizierte *Überträgerstoffe* (transmitter).

Verschiedene Strukturen/Hirngebiete können jeweils auf besondere Überträgerstoffe eingestellt sein und auf diese Weise elektiv beeinflußt werden.

Der synaptische Spalt (cleft), ein Teil des Extracellulärraums, ist bei Synapsen mit chemischer Übertragung ein notwendiger Bestandteil im Übertragungsmechanismus.

Man vermutet, daß der Spalt bei *Synapsen mit elektrischer Übertragung* elektronenoptisch besondere Merkmale aufweisen wird. ECCLES denkt daran, daß beim Warmblüter rhythmisch reagierende Neurone durch elektrische Transmission synchronisiert werden.

Bei den erregenden und hemmenden Synapsen sind, bei gleichem Überträgerstoff, Unterschiede an den Receptoren der subsynaptischen Membran ermittelt worden; man fand aber auch verschiedene Überträgerstoffe.

Vieles spricht dafür, daß im Zentralnervensystem die chemische Übertragung dominiert. Die Membran des Perikaryon hat eine so große Zahl synaptischer Beziehungen zu anderen Neuronen (Abb. 1a), welche erregend oder hemmend einwirken, daß der Charakter der Einzelzelle als Integrationsorgan sich dadurch unmittelbar offenbart. Die Erregbarkeit des Somas der Zelle ist nicht so groß wie die des Initialsegments (s. Abb. 1a); in den Dendriten nimmt sie weiter ab. *Zahlreiche Impulse integriert die Zelle also und entscheidet, ob sie selbst einen Impuls ausstößt. Die Erregungsvorgänge folgen vom Initialsegment an der Alles-oder-Nichts-Charakteristik.* Die Integration der verschiedenen einströmenden Impulse kann diesen Entladungsvorgang bahnen.

Bei Studium des Crustaceen-Muskels entdeckten DUDEL u. KUFFLER 1961 eine *präsynaptische Hemmung* (Abb. 1a), einen Mechanismus, der im Zentralnervensystem weit verbreitet gefunden wird (ECCLES). GRAY u. GUILLERY haben verschiedene Synapsenformen unter verschiedenen Bedingungen studiert. Viele der morphologischen Besonderheiten können mit funktionellen noch nicht korreliert werden. Eine rationelle Klassifikation ist noch nicht möglich. Die Autoren betonen, daß neben der Erregungsübertragung wahrscheinlich auch andere Funktionen von Synapsen übernommen werden und weisen hin auf die bekannten Phänomene von „Reifung" und „Trophik" der innervierten Strukturen.

Das Hauptproblem für das Verständnis der integrativen Funktion des Nervensystems liegt nicht bei den Vorgängen der Erregung sondern bei den Vorgängen der Hemmung, in der Makroneurophysiologie sowohl wie in der Mikroneurophysiologie .

Ohne Inhibitionsmechanismen wäre das Zentralnervensystem in dauernder ungeordneter Erregung. Die Fähigkeit der Zelle, Zeitdifferenzen auszunutzen, wird bei den Integrationsphänomenen eine Rolle spielen. SHERRINGTON widmete seine Nobel-Vorlesung 1932 diesem bedeutsamsten Thema der Neurophysiologie: „*Inhibition as a coordinative factor*".

Die Erregungsübertragung kann an verschiedenen Stellen gestört werden:

präsynaptisch,
durch Veränderungen im Extracellularraum, d. h. im synaptischen Spalt,
subsynaptisch,
in den Membranen.

Dem gleichen Phänomen der Erregung oder der Hemmung können, sofern nicht das reagierende Gewebe unmittelbar verändert ist, *unterschiedliche Beeinflussungen des Übertragungsmechanismus zugrundeliegen.*

Mikrochemie und Mikrophysiologie haben zwar einige wesentliche Grundvorgänge durchanalysiert, aber auch diese Forschungsrichtungen bedürfen noch der Bilder: Receptor, Ionenpumpe u. a.

Alle allgemeinen Aussagen über die integrative Funktion des Nervensystems im Makrobereich müssen natürlich die durchanalysierten Fundamentalprozesse in ihre Hypothese/Theorie einschließen.

4. Pathologische Reaktionen an den Synapsen

Bedeutung für die klinische Forschung

Gestützt auf die neueren Kenntnisse über Bau und Funktion der Synapsen wird die klinische Forschung ermutigt, einige Probleme erneut aufzugreifen, die einer Analyse bisher widerstanden haben: Pathologische Reaktionen an den Synapsen können auftreten durch unmittelbare Erkrankungen der Elemente der nervösen Tätigkeit (Nervenzellen und Glia) aber auch durch allgemeine, extracerebrale Vorgänge. Dadurch werden Erregbarkeit und Erregungsleitung verändert.

Die „Trophik" von Strukturen, welche vom Nervensystem abhängen, bedarf dringend einer belebten Forschung.

Im Rahmen der Pharmakokinetik (DOST) beanspruchen diejenigen therapeutischen Eingriffe erhöhtes Interesse, welche elektiv auf bestimmte synaptische Vorgänge wirken: Neuro-Thymo-leptica, Antiepileptica, Antispastica, Antimyotonica,

Antimyasthenica. Die therapeutische Empirie mit den heute zur Verfügung stehenden Mitteln fordert solche Bemühungen heraus, damit die Pharmaka differenzierter eingesetzt werden können.

Die Anschauung muß sich stärker verbreiten, daß dem gleichen Phänomen, d. h. gleichen funktionellen Symptomen der Klinik, unterschiedliche Mechanismen zugrundeliegen. An die unterschiedlichen Pathomechanismen bei epileptischen oder myasthenischen Reaktionen sei erinnert (Kap. VI).

Die weitere Differenzierung begrenzter klinischer Phänomene und die fortschreitenden Kenntnisse über Elementarvorgänge werden die therapeutischen Eingriffe durch Pharmaka verbessern. Der klinischen Forschung öffnet sich „ein weites Feld", das in der Routine entweder unbeachtet geblieben ist oder auf dem noch die Hypothesen wuchern.

C. Aufbau der integrativen Funktion des Nervensystems im Makrobereich Grundlagen der topischen Diagnostik

1. Das animale Nervensystem

a) Grundlegende Feststellungen

Methoden im Zusammenhang einer pragmatischen Geschichte der Neurophysiologie

Beim Studium des Aufbaues der integrativen Funktion des Nervensystems im Makrobereich treten neben das Werkzeug der Kausalanalyse weitere Denkweisen. Viele Vorgänge lassen sich so isolieren, daß sie auch dem klinischen Experiment zugänglich werden. Die Entdeckung der proprioceptiven Reflexe, die Suche nach „Sinnespunkten" stellt eine solche experimentelle Isolierung dar. Erb, Fürbringer, Schulze, Westphal haben um 1875 fast gleichzeitig die für unsere klinische Untersuchung revolutionierende Bedeutung der „Muskeldehnungsreflexe" erkannt. Manche Vorgänge liefern durch das Naturexperiment von Krankheiten unserer Kenntnis über die Tätigkeit des Nervensystems zwar Stoff, ohne leider im Tierexperiment bisher ausreichend nachahmbar zu sein, z. B. isolierte Atrophien bestimmter Systeme; einer Erforschung dieser noch unheilbaren Leiden sind dadurch Grenzen gesetzt.

Beim Studium des spinalen oder in verschiedenen Höhen decerebrierten Tieres, bei Untersuchungen am „isolierten Kopf" (encéphale isolée in Parabiose) sind auch zusammengesetzte Grundfunktionen des Nervensystems experimenteller Isolierung zugängig, nicht selten unter Extrembedingungen. Experimente unter so definierten Bedingungen zeigen an, welche Organisationsprinzipien dann *noch* wirksam sind; die Ergebnisse können aber nicht einfach auf „natürliche" Abläufe übertragen werden.

Elektrische oder chemische Stimulation umschriebener Gebiete führt man mit Reizmengen durch, die reproduzierbare, meist aber bereits pathologische Reaktionen auslösen. Die Ergebnisse solcher Experimente gelten z. T. noch heute als Grundlage von Vorstellungen über Bau und Funktion des Zentralnervensystems z. B. Gliederung der Rindenfelder und subcorticalen Grisea (homunculi).

Benutzt man zur Ableitung der Aktionspotentiale von konduktilen Elementen, von Membranen oder aus dem Zellinneren Mikroelektroden, so läßt sich die Ausbreitung der durch adäquate Reize ausgelösten Erregung über Afferenz und Efferenz sowie an Schaltstationen verfolgen. Aus Zeitunterschieden kann auf die Zahl eingeschalteter Synapsen geschlossen werden. Die „natürliche" Ausbreitung der Erregung aber läßt sich nur in Annäherung erfassen, weil unmöglich genügend Elektroden gesetzt werden können, es handele sich denn um elementare Vorgänge mit wenigen Schaltstufen. *Eindeutig ist aber jede „negative Aussage", nämlich über solche Wege, welche die Erregung nicht benutzt.*

Vom *Prinzip der negativen Aussage* = conclusio/diagnosis ex negativo wird zu wenig Gebrauch gemacht, obwohl es einen verläßlichen Weg weist, diejenigen Strukturen aufzufinden, deren intakte Funktion den normalen Ablauf eines bestimmten Phänomens gewährleistet. Das Prinzip, durch negative Aussagen positiv zu lokalisieren, gilt in besonderem Maße auch für die diagnostische Verwertung pathologischer Hirnleistungen.

„Pathologische Negative" erlauben keinen Rückschluß auf „physiologische Positive". Dieser Fehler hat in vielen Werken zur Gehirnpathologie verhängnisvolle Fehlschlüsse erbracht (z. B. Kleist).

Epileptischer Anfall, kontralaterale Lähmung und Sprachstörung bei Schädelhirnwunden, Querschnittslähmungen bei Wirbelsäulenverletzungen und Wirbelsäulenerkrankungen waren den Ärzten seit den ältesten Zeiten bekannt. Schlachter, Jäger, Henker, Köche haben Reflextätigkeit, Automatismen beobachtet. Dieses Wissen wurde auch für Diagnose und Prognose benutzt, wurde aber nicht zum Sprungbrett, das Problem „Nervensystem-Gehirn-Psyche" zu bearbeiten.

Dominico Mistichelli (1709), François Parfour du Petit (1710) entdeckten die Pyramidenkreuzung. Parfour du Petit wies als Chirurg vergeblich auf die Bedeutung der Hirnrinde hin.

Daß das Gehirn etwas mit der „Lebenskraft" zu tun habe, lehrte jede Dekapitation; daß eine Beziehung zwischen umschriebenen Hirnstörungen und definierten Leistungen (Werkzeugen) bestand, wußten vor allem die Wundärzte; daß Lebenskraft/Affektivität/Leid und innere Organe – insbesondere Atmung, Herzschlag, Schweißausbruch, Darmbewegung – eng gekoppelt sind, erfuhr jeder Laie an sich selbst. Diese erregenden Tatbestände förderten jedoch nicht die *induktive* Erforschung des Organs „Nervensystem", dessen Gesundheit Voraussetzung für humanitas und animalitas des Menschen ist.

Deduktives Denken beherrschte die Medizin bezüglich der neurologischen Probleme bis hinein ins 17. Jahrhundert. Die detaillierte Lokalisationslehre von Willis (1622–1675) forderte in besonderem Maße das Experiment heraus.

Willis lehrte: Striatum – Perception,
Balken – Imagination,
Cortex – Gedächtnis,
Mittelhirn – Instinkt,
Kleinhirn – Zentralisation aller lebenswichtigen Funktionen.

STENO (1638–1686) übte eine vernichtende Kritik an allen Spekulationen: Die Hypothesen von DESCARTES u. WILLIS seien schon deswegen unrichtig, weil diese Autoren nicht einmal ausreichende Kenntnisse über den Bau des Organs hatten. Wie wollten sie physiologische Hypothesen bauen? Deskriptive, vergleichend-anatomische, embryologische Studien und pathologische Anatomie seien notwendig, vor allem aber Experimente. Dieses Programm des STENO darf zu den Großtaten medizinischen Denkens gerechnet werden.

Die durch WILLIS angeregte Hirnforschung versandete auch schnell in materialistische Hypothesen der Jatrophysiker und Jatrochemiker. Die Schule des Animisten STAHL (1659–1734) mußte, sich verteidigend, zum Experiment greifen. Sein Schüler WHYTT schrieb der Seele, sofern sie körperliche Vorgänge leitet, nicht Vernunft sondern lediglich Empfindung zu; Empfindung besitzt nach ihm auch das Rückenmark. UNZER, ebenfalls ein Schüler STAHLs nahm die durch MARSHALL HALL zum Allgemeinbesitz gewordene Entdeckung vorweg: sensible Reize streben gegen das Hirn empor und werden, gleichsam reflektiert, abwärts geleitet, durch die Nervenknoten aufgehalten.

Das *Kleinhirnexperiment*, die Suche nach dem Sitz der Lebenskraft, beherrschte mehrere Generationen. Besessen von diesem Gedanken waren die Forscher blind und erkannten nicht den Wert anderer Befunde, die sie beschrieben (z. B. Ataxie, Manegebewegungen usw.), die sie zur Erkenntnis vom Aufbau der Funktionen des Nervensystems hätten hinleiten können. HALLER (1708–1777) bekämpfte die Lehre, welche ausschließlich dem Nervensystem die Fähigkeit zuschrieb, Organe zu bewegen; er entdeckte dabei *die autonome Tätigkeit der Organe*. Durch diese Studien, insbesondere mit ihren Beobachtungen über die Abhängigkeit der Herztätigkeit vom Rückenmark und der Medulla oblongata, bereiteten HALLER und seine Nachfolger den Weg für eine *Forschung nach dem Lokalisationsprinzip*, die nun nicht mehr deduktiv und spekulativ, sondern experimentell eingesetzt wurde und durch Experimentatoren wie FLOURENS, MAGENDIE, BELL, MARSHALL HALL zur Entdeckung der Grundtatsachen der Rückenmarksfunktion führte.

Das Lokalisationsprinzip für die Erforschung des Großhirns wird von GALL (1758–1828), über dessen spekulativer Phrenologie man seine bedeutenden Leistungen als Hirnforscher übersieht, klar formuliert: „Es ist unrichtig, wenn man uns die Anmaßung zuschreibt, die Essenz und Wirkungsart des Gehirns erklären zu wollen. Ist es denn so schwierig, den Unterschied zu verstehen, der besteht zwischen der Erklärung der Ursache eines Phänomens und der Angabe der Bedingungen, die erforderlich sind, damit es eintrete?" Auch JACKSON u. v. MONAKOW haben stets betont, daß *Lokalisation eines Herdes etwas anderes sei als Lokalisation der Funktion.*

Eine sprunghafte Entwicklung der Hirnphysiologie und Hirnpathologie beginnt bei der Analyse der Aphasie und des fokalen Rindenanfalls unter dem Gesichtswinkel des Lokalisationsprinzips (JACKSON); die Fakten waren längst bekannt, benutzt, aber für die wissenschaftliche Erkenntnis stumm geblieben. Ihren Siegeszug trat die Lokalisationslehre erst eigentlich nach der Entdeckung der sensorischen Aphasie infolge Herdstörungen an (WERNICKE).

Das Studium der *Geschichte der Neurophysiologie* (anatomia animata) ist erregend und mahnt zur Bescheidenheit, weil es *lehrt*, *daß es nicht nur auf neue Fakten ankommt, sondern darauf*, *aus ihnen neue Anschauungen zu gewinnen.* Das aber ist schwer, weil man, in zeitbedingte geistige Strömungen eingebettet, blind *bleiben* oder *werden* kann (s. das

Märchen von H. C. ANDERSEN: „Des Kaisers neue Kleider") (Literatur: NEUBURGER, SOURY, TEMKIN, ROTHSCHUH, RITTER).

Die *Methode der isolierten Reizung und Ausschaltung* liefert – auch im Naturexperiment des Krankheitsfalles – um so eindeutigere Ergebnisse, je mehr peripher die untersuchten Strukturen liegen. Die Funktion von Nervenwurzeln, von Ästen und Zweigen der peripheren Nerven, von Rückenmark und Medulla oblongata hat man weitgehend ermitteln können. W. TRENDELENBURG hat 1926 erklärt, daß mit diesen Methoden allein, besonders in der Erforschung des Gehirns, ein wesentlicher Fortschritt nicht mehr zu erreichen sei; neue, insbesondere elektrophysiologische Methoden müßten herangezogen werden, welche die Tätigkeit des Nervensystems unmittelbar registrierten. Die Neurophysiologie hat, solche Methoden vervollkommnend, in der Tat, zusammen mit der experimentellen Neuroanatomie und Neurochemie, eine bedeutende Erweiterung unseres Wissens über spezielle Probleme eingebracht.

Die Aussagekraft eines lokalisierten Eingriffes (d. h. auch einer lokalen Erkrankung) am Nervensystem ist begrenzt. Diese Grenzen lassen sich unschwer erkennen; sie werden aber, sowohl in der experimentellen Forschung als auch in der topischen Diagnostik, oft mißachtet: Ein beim lokalen experimentellen Eingriff oder bei einer lokalen Hirnkrankheit beobachtetes Phänomen läßt eindeutig zwar die Feststellung zu, daß das betreffende Gebiet in die Vorgänge, welche ein Phänomen bewirken, *eingeschaltet* ist. Das ist aber etwas anderes als die Aussage über „die Lokalisation einer Funktion". Reproduzierbare isolierte/begrenzte Effekte durch fokale Reizung oder Ausschaltung zeigen an, daß Ursprungsgebiete oder primäre End-/Schaltstätten einer Afferenz oder Efferenz getroffen worden sind.

Die elementare Organisation des Nervensystems enthüllt sich z. B. im sensomotorischen Rindenanfall, in der schlagartig auftretenden Lähmung eines Gliedteils oder einer umschriebenen sensorischen Leistung z. B. beim Infarkt oder äußeren Prellschuß (s. S. 68). Ein Infarkt in einer Fissura calcarina (LINDENBERG u. WALSH), eine Verletzung der Sehstrahlung durch sog. glatten Hirnschuß (JANZEN) kann momentan zu einer Hemianopsie führen, ohne allgemeine cerebrale Begleitsymptome. Eine *einseitige* Verletzung des Occipitalpoles aber bewirkt sofort *Erblindung.* Über Verschwommen-, Grau-Sehen stellt sich das Farb- und Formerkennen im homolateralen Gesichtsfeld – nach Tagen – wieder ein; jetzt erst tritt die kontralaterale Hemianopsie deutlich hervor (v. MONAKOW, JANZEN). v. MONAKOW nahm dafür das Phänomen der *Diaschisis* in Anspruch, d. h. den Zusammenbruch des ganzen Funktionskreises, obwohl nur ein Teil desselben, nämliche die primäre Integrationsstätte, plötzlich gestört worden ist. Da der isolierte Calcarina-Infarkt und die Verletzung der Sehstrahlung dieses Phänomen nicht hervorzubringen vermögen, kommt es offenbar auf den Ort der Läsion im Funktionskreis an, nicht aber auf die Akuität des Eingriffes. MINKOWSKI hatte die Diaschisis-Lehre seines Lehrers schon eingeschränkt.

Sofern nicht Ursprungsgebiet, primäre End- oder Schaltstätten isoliert gestört sind, ist die Deutung der dann auftretenden Phänomene schwierig. Das gilt ganz besonders für jene alten Integrationsgebiete der Motorik und Sensorik im Hirnstamm, welche im Zuge der progressiven Cerebration unter corticale Einflüsse geraten sind. Nur Störungen durchziehender Bahnen sowie motorischer und sensibler Kerngebiete gewähren im Hirnstamm eine gleiche lokaldiagnostische Sicherheit wie Störungen in den primären Integrationsgebieten der Hirnrinde.

W. R. Hess konnte mit seinen Reizungen im Hypothalamus nur Zonen bestimmter Funktionstendenzen ermitteln, nämlich ergotrope und trophotrope Umstellung der zentralen vegetativen Regulation. Von der Lokalisation spezieller Leistungen ist keine Rede. Die Reizungen erfolgen eben in einem Regulationsorgan. Die Klinik enthüllt begrenztere Isolierungen (z. B. Wutanfälle, affektiven Tonusverlust, Dissoziation von Körper- und Hirnschlaf, Einschlafzwang, Pubertas praecox, Veränderung der Libido, des Körpergewichtes, des Wasserhaushaltes) als das Experiment mit seinen teilweise überschwelligen Reizen.

Nun hat man im Zusammenhang mit der frontalen Leukotomie (zur Behandlung von Psychosen, Schmerzen und Anankasmen) auch Störungen vegetativer Regulationen beobachtet. Sofort tauchten – dem verbreiteten Denkfehler entsprechend – Hypothesen auf, die Zentren der vegetativen Regulation befänden sich im Frontalhirn und in der limbischen Rinde, nicht im Hypothalamus.

Die limbische Rinde gehört zum sog. Palaeocortex. Gyrus cinguli, Nucleus amygdalae, Hippocampus haben die niedersten Reizschwellen und entladen leicht epileptisch. Vom Temporalhirn gestaltete Anfälle können von erheblichen vegetativen Phänomenen eingeleitet oder begleitet sein. Vegetative Phänomene können so dominieren, daß innere Krankheiten, z. B. Angina pectoris, Darmkoliken diagnostiziert werden.

Was besagt dies? Daß der Hypothalamus die vegetativen Leistungen reguliert, ist nach seiner Struktur, dem Zusammenhang (durch Leitung und Neurosekretion) mit dem Endokrinium, Ergebnissen des Tierexperimentes und der klinischen Pathologie nicht zu bezweifeln. Wie der Hypothalamus durch Receptoren die humorale Konstellation kontrolliert und darauf reagiert, so bestehen neuronale Verknüpfungen mit den übrigen Hirnteilen. Rückwirkungen von Stirnhirn, limbischem System auf das hypophysär-hypothalamische System nehmen diesem nicht seine zentrale Bedeutung, sondern unterstreichen nur diese Stellung. Im übrigen müßte man dann das Vestibularis-System mit noch größerem Anspruch als Zentrum vegetativer Regulationen ansehen, was niemanden einfallen wird. Mit diesem Beispiel sollte nur demonstriert werden, wie neue oder modische Fakten gelegentlich die Besinnung ausschalten. Aktuellere Beispiele könnten dafür angeführt werden, aber ein exemplarisches möge genügen.

Gebiete, welche nicht unmittelbar in die senso-motorischen oder vegetativen Leistungen des Zentralorgans eingeschaltet sind, nannte man „stumme“ Regionen. *Erstaunlich lange hat es gedauert, bis man über der erregenden „Stummheit“ so ausgedehnter Hirngebiete erkannte, was diese bedeuten; sie sind nämlich diejenigen „höheren“ Integrationsorte, deren Besitz den Menschen vom Tier unterscheidet.* Diese „stummen“ Gebiete schienen auch den Klinikern – teilweise bis heute – für die Diagnostik hirnlokaler Prozesse nicht interessant; das wird sich grundlegend ändern (s. S. 145).

Die primären Ausgangs- oder Endstätten von Sensibilität, Sensorik, Motilität, Vegetativum, sowie die Schaltstellen und Endstrecken vielfältiger Zuflüsse weisen eine hoch differenzierte Struktur auf; sie reagieren bei Reizung oder Ausschaltung mehr oder weniger determiniert. Bereits die Struktur dieser Gebiete und die durch die experimentelle Anatomie nachweisbaren Verknüpfungen erlauben Aussagen zur Funktion.

Anders ist es mit den Integrationsgebieten. Diejenigen Rindengebiete, welche in ihrer Ausdehnung dem Menschen eigentümlich sind (temporale, occipitale, vor allem fronto-basale Rinde) bewirken bei ihrer gestörten Funktion nicht offenkundige Veränderungen von Werkzeugleistungen; zusammengesetzte Handlungen leiden vielmehr Not; die Antriebe und, vor allem, die „Person" verändern sich. Diese Hirngebiete sind in ihrer anatomischen Struktur nicht kompliziert; dominante und nichtdominante Hemisphäre sind an identischen Stellen morphologisch nicht so differenziert wie funktionell (GRÜNTHAL). Die vom Stirnhirn gestalteten Antriebe, die unmittelbare sensorische Orientierung lassen keine auffälligen Seitendifferenzen erkennen. Die bei den unüberwindlichen Linkshändern rechtshirnig und bei den Rechtshändern linkshirnig eingeschalteten Gebiete für Sprache, Sprachlich-Begriffliches, Sprachlich-Sensorisches werden auf der nicht-dominanten Hemisphäre genutzt für höhere Leistungen, deren Störung zu Wesenswandlungen führt (S. 59ff., S. 152).

Die „stummen" Hirnregionen sind die Orte der höheren Integration und der Elektivität. Auf ihrer Ausbildung beruht die Stellung des Menschen im Naturganzen. Der Mensch ist das am wenigsten differenziert gebaute und das am wenigsten determiniert reagierende Lebewesen, er *ist auf Elektivität angelegt.*

Dieser Gedanke, dem in der Gegenwart u. a. GEHLEN zu allgemeinerem Interesse verholfen hat (STEGMÜLLER, LANDGREBE), beherrschte auch GALL in seiner methodischen Hirnforschung, die ihren philosophischen Überbau, wie ERNA LESKY nachgewiesen hat, bei J. G. HERDER fand in den „Ideen zur Philosophie der Geschichte der Menschheit" (1784–1791). Mit dem Verlust an differenzierten Automatismen, Trieben und entsprechend angepaßten Werkzeugen, d. h. mit Zunahme der „Willkür", muß eine Kompensation eintreten – durch Vernunft. GALL bestreitet jedoch die Meinung HERDERS, daß Vernunft „nicht angeboren" sei.

Das Ausmaß an Elektivität ist vermutlich nicht so groß, wie oft angenommen wird. Die Funktions-, Reaktions-Tendenzen sind in erheblichem Umfang genetisch fixiert, wie die einfache Anschauung rassisch oder, innerhalb derselben Rasse, sippengebundener Reaktionstendenzen lehrt. Durch musisches, körperliches, intellektuelles Training des Gehirns können die ererbten oder erworbenen Besonderheiten der Reaktionsweise des Individuums gelenkt werden (s. auch Dominanz einer Hemisphäre, S. 64, 140ff.). Das ist aber nicht beliebig möglich. Prägung und Training sind, abgesehen von der Potenz des jeweiligen Gehirns, an bestimmte Lebensabschnitte gebunden. Die Potenz reicht etwa bis in die Mitte der dritten Dekade. Das ist erfahren durch die optimalen Zeiten für Schulung und Lernen (nicht nur in den intellektuellen, sondern auch in den körperlichen und musischen Bereichen). Der Höhepunkt der Lernfähigkeit liegt um das 20. Jahr. Bei bedeutenden geistigen Leistungen älterer Menschen läßt sich meistens ermitteln, daß nur eine *Entfaltung* von Konzeptionen vorliegt, die innerhalb der genannten Zeit erfolgt waren. PAWLOW in: Zwanzigjährige Erfahrungen mit dem objektiven Studium der höheren Nerventätigkeit (des Verhaltens) der Tiere, Einl. S. 2 (Akademie-Ausgabe, Berlin 1954): „Ich glaube aber, daß ... der frühe, schon in Jugendjahren erfahrene Einfluß der talentvollen Broschüre von J. M. SETSCHENOW, dem Vater der russischen Physiologie, die unter dem Titel „Die Reflexe des Gehirns" (1863) erschienen ist, wenn auch unbewußt, den Hauptanlaß zu meinem Entschluß bildete. Eine stark wirkende Neuheit und ein richtiger, realer Gedanke hat oft, besonders in den Jugendjahren, einen so tiefen, so dauerhaften und man muß noch hinzufügen, so *verborgenen* Einfluß" (vom Ref. unterstrichen). Bis zu jener Lebensphase hält auch eine besondere

Labilität der Erregbarkeit des Zentralnervensystems an; die Bereitschaft zu epileptischen und Migräne-Reaktionen nimmt anschließend ab, bis eine neue Labilitätsphase im Klimakterium auftritt.

Rechtzeitiges und umfassendes Training des Gehirns besitzt Bedeutung für die Klinik. Es ist keineswegs gleichgültig, welches Gehirn d. h. *wer* eine Hirnschädigung erleidet. Eine Schädigung der senso-motorischen primären Integrationsgebiete verursacht bei *allen* Menschen weitgehend die gleichen Leistungsstörungen. Ob aber die Schädigung eines höheren Integrationsgebietes innerhalb der Hemisphäre „stumm" bleibt oder klinisch in Erscheinung tritt, mit welchem Inhalt sich diese gestörte Funktionstendenz füllt, welche – manchmal höchst erstaunliche! – Kompensation sich einstellt, das hängt beim Individuum nicht nur von seinen angeborenen, sondern auch seinen erworbenen Reaktionsweisen ab. Die gleiche Hirnschädigung, welche bei einem wenig durchtrainierten Gehirn eine irreparable Dekompensation der allgemeinen Hirnleistung herbeiführt, kann von einem jungen oder von einem durchtrainierten Hirn noch kompensiert werden (s. Trauma und Nervensystem, vgl. auch GORLITZER v. MUNDY).

Eine einseitige *Überwertung des Lokalisationsprinzips* mußte dazu führen, solche Phänomene in den Vordergrund zu rücken, die sich nicht als Summe von Partial-Leistungen des Nervensystems deuten ließen, *Ganzheits-Lehre* (GOLDSTEIN, der sie vor nicht zu langer Zeit selbst eingeschränkt hat), *Lehre vom Gestaltkreis* (V. v. WEIZSÄCKER). *Man verkennt im übrigen diese Autoren, wenn man annimmt, daß sie das Lokalisationsprinzip generell abgelehnt hätten; sie verlangten Methode und Prüfung dessen, was man lokalisieren kann.* Beispiele für die *Plastizität des Nervensystems* wurden demonstriert (BETHE). Die so angesammelten Beobachtungen, welche gegen die „Lokalisten" ins Feld geführt werden, können nicht den Wert von Bemühungen mindern, die Leistungen des Nervensystems, soweit wie möglich, in definierbare Elemente zu zerlegen. *Die Frage nämlich lautet nicht, ob lokalisiert werden kann und ob eine Funktion auf ihre Elemente analysiert werden muß, sondern was* und *wie weit.* Das aber richtet sich nach dem Problem und erhellt sofort bei der Analyse von Sprache, Antrieben, Erkennen, also Leistungen, welche so differenziert wie ganzheitlich erfolgen. *Man muß danach streben, anzugeben, welche Hirngebiete und welche neuronalen Verbindungen ungestört sein müssen, damit diese oder jene Leistung im Rahmen des Ganzen vollbracht werden kann.* Aber es ist unmöglich, etwa „Sprache" detailliert lokalisieren zu wollen. Die Fortschritte auf dem Gebiet der Aphasieforschung – gegenüber den fundamentalen, unverändert höchst lesenswerten, Studien von JACKSON, WERNICKE, PICK – bestehen vor allem in der Erkennung der Grenzen, welche einer ausschließlich hirnpathologischen Forschung gesetzt sind (Symposion: Disorders of Language 1964).

Die anhaltende Lokalisationsforschung ist unentbehrlich für die topische Diagnostik. Wenn auch der Anteil großer Hirngebiete für differenzierte Leistungen nur ungenügend oder nicht bekannt ist, so kann der Kliniker doch positiv lokalisieren, wenn er das *Prinzip der negativen Aussage* nutzt, indem er nämlich eindeutig herausfinden kann, welche Hirngebiete in ihrer Funktion sicher *nicht* gestört, also vom Krankheitsprozeß nicht ergriffen sind.

Die Kenntnisse über Struktur und Funktion der Nervenzelle, der excitatorischen und inhibitorischen synaptischen Systeme sind erforderlich für das Verständnis von Erregung, Bahnung, Hemmung, Irradiation, den Elementen einer integrativen Tätigkeit des Nervensystems. Aus solchen Elementen lassen sich, ergänzt durch die

Erforschung der Grisea und ihrer neuronalen Verknüpfungen, hypothetische Schemata herstellen, wie sie etwa in Automaten mit vorher definierten Aufgaben, einschließlich Gedächtnis und Vorausschau, realisiert werden.

Der einfache Funktionskreis:

Reiz
↓
Receptor (phasisch oder tonisch reagierend)
↓
Afferenz
↓
Schaltneurone
↓
effektorische Neurone
↓
Efferenz
↓
Übertragung (Synapse, andere Mechanismen)
↓
Effektor
↓
Muskel (phasisch oder tonisch reagierend)
↓
sekretorisches Organ
↓
Veränderung des Organismus zur Umwelt
↓
Veränderung der Umwelt durch die Reaktion

läßt sich zu Regelkreisen zusammensetzen (s. Abb. 11, 24).

Fehlen Zwischenneurone und geht die Afferenz synaptisch in die Efferenz über, so spricht man von *monosynaptischem Reflex*. Die Erforschung der Reflextätigkeit ist an viele bedeutende Namen geknüpft, vor allem aber an SHERRINGTON, HOFFMANN, P., PAWLOW.

Modellvorstellungen

Regelkreise

„Wenn auch gewiß nicht alle Forscher auf diesem Gebiet sich des Ausdruckes Regelvorgang für die willkürliche Bewegung bedienen und die wesentliche Leistung hier von solchen stammt, die die Bezeichnung nicht verwenden, so ist doch in den Grundgedanken aller Experimentatoren die Vorstellung eines Regelvorganges lebendig“ (P. HOFFMANN, Festvortrag anläßlich des 100. Geburtstages von E. JENDRASSIK, 1963). Dieser Satz wird zitiert, um hervorzuheben, daß der Gedanke der Regelung allen biologischen Vorgängen und Verknüpfungen von Receptor und Effektor immanent ist. Bei einer Regelung soll eine *Regelgröße* jeweils konstant gehalten werden. Durch ein *Meßwerk* (Receptoren), das u. U. veränderlich eingestellt werden kann (s. Muskelspindel), wird die *Störgröße* gemeldet (Afferenz), über das Zentrum der Effektor in Gang gesetzt (Efferenz), wodurch der *Ist-Wert* an den *Soll-Wert* herangebracht wird, unter Kontrolle durch den Receptor (s. Thermostat).

Steuerungsmechanismen

Dabei wird durch einen Receptor eine Störung (Störgröße) ermittelt und über das Zentralnervensystem eine Aktion in Gang gesetzt, sie zu beseitigen. *Das System ist aber nicht in sich geschlossen, weil bei der Steuerung der Effektor nicht auf den Receptor zurückwirkt und einen Regelkreis schließt* (Beispiel: Ein Außenthermometer steuert die Temperatureinstellung gleichmäßig für alle Räume eines Gebäudekomplexes, die dann je nach der Lage unterschiedlich warm sind).

Meistens werden viele elementare Regelvorgänge in eine gesteuerte (intendierte) *Leistung eingehen* (Wagner, Rancke, Keidel, Steinbuch, Küpfmüller).

Reafferenz-Prinzip

Regelung und Steuerung beginnen mit der Störgröße d. h. der Afferenz. Von der *Efferenz* her betrachtet, lassen sich die Rückwirkungen der efferenten Leistung auf die in verschiedener Weise geordneten Zentren auch im Denkmodell der „Reafferenz" zusammenfassen (v. Holst, Mittelstaedt) und dadurch manche Phänomene, die dem Reflexbogenschema nicht zugänglich gewesen sind, erklären (Atemrhythmik, Bewegungsrhythmik wirbelloser Tiere, Plastizität).

Eine Deutung der Phänomene durch die verschiedenen Denkmodelle leistet heuristisch viel. *Man darf aber Analyse und Bild nicht verwechseln.* Nur so bleibt 1. die weitergehende Auflösung der Phänomene in ihre Elemente, 2. die rechte Einschätzung des heuristischen Wertes der Denkmodelle, 3. die Erkenntnis von den Grenzen der rein analytischen Forschung klar im Blickfeld des Forschenden.

Die Bereicherung unserer Erkenntnis durch Daten verändert das Denken. Man darf jedoch der Verführung durch Daten nicht erliegen, eine Gefahr, die in Zeiten stürmischen Fortschritts nicht gering ist.

Rhythmische Tätigkeit

Das Verständnis der normalen, abnormen und pathologischen Funktion des zentralen Nervensystems ist nicht möglich ohne Kenntnis der rhythmischen Phänomene, deren Erforschung gute Fortschritte macht (Sollberger, Menzel). Nervenzelle, Synapse, peripherer Nerv können unter geeigneten Bedingungen (Abkühlung, Druck, Kaliumentzug, cholinergische Krise, Natriumvermehrung) anstelle der aperiodischen in rhythmische Reizbeantwortung übergehen. Eine eigenrhythmische Tätigkeit zeigt sich im Alpha-Rhythmus des EEG (Berger), welche aber durch äußere Bedingungen (O_2-Mangel, endogene und exogene Intoxikationen, Schlaf) in ihrer Frequenz verändert werden kann, ohne daß – wie beim genetisch fixierten Fehlen eines Alpha-Rhythmus – die Werkzeugleistungen des Hirns in erkennbarer Weise beeinträchtigt werden (Glia, s. S. 11). Durch Prozesse können anhaltende rhythmische Entladungen auftreten, Myoklonien, Tremor, die unter Umständen beeinflußbar sind, im Schlaf schwinden und durch affektive Belastung verstärkt werden. Rhythmischen Vorgängen kann eine genetisch fixierte abnorme Tätigkeit bestimmter Gebiete des Zentralnervensystems zugrunde liegen, z. B. sog. konstitutioneller Tremor.

Der Schlaf-Wach-Rhythmus ist z. T. von äußeren Bedingungen abhängig. Unter gleichmäßigen Bedingungen – also Entzug der äußeren 24-Stunden-Reize – bleibt der circadiane Rhythmus bestehen. Nachtschwestern z. B., die jahrelang als solche tätig sind, behalten die gleiche Periodik im Wasserhaushalt wie die Umgebung. Aber schnell hintereinander folgender Wechsel der ortsgebundenen kosmischen Rhythmik – z. B. jeweils nur wenige Tage umspannende Aufenthalte zwischen unseren Breiten und denjenigen New York's, wie heute in manchen Berufen üblich – bringt z. T. schwere allgemeine Störungen des „Befindens" mit sich, einem der empfindlichen Maßstäbe für die Beurteilung der Gesundheit der zentral nervösen Tätigkeit.

Im 24-Stunden-Rhythmus ändert sich die Erregbarkeit des Zentralnervensystems, z. B. die Anfallbereitschaft nach dem Einschlafen, in der Zeit der vegetativen Umstellung 03–05 Uhr, nach dem Aufwachen.

Jahreszeitliche Rhythmen wirken unverkennbar bei den körperlich begründbaren phasischen Verstimmungen, der Anfallbereitschaft.

Hormonelle und lebensphasische endogene Rhythmik bedürfen nur der Erwähnung, um ihre Bedeutung für Befinden, Leistung, Reaktionsbereitschaft hervortreten zu lassen.

Die vergleichende Verhaltensforschung (LORENZ, MITTELSTAEDT) wird Bedeutung für die Physiologie und Pathophysiologie des Menschenhirns erhalten. Sie läßt den weiten Bereich des Determinierten hervortreten, der im Rahmen der progressiven Cerebration nicht mehr immer erkennbar ist. Solche Reaktionen können im Abbau der Integration durch Krankheit wieder deutlich werden. Der Wert der *vergleichenden Neurophysiologie* für klinische Probleme ist erheblich (v. BUDDENBROCK, KUEHN, KUHLENBECK).

b) Peripherie

Der oben (s. S. 27) geschilderte einfache Funktionskreis birgt bereits zahlreiche Probleme.

Receptoren

Unterschieden werden:

Mechano-, Thermo-, Chemo-, Osmo-, Noci-Receptoren,

Receptoren der Haut, der Schleimhäute, des Bewegungsapparates, der inneren Organe,

allgemein ausgedrückt:

Extero-(Dermato-), Viscero-(Entero-) und Proprio-Receptoren.

Exteroreceptoren = Dermatoreceptoren

In der Haut enden die sensiblen Fasern

1. frei,
2. in Verbindung mit Haaren,
3. in Verbindung mit Endorganen. Die Korrelation zwischen Bau von Kapselorganen (corpusculäre Receptoren) und Funktion ist nur teilweise geklärt. Das Problem wird offenbar durch die Tatsache, daß in der Umgebung des Ohrläppchens und an der Berührungszone der Lippen ausschließlich freie Nervenendigungen als Receptoren für alle Qualitäten zur Verfügung stehen (ähnlich am Schweinerüssel).

Die Meissnerschen und Merkelschen Körperchen, die Vater-Pacinischen Lamellenkörper behalten ihre Struktur auch nach Degeneration der zugehörigen Nerven. Lage und Struktur dieser corpusculären Receptoren in der Haut sprechen dafür, daß sie, neben den Nervengeflechten an den Haarwurzeln, Mechanoreceptoren sind. Die Meissnerschen Körperchen finden sich besonders zahlreich an unbehaarten Stellen, Fußsohle und Handinnenfläche. Ob manche Formationen, welche beschrieben worden sind, nur Funktionsphasen darstellen, wird derzeit geprüft. Die Vater-Pacinischen Receptoren adaptieren sofort, die Merkelschen langsam, die intrapapillären schnell.

Wichtig für das Problem der *Trennschärfe der Informationen* ist die Tatsache, daß in der Haut einerseits *ein Nerv* sich zu *verschiedenen* Receptoren für die gleiche Sinnesqualität hin verzweigt, und daß andererseits *ein Receptor* mit Fasern aus *verschiedenen* Nerven in Kontakt gerät. Im Zentralnervensystem kann aus unterschiedlichen Impulsmustern, möglicherweise unter Mitwirkung inhibitorischer Schaltzellen, die Schärfe der Abbildung sogar erhöht werden. *Trennschärfe ist also nicht nur ein peripherer, sondern, ganz wesentlich, ein zentraler Vorgang.*

Jede *Modalität* hat ihre eigenen Sinneskanäle. Die Lehre von den spezifischen Receptoren, welche mechanische, thermische, chemische Energie in physiologische Energie umwandeln, kann durch morphologische Befunde an den Transduktoren allein nicht geklärt werden. Zottermann, Hensel, Iggo haben elektrophysiologisch sichergestellt, daß es marklose (markarme) Nervenfasern gibt, welche nur eine einzige Sinnesqualität leiten, myelinisierte Fasern, welche bei Irritation der Haut durch verschiedene Sinnesqualitäten afferente Impulse weitergeben.

Die Sinnesnerven sind von Schwannschen Scheiden, die sehr dünn sein können, umgeben und verlieren diese erst bei dem Kontakt mit der Epithelzelle oder innerhalb des corpusculären Receptors. Biochemische und elektronenmikroskopische Studien an diesen Kontaktstellen lassen Verschiedenheiten erkennen, die vielleicht das Problem der Receptoren weiter klären werden.

Ein Receptor ist durch verschiedene Reizqualitäten irritierbar, aber – mit Ausnahme der Schmerzreceptoren – für bestimmte Reize mit besonders niedriger Schwelle eingestellt, so daß eine *spezifische Reizqualität* bei geringer Reizintensität angezeigt wird. Als Modalität wird der Charakter einer Sinnesempfindung bezeichnet.

Die meisten der von den Receptoren übermittelten Informationen erfüllen ihre Aufgabe in den Systemen der biologischen Regelungen, ohne in das Bewußtsein zu treten. Je nach dem allgemeinen Erregungshintergrund (z. B. bei Triebhandlungen) kann den Meldungen seitens der Exteroreceptoren (z. B. über Verletzungen) der Zugang zum Bewußtsein versperrt sein. *Die Schwelle für eine Empfindung liegt also nicht allein in der von der Peripherie übermittelten Reizintensität.*

Die Existenz von Receptoren für spezifische Qualitäten ergibt sich nicht nur aus der unterschiedlichen Empfindlichkeit derselben z. B. gegen Sauerstoffmangel, Druck, Pharmaka, sie ergibt sich auch aus der Tatsache, daß unterschiedliche afferente Bahnen benutzt werden. Die Sinnespunkte der verschiedenen Haut- und Schleimhautgebiete für Kälte, Wärme, Schmerz, Berührung sind lange bekannt.

Jeder Receptor ist ein Energiewandler (= Transductor), nach Art eines Auslösungsvorganges. Eine Energieform wird nicht einfach in eine andere transformiert, der Primärvorgang erfährt vielmehr eine Verstärkung. Das Receptorpotential (Generatorpotential) ist nach Dauer und Amplitude direkt abhängig vom Reiz, nicht aber das konduktile Potential; bei diesem wird die Frequenz moduliert. Wenn das Generatorpotential eine bestimmte Stärke der Depolarisation erreicht hat, setzen, als Kennzeichen der leitenden Elemente, rhythmische Spitzenpotentiale (spikes) ein. Die Nervenfaser ist im Receptor marklos. Beim Vater-Pacinischen Enteroreceptor, der sich gut untersuchen läßt, hat man festgestellt, daß der Übergang in die rhythmische Entladung am ersten Ranvierschen Schnürring geschieht, welcher noch innerhalb des Kapselorgans liegt; dann folgt die saltatorische Fortleitung.

Nur wenige Variable stehen für einen *Informationsschlüssel (Code)* zur Verfügung, mit dem das Zentralorgan über die Mannigfaltigkeit, d. h. Qualität und Quantität, der Reize unterrichtet wird: unterschiedliche Empfindlichkeit der Receptoren, die räumliche Verteilung derselben, Überlappung der Zahl der beteiligten Neurone, unterschiedliche Leitungsgeschwindigkeiten, unterschiedliche Zeitmuster und Impulsfolge-Frequenzen.

Die Receptoren arbeiten – wie die Effektoren – phasisch (schnelleitend in markhaltigen Fasern, schnell sich adaptierend), tonisch (in markarmen Fasern langsam leitend, langsam sich adaptierend) oder phasisch-tonisch.

Die Reizschwelle der Schmerz-Receptoren kann durch efferente Impulse verändert werden. Die Impulsfrequenz, durch Schmerzreize ausgelöst, kann durch andere Reize gesenkt werden: Olfaktorische, akustische, optische Reize sind wirksam, ebenso Aufmerksamkeitszuwendung, s. Ablenkung in der Schmerztherapie. Eine efferente Beeinflussung der Mechanoreceptoren gilt noch nicht als sicher, FOERSTER bringt aber klinische Hinweise. PETTE beschrieb 1927 zuerst die Beeinflussung der Schmerz-Receptoren durch Sympathicusausschaltung. Der Einfluß von pharmakologen Eingriffen am vegetativen System auf die Receptoren-Empfindlichkeit ist vielfach erwiesen (FOERSTER) und wird gegenwärtig eingehender analysiert. Als Schmerzstoffe wirken u. a.: Histamin, Serotonin, Plasmakinine, Acetylcholin, Verschiebung des Gewebs-pH und des osmotischen Druckes.

Viscero-(Entero-)receptoren

Receptoren der inneren Organe (Viscera = Eingeweide = Enteron) sind die Mechano-Receptoren des Mesenteriums (Vater-Pacinischer Lamellenkörper) sowie der übrigen Anteile des Verdauungs-, Ausscheidungs-, Atmungs-Apparates, Pressoreceptoren in bestimmten Gefäßabschnitten, Chemo-Receptoren in Gefäßen, Medulla oblongata (Atmung), Hypothalamus (Hormonspiegel), Thermoreceptoren im Zentralnervensystem (Hypothalamus), Osmoreceptoren im Zentralnervensystem (Hypothalamus).

Proprioreceptoren

Die Receptoren der großen Bindegewebssysteme: Skelet, Gelenke, Muskel unterscheiden sich nicht von denen der Haut, sie vermitteln Lage- und Bewegungsempfinden. Man faßt diese Informationen zusammen als *Tiefensensibilität.*

Von besonderem, allgemeinen Interesse sind die Proprioreceptoren der Muskulatur, nämlich die *Muskelspindeln* und *Golgischen Sehnenorgane.*

Die Muskelspindeln sind den Muskelfasern parallel, die Sehnenorgane sind mit ihnen in Serie geschaltet. Das Golgische Sehnenorgan entlädt bei jeder Dehnung, erfolge diese passiv oder durch Kontraktion des Muskels. Die Muskelspindel entlädt dauernd, die Entladungsfrequenz ist vom Grade der Spannung abhängig. Nur während der Kontraktion herrscht Entladungsstille, weil in diesem Augenblick der adäquate Reiz, nämlich die Verlängerung des Muskels, geschwunden ist.

An der Muskelspindel hat man das Problem der efferenten Beeinflussung eines Receptors eingehend studiert. Das 1945 von LEKSELL im Laboratorium von GRANIT identifizierte *Gamma-System* stellt die Spindeln ein und verändert dadurch ihre Empfindlichkeit. Die verschiedenartigen zentralen und exteroceptiven Einflüsse wirken sich auf das Gamma-System aus. *Der proprioceptive Reflexbogen ist das Exekutivorgan dieser zentralen Einflüsse.* Der *Jendrassiksche Handgriff* war für die Praxis ein „Kunstgriff", er enthüllt einen wesentlichen Anteil im Reflexmechanismus (P. HOFFMANN; SOMMER), s. S. 35ff.

Die Effektoren (s. Abb. 24, 28)

Die Effektoren bewirken mechanische (Skelet-, Herz-, glatte Muskelfasern) oder chemische Arbeit (Sekretion, Exkretion).

Die Endplatte der Skeletmuskelfaser ist eine hochspezialisierte Synapse (Abb. 5).

Auch bei der glatten Muskulatur treten rhythmische Spitzenpotentiale auf. Die Ausbreitung der Erregung erfolgt auf mehreren Wegen, durch Impulsübertragung an den Kontaktflächen, durch mechanische Dehnung und Depolarisation, schließlich über Nervennetze. Humorale Faktoren beeinflussen die Erregbarkeit der Muskulatur.

c) Rückenmark

Allgemeine Organisation

Wenn man nach einer verbindlichen Darstellung der Organisation des Rückenmarksgrau sucht, macht sich zunächst Enttäuschung breit; die Grundrisse von WALDEYER (1888), JACOBSEN (1908), MASAZZA (1922–1924) tauchen, in verschiedener Weise ausgedeutet, immer wieder auf.

Auf Längs- und Querschnitten hat REXED (1952, 1954, 1964) eine laminäre Organisation gefunden (Abb. 8). Die meisten Hinterwurzelfasern ziehen in die Laminae I–IV, von denen L. II der Substantia gelatinosa ROLANDI entspricht. Diese Laminae sind primär sensibles Durchgangs- und Integrationsgebiet sowie Ursprung des Tractus spino-thalamicus.

In diesem Gebiet erfolgt eine *efferente Beeinflussung der Sensibilität*, an der nach allen klinischen Erfahrungen kein Zweifel bestehen konnte; denn die *eigenmetrische Intensität (Stärke der Empfindungen und Wahrnehmungen)* hängt nicht geradlinig ab von der Intensität der Einwirkung äußerer Reize: Die Erregbarkeit kann zentral gesteuert werden; eine Konkurrenz der Sinnesgebiete kann eintreten. Bei der Technik der neurologischen Untersuchungen wird deshalb darauf hinzuweisen sein, daß man geringgradige Störungen der Sensibilität nur dann herausfinden kann, wenn innerhalb der *gleichen* Qualität *simultan* gereizt wird, oder wenn *verschiedene* Qualitäten *im schnellen Wechsel* nacheinander geprüft werden. Wenn die Aufmerksamkeit des Patienten gerichtet wird, verbessern sich die Schwellenwerte, verschlechtert sich aber die diagnostische Sicherheit. Der Anfänger muß erst den Grund für seine Enttäuschung darüber erkennen, daß seine sorgfältige Prüfung kein klares Ergebnis

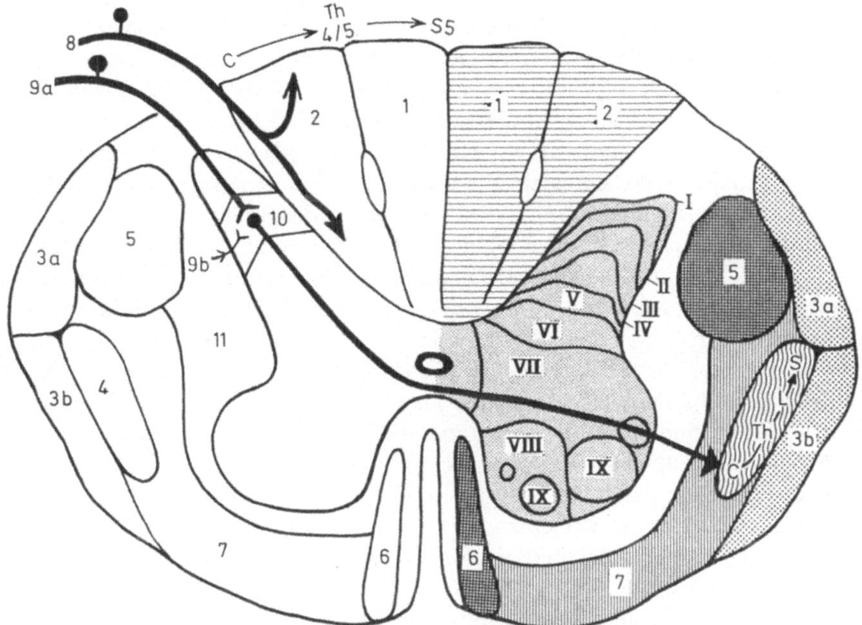

Abb. 8. Rückenmarksquerschnitt (kombiniert nach FOERSTER, REXED, ROMANES unter Berücksichtigung klinischer Erfahrungen)
I—IV sensible Areae
V, VI absteigende Bahnen von der sensomotorischen Rinde, proprioceptive Bahnen
VII extrapyramidale Bahnen (extrapyramidales System s. s.), proprioceptive Verknüpfungen, vegetative Verknüpfungen
VIII Hauptgebiet für die Reflextätigkeit und deren Modulation durch medulläre (spinale) und zentrale (supraspinale) Einflüsse
IX motorische Kerne (nach REXED)
1 funiculus gracilis (GOLL) = C—Th_5 (nach FOERSTER)
2 funiculus cuneatus (BURDACH) = Th_6 — S_5
3a tractus spinocerebellaris dorsalis
b tractus spinocerebellaris ventralis
4 tractus spinothalamicus C → Th → L → S, excentrische Verlagerung. Temperatur- und Schmerzbahnen getrennt (nach Beobachtungen von FOERSTER), nicht gesichert;
5 tractus corticospinalis lateralis = Py-Seitenstrang
6 tractus corticospinalis medialis = Py-Vorderstrang
7 extrapyramidale Bahnen
8 auf- und absteigende Fasern in den Hintersträngen
9 schmerzleitende Fasern
a synaptische Vorgänge
b zentrale Einflüsse
10 Substantia gelatinosa Rolandi angedeutet
11 medullärer Eigenapparat

bringt: Der Grund liegt darin, daß der Patient entweder ermüdet und die Schwellen sich verschlechtern oder daß umgekehrt durch erhöhte Aufmerksamkeit die Schwellen sich verbessern. Das gilt für die geringgradigen Störungen, die bei *orientierender*, aber *zielgerichteter* Prüfung durch Ausnutzung der simultanen Raumschwelle oder des schnellen Wechsels der Qualitäten schnell und eindeutig herausgefunden werden und ein klare diagnostische Entscheidung gestatten. Massive Sensibilitätsstörungen bereiten, wegen der meist vorhandenen Begleitsymptome, diagnostisch keine Schwierigkeiten.

Eine Efferenz, welche inhibitorisch auf die Erregbarkeit der Laminae des Hinterhorns wirkt, hat schon BROWN-SÉQUARD zur Erklärung der homolateralen Hyperaesthesie herangezogen. NYBERG-HANSEN und BRODAL wiesen nach, daß absteigende Fasern der sensorischen Rinde in die L. IV und L. V ziehen.

In den Laminae V und VI werden Hinterwurzelfasern, rubrospinale Bahnen angetroffen; Bahnen des spinalen Eigenapparates nehmen nach CAJAL hier ihren Ursprung; Muskelafferenzen traten im neurophysiologischen Experiment hervor.

Einflüsse aus den motorischen Gebieten des Hirnstamms, hemmende (RENSHAW) und erregende Einflüsse des *spinalen Eigenapparates* werden in den Laminae VII und VIII integriert, ehe sie *die letzte gemeinsame Endstrecke der Motorik*, die Motoneurone, in L. IX erreichen.

Alle diese verschiedenen Einflüsse sind als supramotoneuronal (alte Bezeichnung: supraspinal) klar gekennzeichnet. Der Ausdruck „*supramotoneuronal*" sagt nichts darüber aus, in welcher Höhe eine Störung erfolgt, zwingt daher zur exakten Festlegung oder zu dem Bekenntnis, daß dies nicht möglich sei, auf diese Weise die Diagnostik oder die Wissenschaft anregend.

Innerhalb der Lamina VII entspringt aus der medial gelegenen Stilling-Clarkeschen Säule der Tr. spino-cerebellaris dorsalis, aus lateralen Neuronen der Tr. spinocerebellaris ventralis.

Zwischen L. VIII und der Gruppe der lateralen Motoneurone ordnen sich von C 8–L 3 die *vegetativen Neurone* ein *(Seitenhornzellen)*.

Medulläre, radiculäre Innervation der Muskulatur

Die Anordnung der Motoneurone ist keineswegs befriedigend bekannt; für den Menschen liegt nur zerstreutes Material vor (FOERSTER). Abb. 9 zeigt eine Zusammenfassung für das Lumbosacralgebiet nach ROMANES, der, wie BALTHASAR, mit experimentell-anatomischen Methoden diese wichtigen Fragen erneut einer systematischen Bearbeitung unterzieht.

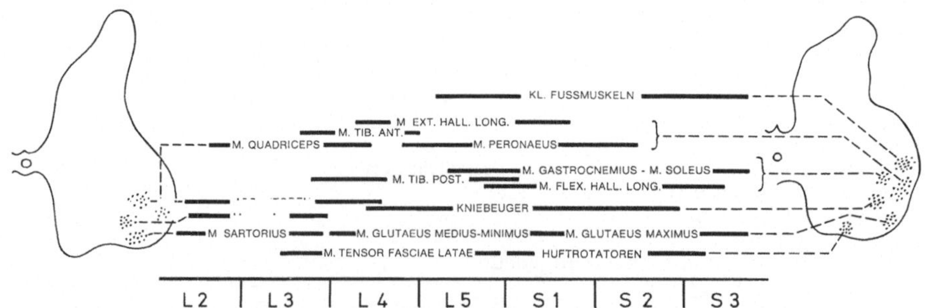

Abb. 9. Funktionelle Gliederung der Motoneurone im Lumbosacralgebiet (ROMANES nach Daten von SHARRAD, 1955)

Die Daten, welche die klinische Beobachtung (vor allem bei systematischen Atrophien) liefert, zwingen zu der Annahme, daß die geläufigen Vorstellungen über die sog. segmentale Innervation der Muskulatur nicht zutreffen. Die Lähmungsmuster bei solchen metabolischen Störungen zeigen eine funktionelle Gruppierung.

Die Begriffe „*segmental (metamer)*" und „*radiculär*" werden ungenau gebraucht. Während man die Dermatome mit dem Attribut „radiculär" richtig bezeichnet, spricht man immer noch von mono- oder pluri-„segmental" innervierten Muskeln. *Die sog. „Segmente" sind aber radiculäre Einflußgebiete. Eine Segmentierung des Rückenmarks ist nämlich nicht determiniert, die Spinalwurzeln sind abhängig von der Segmentierung der Somite* (Starck). Durch die schematischen Abbildungen über den Zusammenfluß der Wurzelfasern werden in Lehrbüchern der Anatomie und Physiologie ungenaue Vorstellung und Bezeichnung gefestigt. Dabei läßt die einfache Betrachtung eines Rückenmarks (Abb. 10) erkennen, daß die Wurzelfasern kontinuierlich austreten und daß Fasern aus gleicher Höhe zu zwei benachbarten Wurzeln ziehen können. Die sog. segmentalen Kennmuskeln weisen auf Wurzeln, nicht auf Segmente, sind also radiculäre Kennmuskeln. Diese Erörterung dient nicht einem begrifflichen Purismus; die Unterscheidung von medullären und radiculären neurogenen Atrophien gewinnt nämlich Bedeutung für die topische Diagnostik und vor allem für die rechtzeitige Erkennung metabolischer Störungen der Motoneurone. *Die verschiedenen Muskeln werden von offenbar funktionell gegliederten lokalisierten Zellgruppen innerviert, deren Neuriten über verschiedene Wurzeln das Muskelindividuum erreichen können.*

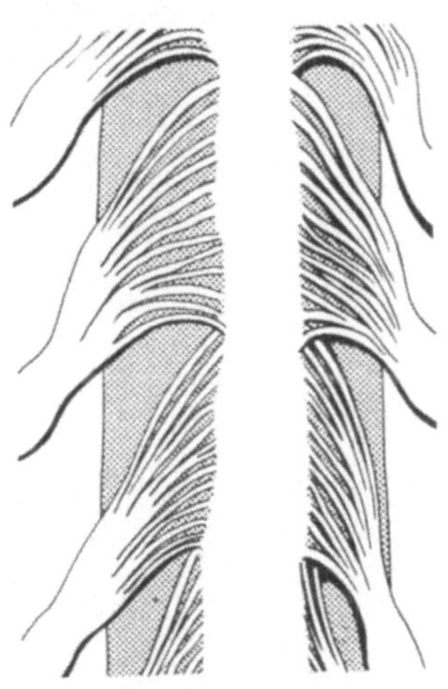

Abb. 10. Zusammensetzung der Wurzelfasern zu einer Nervenwurzel. Aus gleicher Rükkenmarkshöhe können 1—2 Fasern zu zwei verschiedenen Wurzeln ziehen

Die Dendriten der einzelnen Motoneurone verzweigen sich weithin zu den Motoneuronen anderer Muskelgruppen und – das ist zu beachten! – bis in die weiße Substanz hinein.

Der reflektorischen Tätigkeit der Muskulatur liegt eine komplizierte und schon im Rückenmarksgebiet noch nicht befriedigend aufgeklärte Funktionsstruktur zugrunde.

Proprioceptive/Eigen-Reflexe

Der monosynaptische proprioceptive (phasische) Reflex (myotatischer Reflex nach Sherrington, Eigenreflex nach Hoffmann) wird meistens zu ausschließlich unter dem Gesichtswinkel eines *Schutzreflexes* in den der Schwerkraft besonders ausgesetzten Muskeln betrachtet. Monosynaptische Reflexe sind vermutlich nicht so häufig wie allgemein angenommen wird. *Ihr Wesen ist nicht die Zeitverkürzung, sondern die größere Unabhängigkeit von zentralen Einflüssen.*

Jede Muskeldehnung wird von den Muskelspindeln registriert. Über große Alpha-Motoneurone tritt die reflektorische Verkürzung ein. Eine Kollaterale löst über ein Zwischenneuron eine Inhibition des Antagonisten aus. Durch Strychnin oder Tetanustoxin kann diese Inhibition aufgehoben werden. Das Golgi-Sehnenkörperchen löst umgekehrt eine Inhibition des Agonisten und eine Excitation des Antagonisten aus. Schließlich wird über eine Kollaterale des reflektorisch erregten Alpha-Motoneurons eine sog. Renshaw-Zelle erregt, welche ihrerseits das Alpha-Neuron hemmt (Abb. 11).

Eine direkte Alpha-Innervation ist möglich; denn auch nach Ausfall aller sensiblen Innervationen erfolgt noch Willkürbewegung. Die Muskulatur des hängenden spinalen Frosches, dem die Hinterwurzeln durchschnitten sind, ist schlaff (Brondgeestsches Phänomen 1860), weil die Dehnungen nicht gemeldet und reflektorisch ausgeglichen werden. Die Muskelspindel wird durch das Gamma-System (Leksell)

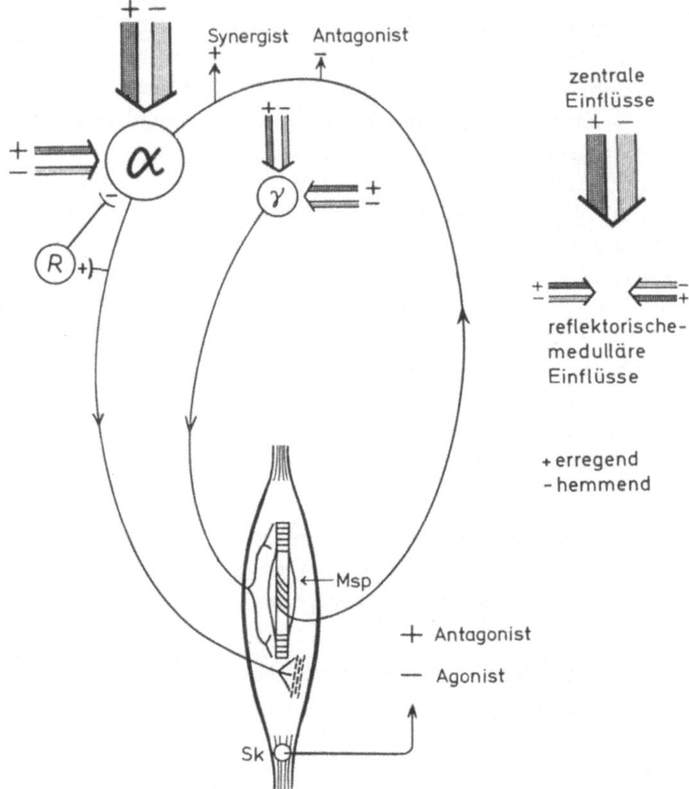

Abb. 11. Regelkreis für die quergestreifte Muskulatur. *Msp.* Muskelspindel, *Sk* Golgisches Sehnenkörperchen. Mit Absicht ist weder ein rein technisches Schaltschema noch eine weitere Andeutung von Strukturen gewählt. Im Schema ist nicht berücksichtigt, daß neben den phasischen auch tonische Motoneurone bestehen. Für den monosynaptischen Reflex kommen die phasisch-reagierenden in Frage. Die Muskelspindel entlädt bei Dehnung, das Sehnenkörperchen sowohl bei passiver Dehnung als auch bei Kontraktion des zugehörigen Muskels

eingestellt, das seinerseits von peripheren und zentralen excitatorischen wie inhibitorischen Zuflüssen geregelt wird. Das Gamma-System wird beansprucht bei den Feinregulationen und den geringfügigen Kontraktionen.

Die verschiedenen Störungsmöglichkeiten werden zusammen mit den Vorgängen besprochen, welche sich auf die Motoneurone des Rückenmarks auswirken. Dabei wird sich zeigen, daß es voreilig ist, alle klinischen Phänomene mit dem Alpha- und Gamma-System (Gamma-Neurone sind m. W. noch nicht identifiziert) erklären zu wollen. Die Bedeutung verschiedener Arten von Motoneuronen bedarf der Aufklärung. Eine rationelle Einteilung der „Tonus"-Veränderungen ist derzeit noch nicht möglich (s. S. 133ff.).

Bei den in der Klinik geprüften proprioceptiven Reflexen tritt, unter den experimentellen Bedingungen der Reflexuntersuchung, *der monosynaptische Reflex als Auswirkung einer plötzlichen Überbeanspruchung nur einer Strecke im Regelkreis hervor, ehe die übrigen Regelmechanismen wirksam werden*, also gleichsam eine Überlistung der Natur. Daraus ergibt sich, daß die *Kunst der Reflexauslösung* darin besteht, den „richtigen Schwung“ $m \cdot v^2/2$ zu erlernen. Man muß möglichst kurz und möglichst gering anschlagen, d. h. *antippen*, weil die Geschwindigkeit entscheidend ist.

Die proprioceptiven Reflexe werden, weil Muskeldehnung durch Schlag auf die Sehnen ausgelöst wird, *fälschlicherweise immer noch als Sehnenreflexe bezeichnet.* Die Sehne kann – z. B. im Tierversuch – durch ein anderes Material ersetzt werden; der Reflex erfolgt. Der Ausdruck *reflexogene Zone/erweiterte reflexogene Zone ist irreführend.* Reflexogen sind die Muskelspindeln. Die Auslösungs*technik*, welche mit der Prüfung sog. reflexogener Zonen gemeint ist, braucht auch nicht angewandt zu werden, wenn man das „Antippen“ der Sehnen erst beherrscht.

Gegen die Gewohnheit, von Sehnenreflexen zu sprechen, wird sich eine rationelle Bezeichnung nur langsam durchsetzen; aber diese muß erfolgen. Vernünftigerweise soll man die reagierende Muskelgruppe und nicht den Auslösungsort nennen.

Die wichtigsten proprioceptiven Reflexe:

MR	Masseter-Reflex	nicht ganz korrekt, trifft aber die wesentliche Muskelgruppe,
TR	Triceps-Reflex	bisher TSR = Tricepssehnenreflex (C_7)
BR	Biceps-Reflex	bisher: BSR = Bicepssehnenreflex (C_6)
BRR	Brachioradialis-Reflex	bisher: RPR = Radiusperiostreflex. Die Bezeichnung trifft nicht zu, weil der Schlag oberhalb des Proc. styloideus des Radius zwei verschiedene Reflexmechanismen ingangsetzt: 1. einen proprioceptiven Reflex, der vorwiegend den Brachioradialis betrifft (BRR), aber auch Brachialis und Biceps, 2. einen Fremd-Reflex, das Radius-Periost-Phänomen, s. RPR s. S. 223,
FBR	Finger-Beuger-Reflex	bisher: u. a. Trömmnersches Zeichen, Hoffmannscher Knipsreflex (z. T. Fremdreflex, wie das Einschlagen des Daumens anzeigt),
BDR	Bauchdecken-Reflex	zum Unterschied vom Bauch-Haut-Reflex = BHR, der ein Fremdreflex ist, BDR und BHR können dissoziiert gestört sein,
QR	Quadriceps-Reflex	bisher: PSR = Patellar-Sehnen-Reflex ($L_{3,4}$)
TSR	Triceps-Surae-Reflex	bisher: ASR = Achilles-Sehnen-Reflex ($S_{1,2}$)
ZBR	Zehenbeuger-Reflex	bisher: u. a. Rossolimosches Zeichen.

Die genannten proprioceptiven Reflexe können auf verschiedene Weise ausgelöst werden. In der Literatur sind diese Auslösungsarten mit Autorennamen verknüpft. WARTENBERG hat darüber eine kritische Zusammenfassung gegeben. Für nahezu alle klinischen Zwecke genügen die genannten Eigenreflexe. Aus der Situation kann man, wenn man das Wesen dieser Reflexe berücksichtigt, die Untersuchung auf spezielle Muskelgruppen ausdehnen und die erforderliche Auslösungsart ohne Schwierigkeiten finden.

Die Muskeleigenreflexe ändern sich durch Störungen in den Afferenzen oder den supramotoneuronalen Efferenzen. Der klinische Effekt, nämlich die Zuckung, kann beeinträchtigt sein durch eine bereits erhebliche neurogene Parese, durch Störungen am neuromuskulären Übergang oder durch Störungen in den Mechanismen des Verkürzungsvorganges selbst. Die Phänomene Lebhaftigkeit, Steigerung, Abschwächung, Schwund der Eigenreflexe, vor allem aber Seitendifferenzen erlauben nicht, schematisch etwas auszusagen; *sie müssen im Rahmen des Gesamtbefundes gewertet werden.* Bei systematischen neurogenen Atrophien, welche die Muskelgruppen ungleichmäßig befallen, können in den klinisch und elektromyographisch noch unbeeinträchtigt erscheinenden Muskeln die Eigenreflexe schon hochgradig abgeschwächt sein, ohne daß sich irgendeine Störung der Sensibilität fände. *Es kommt nicht darauf an, einen Reflex-Status festzulegen, sondern darauf, in einer gezielten Untersuchung die Phänomene, welche durch eine gleiche Technik ausgelöst werden, sinnvoll zu interpretieren.*

Proprioceptive Reflexe können natürlich auch ausgenutzt werden für die Diagnostik radiculärer Störungen: z. B. ist der BR bei Läsion der Wurzel C_6, der TR bei Läsion von C_7 herabgesetzt. Bei cerebralen und hohen cervicalen Prozessen braucht man BR und TR nicht unbedingt zu prüfen, weil der BRR, infolge der Beteiligung verschiedener Muskeln, die Reflexsteigerung empfindlicher anzeigt; dafür ist der BRR bei der Analyse monoradiculärer Läsionen unbrauchbar. Dieses Beispiel soll gleichzeitig demonstrieren, daß die *Reflexprüfung nicht schematisch sondern sinnvoll* durchzuführen ist. Man muß wissen, *wann/welche*, auch geringen, Abweichungen von Bedeutung sind. Dieser Satz ist banal; aber nach der Einsicht wird leider nicht gehandelt.

Fremd-Reflexe

Auch die diagnostische Ausnutzung der Fremdreflexe leitet sich ab aus dem Verständnis ihrer Aussagekraft; sie wird überschätzt.

Bei den entero- und exteroceptiven polysynaptischen Fremdreflexen (P. Hoffmann) liegen Receptor und Effektor in verschiedenen Organen. Die Bruttoreflexzeit ist naturgemäß größer als beim proprioceptiven, meist monosynaptischen Reflex.

Wie die Eigen- so können die Fremdreflexe gehemmt oder enthemmt werden, d. h. abgeschwächt oder gesteigert. *Summation, Bahnung, Adaptation und Irradiation wirken bei den Fremdreflexen in besonderem Maße mit.* Die Fremdreflexe dienen anderen Aufgaben, welche sich in diesen Eigenschaften zu erkennen geben.

Die wichtigsten Fremd-Reflexe:

Corneal-Reflex

Pupillen-Reflexe	auf Licht, Konvergenz, Akkommodation.
Blinzel-Reflex	bei Berührung der Nasenwurzel (gesteigert bei Parkinsonismus), bei schneller Bewegung der Hand aus einer Richtung auf das Auge zu. Diese letztgenannte Auslösung des Blinzelreflexes wird benutzt zur Prüfung des Gesichtsfeldes bei psychisch veränderten Patienten und Kleinkindern.
Tränensekretions-Reflex	

Schnauzenbildungs- (Saug-) Reflex	bei Säuglingen, bei dementiv abgebauten Individuen auslösbar durch Annäherung eines Gegenstandes an die Lippen.
Schluck-Reflex	
Rachen-Reflex	kann auch psychisch-reaktiv aufgehoben sein.
Radius-(Periost) Reflex	Adduktion sowie Beugung des Daumens und Einschlagen der Finger, besonders der Endphalangen bei Schlag auf den Radius in der Nähe des Processus styloideus; also ein Fingerbeugephänomen wie beim FBR, nur als Fremdreflex ausgelöst. Es gibt auch einen Fremdreflex der Zehenbeuger (SCHRIJVER, BERNHARDT). Ich stimme mit WARTENBERG überein, daß dieser letztgenannte Reflex klinisch keine Bedeutung hat. Im Gegensatz zu WARTENBERG aber lege ich dem Radius-Reflex bei deutlicher Ausprägung und Seitendifferenz den sicheren Wert eines sog. Pyramidenbahnzeichens bei (Babinski der oberen Gliedmaßen).
Greif-Reflex	bei weitgehender Ausschaltung der Hirnrinde, bei diffusen Encephalopathien.
Bauchhaut-Reflexe	Feinsymptom für die Lateralisation cerebraler Prozesse; höhendiagnostisches Zeichen bei Prozessen des Thoracalmarks (Th 6–Th 12).
Cremaster-Reflex	nur interessant bei spinalen Prozessen der thorako-lumbalen Übergangsregion.
Adduktoren-Reflex	unwichtig als proprioceptiver Reflex, wichtig aber als Fremd-Reflex, einseitig, doppelseitig oder gekreuzt.
Babinski-Reflex	verschiedene Auslösungsmöglichkeiten dieses Anteiles des homolateralen oder generalisierten (= „gekreuzter Babinski") Massen-Beuge-Reflexes. Am Babinskischen Reflex lassen sich besonders deutlich die Phänomene der Reiz-Summation, der Bahnung, der Irradiation demonstrieren.
Flucht-Reflex	Feinsymptom zur Lateralisation eines Prozesses.

Nicht in die Gruppe der Fremd-Reflexe gehören die *Stütz- und Stellreaktionen* bei Desintegration im extrapyramidalen System.

Die Kette der Neurone im Fremdreflex ist durch unterschiedliche Vorgänge und an verschiedenen Stellen störanfällig. Darin liegt ihre klinische Bedeutung.

Auch bei Auslösung der Fremdreflexe sind im allgemeinen geringe Reizintensitäten zu benutzen. Von Bedeutung ist vor allem der repetierte und geringfügige Reiz d. h. Summation und Bahnung.

Als Beispiel diene die Auslösung der Dorsalflexion der Großzehe durch:

wiederholte leichteste Nadelstiche an verschiedenen Stellen der Fußsohle, des Fußrückens, über der Tibiakante,

wiederholtes leises Bestreichen derselben Regionen,

kräftige *repetierte* Reize nur an einer Stelle,

Bestreichen von Fußsohle, Tibiakante mit kräftigem schmerzhaften Druck,

langanhaltender kräftiger Druck an einer der genannten Stellen, gelegentlich nur von eng umschriebener Stelle auslösbar, z. B. Tuberositas tibiae.

Ob den verschiedenen Auslösemechanismen, die man bei der Suche nach sog. objektiven Symptomen benutzen muß, auch Bedeutung für Höhen- und Querschnittsdiagnostik zukommt, muß die weitere Forschung zeigen. Auf diesem Gebiet sind seit langer Zeit keine Fortschritte gemacht worden, da das Interesse erloschen ist und heute technische Hilfsmittel bevorzugt eingesetzt werden. Die Verbesserung unserer Kenntnisse ist aber notwendig, damit die absichernden technischen Hilfsmittel *gezielt* eingesetzt werden können. In der Literatur jener Zeit, in der man sich durch eine neue Auslösungsart und damit Namengebung eines Phänomens unsterblich machen wollte, ist mancher Stoff zum Thema zu finden.

Die Beeinflussung der polysynaptischen Fremdreflexe durch Irradiation aus anderen Gebieten führt zu klinischen Phänomenen, die meistens unbekannt sind. Bei einer Wurzelneuralgie im Sacralbereich, z. B. S1, können u. U. homolateral von den unteren Dermatomen die Bauchhautreflexe nicht ausgelöst werden. Sie kehren wieder, wenn die Neuralgie geschwunden ist. Bei Störungen im mittleren und oberen Thorakalmark kann der Radius-(Periost)Reflex gesteigert/enthemmt sein. Bei Vestibulariskrisen sind die Bauchhautreflexe auf der kontralateralen Seite häufig gehemmt/abgeschwächt, nach Beendigung der Krise normal auslösbar. Wenn man diese Phänomene nicht richtig einordnet, kann man diagnostisch in große Schwierigkeiten geraten, in dem neben der S1-Neuralgie durch Prolaps oder dem Thorakalmarkprozeß zusätzlich ein höher gelegener zweiter Herd, bei einer peripher bedingten Vestibulariskrise ein zentraler Prozeß vermutet wird.

Störungen der Fremdreflexe sind also höhendiagnostisch nicht ohne weiteres zuverlässig. Sie können nur im Rahmen des Syndroms gewertet werden. Bei radiculären und spinalen Prozessen ist ipsilateral, bei encephalen Störungen ist kontralateral eine Beeinflussung durch Irradiation möglich.

Schwierigkeiten in der Bewertung bei proprioceptiven Reflexen treten dagegen selten auf. Bei cerebellären und bei anderen Prozessen in der hinteren Schädelgrube können die Eigenreflexe an den Beinen bds. fehlen. Zur Deutung kann angeführt werden, daß bei Erregung der Muskelspindeln nur im Kleinhirn induzierte Potentiale auftreten (s. S. 45, Tractus spinocerebellaris).

Die Leistungen von Neuronenverbänden bei einem Fremdreflex zeigen der Eintauch- und der Wischreflex beim spinalen Frosch: 1. Die Abhängigkeit der Reflexzeit von der Reizstärke kann im Eintauchversuch demonstriert werden. 2. Bringt man, für den Wischreflex, ein Stück Fließpapier, das mit verdünnter Essigsäure getränkt ist, auf die Bauchhaut, wird es von der gleichseitigen unteren Extremität weggewischt. Hält man diese fest, wird die andere benutzt. Wird auch diese behindert, treten die Vordergliedmaßen in Aktion (Plastizität des Nervensystems, Bethe). Bei Menschen sind so erhebliche Fähigkeiten nach hoher Durchtrennung der Medulla spinalis nicht mehr gegeben; aber durch Übung lassen sich manche Funktionskreise aktivieren; das wird bei der Rehabilitation Querschnittsgelähmter benutzt.

Sensible Wurzeln, radiculäre Dermatome

Für den Cervicalbereich hat sich folgende Zählung eingebürgert: Die über einem Wirbel austretende Wurzel erhält die gleiche Ordnungszahl, also Wurzel C1 oberhalb Vertebra C1 usw. bis C7; C8 unterhalb des 7. Halswirbelkörpers. Vom Thoracalmark an abwärts hat die Wurzel, welche unterhalb eines Wirbelkörpers durch das von beiden benachbarten Wirbeln gebildete Intervertebralloch austritt, die gleiche Ordnungszahl wie der darüber liegende Wirbel. Das ist zu bedenken, wenn man eine radiculäre Gefühlsstörung und eine radiculäre Muskelatrophie benutzt, um die Höhe der Irritation an der Wirbelsäule zu bezeichnen.

Nur die 2. Cervicalwurzel tritt waagerecht aus, alle anderen erreichen, unter Umbiegung nach caudal, in zunehmender Entfernung vom Ursprung aus dem Rückenmark das zugehörige Intervertebralloch. Der zu einer Wurzel gehörige Rückenmarksabschnitt liegt also stets höher als der Wirbelkörper, unter dem die Wurzel austritt (Abb. 12).

Die Regel ist einfach, aber selbst schwerwiegende Irrtümer sind nicht selten, nämlich entweder Suche nach dem Wirbelsäulenprozeß am falschen Ort oder mangelnde Konsequenz in der Diagnostik durch Ausnutzung aller Hilfsmittel, wenn der Ort klinisch sicher bestimmt ist.

Über die Dermatome kann man sich an den Schemata orientieren (Abb. 13a). Die Dermatome an den Extremitäten prägt man sich am besten ein, wenn man sich den Menschen als Quadrupeden vorstellt, Hand in Supination (Abb. 13b).

Da die Dermatome sich überlappen, können monoradiculäre Störungen verdeckt werden; sie lassen sich jedoch auffinden, wenn *kräftige* Schmerzreize zur Prüfung verwandt werden.

Die Dermatome werden in verschiedenen Darstellungen zu schematisch als Bänder, anatomisch ungenau und unterschiedlich angegeben. Dafür gibt es folgende Erklärung: Die Wirbelsäule kann variieren nach caudal oder cranial, ein- oder doppelseitig. Durch diese Variationen kommt es nicht nur zur Verschiebung der Bezirke der radiculären Dermatome sondern auch der radiculären Kennmuskeln, welche also ein- oder doppelseitig sein kann. Eine Seitendifferenz bereitet, wenn sie ihrem Grunde nach nicht erkannt wird, erhebliche diagnostische Schwierigkeiten. Das kann ich aufgrund einer darauf gerichteten Analyse einschlägiger Fälle und der Erfahrung sagen.

Daraus läßt sich die folgende Regel ableiten: Wenn eine Neuralgie und eine gleichzeitig vorhandene atrophische Parese nicht der „gewöhnlichen“ d. h. häufigen radiculären Verteilung entsprechen, so wird entweder eine radiculäre Schädigung durch einen intraspinalen Prozeß nur vorgetäuscht oder aber es liegt eine radiculäre Störung bei einer Variation vor.

Afferente Systeme des Rückenmarks

Hinterstränge — epikritische Sensibilität, Tiefensensibilität (partiell)

Die Nervenfasern, welche durch die Hinterwurzel eintreten und die Hinterstränge bilden (Abb. 8), teilen sich; die ununterbrochen bis zum Nucleus gracilis (GOLL) und Nucleus cuneatus (BURDACH) ziehenden Fasern geben absteigende Kollateralen ab. Die aus dem Halsmark absteigenden Fasern reichen bis ins Sacralmark. Sie werden in den caudalen Abschnitten von den aus den tieferen Regionen eintretenden Elementen nach medial verdrängt (Schultzesches Comma, caudales Flechsigsches ovales Feld).

Dem gleichen *Gesetz der exzentrischen Verlagerung der Strangsysteme* entsprechend zeigen die Hinterstränge eine topische Gliederung: Die neu eintretenden Fasern lagern sich lateral an. Im Halsmarkbereich liegen mithin die aus dem Sacralbereich aufsteigenden Fasern neben dem Septum, nach lateral folgen die lumbalen, thora-

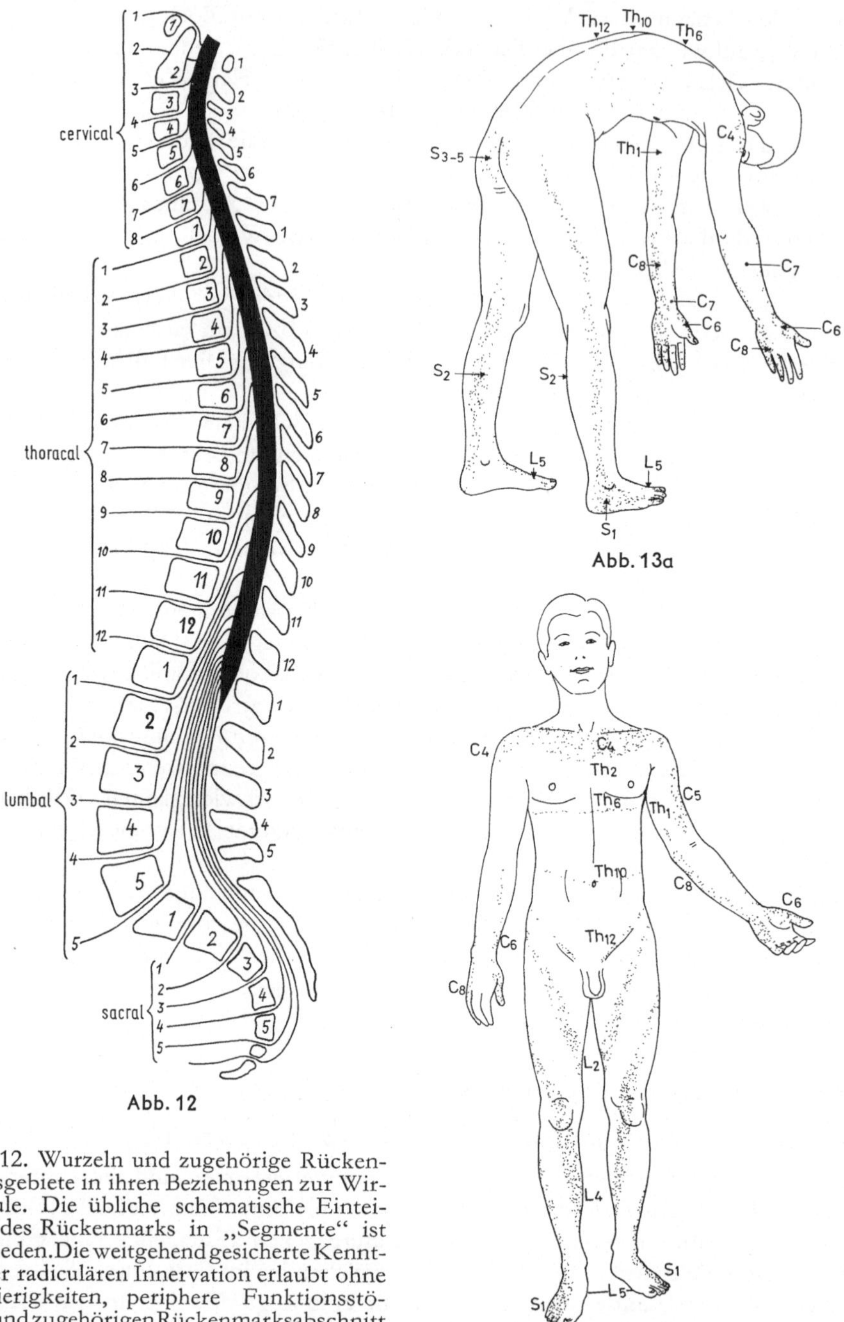

Abb. 12. Wurzeln und zugehörige Rückenmarksgebiete in ihren Beziehungen zur Wirbelsäule. Die übliche schematische Einteilung des Rückenmarks in „Segmente" ist vermieden. Die weitgehend gesicherte Kenntnis der radiculären Innervation erlaubt ohne Schwierigkeiten, periphere Funktionsstörung und zugehörigen Rückenmarksabschnitt einer bestimmten Höhe der Wirbelsäule zuzuordnen

Abb. 13a, b. Radiculäre Dermatome (nach dem lebenden Modell, unter Berücksichtigung der älteren Kasuistik und unserer Erfahrung bei radiculären Prozessen, einschließlich Herpes zoster). Nur die Kernzonen der Dermatome sind angegeben, Schematisierung durch „Streifen" sollte vermieden werden. Bei Th_6 Th_{10} Th_{12} sind nur die Grenzlinien angegeben

calen und schließlich die cervicalen Anteile. Diese Gliederung läßt sich auch durch Irritation der Hinterstränge beweisen. Der Tractus cuneatus (BURDACH) enthält die Faser vom 4. Thoracalsegment an aufwärts, der Tractus gracilis (GOLL) die Fasern vom Sacralbereich bis zum 5. Thoracalsegment (FOERSTER u. GAGEL). Jede leichte Berührung der Hinterstränge mit einem Wattebausch bei einer Operation erzeugt, obwohl hier keine Schmerzbahnen verlaufen, eine Neuralgie = *Strangneuralgie*, welche, je nach dem Reizort, in einen bestimmten Gliedabschnitt projiziert wird; eine radiculäre Neuralgie kann imitiert werden. In der Regel lassen sich Wurzel- und Strangneuralgie durch die Begleitphänomene genügend sicher voneinander abgrenzen. Irritationen der Stränge können dann lange verborgen bleiben, wenn sie sich initial als distal betonte diffuse Paraesthesien äußern. Die Fehldiagnose lautet praktisch immer: Durchblutungsstörungen. Paraesthesien und Schmerzen spielen in der Klinik der Prozesse, welche die Hinterstränge ergreifen, eine große Rolle. *Nacken-Beuge-Paraesthesien* zeigen einen cervicalen Prozeß an; bei geringer Streckung des Halsmarks durch die Anteflexion reagieren die aufsteigenden und durch Krankheit irritierten Hinterstränge empfindlich. Über die Art des Prozesses ist damit natürlich noch nichts ausgesagt.

Informationen über Berührung, Druck, Bewegung (nur partiell), zeitliche (Vibration) und räumliche Intervalle (Simultanschwelle) werden über die Hinterstränge dem Hirn zugeleitet. Bei Störungen der Hinterstränge treten auf: Hypotonie, Abschwächung der proprioceptiven Reflexe, sog. Hinterstrangs- oder spinale Ataxie, Bewegungsunruhe der Finger (wenn diese nicht optisch kontrolliert werden), Störungen der Diadochokinese, Stereohyp- bis Stereoanaesthesie. Nach operativer Durchschneidung der Hinterstränge fanden FOERSTER u. GAGEL Hyperpathie.

Berührungs- und Druckempfinden werden außer im homolateralen Hinterstrang auch im gekreuzten Vorderseitenstrang geleitet (PETRÉN, FOERSTER).

Tractus spinothalamicus — protopathische Sensibilität (Abb. 8)

Die aus der Peripherie eintretenden schmerzleitenden Fasern treten in der Substantia gelatinosa ROLANDI mit dem 2. Neuron und dem Zwischenneuronensystem in synaptische Verknüpfungen. Hier wirken die absteigenden Systeme ein und verändern die Schmerzempfindlichkeit. Medulläre Prozesse in dieser Region bewirken Schmerzen, Veränderungen der Schmerzempfindlichkeit, Hyperpathie, schließlich Analgesie und Thermanaesthesie bei unveränderter epikritischer Sensibilität = *dissoziierte Empfindungsstörung. Analgesia dolorosa* ist ein Symptom der Schaltstellen (Ganglien, Hinterhorn, Thalamus). Auch Schmerz- und Temperaturempfinden können dissoziiert gestört sein, weil die Bahnen, wie Beobachtungen bei *Tractotomien* zur chirurgischen Schmerzbekämpfung bestätigen (FOERSTER), getrennt aufsteigen; die Schmerzbahn liegt medial von der Temperaturbahn.

Die postsynaptischen Bahnen kreuzen spätestens auf der Höhe des folgenden „Segmentes" und streben im kontralateralen Tractus spinothalamicus aufwärts. Nur ein geringer Teil kreuzt nicht oder erst in höheren Segmenten.

Auch im Tractus spinothalamicus ist eine somatotopische Gliederung gegeben; dem Faserzustrom über die Mittellinie hinweg entsprechend liegen die sacralen Bahnen lateral und die neu hinzutretenden medial. „Durchtrennt man (bei der Chordotomie) zunächst nur die oberflächlichen Lamellen des Vorderseitenstranges, so betrifft die Analgesie nur die caudalsten Dermatome, je tiefer man mit dem Instrument eindringt, um so höher rückt die obere Grenze der resultierenden Analgesie empor, bis sie zuletzt die caudale Grenze desjenigen Dermatoms erreicht, welches dem Rückenmarkssegment entspricht, an dessen oberem Rand die Chordotomie ausgeführt wird" (FOERSTER). Bei der percutanen cervicalen Tractotomie (durch Elektrokoagulation) kann man sich auf die Topographie innerhalb des Tr. spinothalamicus verlassen. Durch Elektrostimulation kann nämlich die Lage der Nadel nicht geprüft werden, weil nur eine unspezifische Sensation in der kontralateralen Körperhälfte auftritt. Man kann durch den Reiz jedoch ermitteln, ob die Koagulation in die Nähe der Vorderseitenstrangbahn geraten könnte (MATTMANN).

Die topische Gliederung dieser Bahnen im Tractus spinothalamicus gewinnt klinisch deswegen nicht die Bedeutung wie diejenige der Hinterstränge, weil, im Gegensatz zu den Hinterwurzelfasern, bei Irritation des Tractus spinothalamicus kein Schmerz auftritt. Die Topik der Schmerz- und Temperaturbahnen ist aber die Voraussetzung für eine dissoziierte Beeinträchtigung der protopathischen Sensibilität bei ungestörter epikritischer Sensibilität. In solchen Fällen darf vermutet werden, daß der Prozeß in der Nähe des Zentralkanals wirkt. Sind gleichzeitig Schmerzen vorhanden, ergreift der Prozeß das Hinterhorn. Das ist eine Regel, mehr nicht. Auch extramedulläre Prozesse können, unter besonderen Bedingungen, mit solchen Störungen beginnen. Schon manche verhängnisvolle Fehldiagnose ist infolge *schematischer Verwertung des Symptoms „dissoziierte Empfindungsstörung"* gestellt worden. Über den Sympathicus können die Temperatur- und Schmerzreceptoren nämlich beeinflußt werden, so daß eine dissoziierte Empfindungsstörung auftritt (PETTE).

Unterbrechung der Schmerzleitung hebt auch das Juck- und Kitzelgefühl auf. In der Restitutionsphase kann es vor der Schmerzempfindung wieder auftreten.

Bei doppelseitiger Vorderseitenstrangdurchschneidung wird die Kohabitation zu einer taktilen Empfindung, der Orgasmus ist geschwunden; das gleiche tritt bei Prozessen im Epiconusgebiet auf.

Beobachtungen bei Chordotomie zeigen, daß nicht nur die Bahnen für Schmerz- und Temperaturempfinden getrennt zum Thalamus ziehen, sondern auch die Bahnen für Kälte- und Wärmeempfindung getrennt voneinander verlaufen. Die Klinik spricht jedenfalls dafür: „Eisbeine" bei normaler Hauttemperatur können ein Frühsymptom intramedullärer Prozesse sein, selten aber auch bei Polyneuropathien. Kältemißempfindungen sind häufiger als Wärmemißempfindungen (glühende, brennende Füße = burning feet).

Die z. T. ungekreuzten oder die auf einem höheren Segment kreuzenden Bahnen sollen erklären, warum sich nach Chordotomie die Qualitäten der protopathischen Sensibilität, wenn auch stark gemindert, wieder einstellen können.

Bei nachgewiesener totaler Querschnittslähmung oder doppelseitiger Chordotomie erfolgt Schmerzleitung paramedullär über das vegetative Nervensystem.

Die über den Tractus spino-thalamicus geleiteten Informationen reichen nicht aus, einen Schmerz voll zu charakterisieren. Informationen über die Hinterstränge müssen hinzutreten, um über Oberflächen- oder Tiefenschmerz, ferner über die *Art* einer Irritation der Körperoberfläche etwas aussagen zu können. Der Funktionskreis, der alle Qualitäten miteinander verknüpft, läßt sich daran erkennen, daß nach Chordotomie auch Beeinträchtigung der taktilen Sensibilität, und nach Hinterstrangsdurchschneidungen eine Hyperpathie gefunden worden ist (FOERSTER).

Tractus spinocerebellares-Kinaesthesie

Die in den dorsalen und ventralen Tractus spinocerebellares aufsteigenden gekreuzten und ungekreuzten Bahnen haben Bedeutung für die Regulierung des Muskeltonus und bei der Vermittlung von *Bewegungsempfindungen*.

Das Bewegungsempfinden kann bei Kleinhirnerkrankungen isoliert aufgehoben sein. Eine auf die oberen Gliedmaßen beschränkte partielle bis vollständige Aufhebung der Kinaesthesie wird bei manchen Fällen mit Fehlbildungen in der atlanto-occipitalen Übergangsregion gefunden. Am eindringlichsten war ein Fall mit Meningiom des Foramen occipitale magnum, homolateraler dissoziierter Aufhebung der Kinaesthesie und Restitution nach Operation. *Diese isolierte Aufhebung der Kinaesthesie ist nicht notwendig verbunden mit einer Veränderung der Auslösbarkeit proprioceptiver Reflexe.* FOERSTER hat solche Beobachtungen schon gesammelt. KÖRNEY erwähnt, daß die ipsilateralen Eigenreflexe bei Herden, welche die spino-cerebellären und rubrospinalen Bahnen betreffen, herabgesetzt oder aufgehoben sein können.

Man erkennt die Störung, welche merkwürdig oft übersehen wird, bei Beobachtung von speziellen Verrichtungen z. B. Knöpfen, Halten eines Bleistiftes. Der ausgestreckte Arm führt — bei geschlossenen Augen — anhaltend *langsame athetotische Bewegungen* aus. HIRSCHBERG hat sie als „signe de ROMBERG des membres supérieurs" bezeichnet. Sie sind aber den kinaesthetischen Störungen bei sog. Hinterstrangsataxie (Tabes, funiculäre Myelose) nicht vergleichbar, weil bei diesen eine *kinetische* und nicht eine so deutliche *statische spinale Ataxie* besteht; die ungeordneten Spontanbewegungen treten nicht hervor.

Efferente Systeme

Die efferenten Systeme werden in den Abschnitten „supramotoneuronale Beeinflussung der Motorik" und „metamere/radiculäre Innervation der Muskulatur", sowie im Zusammenhang mit „Hirnstamm" und „Großhirnrinde" analysiert.

Transversalsyndrom

Eine halbseitige Durchtrennung des Rückenmarks ergibt das Syndrom nach BROWN-SÉQUARD (1850), aus dem Grundfeststellungen für die Rückenmarksphysiologie abgeleitet worden sind. Das — sehr seltene — halbseitige vollständige Transversalsyndrom ist ebenso leicht zu diagnostizieren wie das vollständige Transversalsyndrom. *Die rechtzeitige Erkennung eines unvollständigen Transversalsyndroms gehört aber immer noch zu den Meisterstücken eines Neurologen.*

Bell (1811)-*Magendie* (1822)-*Regel*

Nach diesem „Gesetz" treten alle afferenten Fasern durch die hinteren Wurzeln ein, verlassen alle efferenten Fasern das Rückenmark durch die vorderen Wurzeln. Diese Regel gilt zwar generell. Aber nach sensibler Denervation von Extremitäten, wie sie früher zur chirurgischen Schmerzbekämpfung durchgeführt worden ist (hintere Wurzeln C_4—Th_3 für den Arm, Ll—S_5 für das Bein), tritt eine gewisse Restitution ein, die ausbleibt, wenn eine totale Denervation erfolgt. FOERSTER hat aus solchen Beobachtungen auf Afferenzen geschlossen, welche durch die vorderen Wurzeln eintreten. Diese Frage wird sich durch neurophysiologische Methoden weiter klären lassen, ebenso wie das Problem der vegetativen Efferenzen, welche die hintere Wurzel benutzen.

d) Kleinhirn und Hirnstamm

(mit Ausnahme des hypothalamisch-hypophysären Systems, S. 71 ff)

Allgemeines zu Ontogenese und Aufbau des Zentralnervensystems (Abb. 14, 15, 16)

Die Scheidung in Grund- und Flügelplatte läßt sich (nach SPATZ) für alle Teile des Zentralnervensystems bis hin zum Diencephalon durchführen. Aus der Grundplatte entwickeln sich die Organe der Efferenz, aus der Flügelplatte die der Afferenz. Das Grenzgebiet zwischen Di- und Tel-encephalon ist nach SPATZ dargestellt.

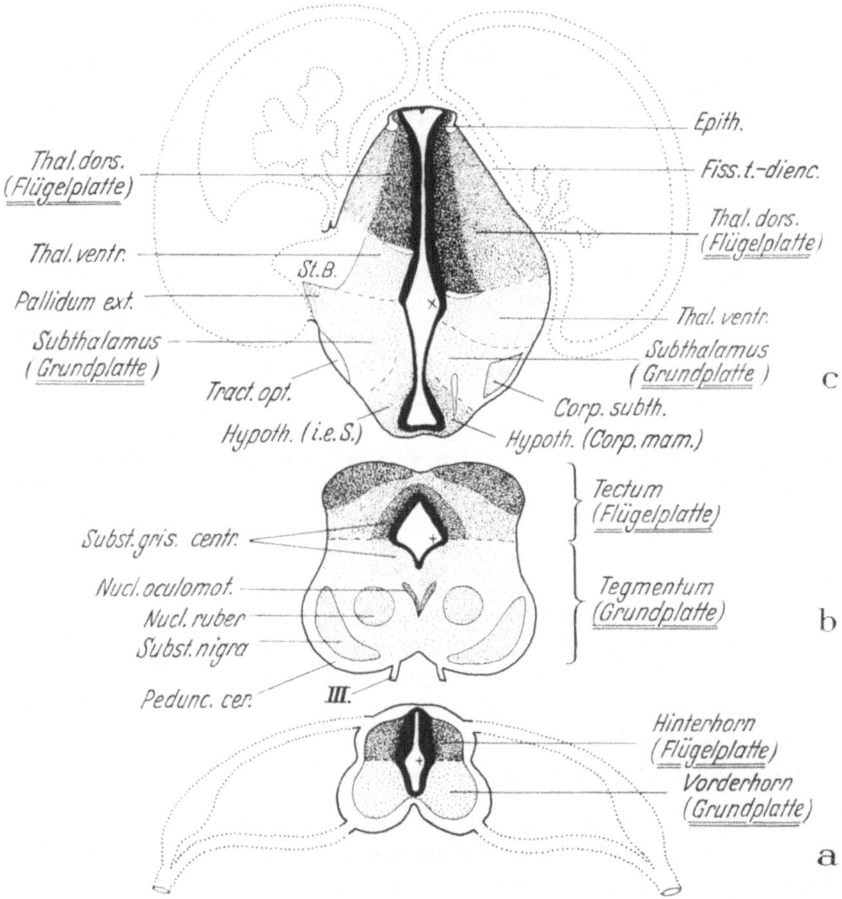

Abb. 14a—c. (Aus RICHTER.) Menschlicher Embryo des 3. Monats. Schematische Querschnitte durch Rückenmark (a), Mittelhirn (b) und Zwischenhirn (c, linke Hälfte weiter oral als rechte). Grundplatte locker, Flügelplatte dichter punktiert (entsprechend der Zelldichte). Matrix schwarz +: Sulcus limitans. ×: Sulcus Monroi. Tegmentum mesencephali geht über in Subthalamus (Grundplatte). Tectum mesencephali setzt sich fort in Thalamus dorsalis (Flügelplatte). Thalamus ventralis: Übergangsgebiet zwischen Grund- und Flügelplatte. Hypothalamus i. e. Sinne mit gewissen Beziehungen zur Bodenplatte

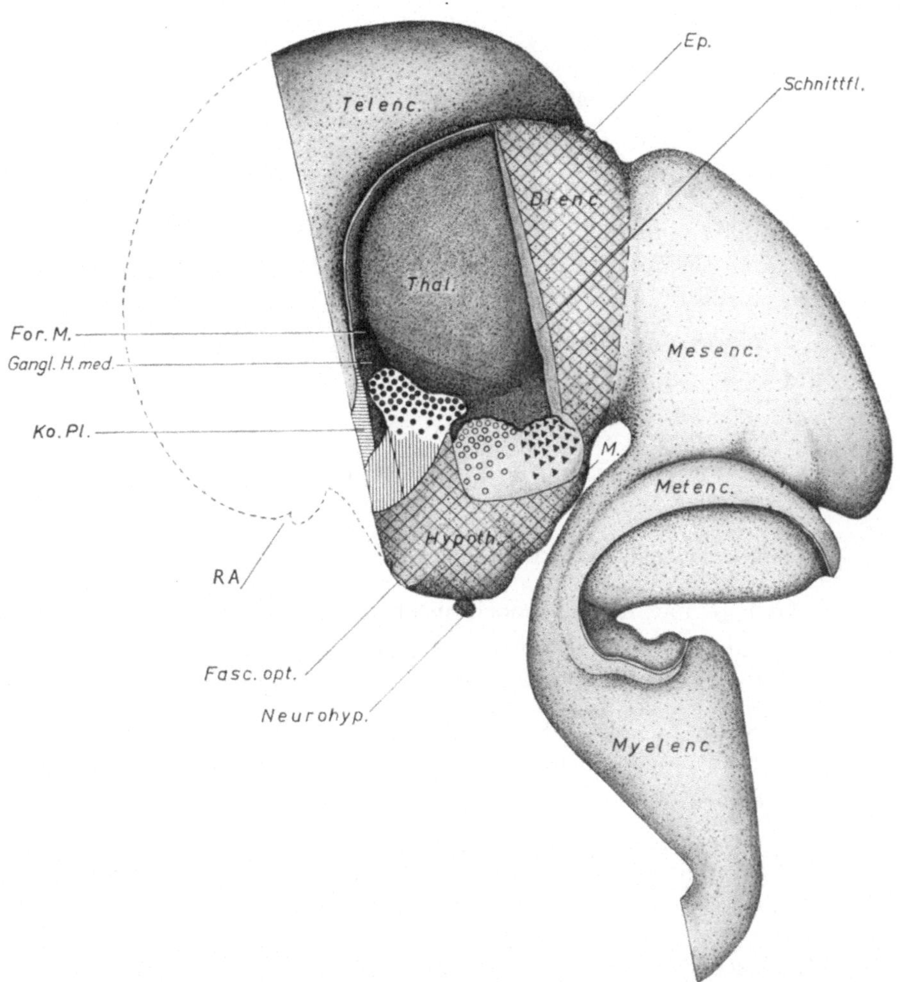

Abb. 15. (Aus RICHTER.) Menschlicher Embryo von 24 mm S.S.L., etwa 8 Wochen alt. Hirnmodell EH II/24 (9,6 ×). Ansicht von links. Außer der linken Hemisphäre wurden Teile des linken Zwischenhirns entfernt. Freigelegte subthalamische Zentren hintereinander (von caudal nach oral): Corpus subthalamicum, Nucleus entopeduncularis, Pallidum externum. (Dreiecke: Corpus subthalamicum; Kreise: Nucleus entopeduncularis; dicke Punkte: Pallidum externum; kariert: Oberfläche des Diencephalon; *E. H.:* Embryo Homo; *Ep.:* Epiphyse; *Fasc. opt.:* Fasciculus opticus; *For. M.:* Foramen Monroi; *Gangl. H. med.:* medialer Ganglienhügel; *Ko. Pl.:* Kommissurenplatte; *M.:* Mamillarhöcker; *Mesenc.:* Mesencephalon; *Myelenc.:* Myelencephalon; *Neurohyp.:* Neurohypophyse; *R. A.:* Riechhirnausladung; *Schnittfl.:* Schnittfläche durch die Zwischenhirnwand; *Telenc.:* Telencephalon; *Thal.:* Thalamus der rechten Seite)

Diencephalon (SPATZ, aus KAHLE)

A. Thalamus, Metathalamus, Epithalamus.

B. Hypothalamus (im weiteren Sinn).

I. *Markarmer* Hypothalamus (Hypothalamus im engeren Sinn). Faserbeziehungen zur Hypophyse nachgewiesen oder möglich.

a) Hypophysennahe kleinzellige Anteile. Mediales Feld des Tuber cinereum. Ursprungsorte der Tractus tubero-hypophyseus.

1. Nucleus infundibularis tuberis = Nucleus arcuatus.
2. Nucleus principalis tuberis (CAJAL) = Nucleus hypothalamicus ventromedialis.
3. Nucleus hypothalamicus dorsomedialis.
4. Area periventricularis posterior.

b) Hypophysenferne, großzellige Anteile. Ursprungsorte des Tractus-supraoptico-hypophyseus zum neurosekretorischen Hinterlappen.

1. Nucleus supraopticus.
2. Nucleus paraventricularis.

c) Gebiete mit teilweise noch nicht geklärten Nervenfaserbeziehungen.

1. Laterales Feld des Tuber cinereum mit mittelgroßen Nervenzellen (Nucleus tubero-mamillaris).
2. Nuclei laterales tuberis (Besonderheit beim Menschen und bei den Anthropomorphen); Faserbeziehungen zur Hypophyse werden angegeben (LARUELLE).
3. Grenzgebiete nach oral, dorsal und aboral in Richtung gegen das Septum, gegen den medialen Thalamus und gegen das Tegmentum mesencephali.

II. *Markreicher* Hypothalamus. Keine Faserbeziehungen zur Hypophyse.

a) Subthalamus (HERRICK). Corpus subthalamicum. Nucleus entopeduncularis, Globus pallidus (nach SPATZ), Zona incerta, Kern des Forelschen Feldes.

b) Corpus mamillare.

Zum Unterschied von den anglo-amerikanischen Autoren trennen SPATZ u. Mitarb. nicht nur den „Subthalamus“, sondern auch das Corpus mamillare vom Hypothalamus sensu strictiori ab. Das Corpus mamillare ist ausgesprochen markreich und besitzt keine nachweisbaren Beziehungen zur Hypophyse, während es durch markreiche Bahnen u. a. mit dem Ammonshorn (Fornix) und mit dem Nucleus anterior des Thalamus (Tractus mamillo-thalamicus) verbunden ist.

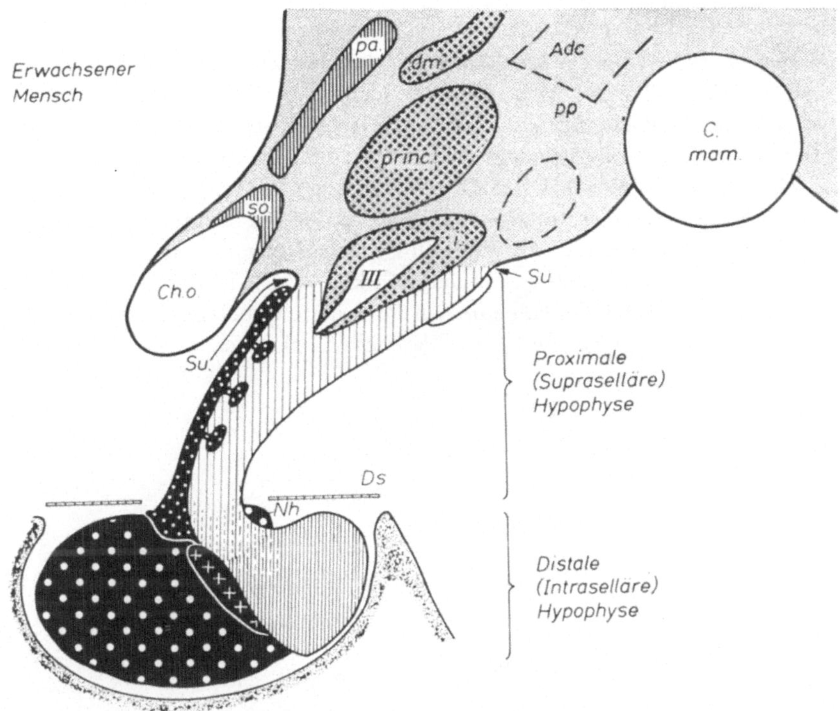

Abb. 16. (Aus ENGELHARDT.) Hypophyse und Hypothalamus vom Menschen (paramedianer Sagittalschnitt, Schema nach SPATZ, 1958 — ergänzt —). *so* Nucleus supraopticus; *pa* Nucleus paraventricularis; *i* Nucleus tuberis infundibularis; *princ* Nucleus principalis tuberis Cajal (= Nucleus hypothalamicus ventromedialis); *dm* Nucleus hypothalamicus dorsomedialis; *pp* Area periventricularis posterior; *Adc* Area dorsocaudalis; *Su* Sulcus tubero-infundibularis; *Ch. o.* Chiasma opticum; *C. mam* Corpus mamillare; *Ds.* Diaphragma sellae; *Nh* Nackenhypophyse (= Teil des Vorderlappens); III. 3. Ventrikel. Großzelliges, hypophysenfernes Areal, Ursprungsort des Tractus supraoptico-hypophyseus. Kleinzelliges, hypophysennahes Areal, Ursprungsort des Tractus tubero-hypophyseus. Infundibulum; Zwischenstück; Hinterlappenhilus; Hypophysenhinterlappen; Hypophysenvorderlappen; Pars intermedia (Zona intermedia); Pars infundibularis adenohypophyseos

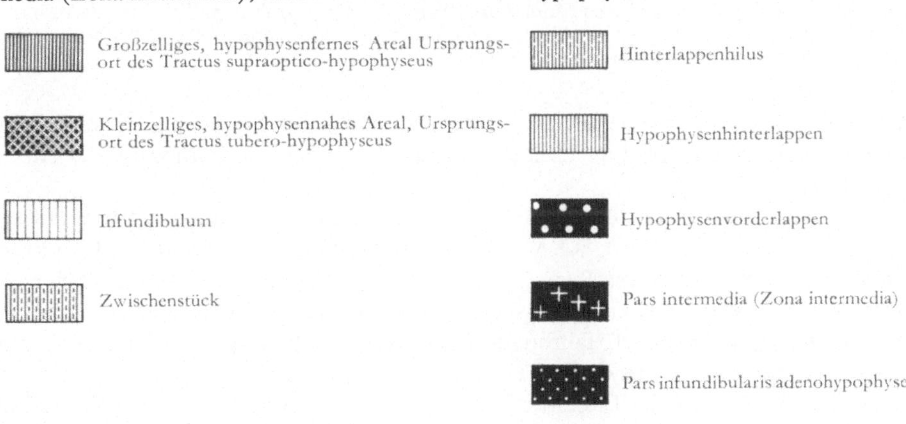

Hirnstamm (Abb. 15, 16)

Hirnstamm ist kein systematischer sondern ein topographischer Begriff. Der Hirnstamm umfaßt Teile des Tel-, Di-, Mes-, Rhombencephalon. *Das Zentralnervensystem bleibt nicht metamer gegliedert, sondern die Teile durchdringen einander* (L. EDINGER), selbst im Rückenmark wird überall Telencephalon angetroffen, nämlich Neuriten der sensomotorischen Rinde (s. S. 34). Diese Durchdringung der Teile in der Morphogenese ist zugleich Ausdruck enger funktioneller Verknüpfungen in Afferenz (Abkömmlinge der Flügelplatte) und Efferenz (Abkömmlinge der Grundplatte).

Die Gefäße wandern mit den Grisea. Dadurch können „kritische" Bezirke auftreten, die bei Zusammenbruch der allgemeinen Zirkulation, bei O_2-Mangel (z. B. CO-Vergiftung), bei Hirnschwellung zu Parenchymnekrosen führen: doppelseitige

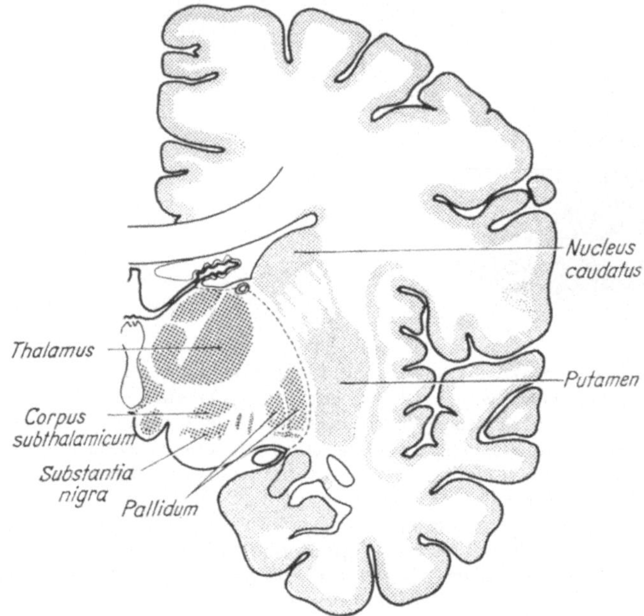

Abb. 17. Hirnstamm, im engeren Sinne (aus RICHTER). Der Globus pallidus ist als Bestandteil des Zwischenhirns dargestellt. Gestrichelte Linie: telo-diencephale Grenzfläche zwischen Globus pallidus und Putamen (SPATZ, 1921)

Pallidum-Nekrosen, doppelseitige Thalamusschäden. Jedoch spielen nicht nur hämodynamische Gefährdungen eine Rolle sondern auch die Pathoklise der einzelnen Grisea.

Die Fortschritte in der Erforschung des Hirnstammes beginnen mit v. GUDDEN, NISSL, v. MONAKOW, C. u. O. VOGT, SHERRINGTON, K. WILSON, v. ECONOMO, FOERSTER, SPATZ, MAGNUS, RADEMAKER. Wichtige Zusammenfassungen lieferten: LOTMAR, KÖRNYEY, WALKER, HASSLER, DENNY BROWN. Die bei stereotaktischen Operationen gewonnenen Erfahrungen finden sich bei SPIEGEL u. WYCIS, HASSLER zusammen mit JUNG u. RIECHERT, ROEDER u. ORTHNER.

Hier wird nur auf die Literatur verwiesen, nicht referiert, denn für die Klinik besitzen diese Spezialforschungen nur Bedeutung als Grundlage für stereotaktische

Operationen zur symptomatischen Behandlung von Motilitätsstörungen, von Schmerzen und einigen psychischen Auffälligkeiten. Trotz eines schon breiten theoretischen Unterbaus überwiegt noch die Empirie, von Herdfällen ausgehend. Das sei bedacht bei der Betrachtung mancher moderner Schemata über die grauen Gebiete des Hirnstamms und ihre Verknüpfungen untereinander.

Teile des Hirnstammes liegen an der Basis der mittleren und hinteren Schädelgrube. Bei Massenverschiebungen durch Traumen und Tumoren, bei basisnahen

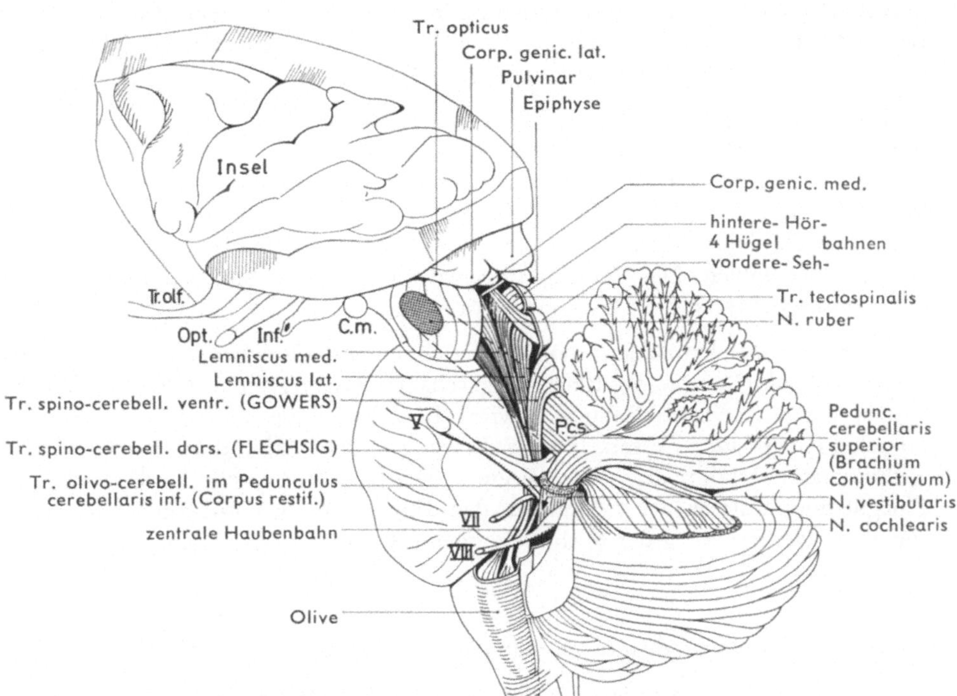

Abb. 18. Die wichtigsten afferenten Faserzüge des Hirnstammes (aus Büttner, Z. Anat. u. Entw. 84 (1927) Abb. 1, p. 536, nach Abfaserungspräparaten. Umzeichnung). *Tr. olf.* = Tractus olfactorius. *Inf.* = Infundibulum der Hypophyse. *Opt.* = Fasciculus opticus. *C. m.* = Corpus mamillare. *P. c. s.* = Pedunculus cerebellaris superior. V, VII, VIII, N. Trigeminus, facialis, stato-acusticus. Der letzte gabelt sich in die dorsal liegende pars vestibularis und die ventrale pars cochlearis

Prozessen verschiedener Genese, aber auch bei intraencephalen Herdbildungen machen Krankheiten, mit Ausnahme der Systematrophien, nicht vor den Grenzen der Systeme Halt; sie ergreifen einfach „Nachbarschaft", „Umgebung". Deswegen muß in diesem Buch für die Klinik der Gesichtspunkt der topischen Diagnostik die Führung übernehmen gegenüber einer Darstellung der Systeme.

Die wichtigsten anatomischen und klinischen Daten sind in den Abb. 15, 17, 18, 19, 20 zusammengefaßt.

Kleinhirn

Man kann die Störungen der Motilität und Kinaesthesie durch Irritationen und Läsionen in den Stammganglien nicht verstehen ohne die afferenten und efferenten Verknüpfungen derselben mit dem Kleinhirn. Visuelle, akustische, taktile Reize finden Antwort (Reaktionspotentiale, evoked potentials) in bestimmten Arealen des Kleinhirns. Elektrostimulation verschiedener Hirnstammgebiete ruft Reaktionspotentiale im Kleinhirn hervor und umgekehrt. Gerade die neurophysiologischen Befunde bedürfen des festen Grundes der Neuroanatomie, wenn sie nicht in eine, bereits erkennbare, Bahnenmystik ausarten wollen.

Eine Zusammenfassung über die topische Gliederung des Kleinhirns geben Brodal u. Mitarb. Das Cerebellum ist zwar topisch gegliedert, zeigt aber auch Überlappungen. Man unterscheidet hinsichtlich der Verknüpfungen ein Spino-, ein Vestibulo- und Ponto-Cerebellum (Brodal) mit erheblichem Einfluß auf Motorik, Gleichgewicht, Kinaesthetik über pontine und spinale Endstrecken, rein zu erkennen bei Systematrophien. Die Verknüpfungen des Cerebellums mit weiteren Gebieten des Gehirns verlaufen über Zwischenstationen.

Afferenzen aus dem Kleinhirn und dem inneren Pallidumglied werden im ventrolateralen spezifischen Thalamuskern umgeschaltet. Reizung in der Region des Durchganges der cerebellären Bahnen bewirkt Beschleunigung von Bewegungen und Sprache; Koagulation bessert Tremor. Reizung in der Region der Umschaltung der Pallidumfaser erhöht den Muskeltonus, verlangsamt Sprache und Bewegung; Koagulation in dieser Gegend mindert den Rigor, führt zu vorübergehender Hypotonie und Herabsetzung der Mitbewegungen (Hassler u. Mitarb.).

Sogenannte Stammganglien/extrapyramidales System im engeren Sinne

Die komplizierten, einander durchdringenden Strukturen sind keine einfachen Durchgangs- oder Umschaltstationen. Die vergleichende Physiologie legt in ihnen ein Integrationssystem bloß, das, wie Experimente an großhirnlosen Tieren und Beobachtungen an großgehirnlosen Menschenwesen (Mißbildungen, sog. apallisches Syndrom) erweisen, Grundeigenschaften behält. Von hier aus wird 1. die Willkürmotorik moduliert, koordiniert, werden 2. die Afferenzen integriert und durch Efferenzen moduliert. Die progressive Cerebration wird besonders deutlich wirksam; auch die Rückwirkungen des Hirnstammes auf die Hirnrinde, dem höchsten Integrationsorgan, treten klar zutage.

Wenn durch strukturelle oder funktionelle Störungen der Hirnrinde, des Kleinhirns oder/und der „basalen Ganglien“ integrierende Einflüsse fehlen oder die Regulationen auseinanderfallen, treten Phänomene der gestörten Sensibilität (ausführlich s. S. 90ff.), Kinaesthetik und Motilität, nicht zuletzt auch psychische Veränderungen, hervor.

Zu den motorischen Phänomenen gehören u. a.:

verschiedene Formen von Hyper-/Hypo-tonie
verschiedene Formen von Hyper-/Hypo-kinesen
Myorhythmien
Myokymien
Myoklonien
Tics

Tremorarten Chorea Athetose Ballismus Parkinsonismus Pro-, Retropulsion Iteration Dystonien	Koordinative statische und kinetische Dystaxien

Enthirnungsstarre
Abänderung der Stütz-Halte-Reaktionen
Ausdrucksbewegungen.

Nur wenige Korrelationen zwischen anatomischen Substraten und einigen dieser Funktionsstörungen seien angeführt:

Systematrophie des Striatum	Chorea
status marmoratus des Striatum	Athetose
Affektionen des N. niger	Parkinsonismus
Affektionen des Corpus Luysii	Ballismus
Affektionen des Cerebellum Affektionen des N. dentatus Affektionen der Bindearme Affektionen der Oliven olivo-ponto-cerebellare Systematrophie	statische und kinetische Dystaxien Ruhe-, Intentions-, Wackel-Tremor Dysarthrie Athetose, Chorea

Erneut sei daran erinnert, daß die Lokalisation von Herden etwas anderes ist als die Lokalisation einer Funktion. Bei den Motilitätsstörungen tritt eindeutig zutage, daß *verschiedene* Substrate bei *gleichen* klinischen Phänomen gefunden werden und umgekehrt *verschiedene* Phänomene bei *ähnlichen* Substraten. So kann Kinanaesthesie durch einen Prozeß in der Medulla oblongata nicht unterschieden werden von derjenigen bei einer Läsion im Cerebellum, im Thalamus oder der Parietalregion (dort meist als Astereognosie fehldiagnostiziert). Auch eine Ataxie vom Hinterstrangstyp ist vom Thalamus abwärts *als Phänomen* identisch.

Daraus ergibt sich, daß der Kliniker aus den beschriebenen Phänomenen und ihren Korrelationen zu bestimmt lokalisierten Substraten nur geringe Hilfe für die topische Diagnostik ableiten kann. Herdförmige Läsionen oder funktionelle Störungen greifen in kompliziert regulierte Funktionskreise ein. Das Ergebnis, nämlich das klinische Symptom, ist nicht voraussehbar und erlaubt daher auch keinen eindeutigen Rückschluß auf die Lokalisation eines Herdes. Die Möglichkeit, bestimmte Motilitätsstörungen durch stereotaktische Eingriffe symptomatisch zu behandeln, beweist nicht das Gegenteil sondern nur, daß Knotenpunkte für einzelnen Regulationen erfaßt werden können. Aber die Wirkungen der Ausschaltungen sind selten speziell; die Erfolge werden nach Erfahrungen, die wir durch Nachuntersuchungen gewonnen und mit HASSLER diskutiert haben, überwertet oder zu einseitig, von der Besserung einer gestörten Funktion her, betrachtet, die postoperativen — insbesondere die psychopathologischen — Begleitsymptome nicht genügend beachtet. Dies wird nicht nur angeführt, um herauszustellen, daß *die Indikation zur stereotaktischen Operation immer noch ein Kompromiß* ist, sondern um zu zeigen, daß die Verknüpfung der einzelnen spezialisierten Grisea und Systeme so kompliziert ist, daß lokalisierte Eingriffe *eindeutig* voraussehbare Folgen nur für vereinzelte Leistungen haben. Aus den Phänomenen läßt sich daher nur selten eine topische Diagnose ableiten, vielmehr in der Regel nur erschließen, welche Systeme gestört sind und in welchen Regionen die Störung gesucht werden kann. *Zur topischen Diagnostik bedarf der Kliniker zusätzlicher Kriterien.*

Reticuläres System

Die sich weit erstreckenden reticulären Gebiete (Abb. 21 d) stehen als „reticuläres System des Hirnstammes" heute, seit den Befunden von MAGOUN u. MORUZZI, im Mittelpunkt von Hypothesenbildungen über die allgemeine Beeinflussung der Hirntätigkeit: Erregbarkeit, Schlafen, Wachen. Elektrische Reize in diesem Gebiet bewirken massive Effekte: Weckeffekt (arousal effect), heftige und verschiedenartige Bewegungsstürme verbunden mit Affektäußerungen wechselnder Art, massive vegetative Symptome. Mit Mikroelektroden sind Neurone aufzufinden, die bei Erregung der verschiedensten Afferenzen und Efferenzen mitreagieren. Die Neurophysiologen neigen daher dazu, eine mehr diffuse Organisation anzunehmen, entsprechend einem Bedürfnis, das sich bei jeder Theorie der Hirntätigkeit einstellt (s. S. 8). BRODAL hat, die Grenzen unserer gegenwärtigen Kenntnisse betonend, aber deutlich gezeigt, daß das reticuläre System, nach Cytoarchitektonik und Faserverbindungen, Gliederungen aufweist, welche die Glieder untereinander mit den zentralen Grisea und auch mit dem Rückenmark, außer Lumbosakralmark, verknüpfen. Sie benutzten experimentell anatomische Methoden.

Die Klinik liefert keine Hinweise für eine so fundamentale Bedeutung dieser Strukturen, wie Neurophysiologie und Neuropharmakologie sie postulieren. Die Ergebnisse von Reizungen und Ableitungen können nur mit Zurückhaltung und immer orientiert an den Ergebnissen der Strukturforschung ausgewertet werden. Der Kliniker wird, zumal wenn er selbst in diesen Strukturen gereizt und abgeleitet hat, angesichts kühner Hypothesen, mit denen gegenwärtig teilweise wie mit barer Münze umgegangen wird, skeptisch bleiben. Eine — keineswegs seltene — Insuffizienz des Vertebralis-Basilaris-Systems, eine Zerrung und Stauchung beim Schleudertrauma der Halswirbelsäule, encephalomyelitische Herde (sofern lokalisierbar), Tumoren im Beginn (die durch Symptome seitens einzelner Hirnnerven und Bahnen Querschnitt und Höhe anzeigen) müssen nicht von Störungen des Bewußtseins, der Erregbarkeit, des Schlaf-Wach-Rhythmus, des „Befindens" begleitet sein.

Vielleicht gelingt es der Klinik, angeregt durch die Hypothesen der Neuropharmakologie und Neurophysiologie, diese Strukturen besser zu „beleben". Die Tätigkeit der vorbeiziehenden afferenten und efferenten Systeme, welche Kollateralen dahin aussenden, sowie der Grisea, welche solche abgeben und empfangen, wird durch diesen Eigenapparat moduliert werden. Die alten Kliniker haben diese Vermutung schon ausgesprochen. Dadurch gewinnt das reticuläre System als Eigenapparat zwar Bedeutung für das Zentralnervensystem, aber nicht eine so fundamentale und für Hypothesen erwünschte (s. S. 8).

Höhen- und Querschnittsdiagnostik im Bereich des Hirnstamms
(Abb. 19, 20)

Für den Kliniker, der aus den Phänomenen die Lokalisation eines Krankheitsherdes bestimmen soll, ergibt sich aus allen bisher vorgetragenen Fakten und Überlegungen folgendes:

1. Eindeutige Lokalzeichen werden bloßgelegt durch Alteration/Irritation
   a) der Kerne und Fasern der motorischen und sensiblen Hirnnerven,
   b) der großen ab- und aufsteigenden Bahnen,
2. Zu rechnen ist mit Phänomenen seitens

a) der Motorik	Ausdrucksbewegungen, unwillkürliche Bewegungen, Tonusänderungen, statische und kinetische Dystaxien, pathologische Reaktionen auf Veränderungen der Lage, der Haltung,
b) efferenter Bahnen für die Sensibilität	Beeinflussung der Extero- und Entero-Receptoren sowie synaptischer Schaltungen,
c) der somatovisceralen Sensibilität	Paraesthesien, Schmerzen, All-, Anaesthesien, Störungen der Kinaesthetik und Stereoaesthesie, u. U. dissoziiert, weil die Bahnen getrennt durch den Hirnstamm verlaufen, ehe sie im Thalamus oder Kleinhirn enden und umgeschaltet werden.

3. Komplexe Syndrome werden die Szene beherrschen
   a) *Gleichartige Phänomene können bei unterschiedlicher Lokalisation einer Störung auftreten als Ausdruck dessen, daß eine Störung in einem bestimmten Funktionskreis die Gesamtfunktion beeinträchtigt; die Lokalisation der Störstelle muß aus Begleitsymptomen, welche lokal-diagnostischen Wert besitzen* (s. 1 u. 2), *erschlossen werden.*
      α) Die Lage des Körpers und von Körperteilen (Auge, Hals, Vestibularapparat) bewirkt eine komplizierte motorische, tonische Reaktion (alte Bezeichnung: posturale, tonische Haltungsreflexe).
      β) Die Veränderung der Stellung eines Körperteils zum Ganzen (Kopf, Hals, Körper, Augen, Vestibularapparat) kann eine korrigierende Bewegung auslösen, also einen phasischen Vorgang im Gegensatz zu einem tonischen (alte Bezeichnung: alterative Reflexe, redressement-Reflexe).
      γ) Jede Bewegung, erfolge sie passiv (Beschleunigung) oder aktiv, bewirkt eine Reaktion (alte Bezeichnung: statokinetische Reflexe).
      Die alte Bezeichnung Reflexe für diese komplexen Reaktionen ist nicht zutreffend.

Unwillkürliche Bewegungen

Als unwillkürliche Bewegungen treten Phänomene der Eigentätigkeit der grauen Teile bzw. bestimmter Funktionskreise, die nicht mehr der Steuerung oder Regelung unterliegen auf:

Chorea, Athetose, Ballismus, Myoklonien, Dystonien, andere koordinative Dys-taxien, koordinative Sprachstörungen, verschiedene Tremorformen (s. S. 53).

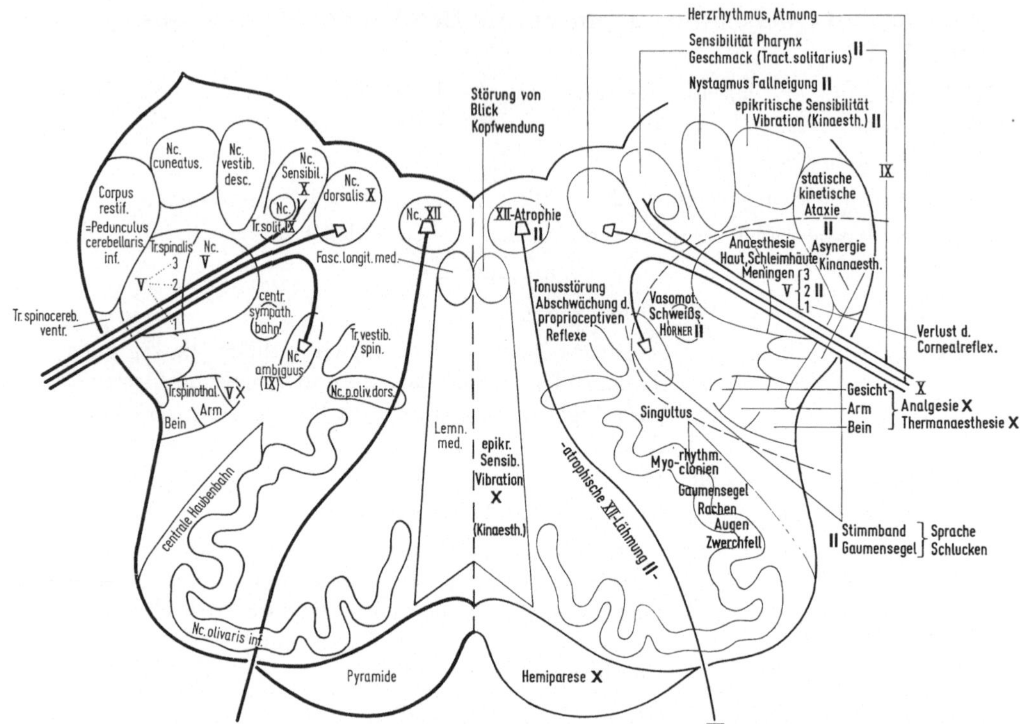

Abb. 19. Medulla oblongata (diagnostische Hilfsfigur, abgeändert in Anlehnung an Környey und Hassler). Die anatomischen Bezeichnungen (links) verstehen sich von selbst. Die ipsilateralen (||) und contralateralen (×) klinischen Symptome sind rechts angegeben. Die Symptome seitens der Kerne und der dort entspringenden Fasern (Nerven) sind eindeutig. Je nach Ausdehnung der Läsion in der Pyramide kann die zentrale Lähmung (z. B. bei paramedianer Erweichung) schlaff sein. Die Topik in der medialen Schleife ist noch nicht genügend sicher aufgeklärt. Bei den Störungen der Kopfhaltung, der Blickbewegungen, bei Singultus, bei den Myoclonien und Myorhythmien mußte die Zuordnung weniger bestimmt gehalten werden. Durch - - - eingegrenzt ist das Gebiet des exemplarischen Wallenberg-Syndroms

Diese unwillkürlichen Bewegungen erlauben eine Regionaldiagnose, sog. extrapyramidales System im engeren Sinne (Spatz). Für die genaue Höhen- und Querschnittsdiagnose bedarf es der zusätzlichen und sicheren Lokalzeichen.

Pyramidenbahn

Bei Schädigungen der Pyramidenbahn im Hirnstammbereich ist mehreres zu bedenken:

1. Sie ist noch ungekreuzt.

2. Kleine Herde am Übergang von der Medulla oblongata zur Medulla spinalis, also im Gebiet der Kreuzung selbst, können eine *Hemiplegia cruciata* verursachen.

3. Eine Hirnnervenlähmung bestimmt bei kontralateraler sog. Pyramidenbahnsymptomatik den Ort der Schädigung, *Hemiparesis/Hemiplegia alternans*.

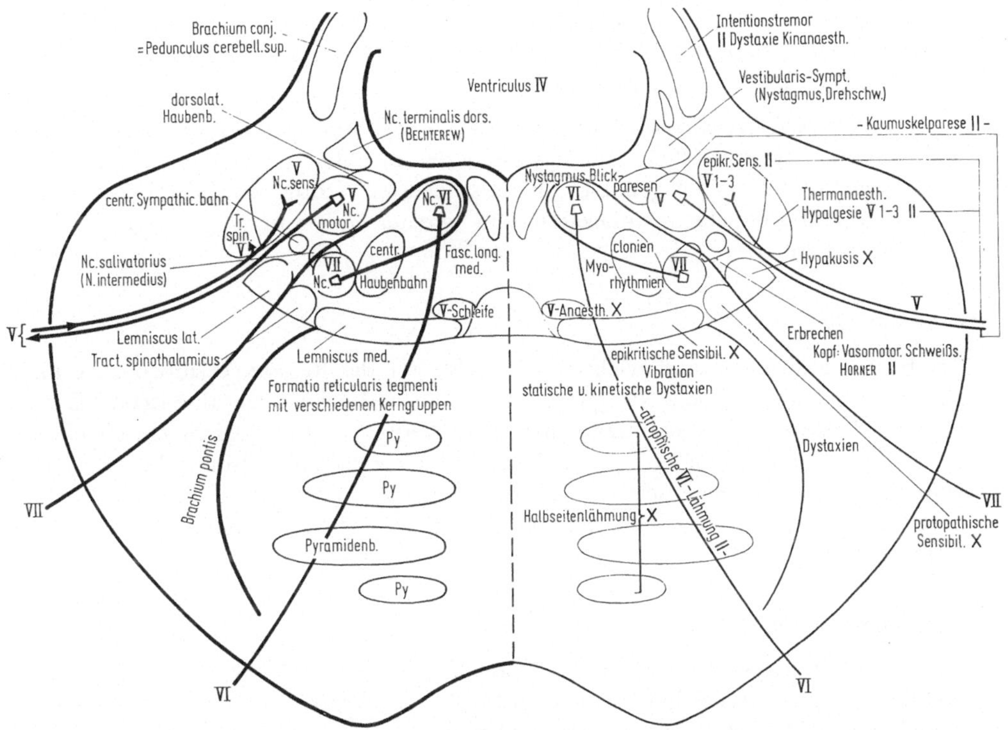

Abb. 20. Brücke (abgeändert in Anlehnung an HASSLER). Ausgedehnten Gebieten können klinische Symptome nur global zugeordnet werden, weil lediglich bei den sensiblen und motorischen Kernen sowie den großen Bahnen eine eindeutige Zuordnung möglich ist. Die Lokaldiagnose muß im Einzelfall *herausgearbeitet* werden durch die Analyse a) von Störungen zusammengesetzter Leistungen (Synergien der Motorik; Blickstörungen; vestibulär, optisch, sensibel bedingte Gleichgewichtsstörungen; Erbrechen; Singultus) und b) Symptomen seitens der Kerne und großen Bahnen

4. Die reine Pyramidenbahnsymptomatik wird abgeändert durch die Beeinträchtigung extrapyramidaler motorischer Regelkreise.

Sensible Bahnen

Die sensiblen Bahnen verlaufen nicht nur im Rückenmark getrennt. Sensibilitätsstörungen bei Hirnstammherden erfordern eine sorgfältige Analyse der einzelnen Qualitäten, da sie ihren End- und Umschaltstätten im Cerebellum und Thalamus getrennt zustreben. Die topische Gliederung bleibt erhalten. Dadurch können segmentale Störungen vorgetäuscht werden oder gliedförmige Schmerzen/Mißempfindungen auftreten. Das ist besonders bei Thalamusherden der Fall, bei denen eine Analgesia dolorosa (stereotaktisch behandelbar) das Leben zur Qual machen kann. Auch bei Störungen der sensiblen Bahnen bestimmt eine Hirnnervenbeteiligung den Ort der Schädigung, z. B. *Hemianaesthesia alternans trigemina* (WALLENBERG). *Da die einzelnen Qualitäten der Sensibilität getrennt geleitet werden* (s. S. 43ff.), *können Schmerz-, Wärme-, taktile und kinaesthetische Informationen dissoziiert*, d. h. einzelne

Qualitäten isoliert, *gestört sein*; dissoziierte Empfindungsstörungen sind ein wichtiges diagnostisches Kriterium. Herde in der Schleife können eine *Hemihypaesthesia/Hemianaesthesia alternans* hervorrufen.

Bemerkenswerterweise wird nur die dissoziierte Störung von protopathischer und epikritischer Sensibilität bei Prozessen der medulla spinalis diagnostisch — nicht selten falsch — ausgenutzt. Die dissoziierten Störungen bei Hirnstammprozessen sind weitgehend unbekannt und bereiten daher unnötig diagnostische Schwierigkeiten.

Cerebelläre Störungen

Cerebelläre Störungen sind wichtige Hinweise auf die Region, erlauben aber im allgemeinen keine topische Diagnose. Bei einer statischen oder kinetischen Dystaxie cerebellären Charakters kann man ohne Begleitsymptome nicht entscheiden, ob sie durch einen frontalen, temporalen oder cerebellären Prozeß bedingt ist. Hypotonie und Hypermetrie sind nur im Syndrom verwertbar. Gesichtsausdruck, psychische Alteration und skandierende Sprache erlauben unmittelbar eine topische Diagnose.

Vestibularis-Krisen

Das Vestibularissystem reagiert empfindlich auf toxisch-metabolische Schäden; vor allem aber ist die Vestibulariskrise (dieser Ausdruck wird von uns nur gebraucht, nicht mehr „Menière" oder „Menière-artiger Symptomenkomplex"), ein Feinsymptom für den Sauerstoffmangel im Vertebralis-Basilaris-Gebiet.

Augenmuskelstörungen, Blicklähmungen

Blicklähmungen, Paresen der äußeren und inneren Augenmuskeln sind weitgehend sichere Lokalzeichen (Környey, 1966).

Erbrechen

Erbrechen, das nicht aufgeklärt werden kann, weist hin auf die Mittelhirnhaube. Bei Erbrechen als einzigem, durch gastrointestinale Leiden nicht begründeten, Symptom prüfe man sorgfältig die Blickbewegungen. Das Konsilium ist sofort beendet, wenn über eine Blickparese die zentrale Genese des Erbrechens erkannt wird.

Gefäßareale

Wenn man die Versorgungsareale der Gefäße des Hirnstammes (Abb. 36e) und seine Anatomie (Abb. 16—20) in den Grundzügen kennt, vermag man ohne große Schwierigkeiten abzuleiten, ob ein Infarkt vorliegt oder nicht. Auswendiglernen der zahlreichen möglichen (mit Autoren-Namen versehenen) Syndrome ist nicht erforderlich.

Ist ein Gefäßsyndrom ausgeschlossen, kommen nur Tumoren, Entzündungen, Blutungen aus Angiodysplasien infrage, welche die Strukturen wahllos treffen.

Maligne Hypotonie

Weitgehend unbekannt ist eine maligne Hypotonie, welche mit allen ihren klinischen Symptomen (orthostatischer Schwindel, orthostatischer Kopfschmerz) einer pontocerebellären Atrophie lange Zeit vorausgehen kann.

Extracerebrale Begleitsymptome

Schließlich gibt es extracerebrale hinweisende Lokalsymptome: gefäßabhängiger Halbseitenkopfschmerz, algetische Zone am Schädel, übertragene Schmerzen aus dem Schädelinneren (s. S. 101), Schonhaltungen, meningeale Reaktionen.

Die topische Diagnostik im Hirnstammbereich ist schwer. Wenn man aber das Prinzip der negativen Aussage, diagnosis ex negativo, benutzt, d. h. feststellt, was ungestört funktioniert, so wird man, bei Kenntnis der beschriebenen Grundtatsachen, zum Ziel gelangen.

e) Großhirn

Allgemeine Organisation

Vergleichende Hirnforschung, Morphologie, Physiologie und Pathologie des menschlichen Großhirns sollen hier nicht umrissen werden. Gleichwohl kann man ohne diesen Hintergrund die für die klinische Neurologie wichtigen Gesichtspunkte nicht begreifen.

Im Kommentar zu den Symptomen/Syndromen werden solche Hirnleistungen hervorzuheben sein, die sich als „Muster", „Grundbestandteile", „Glieder" in einem Funktionskreis herausheben und für die topische Diagnostik Bedeutung gewinnen. Für den Diagnostiker kommt alles auf die Ermittlung der reinen Phänomene an. Die Analyse von Phänomenen wird gefährdet durch 1. Voreingenommenheit z. B. Hinneigung zu einer Theorie der Hirnleistung, 2. Methodik, 3. voreilige diagnostische und wissenschaftliche Ziele. Im „Faktischen", d. h. in den Befunden, weichen die Forscher in der Regel nicht so weit voneinander ab: Die extremen Lokalisatoren von Funktionen waren nicht so einseitig, wie die Gegner sie sahen; die Ganzheits-, Gestalt-Theoretiker mußten mit dem Lokalisationsprinzip Kompromisse schließen. Die Betrachtungsweise des Klinikers — angesichts der Forderungen des Tages: salus aegroti — hat den Vorzug einer Neutralität. Diese ist allerdings schwer zu gewinnen, wie jeder in Erinnerung an seinen Alltag als Arzt mit Trauer feststellen muß.

Die „höheren" Formen der Arthropoden und der Cranioten sind nicht mehr homomer sondern weitgehend heteromer gegliedert mit einem wesentlichen Unterschied: „Bei den Arthropoden bezieht sich die Differenzierung hauptsächlich auf den Rumpf, dessen Glieder, besonders bei den Krebsen, immer vielgestaltiger werden und kompliziertere Reflexe bedingen. Bei den Wirbeltieren ist es dagegen der Kopf, dessen Nervenzentren sich ständig komplizieren, während die Rumpfreflexe der niederen und höheren weit weniger voneinander abweichen" (v. BUDDENBROCK). Bei den Säugern übernehmen das Zwischenhirn und dann der Hirnmantel die höchste Stufe der integrativen Leistung, ohne daß die Verknüpfungen der ursprünglichen Funktionskreise verloren gingen (EDINGER; KAPPERS; KUHLENBECK). Das gewinnt Bedeutung für die Lehre von den Bahnen (Hodologie, ὁδός Pfad, Straße) und die

Hirnpathologie generell: Bei strukturellem Abbau übergeordneter Integrationsgebiete können nachgeordnete (primitive, „alte") Funktionskreise wieder selbständig werden. Symptom/Syndrom bei corticalen Prozessen kann also Enthemmung niederer Integrationsstufen bedeuten. Die „Stufen" des Aufbaues können auch funktionell auseinanderbrechen, z. B. bei Triebhandlungen, bei Intoxikationen, im epileptischen Anfall, ferner bei konstitutioneller oder prozeßhaft erworbener Labilität der Stufen (Beispiel: narkoleptische Reaktion).

Progressive Cerebration

Die Zellzahlen im Hirnmantel sind abhängig von der Körpergröße und vom Grade der progressiven Cerebration. Progressive Cerebration deutet v. ECONOMO als

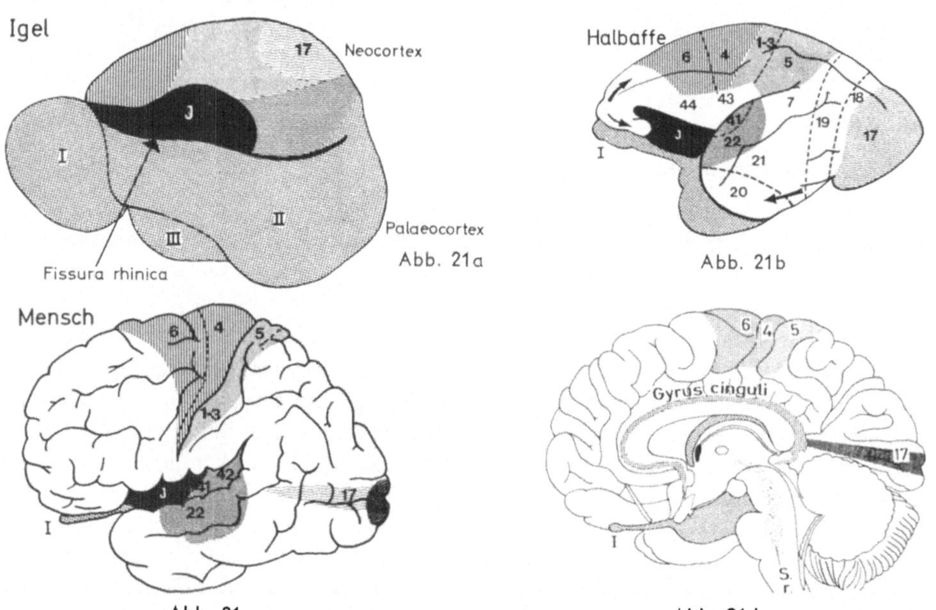

Abb. 21a—c (nach SPATZ). Ansichten von der linken Seite. Die Insula (*J*) in der Reihe Igel—Halbaffe—Mensch. Beim Igel liegt sie, bis zum vorderen Pol der Hemisphäre reichend, völlig an der äußeren Oberfläche der Hemisphäre. Beim Halbaffen ist sie kleiner geworden und in ihrem hinteren Abschnitt supprimiert (um diesen zu sehen, müßte man die Fissura Sylvii künstlich eröffnen). Beim Igel ist der Palaeocortex (*I* = Bulbus olfactorius, *II* = Lobus piriformis, *III* = Tuberculum olfactorium) ausgedehnter als der noch ganz auf die Konvexität der Hemisphäre beschränkte Neocortex. Die mit der progredienten Ausbildung des Neocortex einhergehende Reduktion des Palaeocortex ist erkennbar. Fissura rhinica = Fiss. palaeo-neocorticalis. Beim Igel macht der prominente Palaeocortex den größten Teil der Hemisphäre aus, beim Menschen ist er ganz klein geworden und introvertiert. —Feld 17 des Neocortex = Sehrinde. Diese liegt beim Igel noch ganz auf der äußeren Oberfläche. Beim Menschen befindet sich nur mehr ein kleiner Teil an der äußeren Oberfläche (des Occipitalpoles), während der Hauptanteil in die Fissura interhemisphaerica supprimiert ist. — Die weiß gelassenen Gebiete entsprechen denen, die bei Halbaffe und Mensch neu hinzugekommen sind, wenn man vom Igel ausgeht, der lediglich „Neocorticale Primärgebiete" besitzt. Die drei Figuren sind auf gleiche Größe gebracht. Arabische Ziffern = Rindenfelder.

Abb. 21d Der Hauptteil der Sehrinde (Feld 17) ist von außen nicht mehr sichtbar supprimiert. Das Riechhirn liegt innen, unten. Auch auf der Innenfläche des Gehirns nehmen die primären neocorticalen Gebiete (sensomotorische Rinde, Sehrinde, Riechhirn) den geringeren Raum ein gegenüber den Integrationsgebieten. S. r. Substantia reticularis

(orthogenetisches) Prinzip der Natur: Zunahme, höhere Differenzierung und qualitative Weiterentwicklung des Großhirns innerhalb einer Reihe.

Die Furchungsmuster sind in der Stammesgeschichte unabhängig voneinander entstanden, offenbar durch gleichwirkende Faktoren.

Die primären Integrationsgebiete der Rinde behalten, wie die nachgeordneten, ihre Verbindung mit der Peripherie.

Übergeordnete Integrationsgebiete drängen die primären auseinander (Abb. 21 a—d), die letzten sinken ein oder werden supprimiert. Die prominenten Gebiete führen zu Impressionen des Endocraniums (klinische Bedeutung der Impressiones digitatae für das Trauma,s. S. 201). Endokranialausgüsse zeigen, daß die phylogenetisch jüngsten Gebiete impressionsfähig sind (v. ECONOMO; TILNEY; SPATZ).

In Phylogenie und Ontogenie des Gehirns begegnet man dem *Prinzip der Heterochronie der Entwicklung der cerebralen Teile*. Dieses besagt, daß Wachstum und Differenzierung nicht zur gleichen Zeit ablaufen. „Es gibt frühere Teile, die in der Entwicklung vorauseilen; sie dienen elementaren, mehr automatischen Funktionen. Und es gibt spätere Teile, die in der Entwicklung nachfolgen; diese sind meist mit differenzierteren, teilweise mehr willkürlichen Leistungen betraut (JACKSON: Evolution is a passage from the most automatic to the most voluntary). Der Neocortex ist in Phylogenie wie in Ontogenie ein späterer Teil der Großhirnrinde. Bei den Primaten besitzt dieser *Spätling* in der Entwicklung außerdem jene höchst merkwürdige, beim Menschen einen Höhepunkt erreichende *Tendenz* zu einer *progredienten Entfaltung*“ (SPATZ). Wenn diese einsetzt, stehen die früheren Hirnteile meist in der Entwicklung still oder bilden sich teilweise sogar zurück, das letzte gilt bei den Primaten für den ursprünglich sehr ausgedehnten Palaeocortex und seine Riechhirnanteile. Bei den Igeln z. B. besteht keine Tendenz zu einer progredienten Entfaltung des Neocortex, eine deutliche Progredienz dagegen in der Pferdereihe (T. EDINGER).

Die frühen (alten) Hirnteile = neocorticale Primärgebiete, werden mit fortschreitender Entwicklung nach innen verlagert *(Introversion)* unter Verschiebung der Teile gegeneinander (Abb. 21). Die später hinzutretenden Hirnteile nehmen die Oberfläche ein *(Promination)*. Beim Menschen ist das Diencephalon, unter Verlust der Oberflächen, intussuzipiert (Abb. 15, 17); Riechhirn (also „alte“ Hirnteile), ferner Seh- und Hörrinde (primäre Integrationsgebiete) sind von der Oberfläche des Hirnmantels durch höhere Integrationsgebiete verdrängt. Unter diesen tritt *der basale Neocortex*, d. h. die durch die Fissura Sylvii getrennten basalen Anteile des Stirn- und Schläfenlappens, „spät“ auf. Er ist durch eine Fissura palaeo-neocorticalis (Fiss. rhinica) scharf abgegrenzt; hier stoßen cytoarchitektonisch verschiedene Gebiete (Allocortex und 6-schichtiger Isocortex) aufeinander. Bei den fossilen Hominiden noch nicht ausgeprägt, gehören diese Teile des Hirns zu denjenigen, welche den Menschen unterscheiden. Diese „späten“ Rindenteile können systematisch schwinden (Picksche Atrophie), weitere reine Integrationsgebiete können folgen, d. h. also diejenigen Gebiete, welche die primären Integrationsgebiete auseinander drängen. Onto- und Phylogenie sowie Systematrophie dieser späten Hirnteile lassen die Grundphänomene des Aufbaues der Funktionen des Großhirnmantels erkennen. Gestört werden bei der Pickschen Atrophie zunächst nicht die „elementaren Werkzeugleistungen“ und „die Intelligenz“ sondern „die Persönlichkeit“, ihre Haltung, Antriebe, Wertungen. Besonders KLEIST und später SPATZ haben eindringlich auf die

Bedeutung des basalen Neocortex für Störungen der Persönlichkeit hingewiesen. Wenn die Parietalgebiete, ebenfalls „späte" Hirnteile, befallen werden, verliert der Mensch die *Werkzeuge seiner Intelligenz*.

Vor lauter Spezialwissen werden diese fundamentalen Fakten zu wenig beachtet, nämlich:

1. progressive Cerebration, d. h. gewaltige Zunahme der höheren Integrationsgebiete und größte Ausdehnung auf dem Hirnmantel (Promination).

2. Auseinanderdrängung und Introversion (Retraktion und Suppression) der „alten" Integrationsgebiete.

3. Prinzip des „Innen und Außen" (SPATZ).

Die „ältesten" Gebiete liegen um die Ventrikel; Marklosigkeit ist ein Zeichen für ein „altes" Kerngebiet z. B. dorsaler Vaguskern, markarmer Hypothalamus (s. S. 46).

Die phylogenetisch „jüngsten" und ontogenetisch „spätesten" Teile liegen außen (SPATZ, KAHLE; Symposion: Evolution of the Forebrain 1966). Die unteren Rindenschichten differenzieren sich zuerst, die Neuroblasten der äußeren wandern von der am Ventrikel liegenden Matrix durch sie hindurch (Kontakte aufnehmend?). Nach der Entfaltung des Neocortex liegen also limbisches System, altertümliche Insel (nicht zum Isocortex gehörend, Geruch und Geschmack), primäre Hör-(Heschlsche Querwindung), Seh-(Calcarina)-Rinde innen und in der Tiefe. Die Gebiete, deren intakte Funktion spezielle Integrationsleistungen sichert, folgen über Mantelkante zur Konvexität. Der den Menschen unterscheidende jüngste Teil des Neocortex liegt basal.

4. Erhaltenbleiben der ursprünglichen neuronalen Verknüpfungen.

Diese Grundtatsachen sind nicht nur für die Theorie von Bedeutung, sondern unentbehrlich für die tägliche Arbeit des Neurologen 1. bei der Analyse von Phänomenen und 2. bei der Eingrenzung des Ortes einer Krankheit.

Organisation der primären Integrationsorte/Auswertung von epileptischen Reaktionen

Ein weiteres Grundphänomen über Aufbau und Gliederung der corticalen Funktion enthüllt sich in den epileptischen Reaktionen:

Das Phänomen der kontinuierlichen epileptischen Entladungen, das KOJEWNIKOW als Epilepsia partialis continua beschrieben hat, wird nur durch Herde in der sensomotorischen Rinde ausgelöst, z. B. einseitige Zuckungen eines Mundwinkels, der Finger einer Hand, der Schultermuskulatur, selbst der Bauchdecken. Diese isolierten epileptischen Entladungen können nicht nur Stunden, sondern Tage bis Monate, selbst Jahre anhalten (Das letzte habe ich in einem Falle beobachtet; generalisierte Anfälle traten erst spät und äußerst selten in Erscheinung.). Jahrelang anhaltende fokale epileptische Entladungen (im EEG: isolierte Spitzenpotentiale mit Phasenumkehr) ohne klinisch manifeste epileptische Reaktion, haben wir bisher auch nur temporo-parietal registriert. *Die Inhibitionsvorgänge müssen in diesem hochdifferenzierten primären Integrationsgebiet der Rinde sehr stark sein.* Der fokal bleibende oder fokal beginnende und dann generalisierende Rindenanfall (JACKSON) startet *ausschließlich* von den primären neocorticalen Integrationsgebieten — sensomotorische, optische Rinde, Temporalgebiet — wobei occipital und temporal die Ausbreitung der Erregung nicht so stark gebremst wird. Die Inhibitionsvorgänge können gefördert werden. Davon machen Anfallkranke mit fokalen Anfällen auch Gebrauch, indem sie sich maximal (d. h. ablenkend) auf etwas anderes konzentrieren oder andere Sinnesreize, z. B. Schmerzen, maximale Kraftanspannung, auf die Szene rufen. Andererseits können sich Bahnungen, welche durch *natürliche* Leistungen entstehen, ungünstig auswirken, z. B. Auslösung eines fokalen Anfalles immer dann, wenn die befallene Hand zum Schreiben benutzt wird. Pathologische Veränderungen in den *höheren* Integrationsgebieten bewirken primär *generalisierte* Anfälle oder, wenn Lateralisation zu erkennen ist, komplexe initiale epileptische Phänomene (s. S. 25ff.). In diesen Gebieten, die selbst inhibitorische Impulse aussenden, fehlen offenbar die starken Inhibitionsmechanismen der „niederen" Integrationsorgane der Hirnrinde. Der epileptische Anfall (z. B. EEG-Fokus ohne klinische Manifestation) ist nicht eine Reizerscheinung sondern ein Versagen der Inhibition gegenüber einer durch Krankheit pathologisch gesteigerten Tätigkeit.

Neurophysiologie des Mikrobereiches

Die in der Nachfolge von GOLGI, CAJAL entdeckte Feinstruktur des Zentralnervensystems blieb lange stumm. Das hat sich grundlegend geändert durch die Mikromethoden in Neurophysiologie und Neurochemie. Diese Fortschritte bringen natürlich auch Gefährdungen mit sich. Manche „Daten" der modernen Neurophysiologie halten der Konfrontation mit den Daten der Neuroanatomie nicht stand (Beispiel: reticuläres System, BRODAL). Die Publikationen über *mitreagierende Neurone* in den verschiedensten Areae des Hirnmantels bei Reizen, die einem begrenzten Funktionskreis angehören, demonstrieren nur, was man bei einem Integrationsorgan, dessen Elemente durch ihre Dendriten und Zwischenneurone weite Verknüpfungen zeigen, erwarten muß, nämlich nicht nur systemgebundene sondern auch weiterreichende funktionelle Verknüpfung. Das zeigt sich auf allen Stufen der zentralen Organisation.

Sogenannte Reiz- und Ausfallerscheinungen

Es ist an der Zeit, die alte Einteilung der Phänomene in Reiz- und Ausfall-Erscheinungen aufzugeben: 1. weil sie unserem Kenntnisstand nicht entspricht, 2. weil dadurch die systematische Analyse der Phänomene vorzeitig abgebrochen wird. Man soll, unvoreingenommen, zuerst lediglich von „Störungen" sprechen. Deren Entstehung ist zu analysieren. Eine Enthemmung niederer Mechanismen durch Ausfall eines Rindengebietes ist keine „Ausfall"-erscheinung sondern eine komplizierte *Dekompensation* zwischen örtlicher, pathologisch hervortretender Hirntätigkeit und Hemmungsvorgängen; denn in der Regel herrscht *Kompensation* vor (LLAVERO). *Die Aufgabe, die der Kliniker zu lösen hat, besteht nicht in der Analyse des Phänomens, obwohl er damit beginnen muß, sondern in der Ermittlung derjenigen Vorgänge, welche die Kompensation einer Störung verhindern oder einer Störung das Gepräge verleihen* z. B. durch Enthemmung von Teilen eines Funktions-/Regel-Kreises.

Die Einstellung gegenüber den hirnlokalen Erscheinungen bedarf einer grundlegenden Wandlung. *Der Arzt muß lernen, sich von der Faszination durch das hirnlokale Symptom/Syndrom freizumachen, um seiner umfassenderen Aufgabe zu genügen.*

Dominanz einer Hemisphäre

Die morphologischen Studien haben keine sicheren Differenzen zwischen den beiden Hemisphären ergeben. KLEIST (1934), als Lokalisationsforscher, und BECK (1950), als Cytoarchitektoniker, hielten angeborene Strukturdifferenzen für nachgewiesen, während RETZIUS 1896 die Befunde für unerheblich erachtete wie auch v. BONIN 1962. Immerhin gibt es eine *unüberwindliche Linkshändigkeit* (2—4% nach GRÜNTHAL). HECAEN und AJURIAGUERRA schätzen die Zahl derjenigen, welche die linke Hand bevorzugen auf 5—10%, vorwiegend Männer. Die Zahl der unüberwindlichen Rechtshänder ist unbekannt. Eingeborene Besonderheiten wird man nicht ablehnen können, die sich *bei unüberwindlicher Dominanz* einer Hemisphäre *pathoplastisch* auswirken werden/können.

Bei Tieren, einschließlich der höheren Affen gibt es keine Seitendifferenz (MOUNTCASTLE, ed.). In der Steinzeit werden Werkzeuge für die rechte und linke Hand gleichhäufig gefunden. Bronzesicheln wurden nur für Rechtshänder angefertigt. Die Zahl der Rechtshänder nimmt im Schulalter zu. Die Zahl der *Ambidexter* ist größer als gemeinhin angenommen wird. Auch diese Tatsache muß in die klinische Beurteilung (von Leistungsstörungen und ihrer Rückbildung) eingehen, wobei die Lebens-, d. h. Reifungsphase des Gehirns zu beachten ist.

Eine *Dissoziation zwischen Händigkeit und Lokalisation der Sprache* ist nach den Erfahrungen, die wir sammeln konnten, bei ausgereiften Menschen selten. Aber auch Kinder mit ausgedehntem parietalen Hämangiom links, die an epileptischen Anfällen leiden, zeigen durch Rechtshändigkeit und eine regelmäßig posteklamptisch auftretende Aphasie an, daß bei ihnen ein Wechsel der Dominanz nicht möglich oder noch (s. S. 25) nicht erforderlich gewesen ist. Wenn auch weniger Menschen eine eindeutige Linksdominanz der Hemisphäre besitzen als man gemeinhin annimmt, wird man wegen Dissoziation von Händigkeit und Sprache kaum ernstlich in diagnostische und prognostische Schwierigkeiten geraten, wenn man sich angewöhnt, nicht nur nach den manuellen Verrichtungen zu fragen. Man muß sich auch erkundigen nach dem Fuß, mit welchem z. B. bei Fußballspiel das Tor geschossen wird; man achtet auf den Fuß, mit dem jemand aus dem Stillstand antritt, das ist bei Rechtshändern immer der linke.

Die nichtdominante Hemisphäre wird zu anderen Engrammbildungen und Leistungen gebraucht; sie sind weniger spezialisiert und dienen einer „höheren" Integration. Bei Rechtshändern sind durch Affektionen im linken Parietalhirn störbar: Sprache, Lesen, Rechnen, Orientierung am eigenen Körper, vor allem bei Einzelleistungen (z. B. Fingerwahl). *Die speziellen Leistungen erfolgen aber auf einem Hintergrund, für den die nichtdominante Hemisphäre unentbehrlich und sogar bestimmend ist* (s. S. 25ff.; s. J. LANGE). Hinsichtlich der Bereitschaft zu epileptischen Reaktionen besitzt — entgegen der übereinstimmenden Äußerung der EEG-Autoren — nach unseren Studien die nichtdominante Hemisphäre eine eindeutige Prävalenz gegenüber der dominanten.

Körperschema

Das Körperschema entsteht nicht nur durch exteroceptive Informationen.

Ein Gliedmaßenphantom bei Kindern mit Gliedmaßendefekt ist vereinzelt, bei Suchaktionen in entsprechenden Anstalten, aufgedeckt worden (POECK u.

ORGASS). Wir haben ein Kind mit Phantomglied oder Phantomschmerz bisher nie beobachtet. Von Geburt an blinde Kinder haben weder ein besser noch ein schlechter entwickeltes Körperschema als Kinder mit gesunden Sinnen. *Eine einzige Sinnesqualität genügt, das Körperschema auszulösen.*

Erwachsene mit Phantomglied oder Phantomschmerz sind abnorm reagierende Personen; deswegen ist Phantomschmerz nicht chirurgisch zu behandeln. Thalamotomie und Rindenunterschneidung/ausschneidung bleiben erfolglos; diese Erfahrungen zeigen aber an, wie abhängig ganz spezielle Störungen, bei denen die Schaltstellen Thalamus und hintere Zentralwindung sicher von Bedeutung sind, *eingebettet* bleiben *in die Gesamttätigkeit des Gehirns.*

Der Begriff Körperschema ist nicht gut, weil er irrtümlicherweise vermuten macht, eine Störung des Körperschemas sei — analog dem Phantom — lokalisierbar. Das ist ebensowenig möglich, wie die Lokalisation einer *Rechts-Links-Störung*, die in der Regel an allgemeinere organische Psychosyndrome gebunden ist. Eigene Erfahrung lehrt, daß die in Diskussionen immer noch auftauchende „Rechts-Links-Störung" als selbständiges Syndrom entbehrt werden kann (s. auch POECK u. ORGASS).

Autotopagnosie (PICK) und *Fingerwahlstörungen* (GERSTMANN) müssen seltene Phänomene sein. Phänomene, die sich zunächst für diese Symptomdiagnose anbieten, lassen sich, nach unserer Erfahrung, im Rahmen allgemeiner hirnorganischer Veränderungen auflösen, sofern nicht einfach eine Fehlbeurteilung der Phänomene erfolgt ist. Ohne ins literarische und klinische Detail einzutreten, sei hervorgehoben, daß Schemata dazu verführen, Schemen nachzujagen.

Limbisches System — (olfactorischer Palaeocortex)

Im letzten Jahrzehnt hat das sog. „limbische System" (BROCA, 1878) Interesse gewonnen. Hippocampus, Area entorhinalis, Induseum griseum sind konservative „alte" Elemente des Cortex. Der Gyrus cinguli wurde früher als wesentlicher Bestandteil des Riechhirns angesehen; aber er ist, wie die ganze limbische Formation, auch bei Mikrosmatikern gut entwickelt. Nucleus amygdalae und Area septalis sind alte Kerngebiete des Telencephalon (Abb. 21 d). Alle diese Grisea haben Verbindungen untereinander, vor allem aber Beziehungen zum Mittel- und Zwischenhirn neben den Verknüpfungen mit der Rinde. So bietet sich dieses „System der Mitte" an, die Erregbarkeit des Cortex zu beeinflussen, die affektiven und vegetativen Begleitphänomene zu integrieren. Nach Ausschaltung des limbischen Systems bei Affen beobachteten KLÜVER u. BUCY orale und sexuelle Enthemmungsphänomene (Klüver-Bucy-Syndrom). TERZIAN u. DALLE ORE stellten das gleiche nach doppelseitiger temporaler Lobektomie fest.

Hippocampus und Nucleus amygdalae haben besonders niedrige Reizschwellen (LIBERSON und AKERT) für epileptische Nachentladungen. Dort kann deswegen auch eine epileptische Erregung starten, wenn tierexperimentell in einem andern, mit ihm verknüpften, Gebiet gereizt wird (JANZEN u. E. MÜLLER). Viele sog. temporale epileptische Foci der Klinik sind nach dem EEG voreilig diagnostiziert und Temporalpole — ohne dauernden Erfolg — reseziert worden. Das geschah als Folge der Überwertung einer Untersuchungsmethode = EEG und modischer Auffassungen über die Bedeutung des limbischen Systems. Daß bei temporalen Herdfällen (Tumor, Verletzung, Dysplasien) psychische und vasomotorisch-vegetative Phänomene,

Triebenthemmungen auftreten, ist den Klinikern schon lange ebenso bekannt (JACKSON; K. H. STAUDER) wie die Bedeutung dieser Region für Wesenswandlung, Anfallbereitschaft, Anfallausgestaltung, vegetative Syndrome.

Corpora mamillaria und ventrikelnahe Grisea

Die *Encephalopathia* WERNICKE bei Malabsorption demonstriert — ebenso wie die Erfahrungen bei *Encephalitis* v. ECONOMO — die Bedeutung der ventrikelnahen Grisea und der Corpora mamillaria bei Entgleisungen in die Psychose vom exogenen Reaktionstyp BONHOEFFER.

Topische Diagnostik im Bereich der Hemisphären

Für die topische Diagnostik von Hemisphärenstörungen kann sich der Kliniker nur ausnahmsweise auf bestimmte Phänomene und ihre Zuordnung zu umschriebenen Gebieten verlassen, d. h. vom Symptom unmittelbar auf Lage und Ausdehnung des Herdes schließen. Ein solcher übereilter Schluß ist aber weitverbreitet. Reifungsphase, Dominanz einer Hemisphäre, successive Überwindung einer Dekompensation (Diaschisis), Ausgangslage, Konstitution (CURTIUS) und Lebensphase (PETTE) beeinflussen die Phänomene. Gleichwohl kann von Elementen der Organisation der Hirnrinde ausgegangen werden.

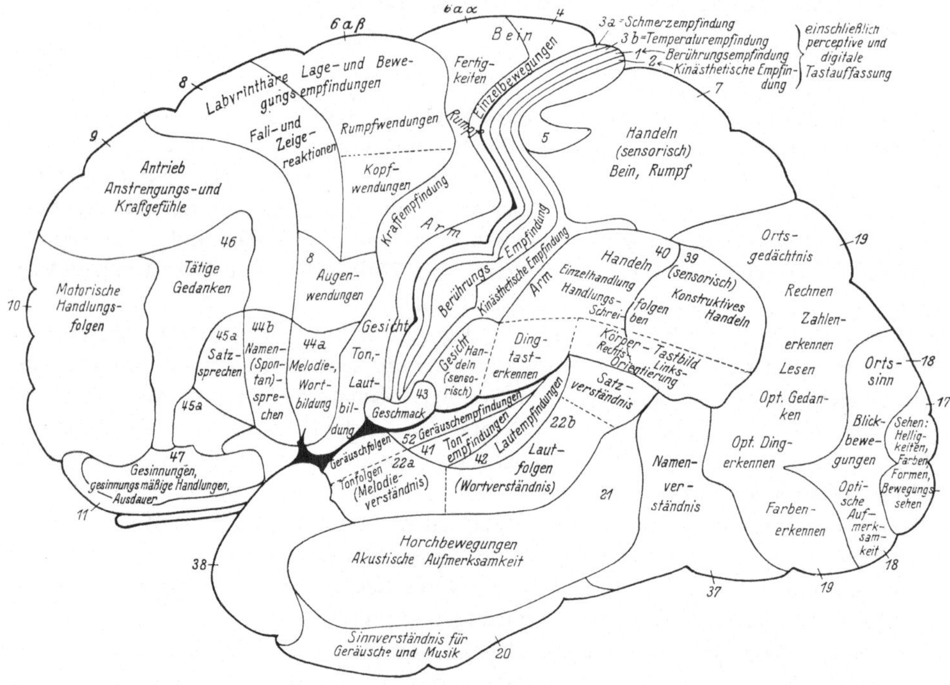

Abb. 22a

Abb. 22a, b (aus KLEIST). Cytoarchitektonik der Großhirnhemisphären (nach BRODMANN) und Lokalisation von Funktionen (KLEIST), als Anhalt für die Organisation (vgl. Abb. 21) und als Ausgang für die Diskussion (vgl. Text)

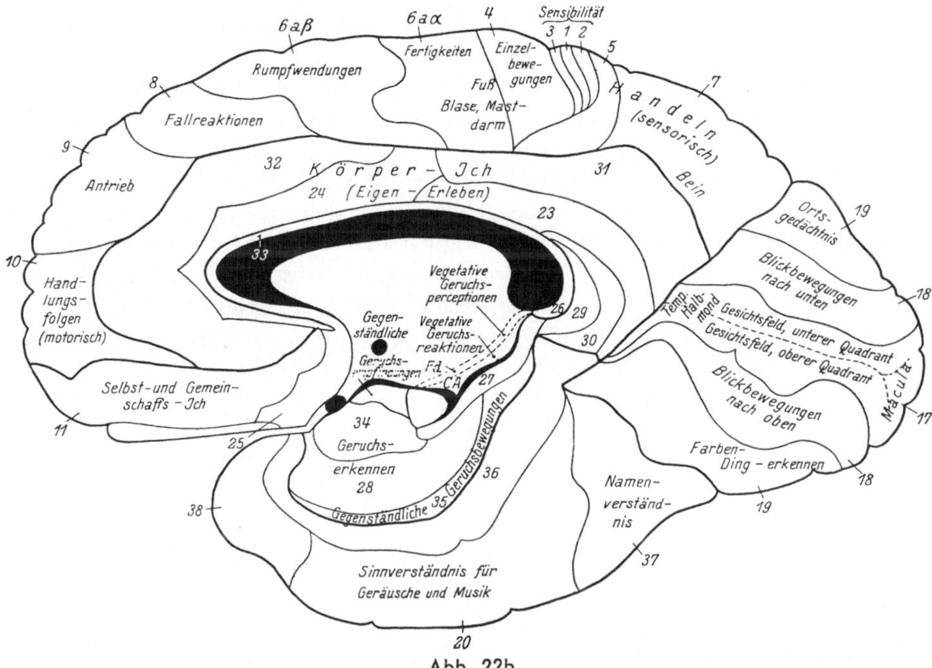

Abb. 22b

Um dies klarzustellen, kann die Hirnkarte von Kleist betrachtet werden, in welcher der Ertrag und die Irrtümer einer bedeutenden Forschungstradition zusammengefaßt sind (Abb. 22a, b). Dieser Karte liegen 1. Fakten und 2. eine Konzeption zugrunde. Kleist forschte innerhalb der Tradition, daß einer Struktur eine Funktion entspreche und daß die architektonischen Hirnrindenfelder (Cytoarchitektonik: Brodmann, v. Economo, C. u. O. Vogt, Beck, v. Bonin; Myeloarchitektonik: Flechsig; Angioarchitektonik: R. A. Pfeifer) präzise mit Funktion erfüllt werden müßten (anatomische Physiologie/Psychologie). Diese Voraussetzung gilt aber nur für „mehr oder weniger" elementare Integrationsgebiete. Dieses „mehr oder weniger" ist wichtig; denn *ob* und *welche* Integrationsgebiete der Rinde „automatisch" reagieren, dürfte noch zu klären sein. Chr. Jacob sprach davon, daß durch das Hirn die einfache Reaktion auf den Reiz umgewandelt werde zu einer „Handlung" (im Gegensatz zum Reflex).

Klinische und experimentelle Tatsachen fördern die Erkenntnis, daß Umwelt und ontogenetische Adaptation (Pawlow) *über die prospektive Bedeutung weiter Rindengebiete, nämlich der höheren Integrationsgebiete, entscheiden.* Die prospektive Potenz ist offenbar nur in den elementaren Integrationsgebieten der reifen Frucht identisch mit der prospektiven Bedeutung. In diesem Zusammenhang sei daran erinnert, daß *das spezifisch Menschliche die gesteigerte Cerebration* ist, die von Portmann als die Ursache der „physiologischen Frühgeburt", d. h. des sekundären Nesthockerzustandes, angesehen wird.

Kleist ist ein hervorragender Beobachter gewesen und hat der Hirnpathologie viele neue Tatsachen erschlossen. Aber er hat *Funktion und Inhalt* nicht auseinandergehalten (Gruhle). Megalomanie, gestörter Eigenantrieb bei erhaltenem Fremdantrieb, gesteigerte Antriebe stellen sich bei Stirnhirnherden als gestörte Funktion ein. Der Inhalt hängt ab von Bedingungen, die im Kranken selbst und in seiner Umwelt gegeben sind.

Die Kleistsche Synopsis vereinigt Fakten und Modellvorstellungen. Die Karte zeigt den Aufbau nach Sinnessphären. Den Orten der primären Afferenz oder Efferenz lagern sich Gebiete an, welche für höhere integrative Leistungen innerhalb derselben und für die Verknüpfung mit den übrigen Sinnessphären/Funktionskreisen zuständig sein sollten, streng gebunden an die Area der architektonischen Forschung. Die architektonische Forschung hat aber inzwischen Erweiterungen und auch Zurücknahmen erfahren (v. Bonin; Beck). Aus der Modellvorstellung/Forschungstendenz sind Fakten *mißdeutet*, sind Anteile komplexer Leistungsstörungen zu sehr *isoliert*, ist manches *nicht gesehen* worden. Für die primitiven Rindengebiete und das dominante Scheitelhirn trifft aber die Karte — befreit von den Feldergrenzen — das Wesentliche der Organisation.

Praxis der topischen Diagnostik

1. Zuerst ist festzulegen, ob Störungen der Motilität, Sensibilität und der Gesichtsfelder bestehen. Geruch- und Geschmackstörungen, Hörstörungen lassen diagnostische Schlußfolgerungen nur zu a) bei Prozessen in der Nähe der Sinnesorgane oder b) als corticale Reiz- und Enthemmungsphänomene.

Fehlen einschlägige Leistungsstörungen, so ist damit festgestellt, welche Gebiete der Rinden sowie der großen Bahnen vom Prozeß nicht gestört sein können. Daraus ergeben sich Rückschlüsse auf Natur oder/und Lokalisation der Affektion.

Die motorische und sensible Vertretung der Körperperipherie auf der Hirnrinde wird im allgemeinen mit dem *homunculus* von Penfield anschaulich vorgeführt. Penfield hat wie Foerster, dessen Mitarbeiter er gewesen ist, während hirnchirurgischer Eingriffe (in Lokalanaesthesie) Reizungen am Cortex des Menschen durchgeführt und so die Daten gewonnen. Wenn man aber die klinischen Phänomene beim senso-motorischen epileptischen Rinden-Anfall sowie die Beobachtungen bei der migraine accompagnée und bei Insuffizienz der Durchblutung im Media- und Anteriorgebiet als Basis nimmt (wie Jackson), so sieht der Homunculus anders aus. Bei epileptischen motorischen Entladungen tritt eine *Anordnung der zentralen Repräsentanz* zutage, welche nicht mehr oder weniger reihenförmig ist sondern Funktionen verknüpft:

Zunge, Perioralgebiet, Perioronasalgebiet,
Heranführen der ersten 3 Greiffinger an die gleichseitige Mundhälfte,
Kopf-Blick-Rumpf-Wendung,
Beugung aller Arm- und Handmuskeln,
Streckung (selten), meist Beugung aller Beinmuskeln, distal oder proximal beginnend,
Bauchdecken (selten, aber doch als isolierte epileptische Manifestation vorkommend).

Isolierte Zuckungen des Daumens oder der Großzehe müssen extrem selten sein. Das Kojewnikow-Syndrom befällt lange isoliert einen Mundwinkel (als Facialis-tic mißdeutet), das Brachio-oral-Gebiet, aber m. W. und nach eigenen Beobachtungen nicht isoliert Daumen oder Großzehe. Die häufige Reaktion von Daumen und Großzehe bei elektrischer Reizung der Rinde ist Ausdruck einer funktionellen Ordnung;

Mundgebiet, Finger (besonders Daumen) und Fuß sind an zahlreichen Leistungen beteiligt.

Bei Minderdurchblutung im A. c. media-Bereich und bei migraine accompagnée tritt die gleiche Gliederung zutage: Sprechen, Zuordnung der Finger 1—3 zum gleichseitigen Mundgebiet, Bewegungen des Armes unabhängig von derjenigen der Finger.

Die sensible Repräsentanz läßt sich aus klinischen Daten weniger gut erschließen. Epileptische Phänomene verlaufen zu schnell als daß sie — auch von intelligenten Beobachtern — hinsichtlich der Reihenfolge exakt angegeben werden könnten; nur Zungenhälfte und Mundwinkel heben sich nicht selten deutlich ab. Bei den zirkulatorischen Störungen hingegen treten sie deutlicher hervor, zumal sie länger dauern. Paraesthesien der vorderen Zungenhälfte, eines Perioralgebietes, Armzonen (Radial-, Ulnar-Seite) werden so scharf angegeben, daß Verwechslungen mit Störungen des N. trigeminus 2 und 3, der Segmente C 6—C 8 keineswegs Ausnahmen darstellen.

Diese Fakten lassen erkennen, daß sowohl eine mehr oder weniger reihenförmige Anordnung als auch eine Verknüpfung der Teile zu häufigen Funktionszusammenhängen die maßgebenden Gliederungs-(Ordnungs-)Prinzipien der Hirnrinde sind (vgl. dazu auch BAY: Agnosie und Funktionswandel). Die Homunculi, welche auch für andere Gebiete (Thalamus, Kleinhirn) gezeichnet worden sind, sind nicht nützlich, sie verhüllen das Wichtige; die Elementarien kann man sich auch ohne solche Hilfen einprägen.

Untersuchung bewußtseinsgetrübter Kranker

Die einfache Beobachtung der Motilität kann bei bewußtseinsgetrübten Kranken die diagnostische oder therapeutische Entscheidung bringen. Treten beim akut Erkrankten irgendwann Fingerbewegungen auf, so kann eine Rindenschädigung ausgeschlossen werden. Das gleiche gilt für eine sehr früh sich manifestierende Spastik; bei Rindenschäden bleibt nämlich die Lähmung lange schlaff (Ausnahme: Thalamusherde). Bei erheblicher Störung der Massenbewegungen und halbseitiger mimischer Schwäche der Gesichtsmuskulatur zeigen Einzelbewegungen an, daß die Rinde nicht befallen ist; die Störung wirkt sich auf den Hirnstamm aus. Fokale epileptische Entladungen bei komatösen Kranken verdienen größte Aufmerksamkeit; treten sie auf, kann man auf Unversehrtheit der betreffenden corticalen Gebiete (und vermutlich auch der benachbarten) schließen, d. h. die Prognose ist nicht ungünstig. Man kann dann übereilte diagnostische und therapeutische Eingriffe vermeiden. Beispiele: a) Luftembolie bei Aortographie. Patient bäumt sich auf, wird schlagartig bewußtlos, zeigt Phänomene der Enthirnungsstarre — gewöhnlich ein signum mali ominis. Wenige Stunden danach treten, unregelmäßig lokalisiert, fokale Anfälle auf. Der Patient ist noch regungslos und tief bewußtlos. Die passiv erhobenen Glieder fallen schlaff herab. Man kann eine gute Prognose stellen. b) Ein seit Tagen zunehmend bewußtseinsveränderter Patient hat deutliche linkshirnige Symptome, nämlich Steigerung der Eigenreflexe, Babinski-Phänomen. Er bewegt aber, bei Abwehrreaktionen und spontan, die linke Seite nicht genügend mit. Eine doppelseitige Veränderung muß angenommen werden: doppelseitiges subdurales Haematom.

Sensibilitätsstörungen lassen sich durch Schmerzreize auch bei bewußtseinsgetrübten Kranken ausreichend sicher ermitteln, hemianopische Störungen durch Ausnutzung des Blinzelreflexes.

2. Schmatz-, Kau-, Schluckbewegungen, sinnloses Nesteln und Umhergehen, optische Halluzinationen (bei denen manchmal eine identische Szene abläuft, deren Unwirklichkeit erkannt wird, wie „ein Film" innerhalb der gewohnten Wirklichkeit, *dreamy states*), Geschmacksstörungen, Kreis-Schwindel, vegetative und intestinale Störungen (als Kreislaufkrisen, Angina pectoris, Koliken mißdeutet) sind die *Symptome einer pathologischen Tätigkeit im Temporalgebiet der nicht dominanten Hemisphäre*, selterner auch der dominanten.

3. *Die hirnlokalen Psychosyndrome* sollten zunehmend Bedeutung gewinnen. Psychopathologen, denen ein häufiger Umgang mit Patienten, welche an örtlichen Hirnstörungen leiden, fehlt, diagnostizieren meistens ein allgemeines hirnorganisches Psychosyndrom (s. S. 145ff.). Der Neurologe glaubt, abgesehen von den bekannten psychischen Veränderungen bei Stirnhirnschäden, auch differente Psychosyndrome bei temporalen, occipitalen, cerebellären Prozessen sowie solchen des vorderen und hinteren Balkens unterscheiden zu können. Das ist informationstheoretisch — Erfahrung! — zu begründen, aber noch kein Beweis. Neue psychopathologische Studien sind dringend erwünscht.

4. Für die Lokalisation eines Herdes ist es von größter Bedeutung festzustellen, welche Rindengebiete nicht gestört sein können. Die Lokalisation über die gestörte Funktion bestimmter corticaler Areale gewinnt erst durch die *Beachtung der begleitenden Phänomene* an Sicherheit.

a) Wegen seines Verlaufes an der Schädelbasis ist eine Parese des *Abducens* zunächst nur ein *Lateralisationssymptom*. Wenn nicht weitere Symptome die Lokalisation einengen, muß bei Abducensparese die ganze Schädelbasis abgesucht werden. Oculomotorius- und Trochlearisparese sind, wegen des Verlaufs der Nerven, seltener Begleitsymptome, dann aber wichtige Indizien für die Lokalisation.

b) Der *Opticus* kann eine primäre, durch Druck bedingte, *einseitige Atrophie* aufweisen. Bei intracerebralen in der Nähe des Opticus liegenden Prozessen und bei solchen in der Opticusscheide (z. B. durch Blutungen) kann *einseitige Stauungspapille* entstehen.

c) Wichtig ist die Analyse der Funktion der großen *durchziehenden Bahnen*. Hemiplegie, Hemianaesthesie, Hemianopsie schließen einen Rindenherd aus, wenn sie *zusammen* vorkommen, weil eine *umschriebene* Affektion nur bei Angriff in der Capsula interna dieses Syndrom bewirken kann.

Die vor Erreichung der corticalen oder subcorticalen Endstätten abzweigenden Bahnen, welche für spezialisierte Reflexe verantwortlich sind, lassen sich in der Diagnostik am Krankenbett noch nicht genügend ausnutzen, z. B. *hemianopische Pupillenreaktion*, *Richtungshören*, Koordination der Motorik. Die Prüfung solcher Reflexe bedarf eines spezialisierten Laboratoriums. Der Zustand des Kranken, bei denen die Objektivierbarkeit wünschenswert wäre, erlaubt eine solche Untersuchung in der Regel nicht.

d) *Jeder Prozeß, der*, einseitig beginnend oder generalisiert (Hirnödem), *zu Massenverschiebungen führt, kann die Blutzufuhr behindern und chronisch oder akut (Insult) gefäßabhängige Störungen verursachen.* Sehr selten ist Behinderung des A. c. anterior-Gebietes durch einen supraselläar sich auswirkenden Tumor. Die A. c. posterior ist durch eine Massenverschiebung vom Temporallappen her gefährdet. Temporallappentumoren können, abgesehen von psychischen Veränderung, die sehr spät bemerkt werden, lange „stumm" bleiben; eine schlagartig eintretende Hemianopsie läßt dann an einen primären Gefäßprozeß denken (Abb. 34c). Bei Massenverschiebungen leidet die Durchblutung im Hirnstamm (Thalamus, Pallidum), weil die aus den basalen Zisternen direkt einziehenden Gefäße bedrängt werden (s. S. 167 ff.).

Die Massenverschiebungen beeinträchtigen auch die Durchblutung jener Gebiete, bei denen, infolge der Verschiebungen während der Morphogenese, kritische Stellen auftreten, z. B. Ammonshorn. Die Kenntnis dieser Vorgänge verhindert, daß fälschlicherweise ein primärer Gefäßprozeß (vasculärer Insult), oder daß disseminierte Herde (z. B. Metastasen) diagnostiziert werden.

e) Schmerzen können die Lateralisation bestimmen, erlauben manchmal sogar eine genauere Lokalisation (s. S. 101 ff., schmerzempfindliche Strukturen im Schädelinnern, Schmerzübertragung).

5. *Weg zur topischen Diagnose.*

a) Möglichst unvoreingenommene Analyse der Phänomene, eine sehr schwere Aufgabe.

b) Feststellung, welche Gebiete der Rinde und welche Anteile der auf- und absteigenden Bahnen nicht gestört sein können (Prinzip der negativen Aussage = diagnosis ex negativo).

c) Sorgfältige Beachtung der „hirnlokalen" Psychosyndrome.

d) Beachtung der Lateralisationszeichen.

e) Beachtung der Komplikationen durch Massenverschiebungen, welche eine disseminierte Lokalisation oder einen primär andersartigen Prozeß vortäuschen können.

2. Das viscerale/vegetative Nervensystem

Allgemeines

Dieses Kapitel ist kurz. Die diagnostisch wichtigen Einzelheiten lassen sich aus den Schemata nach MONNIER ableiten (Abb. 23, 26). Die Analyse von Überträgersubstanzen und der verschiedenen, nur biochemisch/pharmakologisch zu definierenden „Receptoren" hat gegenwärtig eine intensive Forschung herausgefordert, die manche geltende Vorstellung wandeln wird. Die Anwendung der Erkenntnisse in der Pharmakotherapie steht noch in der Diskussion [EHRENPREIS (ed.), MORAN (ed.)]. Deswegen wird nur das klinisch Bedeutsame summarisch hervorgehoben.

Bei den Plattwürmern beginnt die Entwicklung eines vegetativen Nervensystems, von den frontalen Ganglien entspringend; bei den höheren Ringelwürmern gehen aus den abdominalen Ganglien ebenfalls viscerale Nerven hervor. Insekten und Krebse besitzen teilweise eine doppelte Innervation der inneren Organe. Eine andere Parallelentwicklung zur Neurosekretion der Vertebraten läßt sich erkennen: Bei Ringelwürmern produzieren nämlich umgewandelte Ganglienzellen adrenalinartige Substanzen; bei Insekten finden sich Verknüpfungen von Nervensystem und endokrinen Drüsen (MISLIN).

Das vegetative System ist ektodermaler Herkunft. *Die Säuger zeichnen sich durch ihre zahlreichen vegetativen Strukturen gegenüber allen anderen Tierklassen und gegenüber den übrigen Vertebraten aus.* Bei den Säugern wird eine höchste Entwicklungsstufe dieses Systems erreicht.

Der Regulationskreis „Nervensystem — endokrine Organe — Rückmeldung an das Nervensystem“ ist in Parallelentwicklungen innerhalb der Tierklassen zu erkennen.

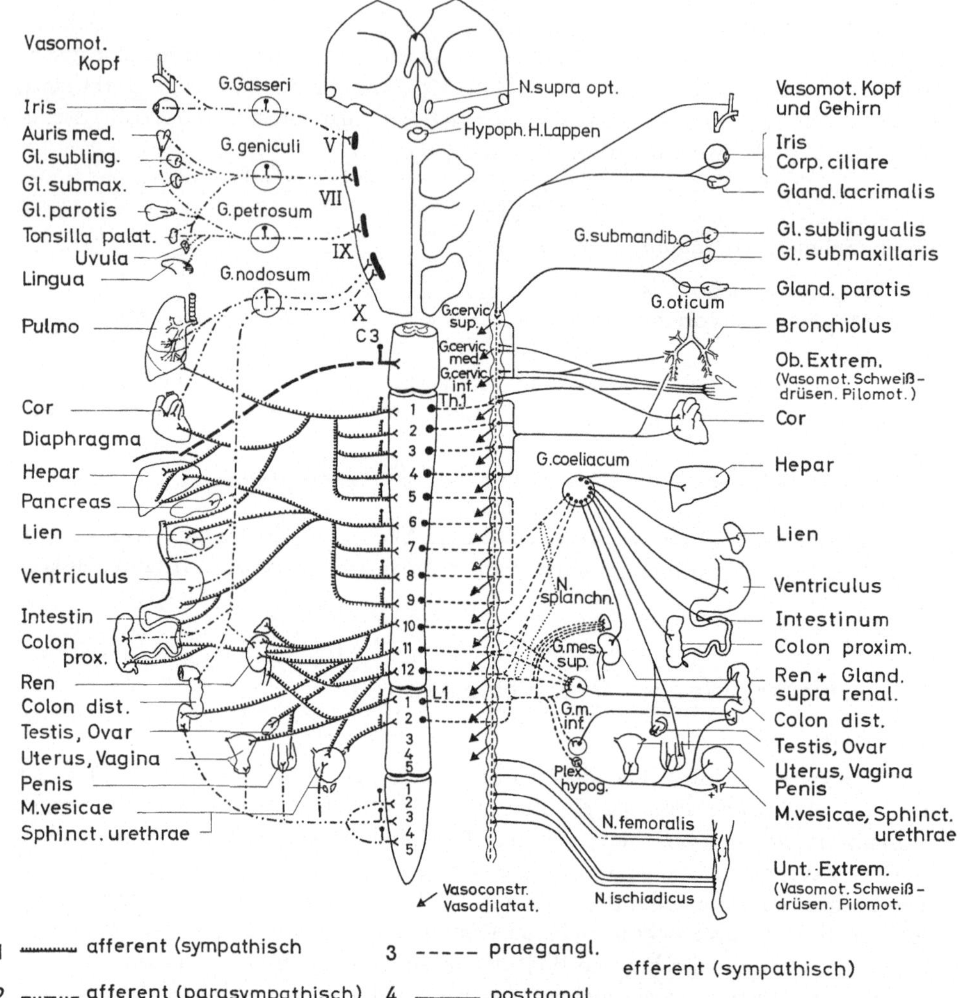

Abb. 23 (nach Monnier). Die afferente sympathische (1) und parasympathische (2), sowie die efferente präganglionäre (3) und postganglionäre (4) Organisation des vegetativen Nervensystems. Das efferente parasympathische System versorgt die gleichen Gebiete, deren Afferenzen gekennzeichnet sind. Im Gegensatz zur sympathischen Efferenz liegt das Ganglion näher beim Erfolgsorgan. Die Ursprungsgebiete des präganglionären parasympathischen Systems sind: Hypothalamus, Pons, Medulla oblongata, Sacralmark

Zentrale Organisation, Regelkreise

Im stufenförmigen Aufbau des vegetativen Nervensystems, von den peripheren über die spinalen Formationen, ist das Diencephalon das übergeordnete Regulationsorgan, eng verbunden mit dem Endhirn (Frontalhirn, sog. limbisches System,

Sinnesfelder) und dem endokrinen System (Abb. 24, 25). Daß optische Reize einen Einfluß auf den Brunstcyclus haben, ist nachgewiesen. Der Einfluß olfactorischer Reize auf die Umstellung des animalen und des vegetativen Systems im Zusammenhang mit der sexuellen Organisation ist erheblich. Die Mitreaktion vegetativer Organe bei Gemütsbewegungen hat die alte Namensgebung bewirkt, nämlich „sympathisches" Nervensystem. — Der Hypothalamus ist nach W. R. Hess so organisiert, daß man 1. die in der mesodiencephalen Übergangsregion gelegenen *trophotropen* und 2. die oral gelegenen *ergotropen* Gebiete unterscheiden kann.

Die Verknüpfung hypothalamischer Kerne mit Hinter- und Zwischenlappen (Neurohypophyse) erfolgt über neurosekretorische Bahnen. Das Neurosekret (Scharrer; Gaupp) entsteht im Perikaryon, wird an den Endstätten der Fasern gespeichert und bei Bedarf freigesetzt (Scharrer; Bargmann; Spatz, Diepen, Engelhardt). Der Zwischenlappen (Wasserhaushalt!) ist bei Wüstentieren besonders stark geprägt.

Seit Entdeckung des Pfortaderkreislaufs zwischen der *Eminentia mediana* des Hypothalamus und dem Hypophysenvorderlappen durch Popa ist auch die Regelung in diesem Abschnitt aufgeklärt worden. Im Hypothalamus finden sich, durch Ultrazentrifugate nachgewiesen, Substanzen *(releasing factors)*, die in den Bläschen der Endfüßchen, welche die Kapillaren umgeben, nachgewiesen worden sind. Der Inhalt kann über dieses Pfortadersystem zum Hypophysenvorderlappen (Adenohypophyse) gelangen und die Hormone freisetzen, welche nun ihrerseits einzelne endokrine Drüsen stimulieren durch gonado- (FSH, LH), thyreo- (TSH), adrenocortico- (ACTH)-trope Hormone, Prolactin und Wachstumshormon (STH). Der Gehalt des strömenden Blutes an den einzelnen Hormonen wird durch Chemoreceptoren im Hypothalamus kontrolliert. Steuerung und Regelung gründen auf diesen Vorgängen.

Klinische Bedeutung

Die Störungen bei Prozessen in der Infundibularregion hängen ab vom Reifungsstadium des befallenen Individuums: Bei jungen Individuen treten hypophysärer Zwergwuchs, Pubertas praecox auf, bei adulten Individuen Störungen im Metabolismus, z. B. arterielle Hypotonie, Diabetes insipidus, Adipositas, Veränderung der Antriebe.

Störungen der endokrinen Drüsen wirken sich auf die Hirnleistung aus. Man vergißt zu leicht, daß die Erregbarkeit der Neurone von metabolischen Faktoren gesteuert wird. Erinnert sei an die psychischen Besonderheiten von Kranken mit Hypo- und Hyperthyreoidismus, mit Gonadeninsuffizienz.

Das neurosekretorische System zum Hinterlappen ist beim Säugling noch nicht in voller Funktion; bei ihm besteht eine hochgradige Empfindlichkeit gegenüber geringfügigen Störungen im Wasserhaushalt. Diese können die Reifung des Gehirns deletär beeinflussen. Die Neurochirurgie des Kleinkindes hat erst dann erhebliche Fortschritte gemacht, als dies durch einfache Maßnahmen berücksichtigt worden ist.

Die unter Belastung (stress Selye) bewirkte vegetative Umstellung kann auch durch cerebrale Prozesse unmittelbar hervorgerufen werden, z. B. Tumoren und Blutungen (Hoff, F.), bei jeder Pneumencephalographie (Janzen, Becker, H.).

Die Reaktionsmöglichkeiten des hormonal-vegetativen Systems muß der Neurologe bei diagnostischen und therapeutischen Maßnahmen berücksichtigen. Vegetative Tests sind bei hypothalamisch/hypophysären Prozessen nicht ungefährlich.

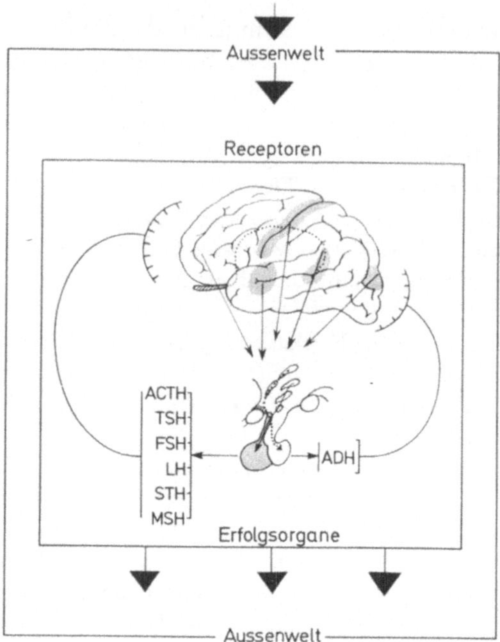

Abb. 24. Somatoviscerales Nervensystem und Endokrinium, Regelkreis. *ACTH* Adrenocorticotropin; *FSH* follikelstimulierendes H., *LH* luteinisierendes H./Prolactin (Gonadotropine); *STH* wachstumstimulierendes Hormon; *TSH* thyreoideastimulierendes Hormon; *MSH* melanocytenstimulierendes Hormon; *ADH* Adiuretin = Vasopressin = Oxytocin; übrige Zeichen ergeben sich von selbst und durch Vergleich mit Abb. 21 und 25

Eine diagnostische Wasserbelastung z. B. kann tödlich enden. Punktion eines adaptierten Hydrocephalus kann eine lebensbedrohende vegetative Krise auslösen, „hypothalamisch-hypophysäres Ungewitter".

Für die topische Diagnostik sind zentrale vegetative Störungen selten entscheidend. Beispiele: Pubertas praecox, Zwergwuchs, isolierte metabolische Störungen des Erwachsenen, maligne unbeeinflußbare Hypotonie. Die hypothalamisch-vegetativen Regulationsstörungen können lange Zeit und weitgehend kompensiert werden.

Periphere Organisation

Bei peripheren Störungen des vegetativen Nervensystems haben sich aus der Organisation des sympathischen und parasympathischen Systems einige für die Prozeßlokalisation nützliche Daten ergeben (Abb. 26).

Die sympathische postganglionäre Faser und das zugehörige Neuron entsprechen dem Motoneuron im animalen System. Die Überträgersubstanz von der präganglionären Faser zum Ganglion ist Acetylcholin. Beim parasympathischen System erfolgt die Umschaltung in der Nähe des Organs oder im Organ selbst. Die Überträgersubstanz des parasympathischen Systems, das Acetylcholin, wird am Orte der Wirkung sofort gespalten, so daß eine *ausschließlich lokale* Wirkung zustande kommt. Das war der Grund dafür, daß das 1921 von Loewi entdeckte Herzhormon (Vagusstoff = Acetylcholin) sich so spät hat identifizieren lassen. Die postganglionären

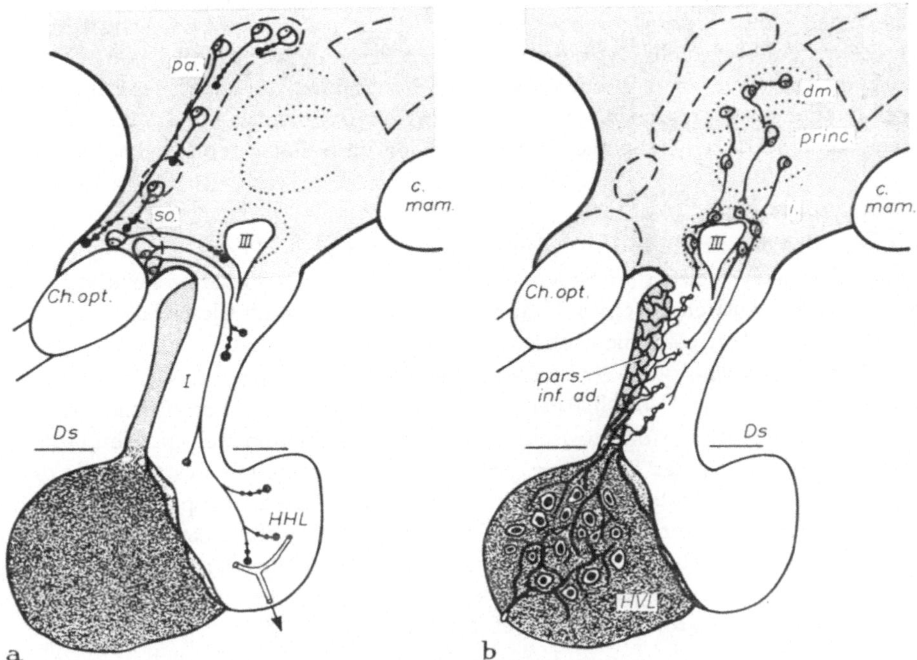

Abb. 25a u. b (aus ENGELHARDT). Die beiden hypothalamo-hypophysären Systeme (Mensch): a das Hypophysenhinterlappensystem und b das Hypophysenvorderlappensystem. Beachte: Das Parenchym des Hinterlappens wird von Nervenfaserendigungen gebildet, das des Hypophysenvorderlappens von echten Drüsenzellen. Die Neurone des Vorderlappensystems (*Tr.* tubero-hypophyseus) erreichen die Drüsenzellen des Vorderlappens nicht: die Verknüpfung wird über die „Spezialgefäße" im Infundibulum ermöglicht (sog. „neurovasculäre Kette").—Bezeichnungen s. Abb. 16

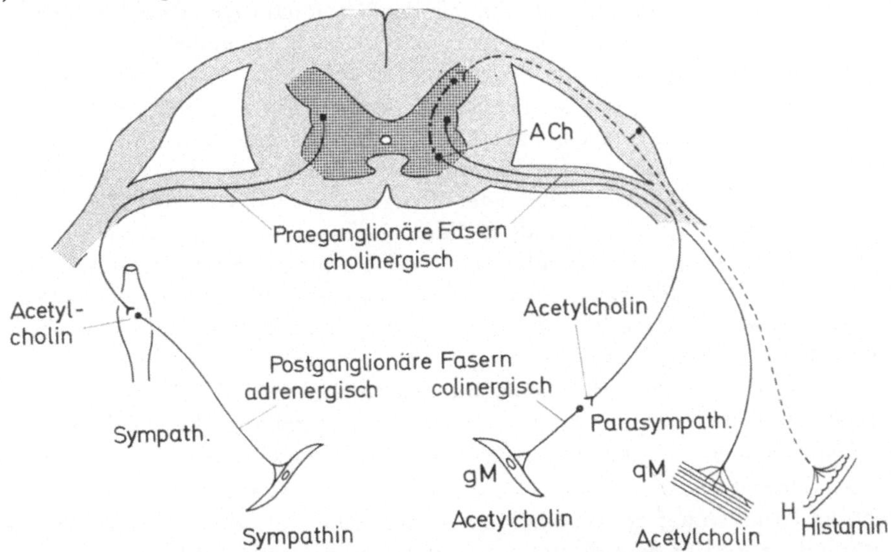

Abb. 26 (aus MONNIER). Chemische Erregungsübertragung im viscero-motorischen und somatomotorischen System. *gM* = glatter Muskel, *qM* = quergestreifter Muskel. Ausnahme: cholinergische sympathische Fasern für Vasodilatatoren und Schweißdrüsen

Fasern des Sympathicus werden als *adrenergische* den *cholinergischen* parasympathischen Fasern gegenübergestellt. Noradrenalin und Adrenalin werden nicht am Orte der Wirkung abgebaut, so daß jede *lokale Sympathicuswirkung begleitet* ist *von* einer mehr oder minder ausgeprägten *allgemeinen Wirkung des freigesetzten Sympathins*. Die sympathischen Fasern zu den Schweißdrüsen und den Vasodilatatoren sind cholinergisch.

Klinische Bedeutung

Wenn z. B. bei hochsitzenden Halsmarkquerschnitten die Peripherie ohne zentrale Integration sich reguliert, können einfache Belastungen dieser vegetativen Peripherie, z. B. Aufrichten eines Kranken, Darmeinlauf und Blasenfüllung, zu gefährlichen Kreislaufreaktionen führen.

Als sog. *vegetatives Quadrantensyndrom* (PETTE-DÖRING) bezeichnen wir: Schweregefühl und abnorme Ermüdbarkeit der Muskelgruppen des betreffenden Körperquadranten, gestörte vasomotorische Regulation bei äußeren Reizen, Herabsetzung der Empfindlichkeit der Schmerzreceptoren. Die Verkennung des Grundes dieser letztgenannten Veränderung, nämlich der dissoziierten Empfindungsstörung, kann den Verdacht auf einen primär intraspinalen Prozeß lenken. Das — wenn man es kennt — leicht diagnostizierbare Quadrantensyndrom muß die Fahndung nach einem Prozeß in diesem Quadranten auslösen, der dann meistens in der Nähe des Plexus oder der großen Gefäße gefunden wird (s. S. 100).

Irritationen derjenigen peripheren Nerven, welche vegetative Fasern führen, bedingen dystrophische Syndrome und Meralgien (Gliedschmerzen). Der Hand leitet der Nervus medianus und dem Bein der Nervus ischiadicus/tibialis die vegetative Innervation zu. Eine Ulnarisschädigung ist nicht mit einem wesentlichen vegetativ-dystrophischen Syndrom verknüpft. Eine Medianusirritation im Sulcus carpi kann, als sog. *Carpal-Tunnel-Syndrom*, heftige Brachialgien verursachen. Das Symptom *Brachialgia nocturna paraesthetica* in der Gravidität ist stets verdächtig darauf. Das Syndrom kann jahrelang bestehen, ehe deutlich erkennbare Störungen der Sensibilität und der Motorik im Medianusgebiet auftreten.

Bei jeder Verletzung des Medianus und des Ischiadicus/Tibialis muß man von vornherein berücksichtigen, daß Schmerzen (Kausalgie) und ein neurodystrophisches Syndrom auftreten können. Die dystrophische Zuspitzung des Zeigefingerendgliedes und die Sprödigkeit der Nägel sind manchmal das einzige Zeichen einer Medianusirritation, die dadurch als Bedingung einer Brachialgie erkannt wird. Bei diesen Nervenläsionen tritt ein allgemeines Gesetz zutage, das für den Sympathicus gilt: *Eine Läsion der efferenten postganglionären Fasern bewirkt eine Überempfindlichkeit der Peripherie gegen den adäquaten Überträgerstoff*, Noradrenalin und Adrenalin (law of denervation, CANNON, 1939).

Über die Entstehung von Organstörungen durch primäre Veränderungen an den vegetativen Ganglien und Plexus wissen wir ungenügend Bescheid (HERZOG). Die Ganglien sind recht resistent gegenüber Schädigungen.

Das Hornersche Syndrom: Enophthalmus/Miosis/Lidspaltenverengerung entsteht bei Läsionen auf der Strecke vom Zwischenhirn bis zum obersten Thorakalmark und im Verlauf der prä- und postganglionären peripheren Fasern.

Änderungen der Hauttemperatur und der Schweißsekretion können zur topischen Diagnostik spinaler und peripherer Prozesse herangezogen werden.

Zur Prüfung der Schweißsekretion führt man den Minorschen Schweißversuch aus: Jodanstrich der zu untersuchenden Region, Trocknen, Stärkepuder, Auslösen eines allgemeinen Schwitzens durch Erwärmung von außen oder durch Cholinerciga.

Die Prüfung der dreifachen Reaktion der Gefäßperipherie auf mechanische Reize: Blässe, Röte + weißer Hof, Ödem (Lewis) kann ebenfalls für die Diagnostik spinaler und peripherer Prozesse ausgenutzt werden.

Foerster hat von den letztgenannten Untersuchungen noch weitgehenden Gebrauch gemacht. Sie kommen jetzt nur noch bei ganz besonderen Fragestellungen in Betracht, z. B. bei der Analyse von dystrophischen Syndromen nach Verletzungen (Diff. Diagnose: Inaktivität, Artefakt, Nervenschädigung) und von Meralgien.

Für die Efferenz werden vorwiegend B- und C-Fasern benutzt, für die Afferenz schnelleitende A- und langsam leitende C-Fasern. Tiefenschmerz (z. B. Druck auf Muskulatur, Knochen, Hoden) kann über das vegetative Nervensystem auch nach totaler Querschnittslähmung vermittelt werden.

Kapitel II. Übersicht über die neurologischen Symptome/Syndrome

Vorbemerkung

Am Anfang ärztlichen Handelns steht die Analyse der pathologischen Phänomene bei dem Kranken, der sich uns anvertraut. Sie ruht auf Anamnese und körperlicher Untersuchung.

Die Anamnese gründet auf Wissen und auf Erfahrung. Sie umfaßt körperliche und seelische Symptome sowie die Biographie. Sie ist manchmal schon die Therapie.

Die Analyse der neurologischen Symptome/Syndrome setzt die Kenntnis derselben sowie ihrer Grundlagen voraus.

Die nachfolgende Übersicht folgt systematischen Gesichtspunkten und ist daher im Einzelfall nicht immer anzuwenden, wenn man die ermittelten Phänomene mit Buchstaben und Zahlen des Kataloges charakterisieren will; viele Krankheitsprozesse treffen nämlich das Nervensystem generalisiert, unsystematisch; auch die örtlich sich entwickelnden, festen Organprozesse (Solidarpathologie) nehmen keine Rücksicht auf Systeme.

Der hier gegebene Katalog ist in einer mehr als 2 Jahrzehnte umspannenden Bemühung — im Kolleg, bei der Visite, beim Consilium — an die klinischen Bedürfnisse adaptiert. Der Katalog regt, wie man beim Gebrauch erfährt, zur systematischen Analyse der Krankheitsfälle an.

Wir haben auch mehrere Jahre ein ausschließlich den praktischen Bedürfnissen angepaßtes Schema benutzt; die Erziehung zum Durchdenken des Einzelfalls litt dabei Not, und die ohnehin verbreitete Tendenz, Wissen zu stapeln statt die Sache zu begreifen, wurde gefördert.

Der Katalog verfolgt Absichten, die dem Kranken und dem Arzt dienen. Daher schien es geraten, einige Anmerkungen einzufügen, um Grundkenntnisse aus der Erinnerung auftauchen zu lassen, differentialdiagnostische Überlegungen anzuregen oder um solche Fakten zu benennen, die im Kommentar, der dem Katalog folgt, keiner besonderen Erwähnung mehr bedürfen.

Systematisierung und Schematisierung im Katalog werden aufgehoben durch Zusammenfassungen im Kommentar zum Katalog. Im Kommentar wird nicht nur begründet und integriert. Klinische Probleme und die Indikation zur Anwendung weiterführender diagnostischer Techniken, Grenzen und Möglichkeiten derselben werden abgehandelt, wenn sich eine Zusammenfassung sinnvoll anbietet.

Die Angelsachsen unterscheiden (subjektive) *symptoms* und (objektive) *signs*. Wir halten subjektive und objektive Symptome (symptoma von συηπιπτω = zustoßen, widerfahren, in einen Zustand verfallen) für gleichberechtigt: Beide müssen für die Diagnose nach dem Prinzip der Konvergenz der Einzelsymptome ausgewertet werden.

Unter Syndrom (syndromos = zusammen vorkommend) wird verstanden 1. das Zusammengehen subjektiver und objektiver Symptome im Querschnitt

= *Querschnitt-Syndrom* (Syndrom der A. cerebri media, der Kleinhirnbrückenwinkelregion, des oberen Plexus cervicobrachialis usw.) 2. Symptome (ihre Entwicklung, ihr Wechsel) *und* Verlauf = *Längsschnitt-Syndrom.*

Neben dieser systematischen Anwendung des Begriffes Syndrom gibt es noch einen weiteren, nämlich als orientierende Benennung für eine noch unbekannte ätiologische Entität (Nosos, Morbus; deswegen ist es richtiger z. B. vom Morbus Refsum zu sprechen statt vom Refsum-Syndrom) oder eine nicht befriedigend zu erklärende symptomatologische Entität (Reaktionsform). Mit einer solchen Herausarbeitung beginnt eine neue Erkenntnis, und es ist berechtigt, den Namen der Entdecker anzufügen, womit gleichzeitig ein Attribut für die Unterscheidung gegeben ist.

Aufgegeben werden sollte die Gewohnheit, solche Phänomene mit Eigennamen und dem Attribut Syndrom/Symptom zu kennzeichnen, die sich systematisch einordnen lassen — also Blicklähmung statt Parinaud-Syndrom. Der Respekt vor dem erstbeschreibenden Autor erlischt nach einiger Zeit, sofern nicht eine fundamentale Leistung vorliegt. Leider werden viele fundamentale Leistungen nicht mehr mit dem Namen des Autors verknüpft; Mode und Bequemlichkeit haben andere Namen über viele Generationen erhalten.

Wir müssen aus den Zeichen (= Semeion) auf die Krankheit schließen. Die „XY-Syndrome" sind Beispiele für eine Semiologie, welche gebraucht wird, solange die Werkzeuge zur Analyse der pathologischen Phänomene nach Pathomechanismus, Pathogenese, Ätiologie fehlen. Unschätzbares Erfahrungsgut steckt in der Semiologie vergangener Generationen. Die treffenden oder bequemen, weil inzwischen auch dem Laien verständlichen Bezeichnungen bergen in sich die Gefahr, schnell zuzuordnen statt systematisch vorzugehen. Das Übel ist weit verbreitet.

Katalog

S_1 Störungen der somato-visceralen Sensibilität

- Extero-Dermato(re)ceptoren = Hautsensibilität
  - Mechanoreceptoren
    - Berührung, Druck, Vibration } epikritisch
    - Kitzel
  - Noci(re)ceptoren
    - Wärme, Kälte, Schmerz (Jucken) } protopathisch
- Proprio(re)ceptoren = Tiefensensibilität der Gliedmaßen
  - Mechanoreceptoren
    - Bathyaesthesie s. s. (βαθύς = tief) (Knochen, Gelenke, Sehnen)
    - Kinaesthesie s. s. (κινέω = bewegen, Bewegungs-Muskelsinn s. s.)
  - Noci(re)ceptoren
- Viscero-Entero(re)ceptoren = Sensibilität der Eingeweide
  - Mechano-, Chemo-, Noci- } Receptoren

Übersicht über die neurologischen Symptome/Syndrome

(Sie treten über den Schmerz in unser Bewußtsein. Ihre reflektorische/regelnde Tätigkeit wird nicht empfunden.)

A. peripher
  a) Typ: Polyneuropathie
    1. systematisch
    2. disseminiert
  b) Typ: periphere Nerven, Plexus

B. radiculär
    Wurzeln, Ganglien

C. funiculär und nucleär
  a) spinal
  b) bulbo-pontin
  c) thalamisch
  d) cortical

D. dissoziiert
  a) Spinalbereich
    nur protopathisch/epikritisch
  b) Medulla oblongata → Thalamus
    alle Qualitäten

S_2 Beeinträchtigung der Sensibilität durch
  A. efferente animale Einflüsse
    (Konflikte der Sinnessphären u. a.)
  B. zentrale vegetative Einflüsse
    (Triebhandlungen, Triebkonflikte u. a.)
  C. hormonale Einflüsse
    (Tetanie, Hyper-, Hypo-thyreose u. a.)

S_3 Beeinträchtigung der Sensibilität durch das periphere vegetative System
  A. Affektion der Plexus und Gefäßstämme
    Quadranten-Syndrom
  B. Affektion der peripheren gemischten Nerven
    Zu beachten bei:
    Medianus
      Carpal-Tunnel-Syndrom, Brachialgie, Kausalgie
    Ischiadicus/Tibialis
      Kausalgie

S_4 Gnostische Störungen im Bereich der somato-visceralen Sensibilität (extrem selten! existent?)
  A. Stereo-agnosie (nicht zu verwechseln mit Stereo-anaesthesie durch Funktionswandel in der Peripherie oder der aufsteigenden Bahnen).
  B. Autotop-agnosie
  C. Fingerwahlstörung

S_5 Neuralgien (= projizierter Schmerz) — *Beziehung zwischen Irritationssort und Ort der Präsentation des Schmerzes eindeutig*
  A. Neuralgien der Hirnnerven
    a) Trigeminus
      1. Tic douloureux
      2. anhaltender Schmerz

b) Glossopharyngeus
1. Tic douloureux
2. anhaltend
c) Intermedius
(Neuralgie des Ganglion geniculi, Tic douloureux des Nervus facialis, Huntsche Neuralgie)
d) Laryngeus superior
e) Auriculotemporalis (nicht zu verwechseln mit dem sog. auriculotemporalen Syndrom)
f) Occipitalis

B. Neuralgien der peripheren Nerven

C. Neuralgien der Nervenwurzeln
c) cervical
b) thoracal
c) lumbal
d) sacral

S_6 Zona algetica
A. dolor localisatus *Irritationsort und Präsentationsort identisch*

B. dolor translatus (übertragener Schmerz, Headsche Zone)
Irritationsort und Präsentationsort stimmen nicht überein.

S_7 Meralgien Gliedschmerzen und Schmerzen in umschriebenen Körperabschnitten.
Meralgien sind *wichtige Begleitphänomene*, welche zur Diagnose führen, da diese Schmerzen *abhängig* sind *vom vegetativen System* und sich auch in Gefäßreaktionen manifestieren.
Irritation erfolgt an den Plexus, ihren vegetativen Zuflüssen, denjenigen Nerven, welche einem Gebiet die vegetative Innervation zuführen, ferner an den zuführenden Gefäßen.
Bei symmetrischer Präsentation ist in der Regel nicht eine lokale sondern eine allgemeine Gesundheitsstörung aufzusuchen,
Brachialgien
brennende Füße (burning feet)
brennende Hände/Handinnenflächen
unruhige Beine (restless legs)
Schmerzen/Hyperpathien am Rumpf.

S_8 Besondere Schmerz-Syndrome
A. Anaesthesia/Analgesia dolorosa

B. Phantomschmerz

C. Kausalgie (s. auch S_7)

S_9 Kopf- und Gesichtsschmerz
A. Neuralgien s. S_{5A}

B. Prosopalgien
a) dolor localisatus
b) dolor translatus
c) Meralgia
mehr oder weniger halbseitiger Schmerz mit vegetativen Begleitsymptomen = Sympathalgien:
α) Erythroprosopalgia Bing (-Horton)
β) Irritation des Ganglion sphenopalatinum
γ) Irritation des Ganglion ciliare

C. Cephalaea — anhaltender Kopfschmerz
  a) diffus
  b) lokalisiert

D. Cephalalgia — anfallartiger Kopfschmerz
  a) diffus
    1. Hydrocephalusattacken
    2. Gefäßkrisen verschiedener Genese u. a.:
       Adrenalin/Nor.A. — Phaeochromocytom
       Serotonin — Carcinoid
       Histamin — Mastzellen
    3. Liquordruckkrisen
  b) lokalisiert
  c) Migräne
    1. Hemicranie im Carotisbereich, einseitig oder seitenwechselnd
    2. Hinterkopf-Migräne = Vertebralisbereich, oft seitenwechselnd
    3. migraine accompagnée
       α) Ophthalmoplegie
       β) brachio-orale Parese
       γ) brachio-orale Parese + Aphasie

S_{10} Psychogene Empfindungsstörungen und Schmerzen

S_{11} Parese einzelner Muskelindividuen
A. Sehnenabriß
B. Dys-A-plasien
C. partielle Muskelzerstörung durch Verletzung, Entzündung, Neoplasie
D. Kontraktur/Starre

S_{12} Myogene Paresen s. s.
A. funktionell
  a) myasthenisch
  b) myotonisch
  c) andere
    1. neuromyotone,
    2. paramyotone,
    3. Kälte-Wärme-Paresen u. a.

B. strukturell

a) entzündlich b) dystrophisch	1. lokalisierbar 2. systematisch 3. disseminiert

C. gemischt funktionell-strukturell
  a) myotone Dystrophie
  b) andere seltene Formen

S_{13} Neurogene atrophische und schlaffe Paresen (Läsion von Motoneuronen)
Verteilung

A. peripher a) Typ: Polyneuropathie b) Typ: periphere Nerven, Plexus B. radiculär C. nucleär	1. lokalisiert einzelne periphere Nerven einzelne Wurzeln Rückenmarksabschnitte 2. systematisch 3. disseminiert

entzündliche Vorderhornerkrankungen
intramedulläre Prozesse
disseminierte motorische Polyneuropathie durch Druckschädigung im Coma u. a.

S_{14} Dauerverkürzungen
Kontrakturen — vorübergehende Dauerverkürzung (Schmerzkontraktur u. a.)
Starre — irreversible Schädigung (ischämische Starre u. a.)
sog. arteriosklerotische Muskelkontraktur, final in Starre übergehend (bei Encephalomalacie)

S_{15} Paresen und Paralysen durch supramotoneuronale Störungen
Affektion der Bahnen und Schaltneurone
A. schlaffe zentrale Paresen
B. Hypotonie
C. spastische zentrale Paresen
} sehr unterschiedliche und zu differenzierende Formen
D. Tetanus
E. Rigor
F. Enthirnungsstarre
G. andere seltene Formen, z. B. Störungen der motorischen Antriebe

S_{16} Störungen der Bewegungskontrolle
A. bei Veränderungen der Haut-Sensibilität
B. bei Veränderungen der Tiefensensibilität
C. bei Veränderung extrapyramidaler Einflüsse (Kleinhirn, Stammganglien, Großhirn)
D. durch vestibuläre Einflüsse

S_{17} Unwillkürliche Bewegungen
A. Tremor
  a) feinschlägig, schnell
    1. konstitutionell
    2. toxisch
  b) grobschlägig, langsam
    1. Ruhe-Tremor (u. U. bei Intention verschwindend)
    2. Intentionstremor
B. Myokymien/Myorhythmien
C. Myoklonien
D. Ballismus
E. Chorea
F. Athetose
G. Singultus
H. Blickkrämpfe
I. Dystonien, Crampi
K. Spasmen
L. Tic der Gesichtsmuskulatur
M. Zwangslachen, Zwangsweinen (sog. Affektinkontinenz)

N. Dissoziation der willkürlichen und unwillkürlichen Innervation
beim Schlucken, beim Husten, bei Ausdrucksbewegungen, beim Sprechen infolge von strukturellen und funktionellen (u. a. Medikamente!) Hirnstammaffektionen

S_{18} A-Dys-praxien (Störungen des Handelns, zu unterscheiden von anderen Bewegungsstörungen)
sehr selten, meistens bedingt durch Funktionswandel in der Peripherie oder diffuse cerebrale Störungen.

S_{19} psychogene Bewegungsstörungen

S_{20} Syndrom der Polyneuropathie
A. systematisch
B. disseminiert

S_{21} Syndrome durch Störung peripherer Nerven und der Plexus (s. S_{32}Ab)
A. Plexus cervico-brachialis
B. Plexus lumbosacralis
C. einzelne periphere gemischte Nerven

S_{22} medulläre Syndrome
A. lokalisiert = Transversal-Syndrom
a) partiell
b) total
B. disseminiert
MS
multiple Metastasen
multiple Blutungen
entzündliche Prozesse u. a.
C. extendiert
Syringomyelie
spinales Angiom
Myelodysplasie
langhingestreckter extramedullärer Tumor
epidurale Prozesse
metabolische Störungen = Myelosen u. a.

S_{23} Oblongata-Syndrome
S_{24} pontine Syndrome
S_{25} cerebelläre Syndrome
S_{26} mesencephale Syndrome

Anmerkung zu S_{23} bis S_{27}:
Höhen- und Querschnittsdiagnose nicht immer zu stellen, sofern nicht topisch eindeutige Merkmale (Hirnnervensymptome, Strangsymptome) vorhanden sind. Abgesehen von den systematischen Atrophien überwiegen gemischte Syndrome.

S_{27} diencephale Syndrome (einschließlich Striatum/Capsula interna = telencephal)
A. vorwiegend animales System
a) Thalamus
b) Pallidum
c) Corp. subthalamicum

d) Corp. mamillare
e) andere
f) Striatum
g) Caps. interna

B. vorwiegend hypothalamisches System (s. Hypophyse)

S_{28} Syndrome des limbischen Systems

S_{29} Corticale Syndrome (Werkzeugstörungen, psychische Störungen)

A. frontal
a) fronto-basal (orbitale Rinde, basaler Neocortex)
b) fronto-dorsal

B. senso-motorische Region

C. temporal
a) Pol, basaler temporaler Neocortex
b) temporo-parietal
c) Anteile der limbischen Rinde s. S_{28}

D. parietal

E. occipital

F. Mantelkante

Anmerkung zu A—F:
1. rechtshirnig
2. linkshirnig
die meisten Prozesse sind unabhängig von der Funktionsstruktur, infolgedessen überwiegen Mischsyndrome

G. Balken
a) vorderer
b) mittlerer
c) hinterer

H. nur Lateralisation möglich
Markprozesse
chronische und ausgedehnte sub- sowie epidurale Prozesse

I. Syndrome beider Hemisphären
a) cortical und lokalisierbar
1. parasagittal
2. multiloculär
b) cortical und diffus
Encephalitiden
metabolische Encephalopathien
alle meningo-encephalen Prozesse
Encephalo-meningiomatosis carcinomatosa/sarcomatosa
Fettembolien
Luftembolien
Narkoseschäden
toxische Schäden
peribolische, angiogene Encephalopathien u. a.
c) im Hemisphärenmark
1. lateralisiert
Tumor
Entzündung u. a.
2. doppelseitig
Leukoencephalopathien
apallisches Syndrom u. a.

S_{30} Psychosyndrome

A. hirnlokale
a) frontal
1. fronto-basal
2. fronto-dorsal

b) temporal, einschließlich der Anteile des limbischen Systems
c) parieto-occipital
d) Balken
vorderer
hinterer
e) mesodiencephal
f) cerebellär

B. allgemeine
a) organisches Psychosyndrom E. BLEULER
b) akuter exogener Reaktions-Typus BONHOEFFER

S_{31} Sprachstörungen

A. an-, dys-arthrisch
a) neurogen
b) myogen
c) skeletogen

B. koordinativ
a) athetotisch
b) choreatisch
c) parkinsonistisch (Monotonie, Iteration, Störung des Starts)
d) cerebellär (explosiv, skandierend)
e) dystonisch
f) durch sog. Affektinkontinenz = Lach-Wein-Zwang
g) durch diffuse cerebrale Prozesse
Typ: Silbenstolpern bei Paralysis progr.

C. A-Dys-phasien sensu latiori (also auch Lesen, Schreiben, Rechnen, Erkennen, sofern sprachgebunden)
a) vorwiegend motorisch
b) vorwiegend sensorisch
c) Dys-, A-graphie
d) Dys-A-calculie
e) Dys-, A-lexie
f) komplexe Störungen
g) amnestische Aphasie (Allgemeinsymptom)

D. psychogen

S_{32} Vegetativ-dystrophische Syndrome an den Gliedmaßen

A. lokalisiert, gliedförmig, halbseitig
a) A-, Hyper-Dys-trophien
der Cutis, Subcutis und des Panniculus adiposus
Sudeck
traumatisches Ödem
Artefakte durch Abschnürung
Dermatitiden durch Infektionen
Akrodermatitis atrophicans HERXHEIMER
Zoonosen
Reaktionen der Haut bei Kollagenosen, Autoimmunreaktionen, Allergien u. a.
b) vasomotorisch-neurodystrophische Syndrome sensu strictiori
1. bei Läsionen peripherer Nerven und der Plexus
Nervus medianus, Nervus ischiadicus/tibialis
2. bei radiculären Störungen
im Cervical-Bereich (s. S_{44})

3. bei medullären Störungen
   Tabes dorsalis } s. neurogene Arthropathien
   Syringomyelie u. a. }
4. bei cerebralen Störungen
   bei Hemiplegien, sog. parietale Atrophie

B. symmetrisch, mehr oder weniger allgemein
   vasoneurotische Syndrome
   Raynaud
   Erythromelalgia
   Akrocyanose
   sog. vegetative Dystonie u. a.

S_{33} Zentrale vegetativ-hormonal-psychische Syndrome (s. S_{27B})

S_{34} Syndrome umschriebener cranio-encephaler Gebiete

A. Syndrome der Olfactoriusrinne
   Anosmie,
   einseitige oder doppelseitige Opticusatrophie
   orbitofrontales Psychosyndrom

B. Syndrom der Orbitaspitze
   Hirnnerven II, III, IV, V, VI

C. Syndrom des Keilbeinflügels
   Exophthalmus
   Stauungspapille
   Opticusatrophie (Fehldiagnose: retrobulbäre Neuritis)
   Psychosyndrom
   epileptische Reaktionen

D. Cavernosus-Syndrom
   Exophthalmus (bei traumatischer arterio-venöser Fistel pulsierend)
   venöse Stauung am Fundus, Chemosis, H. N. III

E. Syndrom der Felsenbeinspitze
   H. N. V, VI

F. Syndrom der Kleinhirnbrückenwinkelregion
   H. N. VIII, V, VI, VII, IX

G. Syndrom des Foramen jugulare
   H. N. IX, X, XI

H. Syndrom der Condylen und der cervico-occipitalen Übergangsregion
   H. N. IX, XI, XII
   Strangsymptome (Störung der Kinaesthesie, Stereoanaesthesie der oberen Gliedmaßen, auch halbseitig)
   Pyramidenbahnsyndrom (beinbetonte Tetraspastik)

I. Syndrom der Chiasma-Hypophysen-Region
   Opticus
   Gesichtsfeld
   vegetative, hormonale und psychische Störungen

K. Syndrom der mittleren und hinteren Basismitte
   vorbeiziehende Hirnnerven und Hirnstammsymptomatik

L. Syndrom des Tentorium
   übertragener Schmerz nach Trigeminus I
   infratentorielle oder occipitale Symptome (s. S_{36B})

S_{35} Syndrome bei Raumbeengung im Spinalkanal
A. intramedullär
B. extramedullär-subdural
C. extramedullär-epidural
D. Conus-Epiconus-Cauda-Bereich

S_{36} Syndrome bei Raumbeengung im Schädelinneren
A. allgemein
Aquäduktverschluß, infratentorielle Geschwülste
metabolische Hirnschwellung
Insolation
Terminalstadium eines lokal beginnenden Prozesses
epidurale Blutung
subdurale Blutung
Craniodysostosen u. a.
B. örtlich beginnend
a) supratentoriell
b) infratentoriell
C. gefäßabhängige Komplikationen bei Massenverschiebungen

S_{37} Stauungspapille ohne allgemeinen Hirndruck
A. einseitig
B. doppelseitig
(die Bezeichnung Pseudotumor cerebri ist überflüssig, jedoch noch viel in Gebrauch).

S_{38} Meningismus
A. akut } Entzündungen durch Viren, Bakterien, Hefen, Zooparasiten
B. chronisch } Blutung, Pachymeningiosis haemorrhagica, Blastomatosen u. a.
C. intermittierend
Entleerung von Cysten
flottierende Fremdkörper einschl. Helminthiasen
Aquäduktverschluß
Lindau-Cyste u. a.

S_{39} Nackensteife
A. akut } myogen
B. chronisch } skeletogen
C. intermittierend } intermittierender Hirndruck

S_{40} Schwindel
A. vestibulär
a) krisenhaft
b) anhaltend
B. oculär
a) Augenmuskelparesen
b) Nystagmus
c) Gesichtsfeld-, Visus-Störungen
C. cardio-vasculär
D. bei Koordinationsstörungen
E. Erwartungsschwindel
F. epileptische Reaktionen (Absence, andere petits-maux)

S_{41} Syndrome der gefäßabhängigen (vasculären) Encephalopathien
A. diffuse E.
a) peribolisch (Gefäßinhalt)
b) hämatogen (Blutkrankheiten)
c) angiogen (Angiopathien)
d) angioreaktiv (allergische, parainfektiöse, toxische generalisierte Gefäßreaktionen)
e) durch cardiovasculäre Insuffizienz
f) durch pulmonale Insuffizienz

B. lokalisierte E.
a) arterielle Gefäßsyndrome
1. Durchblutungsinsuffizienz
2. Infarkt
vollständig
unvollständig
3. Entzugs-Syndrom (selten!)
b) Syndrom der terminalen Strombahn
c) disseminierte arterielle Gefäßsyndrome
1. Angiopathien
2. Herzinsuffizienz u. Embolien u. a.
d) nicht an arterielle Gefäßareale gebundene Syndrome
1. Massenblutung
2. Thrombosen der Sinus und Venen
e) Blutung in die Ventrikel
f) spontane Blutung in die Subarachnoidalräume

S_{42} Syndrom der gefäßabhängigen (vasculären) Myelopathien

S_{43} Gefäßabhängige (vasculäre) Neuropathien
A. generalisiert

B. disseminiert

C. lokalisiert

S_{44} Syndrome, bestimmt durch die Beziehungen von Stützapparat und Nervensystem
A. Syndrome bei und durch Fehlbildungen
a) encephale
b) medulläre, radiculäre
c) periphere

B. Syndrome bei Cranial- und Caudal-Variation

C. Syndrome bei Osteochondrose
a) Auswirkung nach lateral — Foramina intervertebralia (radiculäre, vasculäre, vegetative)
b) nach medial (medulläre)

D. Syndrome der peripheren Nerven und Plexus durch besondere Beziehungen zum Stützapparat

S_{45} posttraumatische Syndrome

S_{46} ophthalmo-neurologische Syndrome

S_{47} oto-rhino-laryngo-neurologische Syndrome

S_{48} dermato-neurologische Syndrome

Kommentar

In diesem Buch soll der systematische Weg vom Phänomen (Symptom/Syndrom) zum Prozeß angestrebt werden, nicht das Erlernen von Phänomen-Korrelationen.

Die Fülle der klinischen Beobachtungen — aus der Blütezeit der Semiologie — findet man zusammengetragen im Handbuch der Neurologie von BUMKE u. FOERSTER (ed.), das unersetzbar ist. Auch das Handbuch der Inneren Medizin enthält in seinem 5. Band, besonders in den beiden letzten Auflagen von 1939 und 1953, viel wertvolles Material.

Wenn man NONNE „Syphilis des Nervensystems", OPPENHEIM „Lehrbuch der Nervenkrankheiten", KROLL „Die neuropathologischen Syndrome" oder gar JACKSON, FOERSTER sowie die Meister der älteren Pariser Schule studiert, ist man beschämt über die Kunst der Beobachtung und die gedankliche Verarbeitung des Erfahrungsschatzes. Man wird daran erinnert, daß etwas „Neues" oft nur etwas ist, was vergessen worden war.

Die „Differentialdiagnose neurologischer Krankheitsbilder" von BODECHTEL und seinen Schülern ist für Neurologen und Internisten unentbehrlich; es führt den internistisch und neuropathologisch geprägten Anteil der Neurologie NONNEs und PETTEs zu einem Höhepunkt. Die Erfahrungen der Foerster-Schule findet man konzentriert bei GAGEL „Einführung in die Neurologie". Die Kompendien von VERAGUTH u. BING wird man immer noch als Helfer schätzen trotz zahlreicher moderner. Über „Läsionen peripherer Nerven" haben MUMENTHALER u. SCHLIACK die wichtigsten Daten zusammengefaßt.

Von diesen Übersichts- und Nachschlagewerken und den weiterführenden Literaturhinweisen, die in den folgenden Kapiteln gegeben werden, ausgehend, findet man Zugang zu den wesentlichen Quellen. Die „Lehrbücher" der Neurologie, „Einführungen", „Leitfäden", von denen es eine Reihe moderner Werke gibt, verfolgen einen anderen Zweck, als er hier angestrebt wird; um die Last der Beurteilung zu vermeiden, sollen sie nicht im einzelnen aufgeführt werden.

Im Kommentar zum Katalog wird dasjenige nicht diskutiert, was sich aus der Systematik von selbst ergibt. Der Katalog erspart die Beschreibung von Phänomenen, deren Kenntnis als allgemein bekannt vorausgesetzt werden kann.

S_1-S_4 Störungen der somato-visceralen Sensibilität

Störungen somato-visceralen Sensibilität erfolgen

1. durch Affektionen von Receptoren, konduktilen afferenten Elementen, Synapsen, Grisea (Endstätten und Umschaltstellen).

2. durch Efferenzen zu den umschaltenden oder aufnehmenden Strukturen.

Die zweite Störmöglichkeit wird nicht genügend mitbedacht, obwohl zahlreiche klinische Erfahrungen darüber vorliegen und v. WEIZSÄCKER und STEIN durch ihre Untersuchungen über Schwellenlabilität diese Efferenzen postulieren mußten. Die Intentionalität aller Wahrnehmungen äußert sich hier (REENPÄÄ, HENSEL).

Klinische Symptome sind

Hypaesthesie bis *Anaesthesie*
Paraesthesie
Hyperaesthesie

innerhalb der einzelnen Sinnesqualitäten.

Allaesthesie bedeutet Beimengung einer veränderten, andersartigen, „unnatürlichen" Qualität zum definierten Reiz, *Hyperaesthesie* eine Überempfindlichkeit gegenüber dem adäquaten Reiz ohne Änderung der Qualität der Empfindung.

Wir unterscheiden:

A. Extero(re)ceptoren = Hautsensibilität
 a) Mechanoreceptoren
  1. Berührung
  2. Druck
  3. Vibration
  4. Kitzel
  } epikritisch
 b) Noci(re)ceptoren
  1. Wärme
  2. Kälte
  3. Schmerz — (Jucken)
  } protopathisch

B. Proprio(re)ceptoren = Tiefensensibilität der Gliedmaßen
 a) Mechanoreceptoren
  1. Bathyaesthesie s. s. (Knochen-Gelenke-Sehnen-Muskeln)
  2. Kinaesthesie s. s. (Muskel-, Bewegungssinn s. s.)
 b) Nociceptoren

C. Viscero-, (Entero-)(re)ceptoren = Sensibilität der Eingeweide
 a) Mechano-
 b) Chemo-
 c) Noci-
 } receptoren
 Sie treten über den Schmerz in unser Bewußtsein. Ihre regulierende Tätigkeit erreicht die Bewußtseinsschwelle nicht.

Differentialdiagnostisch wichtige Einzelheiten

Sensibilitätsstörungen im Gebiet einer Nervenwurzel, eines peripheren Nerven oder eines Hirn-Nerven sind eine Schiene, auf welcher man den Prozeß finden wird.

Störungen vom radiculären Typ treten auf bei Affektionen, welche die aus dem Rückenmark zu einer Wurzel zusammenströmenden Fasern, die Wurzel selbst, das Spinalganglion und die Wurzeln bis zur Vereinigung zum Plexus treffen.

Sensibilitätsstörungen durch Erkrankung der langen Bahnen, also Tr. spinothalamicus, Tr. spinocerebellaris dors. et ventr., Fasciculus (Tractus, Funiculus) cuneatus, gracilis müssen einen anderen Verteilungstyp haben. Die Störung wird sich, dem Gesetz der exzentrischen Verlagerung und der topischen Gliederung folgend (s. S. 41), auf alle Gebiete unterhalb der Störstelle auswirken, jedoch in einem unterschiedlichen Maße, je nach der Ausdehnung der Prozesse.

Medulläre Störungen, die Hinterhorn und Tractus spino-thalamicus allein betreffen, verursachen eine dissoziierte Empfindungsstörung für die epikritische und protopathische Sensibilität, im allgemeinen für Schmerz und Temperatur gemeinsam. Die Dissoziation kann in seltenen Fällen nur Schmerz oder nur Temperaturempfindung betreffen, sogar Kälte- und Wärmeempfindung trennen. Bei intramedullären Prozessen können „heiße Füße", häufiger aber „Eisbeine" ohne meßbare Temperaturdifferenz Frühsymptom werden.

Im Hirnstamm sind dissoziierte Empfindungsstörungen mannigfaltiger möglich (s. S. 57). Isolierte ein-, meist doppelseitige Stereoanaesthesie der Arme und der Finger, auch der unteren Gliedmaßen, bei sonst unveränderter Sensibilität, kann der Diagnostik erhebliche Schwierigkeiten bereiten, wenn man nicht bedenkt, daß von der Höhe der Regio-cervico-occipitalis an, also vom Beginn der Medulla oblongata an bis hin zum Thalamus eine solche Dissoziation möglich ist. Man erkennt sie an den unwillkürlichen athetotischen Bewegungen der vorgestreckten Finger (main thalamique), wenn optische Kontrolle fehlt, an den Störungen der Bewegungskoordination z. B. beim Knöpfen. In 2 Fällen, d. h. extrem selten, sah ich es auch bei parietalem Tumor.

Funiculäre Symptome, kombiniert mit ipsi- oder kontralateralen Störungen einer Nervenwurzel, eines Hirnnerven, sind höhen- und querschnittsdiagnostisch ebenso eindeutige Hinweise wie die Kombination mit nucleären Symptomen.

Affektionen der sensiblen Bahnen bei spinalen Prozessen (z. B. funiculäre Myelose) bereiten dem Diagnostiker offenbar Schwierigkeiten. Paraesthesien in den unteren Gliedmaßen, als einziges Symptom, werden immer als Kreislaufstörungen mißdeutet. Auch eine Kälteempfindung an den Füßen, meist Frühsymptome eines intraspinalen Prozesses, selten einer Polyneuropathie, wird trotz der normal temperierten und normal durchbluteten Haut regelmäßig als Kreislaufstörung fehldiagnostiziert.

Strangparaesthesien können, wegen ihrer somatotopischen Gliederung, radiculäre Störungen vortäuschen oder eine schwer aufzuklärende Meralgie bedingen, die zu immer neuen diagnostischen und therapeutischen Maßnahmen in dem betreffenden Körperabschnitt führt, die vergeblich bleiben.

Zu den Paraesthesien durch Affektion der Spinalganglien, der Substantia gelantinosa Rolandi und der Hinterstränge, des Thalamus gehören auch lanzinierende Schmerzen, brennende Hände oder brennende Füße (burning feet), unruhige Beine (anxietas tibiarum, *restless legs*, Ekbom, E. Müller).

Wo das Schmerzempfinden gestört ist, fehlt das Juckgefühl. Juckgefühl tritt nach unseren Erfahrungen nicht als Leitsymptom in Erscheinung.

Kitzelgefühl am Nasenflügel ist als Parietalhirnsymptom bekannt.

Bei Ante- oder Retro-Flexion des Kopfes tritt Zerrung oder Stauchung von Halsmark und Medulla oblongata ein (s. S. 204). Ein intra- oder extra-medullärer Prozeß kann dann funiculäre Paraesthesien erzeugen. Dieses *Nacken-Beuge-Phänomen* ist ein klinisch wichtiges *Lokalzeichen, mehr* aber nicht. In der Semiologie galt es manchen Schulen als „spezifischer" Hinweis auf MS.

Eine sorgfältige Prüfung aller Sinnesqualitäten muß gefordert werden, solange noch diagnostische Unklarheit besteht, oder wenn deskriptive wissenschaftliche Vollständigkeit angestrebt wird (vollständiger Status). Wenn aber durch Begleitsymptome die Höhendiagnose bereits gesichert ist, kommt es auf die *kritischen* Prüfungen zur Querschnittsdiagnose an, die vollständige Sensibilitätsprüfung hat dann akademisches Interesse.

Meralgien durch Irritation der Funiculi oder des Thalamus lassen sich durch die Begleitphänomene zwar im allgemeinen von peripheren Störungen abgrenzen; aber hier liegen diagnostische Fallstricke.

Receptoren lassen sich durch starken Druck, durch Kälte und Wärme, durch O_2-Mangel leichter schädigen als die Muskulatur, und zwar die Receptoren der verschiedenen Qualitäten unterschiedlich. Prozesse, welche auf die Peripherie einwirken, können daher, wenn auch selten, die einzelnen Empfindungsqualitäten dissoziiert stören.

Die Strangsysteme der Sensibilität sind — im Gegensatz zu den Receptoren — gegen Druck und vermutlich auch gegen O_2-Mangel weniger empfindlich als die motorischen Bahnen (s. S. 195, vertebragene cervicale Myelopathie). Bei extramedullärer Raumbeengung stellt die supramotoneuronale Störung der Motorik das Leitsymptom. Bei spondylogenen Myelopathien kann eine Tetraspastik bereits zur Bewegungsunfähigkeit geführt haben, ehe eine erkennbare Beeinträchtigung der Sensibilität einsetzt. Infolge dieser *Dissoziation der Störung motorischer und sensibler Bahnen* werden derartige Prozesse auch so lange als „genuine" Systemstörungen (z. B. spastische Spinalparalyse als Nosos) verkannt.

Beim partiellen Transversalsyndrom durch Tumor liegt die Grenze der Sensibilitätsstörungen bei den gewöhnlichen Untersuchungen meistens tiefer als der Höhe des Prozesses entspricht, die Sensibilitätsstörung ist auch weniger ausgeprägt als die Motilitätsstörung. Wenn man aber simultane Raumschwelle und proprioceptive sowie Fremd-Reflexe als Kriterien mitbenutzt, dann ist die Afferenz ein hochempfindlicher Test für die Höhendiagnostik.

Auch wenn infolge höher gelegener Unterbrechung der aufsteigenden Bahnen Empfindung nicht mehr auftritt, bewirken entsprechende Reize doch Informationen und lösen *spinale Automatismen* aus. Bahnung und Summation durch Hautreize kann man ausnutzen, um beim Transversal-Syndrom solche Automatismen zu üben. Diese Übung spielt bei der Rehabilitation eine große Rolle. Die Blasentätigkeit kann beispielsweise durch Hilfsreize, wie Beklopfen der Bauchwand, wieder beherrscht werden.

Die efferente Beeinflussung der Sensibilität ist durch zahlreiche Fakten gesichert; das Studium derselben in breiterem Umfang, insbesondere auch die Ermittlung der anatomischen Daten, hat erst in jüngerer Zeit stärkere Impulse erhalten; man benötigte sie, um Regelkreise vollständig zu deuten.

Aufmerksamkeit einerseits, Versunkenheit andererseits, Triebeinstellungen (Hunger, Liebe, Kampf) können die Schwellen generell oder nur in bestimmten Systemen verändern. Auch metabolisch-toxische Einwirkungen können elektiv eingreifen (differenzierte Narkose). Receptoren und Synapsen können über zentrale vegetative und hormonale Einflüsse sowie über das periphere vegetative System generell oder in umschriebenen Körperabschnitten verändert werden (s. S. 30, 76).

Bei manchen Kranken, die wegen Gefühlsstörungen zum Arzt kommen, ist die Quelle der Mißempfindungen aber keine Störung der Sensibilität, sondern das veränderte Bewegungsgefühl in einem gelähmten Muskel.

Stereognostische Störungen

Eine Astereognosie wird diagnostiziert, wenn alle Qualitäten der Extero- und Proprioceptivität ungestört sind und trotzdem ein Gegenstand nicht ertastet werden kann. Bei Krankheitsfällen, bei denen eine *Stereoagnosie* und auch eine mangelhafte Orientierung am eigenen Körper = *Autotopagnosie* diagnostiziert worden war, fand ich Psychogenie, meistens einen Funktionswandel in der Peripherie, Störung der Auffassung, der Zuwendung, ein allgemeines hirnorganisches Psychosyndrom, sofern nicht einfach ungenaue Untersuchung oder eine falsche Begriffsbildung vorlagen. Die *Stereoanaesthesie* ausschließlich der Hände infolge Aufhebung der Kinaesthesie bei Prozessen in der cervico-occipitalen Übergangsregion, keineswegs selten lange Zeit das Leitsymptom, ist nicht genügend bekannt (s. S. 57, 191).

S_5-S_{10} Schmerz- und Schmerzanalyse

Die Behandlung des Schmerzes gehört zu den Grundaufgaben des Arztes. Um so erstaunlicher ist die Unsicherheit der Ärzte, wenn Schmerz das Leitsymptom ist und wenn aus seiner Analyse der diagnostische Ansatz abgeleitet werden soll.

Das mit Recht berühmte Buch von Ortner über „Körperschmerzen und ihre Differentialdiagnose“ (IV. Aufl. 1931) ist eine Fundgrube von wichtigen Beobachtungen. Ortner geht aus von den Schmerzen in bestimmten Körperregionen und berichtet über die Prozesse, welche ihnen zugrunde liegen können. Hier soll versucht werden, systematisch aus der Schmerzanalyse den Weg zum Prozeß zu finden (Janzen et al. Schmerzanalyse, II. Auflage 1968).

Weil jeder Arzt dauernd mit Kranken konfrontiert wird, bei denen eine Schmerz-Krankheit ohne Befund besteht und weil bei diesen Kranken schließlich die Kunst des Neurologen herausgefordert wird, muß dieses Kapitel etwas ausführlich geraten.

Schmerz unterrichtet nicht über eine Eigenschaft der Außenwelt. Der Schmerz ist, obwohl subjektiv, ein objektives Symptom, wenn er nach ausreichenden Kriterien analysiert wird — principium cognoscendi. Der Schmerz ist ein principium agendi für den Kranken — jedoch nicht ein verläßliches.

Werden die Haut und unmittelbar darunter liegende Strukturen irritiert, stimmen *Ort der Irritation und Ort der Präsentation des Schmerzes* (v. Auersperg) überein. Im *Körperschema* werden aber nur diejenigen Teile erlebt, welche mit der Außenwelt durch Exteroreceptoren unmittelbar in Beziehung treten.

Übertragener Schmerz

Über krankhafte Vorgänge in den Eingeweiden werden wir durch übertragene Schmerzen *(= dolor translatus)* unterrichtet. Für die Entstehung übertragener Schmerzen *(referred pain, Headsche Zone)* bieten sich folgende Hypothesen an:

1. Die von den Enteroreceptoren im Rückenmark über A-Fasern, im allgemeinen aber über C-Fasern ankommende Information bewirkt eine Umstimmung und erleichtert es dadurch sonst unterschwelligen Impulsen, welche aus den diesem Abschnitt zugehörigen Dermatomen eintreffen, die Schwelle zu überschreiten.

2. Durch Irradiation erfolgt unmittelbar eine Übertragung in das Dermatom. Ähnlich deutet man auch die muskulären Symptome, die Mackenzie-Zonen.

aus dem Brustraum (Abb. 27a)

Im Brustraum wird die Pleura parietalis von den Thoracalwurzeln 1 bis 11 versorgt, ab Th 7 beginnt die Innervation des Peritonaeum. Lungenparenchym, Pleura visceralis und periphere Anteile des Bronchialbaumes sind schmerzunempfindlich. Die schmerzleitenden Elemente für die Pleura diaphragmatica des hinteren und seitlichen Zwerchfells sowie der entsprechenden Abschnitte des Bauchfells stammen

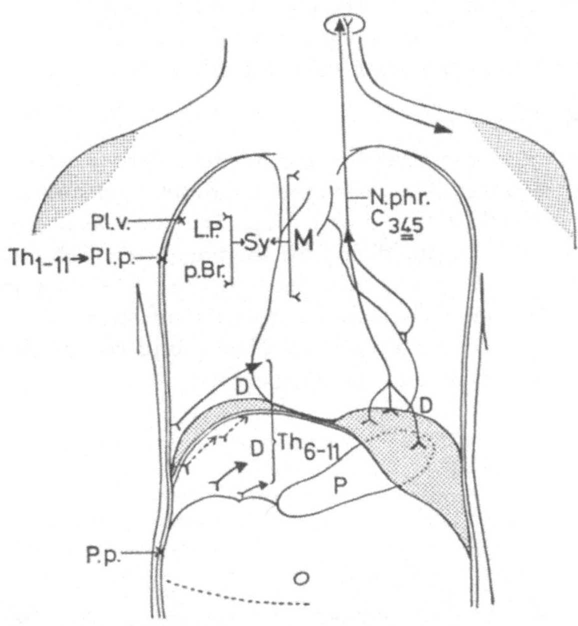

Abb. 27. a Headsche Zonen der Brustorgane. *Pl. p.* Pleura parietalis, *Pl. v.* Pleura visceralis, *N. phr.* Nervus phrenicus, *Sy* Nervus sympathicus, *P. p.* Peritonaeum parietale. *L. P.* Lungenparenchym, *p. Br.* periphere Bronchien, *M* Mediastinum, *D* Diaphragma, *P* Pankreas

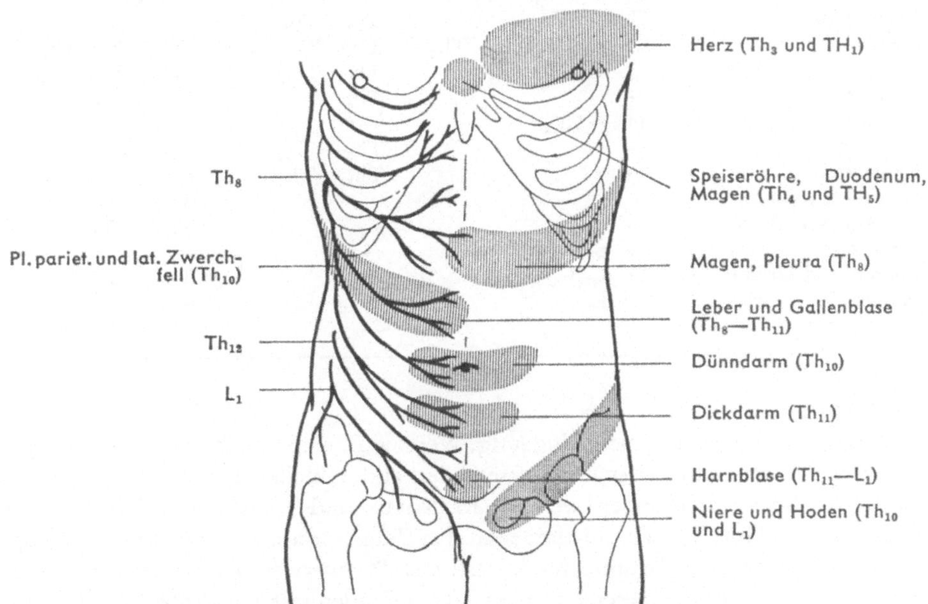

Abb. 27b. Headsche Zonen der Bauchorgane (nach Treves-Keith)

aus Th 6—12, während die vorderen Anteile der Pleura diaphragmatica sowie der entsprechenden peritonaealen Abschnitte und das Zentralgebiet des Zwerchfells vom Nervus phrenicus versorgt werden. Die Schmerzübertragung erfolgt also in die Schulter (C 4), in die seitliche Brust- und obere Bauchwand, oder in beide. Das ist lokalisatorisch wichtig. Mediastinalschmerz wird über das vegetative System geleitet; diesem Tiefenschmerz entspricht kein Dermatom.

aus dem Bauchraum (Abb. 27b).

Im Bauchraum werden von den Viscera und dem Peritonaeum viscerale die entsprechenden Informationen über das vegetative System geleitet. Der Phrenicus versorgt außer dem Zwerchfell die serösen Überzüge der Leber, die extrahepatischen Gallenwege, Milz und Magen, d. h. Übertragung in die Schulter (C 4). Nur der Schmerz, der durch Irritation des Peritonaeum parietale entsteht, zeigt den Irritationsort direkt an; défense musculaire kann gleichzeitig auftreten.

Die Trennung von sog. visceralen (= Tiefen) und somatischen Schmerz mißlingt nicht selten, im Bauchraum wie im Brustraum.

Tabelle 2. *Tabellarische Übersicht über die Beziehungen der hyperalgetischen Zonen zu den inneren Organen nach* HEAD, KAPPIS-LÄWEN *und* LEMAIRE

	HEAD	KAPPIS-LÄWEN	LEMAIRE
Herz	C_3C_4 Th_1—Th_8	—	C_3—C_4Th_1—Th_5
Aorta descendens und Aortenbogen	C_3—C_4 Th_1—Th_2	—	C_3—C_4Th_1—Th_3
Aorta thoracalis	—	—	Th_4—Th_7
Pleura	—	—	Th_2—Th_{12}
Lungen	C_3—C_4 Th_3—Th_9	—	C_3—C_4
Ösophagus	(Th_5)—Th_8	Th_5—Th_6	Th_1—Th_5Th_8
Magen	C_3—C_4 (D_6)Th_7—Th_8	Th_6—Th_8(Th_9)	(Th_5)Th_6—Th_9
Leber und Gallenwege	C_3—C_4 Th_7—Th_{10}	Th_9—Th_{10}	(Th_5)Th_6—Th_9(Th_{10})
Pankreas	—	Th_8	Th_6—Th_9
Darm	Th_9—Th_{12}	—	—.
Dünndarm	—	Th_9—Th_{10}	Th_9—Th_{11}
Dickdarm	—	Th_{11}—Th_{12}	—
Colon transversum	—	—	Th_9—Th_{10}
Colon descendens	—	—	Th_{11}—Th_{12}
Rektum	S_2—S_4	—	—
Nieren und Ureter	$Th_{10}L_1(L_2)$	Th_{11}	Th_{10}—L_1
Adnexe	$Th_{11}L_1$	Th_{12}—L_1	—
Peritoneum	—	—	Th_5—Th_{12}

Bewertung

Übertragungszonen sind nicht eindeutig. Wenn z. B. eine Bauchoperation notwendig gewesen ist, so kann bei später auftretenden abdominellen Leiden der Schmerz in der alten Narbe empfunden werden. REYNOLDS und HUTCHINS haben bei zahngesunden Probanden Manipulationen an den Zähnen durchgeführt, in einer Gruppe ohne, in einer zweiten Gruppe mit Anaesthesie. Wenn zwei Wochen später Schmerzreize in der Kieferhöhle gesetzt wurden, so empfanden fast alle Probanden der ersten Gruppe während der Irritation in der Kiefernhöhle einen Zahnschmerz.

Am häufigsten hat es der Arzt — abgesehen von den oberflächlich entstehenden Schmerzen — zu tun mit der Analyse eines umschriebenen Schmerzes, der nicht am Ort der Schmerzpräsentation entsteht.

Schmerzanalyse, allgemeine Grundsätze

Schmerz kann zum Lebensinhalt werden. Die Diagnose „psychogen, psychisch-reaktiv" stelle man nicht voreilig und nicht per exclusionem. Man muß ermitteln, ob man einen für Schmerz hypo- oder einen hypersensiblen Menschen (H. H. BERG) vor sich hat. Ein allgemeines Unbehagen, eine verminderte Leistungsfähigkeit, ein geringfügiger und manchmal nicht einmal genau zu beschreibener Schmerz dürfen bei einem sachlichen und nicht hypersensiblen Menschen das diagnostische Interesse nie ermüden lassen, wobei, wenn nach dem Allgemeinzustand Dringlichkeit nicht gegeben ist und wenn eine gründliche allgemeine Untersuchung einen weiteren diagnostischen Ansatz nicht erbracht hat, der Verlaufsbeobachtung ein größerer Wert zukommt als einer richtungslosen Bemühung der Apparate.

Bei Erkrankung während einer Lebenskrise glaubt man sich heute — einer Mode folgend — *voreilig* einem psychosomatischen Problem gegenüber gestellt. Man sollte stets bedenken, daß eine occulte Allgemeinkrankheit oder eine *noch stumme* hirnorganische Veränderung den Hintergrund von Konflikt und Versagen abgeben können.

Die Wertung eines Schmerzes kann dann schwierig werden, wenn ein dem Kranken bekanntes Leiden „rezidiviert". Der Schmerz wird präzise angegeben, z. B. eine Segmentneuralgie, ein skeletogener Schmerz, ein aus einer Körperhöhle übertragener Schmerz. Aber *bei jedem Rezidiv ist eine sorgfältige Überprüfung erforderlich:* Wenn der klinische Befund nicht in einem rechten Verhältnis zur Intensität und Hartnäckigkeit der Klagen steht, muß bedacht werden, daß die alte, geringfügige Störung sich auf dem Hintergrund einer biographischen Krise, einer phasischen Depression oder eines noch occulten Allgemeinleidens infolge einer durch die Beeinträchtigung des Allgemeinbefindens erhöhten Aufmerksamkeit über die Schwelle der Wahrnehmung tritt und Patienten und Arzt in eine falsche Richtung lenkt.

Bei der Beurteilung von Schmerzen muß man *Verdeutlichung* und *Simulation* unterscheiden. Mancher Kranke kann sein allgemeines Mißbefinden eben nicht anders als durch eine Verdeutlichung zur Sprache bringen.

Ein Schmerz, wenn er als principium cognoscendi vom Arzt ausgenutzt werden soll, darf nur auf dem Hintergrund einer gründlichen Allgemeinuntersuchung, welche Psyche und Soma betrifft, gesehen werden.

Schmerzmessung

Nicht allein die Vorgänge an den Nociceptoren sind verantwortlich für das „Erlebnis" Schmerz. Schmerz entzieht sich einer linearen Messung. Man bedenke die Stufen: Receptor, Leitung, zentrale Verarbeitung, efferente Beeinflussung der Receptoren und der peripheren Übertragungsmechanismen. *Der Arzt muß verschiedene Kategorien anlegen, um die Intensität und damit den diagnostischen Wert eines Schmerzes abzuschätzen, er mißt ihn also.*

Eine Quelle von Fehlentscheidungen liegt in der unzureichenden Analyse des Phänomens, sowohl durch den Kranken als auch durch den Arzt.

Viele Kranke sind nicht in der Lage, ihre Wahrnehmungen zu beschreiben, nämlich:

1. Lokalisation, genaue Eingrenzung,
2. Bedingungen der Auslösung, der Steigerung oder der Linderung des Schmerzes,
3. Entwicklung des Phänomens a) in der Zeit b) in der einzelnen Attacke.
4. Begleitphänomene.

Damit sind zugleich die Hauptfragen angegeben, die bei jeder Schmerzanalyse geklärt werden müssen. Auf Angaben „Ich habe Ischias, Hexenschuß, Migräne, Gallenkolik, Nierenkolik usw." lasse man sich nicht ein. Die *eindringliche* Befragung nach dem Phänomen, seiner Entwicklung und seinen Begleiterscheinungen kann erstaunliche Überraschungen ergeben.

Der vordergründige Schmerz kann weniger wegweisend sein als ein zurücktretender. Der heftige Ulcusschmerz z. B., der auf die erprobte Therapie nicht mehr anspricht, zeigt die Komplikation nicht so eindeutig an wie eine nicht so aufdringliche Ausstrahlung in die linke Schulter. Eine Veränderung im Schmerzcharakter muß man oft erst *heraus*fragen (s. S. 216); man hüte sich aber vor dem Hineinfragen.

Der Arzt ist verantwortlich auch für das, „was die Kranken in ihren Aussagen übergehen" (zit. nach DILLER aus HIPPOKRATES Prognostikon).

Daraus ergibt sich: *Jede Veränderung von Lokalisation und Charakter eines bekannten Schmerzes*, sei sie noch so geringfügig, *ist Anlaß zu höchster diagnostischer Aufmerksamkeit.*

Manche Subarachnoidalblutung ist als ungewöhnlich heftige „Migräneattacke" falsch diagnostiziert worden; der Kranke und u. U. auch sein Arzt haben es nicht als alarmierend empfunden, daß der Schmerz „ganz anders" war als die „gewöhnliche" Migräne, nämlich plötzlich und brutal im Hinterkopf einsetzend.

Eine akute Schmerzsteigerung treibt in der Regel den Kranken voller Sorge zum Arzt. Daß aber die überraschende und plötzlich einsetzende Besserung des Schmerzes eine Komplikation anzeigt, wird vom qualbefreiten Kranken verständlicherweise, manchmal aber auch vom Arzt, nicht bemerkt. Der Kranke und seine Umgebung sind bei bestimmten Leiden darauf aufmerksam zu machen, daß Gefahr drohen kann, wenn der Schmerz plötzlich schwindet; sie sind zu belehren, worauf zu achten ist. *Jede nicht erwartete und plötzliche Besserung eines Schmerzes fordert erhöhte diagnostische Aufmerksamkeit.*

Die unzureichende Analyse des Phänomens Schmerz gründet aber nicht nur in mangelhafter Beobachtungsgabe des Patienten, sondern sie liegt manchmal im Arzt.

Obwohl die wissenschaftliche Medizin inzwischen zahlreiche seit alten Zeiten bekannte Schmerz-Syndrome kausal aufgelöst hat, bleiben altertümliche Gedankenreihen und Routinekenntnisse über viele Generationen, ja über 2 Jahrtausende, wirksam. Manche erscheinen unausrottbar. Denk-Gewohnheiten, Unvollkommenheit der wissenschaftlichen Medizin, Routinekenntnisse, begrenzte Kapazität des einzelnen Gehirns machen es unmöglich, daß der Arzt alles nachvollzieht. Er hat auch für den einzelnen Kranken nicht immer die erforderliche Zeit. Auf diese Weise geschieht es leicht, daß durch ein Stichwort oder einen Befund „die Schablone" anspringt; die unbefangene Analyse des Phänomens leidet not.

Ganz etwas anderes aber ist es, wenn bei wiederholter Befragung, die bei unklaren Schmerzanalysen notwendig ist, plötzlich das „*kritische Detail*" hervorspringt, das naturgemäß nur der durchgebildete, erfahrene und aufmerksame Arzt entdecken kann.

Unausrottbar besteht die Gewohnheit, mit „Ischialgie" im Gegensatz zur Ischias alles das zu bezeichnen, was *ungefähr*, aber *eben nicht genau* einer Segmentneuralgie entspricht. Schließlich wird sogar eine „atypische Ischialgie" diagnostiziert, als Gipfel diagnostischer Ungenauigkeit. In Wirklichkeit liegen Schmerzzonen vor, z. B. Prozesse im Paravertebralraum, im kleinen Becken, an Knochen oder Gelenken, Myopathien. Gewohnheit führt auch dazu, eine „idiopathische" Lendensteife zu diagnostizieren statt anhaltend zu suchen, bis man rechtzeitig den intraspinalen Tumor, der bisher nur eine reflektorische Fehlhaltung bewirkt, oder den Prozeß am Knochen gefunden hat.

Dem Arzt wird ein Fallstrick gelegt durch eine bewährte Regel „Das Häufige ist häufig und das Seltene ist selten". Diese Regel gilt bei Überlegungen zur Ätiologie. Auf Symptome oder Syndrome angewandt führt sie leicht zur Vergewaltigung der Phänomene, indem z. B. eine Trigeminus-Neuralgie diagnostiziert wird bei einer Schmerzübertragung aus der hinteren Schädelgrube, eine Ischias bei Femurgeschwulst.

Begriffsbildung

Die Hauptquelle der Irrtümer bei der Diagnose eines Schmerzes ist der Mangel einer zureichenden und allgemein verbindlichen Begriffsbildung. Die Begriffe müssen so definiert sein, daß sie den Phänomenen gut angepaßt sind und zu eindeutigen diagnostischen, und damit therapeutischen, Folgerungen führen.

Jedem Schmerz liegt letztlich eine Irritation von Nervengewebe zugrunde. Die Anwendung eines allgemeinen Ausdrucks „Neuralgie" für diesen Tatbestand ist nichtssagend. Neuralgie hat sich auch eingebürgert für „Schmerz ohne Befund". Analoges gilt für speziellere Bezeichnungen wie Brachialgie, Ischialgie, Rheuma u. a. Beim Laien lösen, infolge langer Volkserfahrung, solche Ausdrücke und Pseudo-Diagnosen Erleichterung aus. „Bloß Neuralgie, also nichts Schlimmes". Im Umgang mit dem Kranken können daher die ehrwürdigen Bezeichnungen benutzt werden. Der Arzt hat für sich selbst aber eine eindeutige Symptomdiagnose zu stellen, die ihn auf den Weg führt zur Erkennung entweder einer bestimmten Krankheitsursache (bei ätiologischen Entitäten) oder verschiedener Krankheitsbedingungen (bei symptomatologischen Entitäten).

Die nachfolgenden Begriffe sind erprobt und so definiert, daß sie die diagnostischen Bemühungen lenken.

1. *Neuralgie — dolor projectus*

Wenn eine Schmerzbahn oder Schaltstelle (Nerv, Ganglion, hintere Wurzel, Laminae des Hinterhorns, aufsteigende Rückenmarksbahnen, Thalamus) irritiert werden, erfolgt ein Projektion in die Peripherie. Aus der Verteilung des Schmerzes läßt sich die irritierte Struktur erschließen. *Ein dolor projectus ist also eine direkte Leitschiene zum Prozeß. Die Beziehung zwischen Präsentationsort des Schmerzes und Irritationsort ist eindeutig.*

2. *Schmerzzone — Zona algetica*

a) *dolor localisatus.*

Bei Gewebsirritation der Körperoberfläche und der parietalen Auskleidungen der Körperhöhlen, welche im Körperschema unmittelbar erlebt werden, tritt der dolor localisatus auf. *Irritationsort und Präsentationsort des Schmerzes sind identisch.*

b) *dolor translatus* — referred pain, Headsche Zone, übertragener Schmerz.

Die Irritation des Gewebes in einem Gebiet, welches nicht zum Körperschema gehört, wird auf die Körperoberfläche übertragen. *Präsentationsort des Schmerzes und Irritationsort stimmen nicht überein, stehen aber in ableitbarer Verknüpfung und erlauben also Wegweisung.*

3. *Meralgia*

Darunter sind verstanden *Schmerzen in umschriebenen Körper- und Gliedabschnitten* (*μέρος* Teil, Anteil)[1].

Diese Schmerzen sind abhängig von vegetativem System; gleichzeitig können Gefäßreaktionen und Dystrophien bestehen.

Die Affektion findet sich in der Nähe

der Plexus und ihrer vegetativen Zuflüsse,

derjenigen Nerven, welche vorzugsweise einem Gebiet die vegetative Innervation zuführen (Medianus, Ischiadicus/Tibialis),

der großen Gefäße, welche vegetative Nervengeflechte weiterleiten.

Meralgien sind also wichtige Begleitphänomene, die die Suche nach dem Prozeß lenken können.

Bei symmetrischer Präsentation ist nicht eine lokale sondern *eine allgemeine Gesundheitsstörung aufzusuchen* (z. B. bei Brachialgien, brennenden Füßen, brennenden Handinnenflächen).

Schmerzen, und zwar algetische Zonen, treten bei allen Störungen des Muskelgleichgewichtes auf, sei es infolge myogener und neurogener Paresen, infolge zentraler hypo- und vor allem hypertoner Bewegungsstörungen. „Rheumatischer Schmerz", „Nervenrheuma" lautet lange die Ausrede, unter welcher symptomatisch behandelt wird.

Schmerzen durch berufsbedingte einseitige Belastungen des Stützapparates werden im Zusammenhang mit den Lähmungen besprochen (s. S. 110).

Alle, z. T. nur bewegungsabhängig auftretenden, Schmerzzonen in der Umgebung der Gelenke, durch Veränderungen am Stützapparat hervorgerufen, können nicht aufgezählt werden, das ergäbe eine Fülle von Syndromen, die sich, hat man nur erkannt, daß ein dolor localisatus vorliegt, der sorgfältigen Untersuchung bald enthüllen.

Der dolor localisatus beim *Glomus-Tumor* verdient deswegen herausgestellt zu werden, weil dieser gutartige Mischtumor aus Nerven und Gefäßen sich der Erkennung erfahrungsgemäß lange entzieht, wenn er nicht an den charakteristischen Stellen unter dem Nagel einer Endphalange oder am Kreuzbein *(Coccygodynie)* auftritt, sondern wenn er sehr klein und auch noch ungewöhnlich lokalisiert ist. Selbst

[1] Der Begriff Meralgia paraesthetica (*μηρός*, Oberschenkel) ROTH-BERNHARDT für eine Neuralgie des Nervus cutanus femoralis lateralis ist überflüssig.

eine chirurgische Exploration kann vergeblich verlaufen, wenn nicht alle geringfügigen Veränderungen berücksichtigt werden.

Kleine Neurome der Digitalnerven können ebenfalls Schwierigkeiten bereiten, solange noch nicht eine Neuralgie auftritt sondern der Schmerz an dem Köpfchen der Knochen empfunden wird, z. B. die sog. „Morton-Metatarsalgie", welche als Spreizfußbeschwerde fehldiagnostiziert wird.

Wenn diffuse Mißempfindungen und Schmerzen, denen einschlägige Befunde an den Organen nicht zugeordnet werden können, unter Berücksichtigung der angeführten Kriterien und Begriffe gedeutet werden und wenn auch die so häufige Fehldiagnose Neuralgie vermieden wird, ist viel gewonnen.

Kopf- und Gesichtsschmerzen

Schmerzempfindlich im Schädelinnern sind

1. die algophoren durchlaufenden Hirnnerven,
2. Teile der Dura, besonders der Basis, die Tentoriumoberfläche,
3. die Fixationspunkte der Leptomeninx, die venösen Sinus und die zuführenden Venen,
4. die Arterienstämme.

Hirnparenchym, Schädelknochen, der überwiegende Teil der Leptomeninx (Arachnoidea und Pia) sind schmerzunempfindlich.

Man unterscheidet bei Schmerzen im Kopf und Gesichtsbereich zweckmäßig:

1. Neuralgia,
2. Zona algetica,
3. Prosopalgia
4. Cephalalgia } Meralgien
5. Cephalaea

Algetische Zonen

Ein manchmal problematischer *dolor localisatus* im Gesichtsbereich ist der Schmerz an Kieferwinkel und Ohr, der durch Kaubewegungen verstärkt wird. Er kommt durch Veränderungen und Fehlbelastungen im Gelenk zustande. Die Diagnose muß nicht selten revidiert werden, weil sich schließlich doch andere Ursachen finden, z. B. zuerst übersehene Prozesse im Ohr. Auch Kranke mit Schmerzen im Epipharynx und retrotonsillär haben manchmal eine lange Wanderung von Spezialist zu Spezialist hinter sich, tragen die Diagnose „psychisch-reaktiv", „atypische Neuralgie", ehe, aufgrund der Schmerzanalyse die Symptomdiagnose dolor localisatus festhaltend, in erneutem Suchen der Prozeß entdeckt wird.

Der *übertragene Schmerz* im Kopf und Gesichtsbereich stellt dem Diagnostiker oft schwierige Aufgaben. Prozesse in den Nebenhöhlen übertragen den Schmerz auf Scheitel, Schläfen, Gesicht. Kältereiz im oberen Verdauungstrakt erzeugt Kopfschmerz, manche Menschen können deswegen kein Speiseeis essen. Gelegentlich zeigt ein Zahnschmerz den Herzinfarkt an.

Eine praktisch recht bedeutsame und fast stets verkannte Besonderheit ist hervorzuheben: Irritationen in der cervico-occipitalen Übergangsregion, sei es am Bewegungsapparat, an den Meningen der hinteren Schädelgrube, am Tentorium, können aufdringlich oder gar ausschließlich einen Schmerz in die Supraorbitalregion der gleichen Seite übertragen. Er wird als *Supraorbitalneuralgie* falsch diagnostiziert. Das umgekehrte, nämlich Schmerzübertragung in den Nacken durch eine Irritation in der vorderen Schädelgrube tritt sehr selten ein. Ein isolierter Stirnschmerz kann mithin das einzige Symptom eines Prozesses in der genannten Region sein, z. B. eines Tentoriummeningioms, eines Tumors in der hinteren Schädelgrube, einer Destruktion des Knochens in der cervico-occipitalen Übergangsregion, einer muskulären Insuffizienz an dieser Stelle. Das kommt auf folgende Weise zustande: Der 1. Trigeminusast gibt vor seinem Eintritt in die Fissura orbitalis superior einen Ramus meningicus (tentorii) ab. Die absteigenden Fasern des 1. Trigeminusastes enden in der Nähe der obersten Halssegmente. Eine Übertragung erscheint möglich. Diese Deutung erfolgt hypothetisch unter Zugrundelegung der anatomischen Verhältnisse. An dem Faktum und dem diagnostischen Wert dieses Phänomens besteht jedoch kein Zweifel.

Neuralgien

Die *Glossopharyngeus-Neuralgie* mit Schmerzen in der Tonsillengegend, an der Rachenwand, in das Ohr ausstrahlend, wird seltsamerweise kaum je richtig diagnostiziert. Da die Anfälle nach Art eines Tic douloureux verlaufen, wird meistens die Fehldiagnose Trigeminusneuralgie oder „atypische“ Trigeminusneuralgie gestellt.

Das Wort „atypisch“ sollte aus der klinischen Diagnostik verbannt werden. Es bezeichnet Unkenntnis, Denkfaulheit oder — eine Entdeckung.

Die Bekämpfung der Anfallbereitschaft des Tic douloureux im Glossopharyngicus- und im Trigeminusgebiet ist dieselbe: Zentropil, Tegretal, Diätetik.

Liegt eine Neuralgie in einem Trigeminusast vor und wurde nicht eine algetische Zone irrtümlicherweise für eine solche gehalten, so muß nach einer Störung gesucht werden, die sich im Verlauf des Nerven auch finden lassen wird.

Die Ursache einer Sonderform der Trigeminusneuralgie, nämlich des *Tic douloureux* in $V_{2,3}$ bei älteren Menschen, ist nicht ausreichend geklärt. Hypertonie, Altersangiopathie und latente Herzinsuffizienz erhöhen die Schmerzbereitschaft, so daß nicht selten eine Herz- und Kreislaufbehandlung den Tic zum Schwinden bringt. Deswegen ist eine gründliche Allgemeinuntersuchung immer erforderlich. Das wird leider zu oft unterlassen und nur eine symptomatische Therapie mit Analgetica durchgeführt. Der Tic douloureux wird ausgelöst durch Berührung im Schmerzbereich, ferner durch Kauen, Sprechen. Die Anfallbereitschaft schwankt episodisch. Schon dies ist ein Hinweis, daß ein fortschreitender Prozeß nicht die Ursache dieser Neuralgie ist. Deswegen können nach einer gründlichen Allgemeinuntersuchung spezielle diagnostische Maßnahmen in der Regel unterbleiben, aber auch nur bei dieser Sonderform der Trigeminusneuralgie.

Ein Tic douloureux im 1. Trigeminusast ist, ebenso wie ein Tic douloureux bei jugendlichen Menschen, immer verdächtig auf einen lokalisierbaren Prozeß und verlangt gezielte Diagnostik.

Eine *Anaesthesia dolorosa* kann in verschiedenen Körpergebieten auftreten. Sie findet sich besonders häufig im Trigeminusgebiet, nach Zoster, nach therapeutischer Injektion in das Ganglion Gasseri. Eine Analgesia dolorosa ist der Schmerzchirurgie noch verschlossen (vgl. aber ROEDER u. ORTHNER).

Die übrigen Gesichtsneuralgien müssen extrem selten sein, nämlich die Neuralgie des Nervus intermedius (Neuralgie des Facialis, Hunt-Neuralgie) oder die Neuralgie des Laryngeus superior. Ich habe sie m. W. noch nicht diagnostizieren können.

Die nach Trauma im Gebiet des Kiefergelenks beobachtete sehr seltene *Neuralgie des Nervus auriculotemporalis* sollte nicht verwechselt werden mit dem *auriculotemporalen Syndrom* nach Entzündungen oder Verletzungen der Parotis.

Viel zu häufig wird eine *Occipitalisneuralgie* diagnostiziert. Ein Nacken- und Hinterkopfschmerz kann viele Ursachen haben und ist meistens eine algetische Zone. Eine Occipitalisneuralgie muß sich an das Ausbreitungsgebiet des Nervus occipitalis major halten. Die seltene eindeutige Occipitalisneuralgie kann allerdings diagnostisch oft große Schwierigkeiten bereiten, wenn man ihre Ursache aufklären will (z. B. bei kleinen Neurinomen).

Prosopalgien

Unter den Prosopalgien ist die *Erythroprosopalgia* Bing die häufigste. Horton hat, als er das Syndrom nachentdeckte, dieses zunächst als *Histaminkopfschmerz* gedeutet. Seine These stimmte nicht. Die Erythroprosopalgia tritt im mittleren Lebensalter auf, anfallartig, meistens $^1/_2$ Std bis 2 Std nach dem Einschlafen, selten auch am Tage. Der Anfall dauert 10—60 min. Die Anfallbereitschaft schwankt episodisch über viele Jahre. Schon daraus ergibt sich, daß in der Regel kein Prozeß im entsprechenden Körperquadranten gefunden wird. Wir haben über 30 Fälle eingehend analysiert und außer einem Horner-Syndrom, das manchmal ausschließlich im Anfall auftritt, im Intervall keine Hinweise für eine Erklärung gefunden. Eine zentrale Störung ist zu vermuten. Der Schmerz bleibt einseitig, wechselt praktisch nicht seine Seite. Im Anfall: Einseitiger Tränenfluß, Absonderung eines wäßrigen Sekretes aus der gleichseitigen Nasenhälfte, Zuschwellen der Nase, Anschwellung der Schläfengefäße. Man spricht deswegen mit Recht von einer *Sympathalgie.* Mit einer Migräneattacke ist das Syndrom nicht zu verwechseln, ebensowenig mit einem Tic douloureux. Die häufigste Fehldiagnose lautet aber „atypische“ Migräne oder „atypische“ Trigeminusneuralgie.

Eine *Sluder-Neuralgie*, d. h. eine Sympathalgie im unteren Gesichtsbereich (lower half headache), soll Schmerzen im inneren Augenwinkel, an der Nasenwurzel und im Auge verursachen, in Oberkiefer, Gaumen, Zähne und Tonsillengegend einstrahlen, schließlich auch in den Nacken; Niesanfälle sollen dabei vorkommen. Bei uns muß dieses Syndrom sehr selten sein. Wir haben es früher auch diagnostiziert. Nachdem wir sorgfältiger alle Umstände beachten, finden wir solche Fälle nicht mehr.

Auch die *Neuralgie des Ganglion ciliare* (Charlin-Syndrom) wird ein seltenes Syndrom sein.

Bei Erythroprosopalgien kann man in vielen, aber nicht in allen Fällen mit Deseril Anfallfreiheit erzielen. Deseril (Serotoninantagonist) wirkt nur prophylaktisch. In einer länger dauernden Attacke hilft Gynergen wie bei der Migräneattacke.

Cephalaea

Bei diffus ausgebreiteten, bei wandernden, ihre Lokalisation wechselnden Kopfschmerzen, die chronisch oder episodisch auftreten — *Symptomdiagnose: Cephalaea* —

lassen sich aus der Schmerzanalyse keine diagnostischen Hinweise gewinnen. Man ist angewiesen auf die Analyse der Begleitphänomene und der Bedingungen, unter denen der Kopfschmerz auftritt.

Der Hypertoniker wird morgens von seinen Schmerzen geweckt, er muß im Sitzen schlafen, zumindestens aber mit hochgelagertem Kopf. Der sog. hypotone Kopfschmerz zwingt den Kranken, sich hinzulegen, weil dann der Schmerz sofort schwindet. Schmerz durch Liquorunterdruck läßt bei Lageänderung nicht sofort nach, geringe Jugulariskompression lindert ihn aber.

Chronische Kopfschmerzen sind Ausdruck einer depressiven Phase, einer exogenen oder endogenen Intoxikation (häufig Analgetica-Abusus), chronisch-entzündlicher Reaktionen der Meningen, Frühsymptom der Herzinsuffizienz, oder anderer Allgemeinleiden.

Cephalaea, d. h. chronischer Kopfschmerz ohne Befund, muß stets eine umfassende klinische Untersuchung in Gang setzen; denn ein gesunder Mensch leidet nicht an Kopfschmerzen.

Cephalalgien

Alle Kopfschmerzen, die *anfallartig* auftreten — Cephalalgien — werden leider (!) als Migräne bezeichnet, obwohl *Migräne nur ein Spezialfall einer Cephalalgie* ist. *Migräne ist eine ebenso häufige und verhängnisvolle Fehldiagnose wie Neuralgie.* Die klinische Erfahrung verlangt, daß man dies akzeptiert.

Bei plötzlichen Bewegungen des Kopfes schießt z. B. bei Tentoriumprozessen der Schmerz in die Stirn und hält dort lange an. Halbseitige, anfallartige Kopfschmerzen treten auf bei Angiopathien, ferner bei Sympathicus-Irritationen an der oberen Thoraxapertur, im Verlauf des Halssympathicus, des Nervus vertebralis (Abb. 43).

Allgemeiner anfallartiger Kopfschmerz setzt ein bei den vielen Möglichkeiten des Aquäductverschlusses, bei Einklemmung in das Foramen magnum. Wenn anfallartiger Kopfschmerz jeweils beim Blick nach oben, d. h. bei Retroflexion des Kopfes, sich verbindet mit Ohnmachtsneigung, ist der Verdacht, daß eine Einklemmung im Foramen magnum vorliegt, sehr hoch. Cephalalgien treten auf bei Kreislaufkrisen, z. B. beim Phaeochromocytom oder bei Mastzellenreticulose (Histaminausschüttung).

Alle Cephalalgien, die nach dem 25. Lebensjahr, erst recht in einem weiter fortgeschrittenen Alter auftreten, erfordern eine gründliche Exploration des Schädelinnern und der Gefäße bis hin zum Aortenbogen (z. B. Endangitis des Aortenbogens bei jungen Frauen, *Takayasu-Syndrom*).

Migräne

Die Diagnose Migräne wird in der Regel zu schnell gestellt. Die Untersuchung ist in den meisten Fällen zu oberflächlich oder eine solche findet gar nicht erst statt.

Im Gegensatz zu den Sympathalgien, bei denen die Patienten „mit dem Kopf gegen die Wand rasen möchten", ist der Patient bei einer Migräneattacke gezwungen, körperliche Ruhe strikt einzuhalten. Sinnesreize, Erschütterungen, Bewegungen erhöhen den Schmerz, werden also ausgeschaltet. Erbrechen kann befreiend wirken. Dies sind die Kennzeichen aller gefäßabhängigen Schmerzen. Die Attacken können bei zahlreichen Kranken stets nur eine Seite befallen, sie können die Seite wechseln, sie können sich vorwiegend im Vorderkopf oder aber im Nacken- und Hinterkopf abspielen. Man kann danach Gefäßreaktionen im Carotis- und Vertebralisbereich unterscheiden.

Wenn alle Attacken in der gleichen Weise und immer auf derselben Seite ablaufen, hat man alle Veranlassung, nach einer örtlichen Besonderheit zu suchen. Man muß nämlich bei der Migräne unterscheiden zwischen der Anfallbereitschaft, d. h. den Änderungen der Erregbarkeit, und dem pathologischen Erregungsablauf, d. h. dem Anfall. Die Behandlung versucht, alle Faktoren zu beseitigen, welche die Erregbarkeit beeinflussen und die man aus der Anamnese ermitteln kann. Prophylaktisch ist wirksam die Verordnung von Dihydergot, Bellergal (vor allem), Deseril (selten). Im Anfall hilft Neo-Gynergen $^1/_4$ bis $^1/_2$ mg i. v. oder i. m. Versagt Gynergen, muß man die Diagnose bezweifeln. Im *status migraenosus* hilft eine Schlafkur sicher.

Komplikationen bei Migräne

Die klinische Untersuchung eines Migränekranken ist unbedingt angezeigt, wenn die Migräne ihren Charakter ändert. Hinter einer seitenkonstanten Migräne kann sich nämlich eine Angiodysplasie als lokaldispositioneller Faktor verbergen, z. B. ein Aneurysma, ein Angiom, eine Lindau-Cyste, aber auch Variationen an den Gefäßen. Die Zeit für Komplikationen aus diesen Angiodysgenesien rückt mit dem 5. Lebensjahrzehnt heran.

Wenn bei einem Migräne-Kranken die Schmerzen besonders intensiv werden, nicht abklingen, der Schmerzcharakter sich ändert, z. B. der Schmerz in den Nacken zieht und eine Nackensteife bewirkt, so ist an Subarachnoidalblutung zu denken. Wenn ein anfallartiger Schmerz, der bisher immer im Hinterkopf empfunden worden ist, zur Einschränkung der Nackenbeweglichkeit führt, bei Retroflexion zu Schwindelanfällen, stärker zur Stirn hin ausstrahlt und u. U. Augensymptome auftreten, muß man, selbst bei Kranken mit familiärer Migräne, an den Lindautumor und seine Komplikationen denken.

Bei der sog. *migraine accompagnée* treten im Zusammenhang mit den Anfällen lokalisierbare neurologische Symptome auf. Sie müssen Auswirkung örtlicher Besonderheiten am Gefäßapparat sein. Aber selbst bei Kranken mit permanenten Störungen nach einer Serie heftiger Anfälle enthüllen unsere bisherige Angiographie-Technik und das EEG manchmal keine Auffälligkeiten. Systematische histopathologische Untersuchungen an den Gefäßen fehlen. Möglicherweise liegt auch nur eine veränderte Reagibilität bestimmter Gefäßprovinzen vor, die sich daran zu erkennen gibt, daß nach einem Intervall von 30—120 min nach einer komplikationslosen Angiographie die Lokalsymptome (klinisch und elektroencephalographisch) vorübergehend auftreten, und zwar nur bei solchen Patienten.

Ein Angiom als Lokalfaktor bei migraine accompagnée kann man klinisch weitgehend sicher diagnostizieren, wenn die Lokalsymptome wechseln und wenn gelegentlich auch epileptische Reaktionen aufgetreten sind (s. S. 253).

Bei einer *ophthalmoplegischen Cephalalgie* ist — bis zum Beweis des Gegenteils — ein Aneurysma zu diagnostizieren (s. S. 186).

Schmerztherapie

Aufbau einer Schmerztherapie:

1. aetiotrop: Beseitigung der diffus oder lokalisiert einwirkende Noxe,

2. symptomatisch, nur dann, wenn eine ätiotrope Therapie noch nicht möglich, unmöglich, oder zu eingreifend ist:

a) durch Beeinflussung der pathogenetischen Bedingungen der Schmerzbereitschaft, die man aus Anamnese und allgemeiner Durchuntersuchung erfährt, nämlich
Regelung der Lebensweise und Arbeitsverhältnisse,
Regelung der somatischen Funktionen, welche als gestört erkannt worden sind, unter besonderer Berücksichtigung von Magen, Darm, Leber, Galle und Kreislauf,
Berücksichtigung einer Allergie,
Berücksichtigung eines Abusus,

b) durch Analgetica, wobei zu berücksichtigen ist, daß Sedativa, Neuroplegica Thymoleptica ein wesentliches Fundament der Schmerzbekämpfung sind und eigentliche Analgetica mit solchen Mitteln kombiniert werden sollten.

c) bei anfallartig auftretenden Schmerzen durch Beeinflussung der Anfallbereitschaft, z. B. Bellergal, Dihydergot, Deseril bei Migräne, Deseril bei Erythroprosopalgie, Zentropil, Tegretal bei Tic douloureux, oder des Anfalls, nämlich, Neo-Gynergen bei Migräne und Erythroprosopalgie, Analgetica bei Tic douloureux.

d) Umstimmung durch eine Schlafkur bei episodischen Schmerzen.

e) Operative Maßnahmen. Die Eingriffe sollen hier nicht im einzelnen behandelt werden. Sie reichen von der Exhairese über Tractotomie zur Mesencephalotomie (und früher auch zur frontalen Leukotomie). Operative Maßnahmen sind die äußerste Zuflucht, sie erfordern strengste Indikation. Wenn man mit dem ersten Eingriff angefangen hat, folgen bald die anderen nach. Die beiden letztgenannten Eingriffe sind solche, welche auch die Person verändern.

S_{11}-S_{19} Störungen der Motilität*

Ein Kranker erträgt Mißempfinden, selbst Taubheitsgefühl in den Gliedmaßen oft erstaunlich lange, ehe er den Arzt aufsucht. Lähmung oder gar Muskelschwund erwecken, wenn eine offensichtliche Erkrankung des Muskels oder eines peripheren Nerven durch Verletzung oder Entzündung für den Laien nicht erkennbar ist, bei dem Kranken und seinen Angehörigen düstere Gedanken. Setzt eine muskuläre Insuffizienz schleichend ein, so kann sie lange verborgen bleiben, auch dem Arzt. Der durch muskuläre Insuffizienz ungewöhnlich belastete Stützapparat reagiert mit Schmerzen, die Diagnose „Rheuma" beherrscht lange die Szene, dementsprechend auch eine unnötige Diagnostik, eine erfolglose Therapie.

Schlaffe und atrophische Paresen (einschließlich pseudohypertrophische)

supramotoneuronal

Anhaltend schlaffe Lähmungen, welche nicht mit Störungen im Motoneuron verwechselt werden dürfen, treten sicher, aber sehr selten, bei bestimmt lokalisierten Thalamusherden und bei Infarkt im Paramedianbereich der Brücke auf. Die Lähmung in der Initialphase eines akuten Transversalsyndroms oder einer akuten Herdstörung im motorischen Cortex ist *vorübergehend* schlaff.

---

* s. auch Kap. VI, S. 250.

Bei Zwischenhirnstörungen durch Intoxikation können schlaffe Lähmungen auftreten, welche als „toxische Polyneuritiden" beschrieben worden sind, z. B. die sog. Schwefelkohlenstoffpolyneuritis. Es handelt sich aber nicht um Störungen im Motoneuron, sondern um anhaltende Störungen des motorischen Antriebes und um Hypotonie, ähnlich den Vorgängen im affektiven Tonusverlust (eigene infolge Materialverlust, Bombenschaden, unveröffentlichte Untersuchungen). Bei diesen Lähmungen tritt lediglich eine gewisse Inaktivitätsatrophie auf.

Motorische Einheit

Abgesehen von diesen höchst seltenen Vorkommnissen ist bei schlaffen Paresen eine Störung im Bereich der motorischen Einheit zu suchen. *Unter motorischer Einheit verstehen wir Motoneuron, Endplatte und Muskelfasern.*

Die Motoneurone selbst können zerstört werden:

1. durch metabolische Entgleisungen (exogen, endogen, genetisch fixiert),
2. durch Neuronophagie und chronische Atrophie bei neutropen Erregern,
3. durch Dysgenesien im Spinalkanal,
4. durch mechanische, vasculäre, blastomatöse und eitrige Prozesse.

Die Schädigung der Neuriten erfolgt durch gleiche Ursachen im intramedullären intraspinalen, radiculären, peripheren Abschnitt.

Der Epiduralraum als Sitz einer Krankheit, welche den radiculären Abschnitt befällt, wird zu selten in die diagnostischen Überlegungen einbezogen.

Bei Schädigung des motorischen Neuriten im peripheren Abschnitt des gemischten Nerven treten in der Regel, jedoch nicht notwendig, gleichzeitig Sensibilitätsstörungen auf. Vor allem metabolische Störungen (endogene und exogene) können isoliert den motorischen oder den sensiblen Anteil schädigen.

Schonungsatrophie

Bei Nicht- oder Mindergebrauch (z. B. bei Schonhaltungen, Schmerzparesen) atrophieren die Muskeln. Diese Schonungsatrophie einer Gliedmaße, eines Gliedabschnittes, eines Muskelindividuums läßt sich leicht unterscheiden von der Atrophie umschriebener Muskelanteile oder Muskelgruppen.

Verwechslungen kommen aber vor, wenn nämlich eine *Schmerzlähmung* sehr hochgradig ist und der proprioceptive Reflex eines Muskels bei klinischer Untersuchung fehlt; z. B. augenfällige Quadriceps-Atrophie, scheinbarer Verlust des Quadriceps-Reflexes (PSR) bei Prozessen am Knie-Hüft-Gelenk, am Femur. Der Reflex läßt sich elektromyographisch (s. S. 126) nachweisen. Sorgfältige Betrachtung ergibt, daß keineswegs nur eine Quadriceps-Atrophie, sondern eine allgemeine Atrophie der Oberschenkelmuskulatur vorliegt. Falscher Ansatz der wegen unbeeinflußter Schmerzen immer wiederholten Diagnostik kann sich jahrelang hinschleppen.

Muskelaplasien

Sie betreffen einzelne Individuen, sind recht selten.

Differentialdiagnose

Zuerst ist die Frage zu entscheiden: Myogene oder neurogene atrophische Parese?

Für alle Formen von myogenen oder neurogenen atrophischen Paresen muß dann weiterhin geklärt werden

1. Sind die Veränderungen lokalisiert?
2. Treten sie systematisiert auf?
3. Sind sie disseminiert?
4. Erfolgten sie gleichzeitig?
5. Wie ist der Verlauf?

S_{13} Neurogene Atrophien (Abb. 29b)

Relativ leicht zu diagnostizieren sind neurogene Muskelatrophien. Die Paresen sind schlaff. Da die einzelnen Muskelindividuen pluriradiculär innerviert sind (s. S. 34), werden bei einer radiculären oder einer nucleären Störung nur die vom zerstörten Neuron innervierten Teile eines Muskels atrophisch und paralytisch. Daneben sind intakte Muskelgebiete vorhanden. Am Muskelindividuum insgesamt tritt eine atrophische Parese in Erscheinung. Diese setzt sich also zusammen 1. aus gesunder und kompensatorisch hypertrophierter, 2. paralytischer atrophischer Muskulatur.

Die neurogene Atrophie ist felderförmig, bedingt durch den Schwund der einem Motoneuron angeschlossenen Muskelfasern (Abb. 29b).

Fasciculieren

Die Irritation im Motoneuron wird durch Fasciculieren angezeigt. Dieses Fasciculieren wird häufig noch Fibrillieren genannt; Muskelfibrillen kann man aber durch die Haut hindurch nicht erkennen.

Fasciculieren tritt aber nicht nur bei Störungen im Motoneuron auf, sondern auch *bei metabolisch-toxischen Störungen* an der Endplatte, z. B. Überdosierung von Prostigmin (= cholinergische Krise). Ein solches Fasciculieren ist meistens generalisiert und anhaltend, stört die Leistung nicht erkennbar, ihm folgt keine Atrophie. Ein generalisiertes Fasciculieren beobachtet man gelegentlich auch *bei hochgradiger vegetativer Übererregbarkeit*, eine Diagnose, zu der man sich naturgemäß nur schwer entschließt; an der Existenz ist nicht zu zweifeln. Generalisiertes Fasciculieren kommt bei *allgemeinen Stoffwechselstörungen (auch Intoxikationen)* und Angiopathien vor durch Affektion der Neuriten und der Endplatten.

Wenig bekannt ist das grobe Fasciculieren *bei Aufhebung bestimmter supramotoneuronaler Einflüsse* besonders beim Transversalsyndrom im hohen Halsmark und in der cervicooccipitalen Übergangsregion.

Generalisiertes Fasciculieren hat als Warnsignal zu gelten und fordert ein Maximalprogramm der internistischen Untersuchung heraus, auch Fahndung nach Carcinom. Fasciculieren bedeutet also keineswegs eine Schädigung im Motoneuron selbst. Leider wird viel zu oft und kurzschlüssig aus dem Fasciculieren nicht nur die *Symptom*-Diagnose „Irritation des Motoneurons“ gestellt, sondern sogar eine *Art*-Diagnose, nämlich „degenerativer Prozeß, myatrophische Lateralsklerose, spinale Muskelatrophie“. *Erwähnt werden muß, daß Fasciculieren bei sehr chronischer neurogener Atrophie fehlen kann* z. B. bei der juvenilen proximalen neurogenen Muskelatrophie vom Typ Kugelberg-Welander oder bei der distalen Polyneurosis des Refsum-Syndroms.

S_{21} Störungen der Plexus und der peripheren Nerven (Abb. 28a—g, $S_{1,2}$)

Diagnostische Schwierigkeiten treten in der Regel bei Schädigung der großen peripheren Nerven nicht auf: Axillaris, Musculocutaneus, Medianus, Ulnaris, Radialis, Ischiadicus, Femoralis, Nerven im Rumpfabschnitt, Hirnnerven. Systematische Atrophien werden aber, bei flüchtiger Untersuchung, verwechselt mit Ulnaris-, Fibularis-Peronaeus-Parese.

Paresen und Paralysen kleiner Muskelgruppen, welche das ausgewogene Bewegungsspiel um das Schultergelenk verändern, bleiben recht lange unter der Diagnose „Rheuma“, „Neuralgie“ verborgen. Das gilt sowohl für Schädigungen des *Nervus accessorius* (durch Drüsen, Drüsenexstirpation) als auch vor allem für den

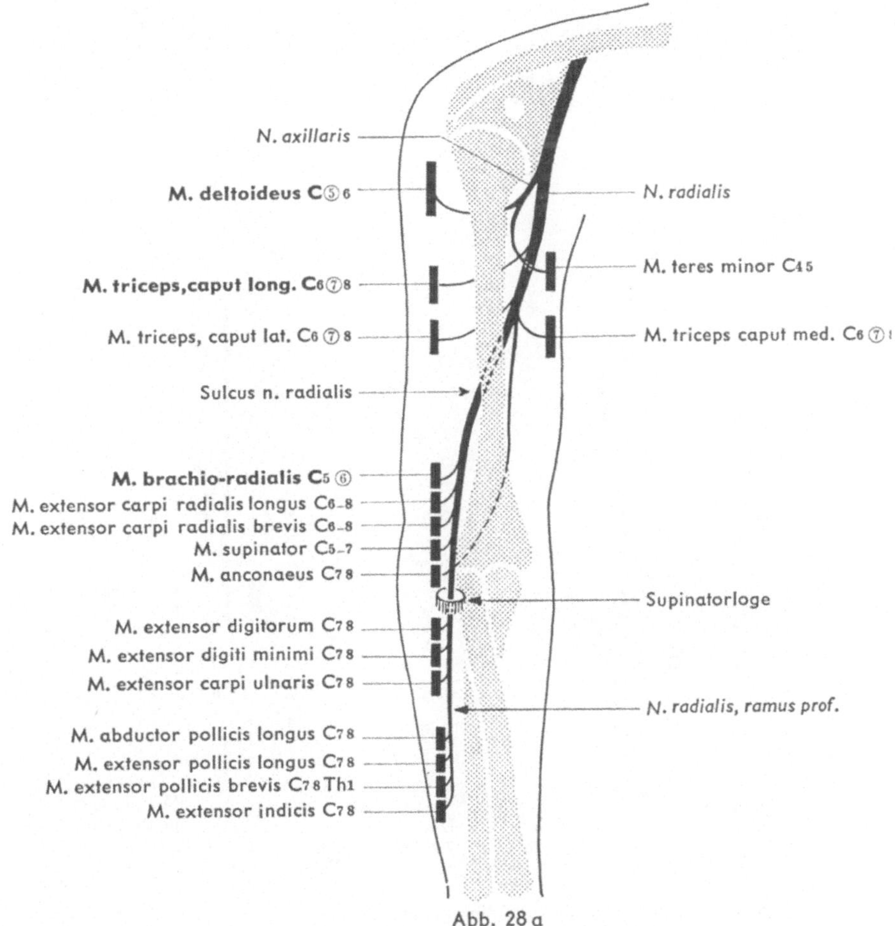

Abb. 28a

Abb. 28a—g. Radiculäre und periphere Innervation der Muskulatur. Die Wurzeln, welche *Hauptzuflüsse* zu den einzelnen Muskeln darstellen, und die *Kennmuskeln* für einzelne Wurzeln sind halbfett gedruckt (die Abweichungen vom grundlegenden Schema nach Bing folgen unseren Erfahrungen, an deren Sammlung die Herren Puff, Eickhoff, Zschocke besonderen Anteil haben)
28 s_1, s_5 diagnostisch wichtige sensible Areale

Nervus suprascapularis, welcher auch ohne auffälliges Trauma durch bestimmte Druckbelastungen (Tragen von Steinen, Säcken usw.) enstehen kann, und zwar in der Incisura scapulae. Nach den anatomischen Bedingungen ist der Zug am N. suprascapularis bei Erhebung des Armes, weitem Hinüberlangen zur Gegenseite

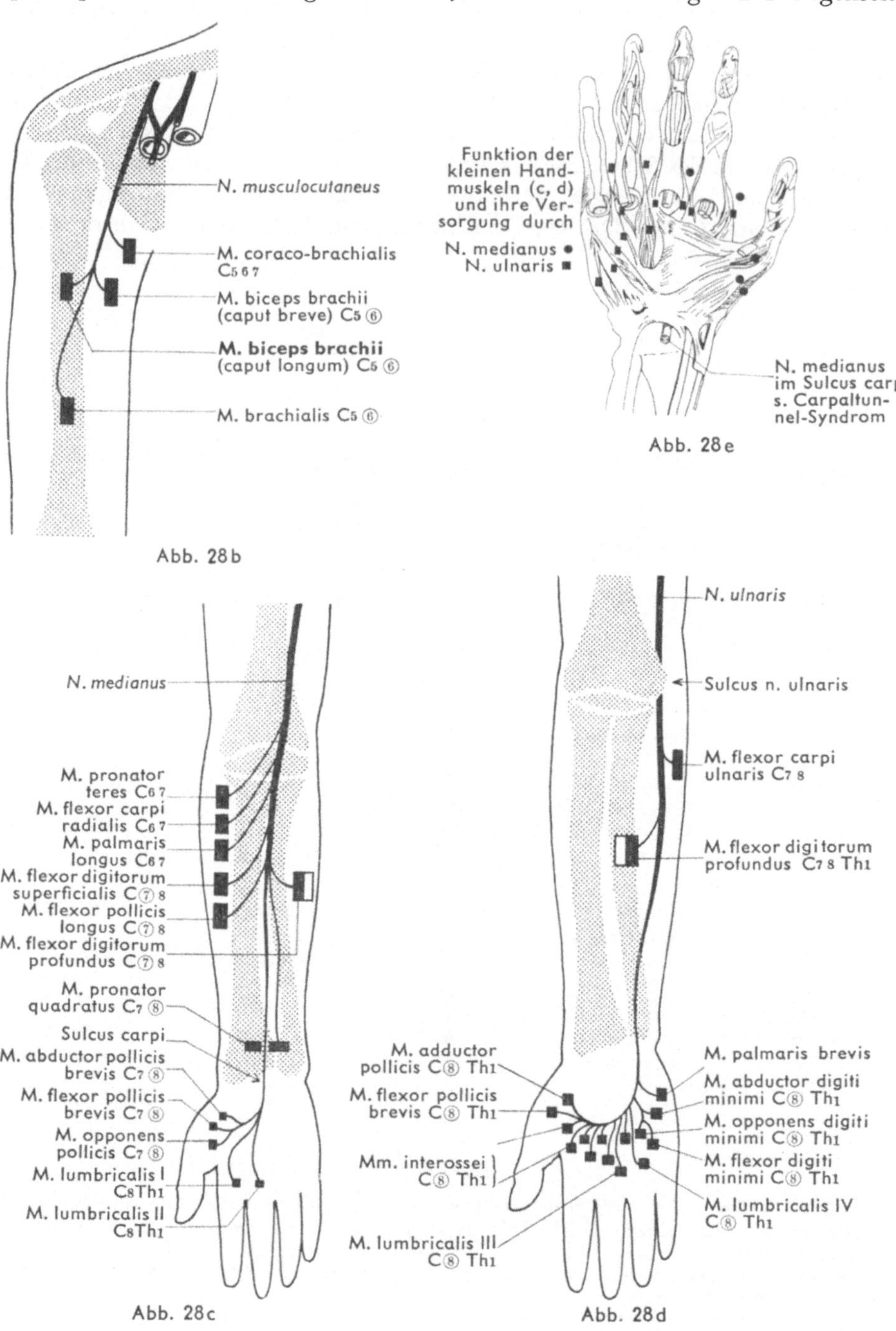

Abb. 28b

Abb. 28e

Abb. 28c

Abb. 28d

erheblich und führt zu Lähmungen, z. B. bei Lkw-Fahrern, Kunstturnern. Auch der *N. thoracicus longus* kann durch Schwerarbeit (Axt, Vorschlaghammer) gezerrt und geschädigt werden: Serratuslähmung — Scapula alata.

Die großen Nervenstämme durchlaufen Strecken, an denen sie durch Druck, Zerrung und andere Noxen besonders gefährdet sind:

oberer Radialis
- Achselhöhle
  - Krückenlähmung, Lagerung auf dem Operationstisch

unterer Radialis
- Sulcus n. radialis am Oberarmschaft
  - Schlaf-, Sessel-, Parkbank-Lähmung
- Supinatorloge:
  - Ramus profundus des unteren R. = untere Radiallähmung mit Ausnahme des Brachioradialis und Extensor carpi radialis; keine Sensibilitätsstörungen

Medianus
- Injektionsschädigung in der Ellenbeuge
- Sulcus carpi:
  - sog. Carpaltunnelsyndrom, oft zuerst in der Gravidität, Lokalsymptome lange verborgen (s. S. 76)

Ulnaris
- Sulcus n. ulnaris
  - Eine Luxation des Nerven an dieser Stelle mit bewegungsabhängiger Schädigung soll nach Mumenthaler u. Schliack bei 5—10% der Bevölkerung vorkommen. Spätlähmung nach supracondylärer Fraktur des Humerus.

Cutaneus femoris lat.
- Leistenband
  - bekannt als Meralgia paraesthetica Roth-Bernhardt; dieser Ausdruck ist zu ersetzen durch: Neuralgie des Nervus cutaneus femoris lateralis.

Ischiadicus
- intraglutaeale Injektionen

Tibialis
- Durchtritt unter dem Ligamentum laciniatum = Retinaculum mm. flexorum
  - Tarsal-Tunnel-Syndrom (s. S. 76)

Fibularis (Peronaeus)
- Fibula-Köpfchen:
  - Drucklähmung

Nn. digitales dorsales pedis
- zu enges Schuhwerk.
- Rami digitales dorsales des N. peronaeus profundus (zusammen mit A. dorsalis pedis) zwischen Fußskelet und M. extensor hallucis brevis.

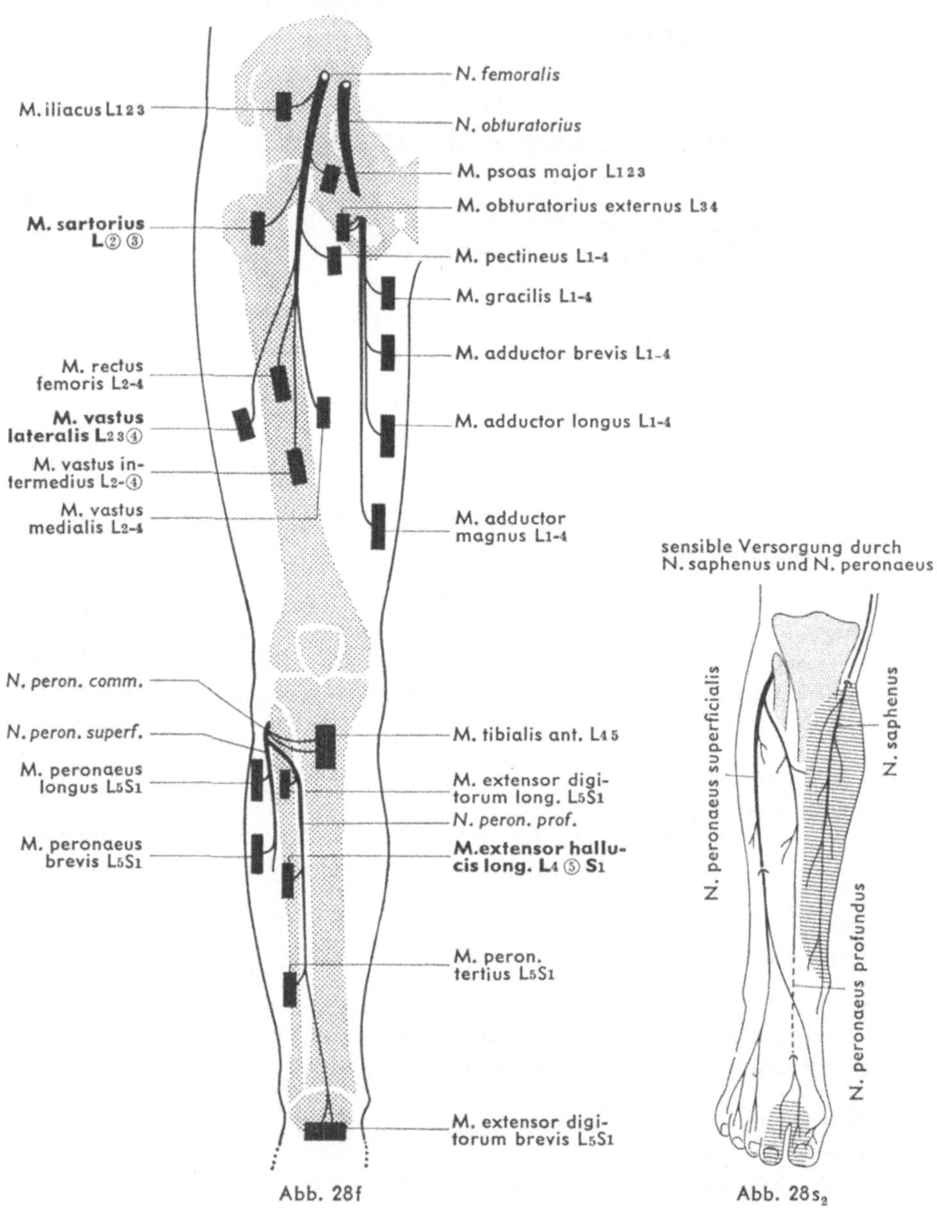

Abb. 28f

Abb. $28s_2$

M. glutaeus medius L④⑤S1
N. glutaeus superior
M. glutaeus minimus L④⑤S1
M. piriformis L5S1
M. tensor fasciae latae L45
N. glutaeus inferior
M. glutaeus maximus L5S①2
M. semitendinosus L5S1
M. biceps femoris, caput longum L5S①2
M. semimembranosus L5S1
M. biceps femoris, caput breve L5S①2
M. adductor magnus L34
N. tibinlis
N. peron. communis
M. popliteus S1
M. gastrocnemius, caput mediale S②
M. gastrocnemius, caput laterale S①
M. plantaris L5S12
M. soleus L5S①2
M. tibialis posterior L5S①2
M. flexor digitorum long. L5S①2
M. flexor hallucis long. L5S①2
N. tibialis
N. plantaris medialis
N. plantaris lateralis
Muskeln der Fußsohle L5S12

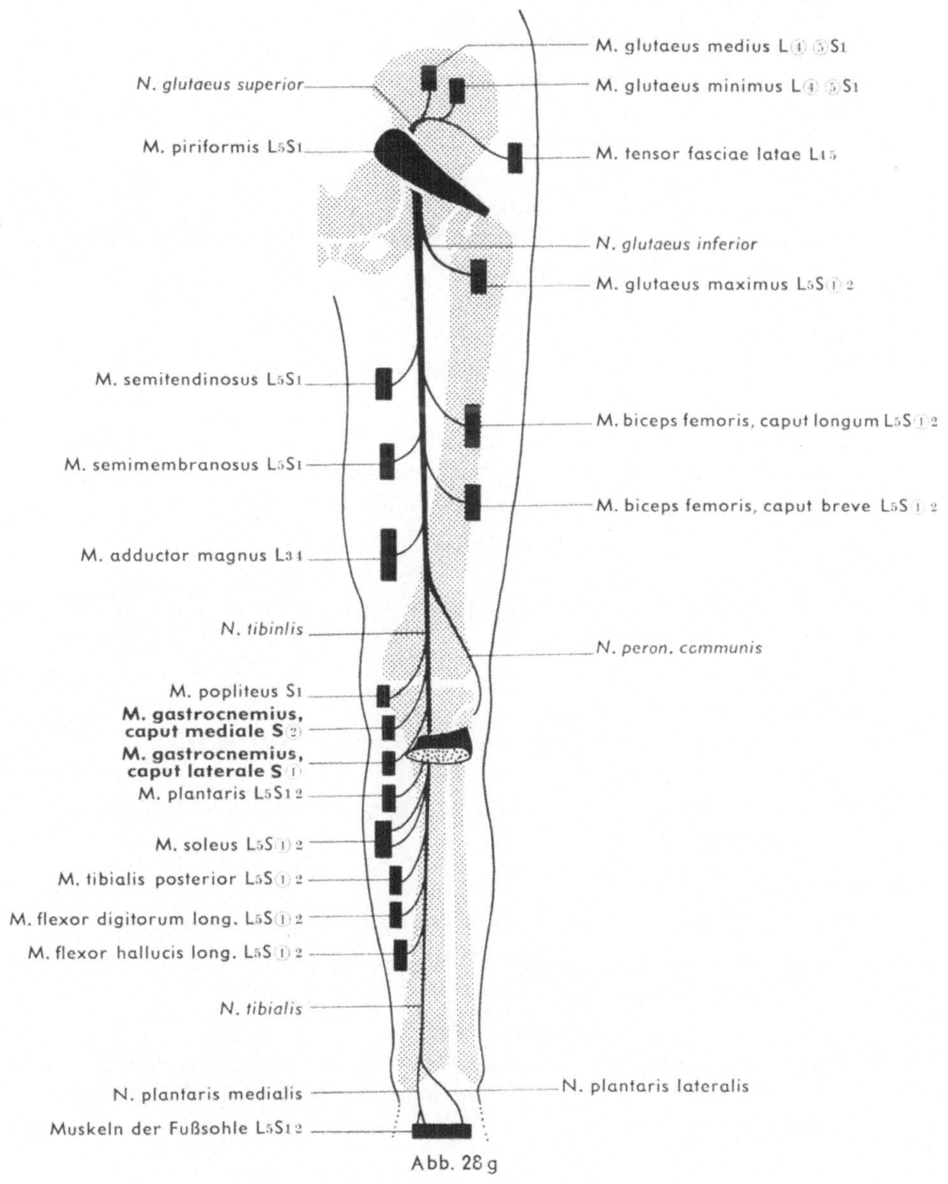

Abb. 28g

Auch die Plexus haben ihre Gefährdungen:

Plexus cervico-brachialis

besonders Wurzel 5 u. 6 zwischen M. subclavius und M. pect. minor bei Zerrung des hochgereckten Armes.

Prozesse an der Lungenspitze

Besonderheiten am Stützapparat in Kombination mit besonderen Beanspruchungen:

Scalenus-Syndrom bei Cranial-, Caudal-Variante (Symptom C_8, Th_1), selten!

costo-claviculäres Syndrom

Meralgien und Durchblutungsstörungen können lange vordergründig sein, ehe radiculäre oder periphere Symptome auftreten, nämlich atrophische Paresen und Neuralgien (s. S. 100)

Plexus lumbosacralis

retroperitonaeale Prozesse beginnen mit Symptomen seitens einiger Zuflüsse zu diesem Plexus.

Differentialdiagnose gegenüber radiculären Prozessen kann schwierig sein. Gefäßverschlüsse in den Beckenvenen, reitender Thrombus an der Aufteilung der Aorta abdominalis können zu Beinlähmungen führen.

Fehldiagnosen

Abrisse von Sehnen werden nicht selten mit neurogenen Paresen oder mit Lähmungen einzelner Nerven verwechselt:

Schulter

Abriß der langen Bicepssehne:

mißdeutet als partielle Lähmung des N. musculocutaneus.

Zerreißung der Rotatorenhaube:

die Paresen treten in den Hintergrund gegenüber dem Schulterschmerz: dolor localisatus.

Hand

Blockierung der einzelnen Fingerstrecker durch Tendosynovitis:

als partielle Radialislähmung fehldiagnostiziert
(Genese vielfältig z. B. Polyarthritis, Lues).

Abriß der Sehne des M. ext. pollicis longus:

Trommlerlähmung, Lähmung der Hausfrauen nach anhaltendem Schälen von Kartoffeln und Äpfeln, ebenfalls als partielle Radialislähmung verkannt.

Bein

ischämische Schädigung der Muskulatur in der Tibialisloge

(Mm. tibialis anterior, extensor hallucis longus, extensor digitorum communis):

Schwellung, Schmerzen, Schwäche bei Erheben von Fuß und Zehen.

Radiculäre, nucleäre Paresen

Bei den häufigen vertebragenen, aber auch bei intramedullären Prozessen muß die radiculäre/nucleäre Verteilung der neurogenen Atrophie ermittelt werden. Die sog. Kennmuskeln, *vorwiegend* aus einer Wurzel oder entsprechenden Rückenmarksabschnitt versorgt, sind für die Prozeßlokalisation wichtig (Abb. 9, 28).

Symmetrische und systematische Paresen

Symmetrische neurogene atrophische Paresen, unabhängig von Zuordnungen zu peripheren oder radiculären Nerven, vielmehr in Funktionszusammenhängen (Muskulatur des Kauens, Schluckens, Sprechens, Atmens; Schultergürtel, Beckengürtel oder distale Muskelgruppen) weisen durch diesen systematischen Charakter hin auf eine allgemeine Krankheitsursache:

systematische motoneuronale, meist nucleäre Atrophien

Polyneuropathien: Polyneurosen — Polyneuritiden.

Die systematischen nucleären Atrophien werden — aus historischen Gründen — immer noch als „spinale" Muskelatrophien bezeichnet. Das Attribut „spinal" wird auch sonst noch gebraucht. Es ist ungenau; meistens benutzt man es synonym mit „medullär". Die rationale Nomenklatur wird sich nur langsam durchsetzen. Fehldiagnosen sind aber die Folge ungenauer Nomenklatur.

Disseminierte neurogene Atrophien

Sie treten auf bei Schädigungen in den Säulen der Motoneurone. Aus der Verteilung der Lähmungen kann man ermitteln, ob die Schädigung nur einen bestimmten Abschnitt des Nervensystems trifft (dann trägt die neurogene Atrophie zur Höhendiagnose des Prozesses bei) oder ob sie sich lang hingezogen in unterschiedlichen Höhen auf verschiedene motorische Kerngebiete auswirkt. Derartige *disseminierte nucleäre* (spinale) *Atrophien* finden sich bei Poliomyelitis, Coxsackie und anderen Viren, spinalem Angiom, Myelodysgenesien.

Sind den disseminierten Paresen auch Sensibilitätsstörungen zugesellt, so ist eine *disseminierte Polyneuropathie* zu diagnostizieren, wie sie im Coma, bei kachektischen Kranken durch Druckschädigung der Nerven an den Stellen der besonderen Vulnerabilität zustande kommen.

Prozesse im Epiduralraum (Entzündungen, Blastome, Hämoblastosen) bedingen *disseminierte radiculäre Paresen*. Die Sensibilitätsstörungen können dabei auffällig geringfügig sein. Die Fehldiagnose „Poliomyelitis, Coxsackie, andere Virus-Infektion" läßt sich durch die Allgemeinbefunde ausschließen.

S_{12A} Funktionelle Myopathien

Für den klinischen Gebrauch ist es nützlich, strukturelle und funktionelle Myopathien zu unterscheiden, wenn auch Übergangsformen vorhanden sind, z. B. die myotone Dystrophie. Tab. 3 zeigt das Material, auf das sich unsere Erfahrungen stützen. [Die Arbeit auf diesem Gebiet wurde gefördert durch das Interesse der Mitarbeiter MERTENS, SEITZ, PUFF, BALZEREIT, EICKHOFF, ZSCHOCKE sowie der Herren Prof. K. FISCHER, Immunpathologie, und Doz. Dr. SCHNEIDER, Nuclearmedizin, s. Internist 7, 145—196 (1966)].

Tabelle 3. (JANZEN unter Mitarbeit von PUFF u. SEITZ)

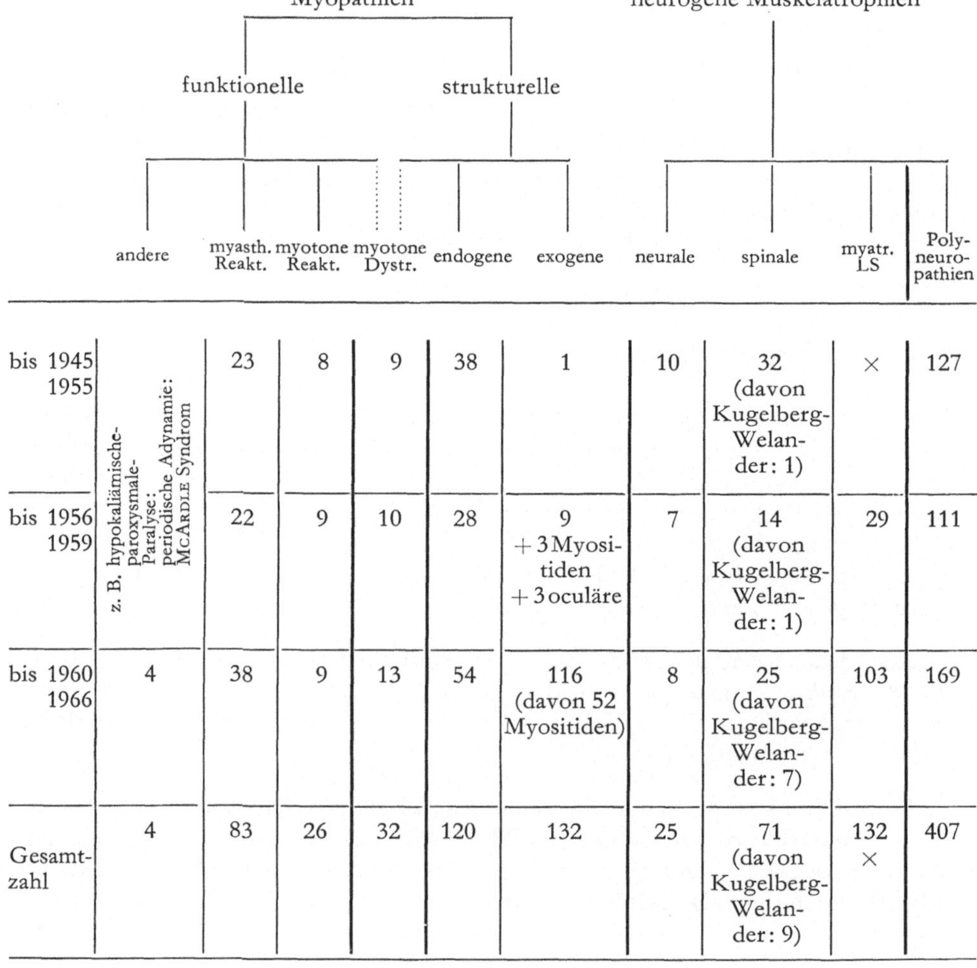

	andere	myasth. Reakt.	myotone Reakt.	myotone Dystr.	endogene	exogene	neurale	spinale	myatr. LS	Polyneuropathien
bis 1945 1955	z. B. hypokaliämische-paroxysmale-Paralyse: periodische Adynamie: McARDLE Syndrom	23	8	9	38	1	10	32 (davon Kugelberg-Welander: 1)	×	127
bis 1956 1959		22	9	10	28	9 + 3 Myositiden + 3 oculäre	7	14 (davon Kugelberg-Welander: 1)	29	111
bis 1960 1966	4	38	9	13	54	116 (davon 52 Myositiden)	8	25 (davon Kugelberg-Welander: 7)	103	169
Gesamtzahl	4	83	26	32	120	132	25	71 (davon Kugelberg-Welander: 9)	132 ×	407

Myasthene Reaktionen (Abb. 29f)

Schon lange ist empirisch ermittelt worden, daß Kalium die medikamentöse Therapie einer *Myasthenia gravis pseudoparalytica* unterstützt. Krisen können bei Myasthenikern durch das Magnesium ausgelöst werden, das in Lösungsmittel der Tetracycline enthalten ist (Wullen, Kast u. Bruck).

Eine *episodische paroxysmale hypokaliämische Lähmung* erfordert Kaliumtherapie im Anfall. Prophylaktische Verordnung von Kalium ist bei dieser genetisch fixierten Störung ohne Wirkung; prophylaktisch müssen vielmehr abends kohlehydratreiche Speisen gemieden werden. Myasthene Reaktionen beim *primären Hyperaldosteronismus* (Conn) treten klinisch selten vordergründig in Erscheinung. Das gleiche gilt für den *sekundären Hyperaldosteronismus* bei Nierenarteriosklerose mit maligner Hypertonie.

Bei Anorexia nervosa, Gebrauch von Diuretica, Corticoid-Therapie, aber auch bei Laxantienabusus kann ein foudroyantes *Landry-Syndrom* (= aufsteigende Lähmung) durch eine lebensgefährdende Hypokaliämie auftreten, welche, wenn sie diagnostiziert wird, leicht zu behandeln ist. Manchmal wird Herzschwäche angenommen und ein Digitalispräparat gegeben, was absolut kontraindiziert ist.

Erinnert sei an *myasthene Reaktionen bei Endokrinopathien*, vor allem bei Thyreotoxicose. Die Häufigkeit, mit der beide Störungen zusammentreffen, ist auch nach den Studien an unserer Klinik überdurchschnittlich häufig. Das gleiche gilt für das Zusammentreffen von pathologischen ^{131}J-Test mit dem Nachweis antimuskulärer Antikörper, die Strauss 1960 zuerst nachgewiesen hat. Thyreostatische Therapie bessert die myasthene Reaktion nicht. Bei fast allen Kranken mit Hyperthyreose besteht eine allgemeine Muskelschwäche, welche auf Prostigmin nicht anspricht.

Die myasthene Reaktion erscheint in der Gruppe der sog. paraneoplastischen Symptome.

Eine myasthene Reaktion ist polygenetisch. Das ergibt sich schon aus den verschiedenen Möglichkeiten für einen funktionellen neuromuskulären Block:

1. gesteigerte Cholinesterase-Aktivität
   lange Zeit als einziger Pathomechanismus myasthener Reaktionen angesehen, jedoch maßgebend bei der offenbar häufigsten Myasthenia s. s.
2. Störungen am Receptor der Endplatte,
3. Behinderung der Resynthese von ACh,
4. Behinderung der Freisetzung von ACh,
5. Störungen der K/Na-Pumpe und des Elektrolythaushaltes im allgemeinen.

Diese Störungen können wiederum auf allgemeineren Bedingungen beruhen. Nur wenn man bereit ist, die Grenzen der bisherigen klinischen Systematik zu verlassen, wird man der klinischen Erfahrung über die verschiedenen Verlaufsformen „*der* Myasthenie“ gerecht, nämlich

1. anhaltend progredient,
2. lange nur umschriebene Muskelgebiete betreffend (schwer zu diagnostizieren),
3. remittierend, bis zur Spontanheilung.

Auch die wechselnden Erfolge der gleichen Therapie und die Erfolge unterschiedlicher Therapieformen erfordern keine Auseinandersetzung anhand von Statistiken, sondern eine sorgfältige kausalanalytische Forschung der Einzelfälle. Nur dadurch ist zu erhoffen, daß wir eines Tages zu einer systematischen Anwendung der einzelnen therapeutischen Möglichkeiten gelangen.

Diagnostik, Therapie

Während wir früher aufgrund des klinischen Befundes, des Ergebnisses der Elektrostimulation und der pharmakologischen Tests (Prostigmin 0,5 mg; Tensilon 10 mg) die Diagnose „Myasthenie" stellten, *ohne* Differenzierung, bedürfen wir heute eines umfassenden und leider immer noch nicht zufriedenstellenden Untersuchungsprogramms (Tab. 4).

Tabelle 4. *Neurologische Universitäts-Klinik Hamburg-Eppendorf. Hilfsmittel beim Studium der myasthenen Reaktionen.*
(Janzen in: „Progressive Muskeldystrophie — Myotonie — Myasthenie", Springer, Berlin, Heidelberg, New York, 1966)

		bis 1955	bis 1959	jetzt
Diagnostik	Elektrostimulation	+	+	+
	EMG	—	—	+
	pharmakol. Tests	+	+	+
	Elektrolyte	—	(+)	+
	Endokrinologie* (insbes. Thymus, Thyreoidea; Isotopentechnik)	((+))	(+)	+
	Immunpathologie* (Serum, Muskel)	—	—	+
	Enzyme* (Serum, Muskel)	—	(+)	+
	andere Stoffwechseluntersuchungen	—	((+))	+
	Muskelbiopsie (einschließlich immunpath. Histochemie)	—	(+)	+
Therapie	Prostigmin, Mestinon	+	+	+
	ACTH, Aldactone	—	—	(+)
	Thymektomie*	(+)	(+)	(+)
	Thymusbestrahlung*	+	((+))	((+))
	Elektrolyte	(+)	(+)	(+)
	Cytostatica	—	—	(+)

* nur teilweise in der Klinik möglich. Gemeinschaftsarbeit mit anderen Instituten.

Auch die Therapie beansprucht kritische Auswahl:

1. symptomatisch: Mestinon, Prostigmin
   unterstützend K^+, Vermeidung von K^+-Verlusten; Cave Mg^{++} (Lösungsmittel von Tetracyclinen)
2. ACTH, in einzelnen Fällen nach vorübergehender Verschlechterung nützlich

3. Thymusbestrahlung
   Thymus-Operation
   immunosuppressive medikamentöse Therapie
   2 und 3 soll die bei einer Zahl von Kranken nachgewiesenen immunologischen Vorgänge beeinflussen.
4. Beseitigung gleichzeitig bestehender Leiden
   (Hyperthyreose; Carcinom, vor allem kleinzelliges Bronchial-Carcinom).

Myasthenie s. s. und Schwangerschaft

Eine bestimmt gerichtete Beeinflussung der myasthenen Reaktion durch die Gravidität gibt es nicht. Eine Schwangerschaft kann ohne jeden Einfluß auf den Verlauf der myasthenen Reaktion bleiben, sie verschlimmern oder diese erstmals hervortreten lassen.

Neugeborenen-Myasthenie

Die Kenntnis der transitorischen myasthenen Reaktion von Neugeborenen myasthener Mütter ist noch weitgehend unbekannt. Die Kinder sind durch einfache Maßnahmen zu retten, nämlich Prostigmininjektionen. Die myasthene Reaktion schwindet in wenigen Tagen. Wird die Störung nicht erkannt, kann das Neugeborene sterben.

Myotone Reaktionen (Abb. 29e)

Auch die myotone Reaktion, der myasthenen entgegengesetzt, *ist polygenetisch*; genetisch fixierte Erkrankungen stehen neben erworbenen Störungen unterschiedlichen, z. T. episodischen, Verlaufs.

Muskelkrämpfe nach Anstrengung treten auf bei einem *Phosphorylasedefekt* im Muskel (McArdle). Myotone Reaktionen können episodisch in Erscheinung treten, *Adynamia episodica hereditaria* Gamstorp = hyperkaliämische periodische Lähmung. Durch Ruhe nach vorangegangener starker Anstrengung wird *Adynamia episodica myotonica* provoziert. Myotone Störungen können sich als „*Kältelähmung*", *Paramyotonia congenita*, manifestieren. Unter unseren Kranken fanden wir 3 mit Dauerentladungen, die auch durch Lumbalanaesthesie und Blockierung von peripheren Nerven nicht aufzuheben waren; wir haben sie als *Neuromyotonie* (Mertens u. Zschocke) beschrieben. Verschiedene Kombinationen mit muskeldystrophischen und neurogenen Atrophien sind beschrieben worden (Zusammenfassung bei P. E. Becker).

Die neuromyotone Reaktion ließ sich durch Zentropil beeinflussen. Die myotone Reaktion bedarf eigentlich keiner Dauertherapie, zumal die Möglichkeiten zu starken pharmakologischen Eingriffen in den Organismus führen: Kationen-Austauscher, Corticosteroide. Flüchtig wirkt Novocamid.

S_{12B} Strukturelle Myopathien

Exogene Myopathien (Abb. 29g)

Die Zahl der exogenen Myopathien ist nicht gering. Wir haben aufgrund klinischer und elektromyographischer Studien (Puff), gestützt auf die Befunde der Muskelbiopsie (Seitz) folgende Aufschlüsselung vorgeschlagen (Tab. 5):

Tabelle 5. *Einteilung der exogenen strukturellen Myopathien* (nach PUFF, Internist 7 [1966]).
Exogene strukturelle Myopathien ohne Hautbeteiligung

1. als Begleitreaktion bei Infekten bekannter Ätiologie
2. bei epitheloidzelligen granulomatösen Infiltraten
3. bei metabolischen und endokrinen Störungen
4. bei Erythematodes und Sklerodermie
5. bei akutem rheumatischen Fieber
6. bei malignen Tumoren („Carcinom-Myopathie“)
7. bei Angiopathien
8. juvenile Formen, vorwiegend „Polymyositis s. s.“
9. sogenannte Spätmyopathien
10. kryptogenetische

Auch ohne Kommentar entnimmt man dieser Übersicht, welche diagnostischen Überlegungen anzustellen sind und welche diagnostischen Maßnahmen gefordert werden.

Diagnostik

Bei den myositischen Formen kann der „rheumatische Schmerz“ in der Initialphase ein diagnostischer Hinweis sein. Es gibt aber auch Kranke, bei welchen Schmerzen niemals aufgetreten sind. Diese „stummen“ Formen werden leicht als dystrophische Spätmyopathien fehldiagnostiziert. Die myositischen Prozesse sind in der Regel nicht so symmetrisch wie bei den endogenen Myopathien. Sie befallen auch weniger systematisch bestimmte Gliedabschnitte, z. B. proximale oder distale Muskelgruppen, sondern mehr einzelne Muskelindividuen und diese, selbst wenn sie symmetrisch befallen werden, in Intervallen, sogar von Monaten und Jahren.

Abgesehen von der Verteilung der Störungen und vom Krankheitsverlauf ist für die Diagnose der Myositis die systematische Betastung der Muskelgruppen von wegweisender Bedeutung ähnlich wie bei den endogenen dystrophischen Myopathien. Bei Anspannung treten die betreffenden Muskelindividuen nicht deutlich hervor. Sie sind in ihrer Kontinuität sicht- und tastbar verändert. Eine einfache technische Methode, die reproduzierbare Werte ergibt, fehlt noch.

Bei den sog. Spätmyopathien, welche mit unterschiedlichen Autorennamen in die Literatur eingegangen sind, überwiegen die dystrophischen Formen gegenüber den myositischen.

Uns scheint es ratsam, stets zunächst eine allgemeine Diagnose zu stellen, nämlich „Spätmyopathie“. Nur so wird eine umfassende Untersuchung ausgelöst. Eine Spätmyopathie kann einem allgemeinen Leiden, z. B. auch einem Carcinom, lange vorausgehen.

Therapie

Sie richtet sich nach den Grundleiden: Bei den Myositiden und der Sarcoidose kann eine entzündungswidrige Allgemeinbehandlung (NNRH) sehr gute Erfolge bringen, gelegentlich aber auch ganz versagen.

Endogene dystrophische Myopathien (Abb. 29c)

Diese Muskelkrankheiten sind genetisch fixiert, metabolisch bedingt, systematisch. Ihre Zahl vermehrt sich, zumal unter dem Einfluß moderner Untersuchungstechniken überall neue Untersuchungen in Gang gekommen sind. (Heidelberger Symposion, 1965, anläßlich des 125. Geburtstages von WILHELM ERB, ferner P. E. BECKER.)

Gemischte strukturell/funktionelle Myopathien

Das bekannteste Beispiel einer solchen genetisch fixierten Störung ist die myotone Dystrophie (CURSCHMANN-STEINERT): myotone Reaktion, Cataracta myotonica, dystrophische Myopathie, Glatze, Hoden-Ovarienatrophie, 5 ♂ : 1 ♀.

Neurogene und dystrophische Veränderungen können nebeneinander vorkommen, z. B. bei manchen Myositiden, bei der sog. diabetischen Myatrophie.

Diagnostik

Auf dem Gebiet der strukturellen und funktionellen Myopathien ist die klinische Forschung in beharrlichem Fortschritt; deswegen ist nichts notwendiger als jeden Krankheitsfall, besonders die Solitärfälle innerhalb einer Sippe, möglichst umfassend zu untersuchen.

Die verschiedenen Formen sollen hier nicht aufgeführt werden (s. Systematik). Ihre Diagnose ist nicht so einfach, wie man noch denkt. EMG und Muskelbiopsie lassen sich oft nicht entbehren, ebensowenig eine eingehende internistische Untersuchung. Manche Fälle, die als dystrophische Myopathie diagnostiziert worden sind, enthüllen sich als neurogene Atrophie z. B. proximal betonte Atrophien (KUGELBERG u. WELANDER), Fettstoffwechselstörungen u. a.

Therapie

Eine ätiotrope Therapie der endogenen dystrophischen Myopathien ist bis heute nicht möglich. Aber mit der zunehmenden Differenzierung werden sich auch die therapeutischen Möglichkeiten zu erkennen geben; das ist immer der Anfang. Deswegen sind alle intensiven diagnostischen Bemühungen, so akademisch ihr Wert z. Z. auch scheint, nicht nutzlos. Anabole Steroide, Vitamin E, Nucleosid-Nucleotid-Gemisch haben keinen überzeugenden Nutzen.

$S_{11\text{-}13}$ Untersuchungsmethoden

Die großen Fortschritte in der Differenzierung der strukturellen und funktionellen Myopathien, die verbesserte und frühzeitige Diagnostik neurogener Atrophien, die Beurteilung der spontanen Reinnervation und die Verfolgung derselben, die frühzeitige und begründete Feststellung der Indikation zur Operation bei mechanischer Läsion eines Nerven sind möglich geworden durch die Untersuchungstechniken, die sich seit etwa 10 Jahren allgemein etabliert haben und sich laufend noch verbessern.

1. Die gewöhnliche Untersuchung

Palpation ist eine sehr wichtige und unersetzbare Methode: Man tastet die Muskelindividuen in Ruhe und bei Anspannung ab, kann eine allgemein dystrophische Veränderung fühlen, den Turgor, kann Narben- und Muskelgewebe z. B. bei Myositiden nebeneinander ermitteln. Schmerzhaftigkeit der palpierten Muskeln ist ein hinweisendes Symptom, sie fehlt bei systematischen neurogenen und dystrophischen Myopathien.

Prüfung der Kraft unter Ausnutzung des Rückstoßphänomens: Wenn bei plötzlicher Lösung der Gegenspannung seitens des Untersuchers kein Rückstoß erfolgt, beweist dies mangelnde Willkürinnervation.

Prüfung der vorzeitigen Ermüdbarkeit (= Myasthenie).

Prüfung der myotonen Reaktionen: plötzliches Loslaufen, schnelles Öffnen und Schließen der Hand nach initialem kräftigen Faustschluß, Auslösung eines idiomuskulären Wulstes.

Prüfung auf Fasciculieren: bei geringer Ausprägung, d. h. bei Suche danach, am besten, wenn man die Muskulatur passiv in entspannte Mittellage bringt.

2. Prüfung des Tonus

Tonus = Spannung in der klinischen Umgangssprache bezeichnet nichts Einheitliches.

Bei glatten Muskeln bleibt nach isotonischer Kontraktion ein Verkürzungsrückstand; diese Dauerverkürzung erfordert keinen Energieaufwand, nur die gelegentlichen Kontraktionen, mit denen sich die Muskulatur an die Veränderung des Hohlraumes (z. B. Harnblase) anpaßt.

Die Erhöhung des Muskeltonus der Skeletmuskulatur ist bedingt durch anhaltende Innervation. Die Zahl der Impulse, welche einen glatten Dauertetanus erzeugen, hängt ab von der Anstiegszeit der Einzelkontraktion des betreffenden Muskels; schnelle Muskeln bedürfen einer höheren Reizfrequenz.

Die Klinik unterscheidet

- Hypertonie
  - im Sinne des Rigor
    - der Kontraktur
      - Diese ist eine reversible Dauerverkürzung:
      - hirnstammbedingt, sog. „Enthirnungsstarre"
      - metabolisch-toxisch durch Beeinflussung der Synapsen
      - reflektorisch wegen Schmerz
    - der Spastik
      - Ruhe-Spastik
      - reflektorische Spastik d. h. nur bei Dehnungsreizen
    - der Starre
      - bedingt durch Gewebsveränderung
      - ischämische Starre, klinisch noch oft als „Kontraktur" bezeichnet
- Hypotonie
  - durch Paralyse
  - Störung zentraler Antriebe
    - z. B. CS_2-Intoxikation, affektiver Tonusverlust u. a.
  - Fehlen reflektorischer Ansprechbarkeit
    - Tabes dorsalis, cerebelläre Affektionen.

3. Bestimmung von Ausmaß und Verteilung der Lähmungen

Benutzung des Rückstoßphänomens zur Prüfung der Willkürinnervation.

4. Begleitsymptome
an Cutis und Subcutis
am Skelet.

5. Elektrodiagnostik
Die alten elektrodiagnostischen Methoden spielen praktisch kaum noch eine Rolle. Sie sind durch bessere ersetzt.

Die Messung der *sensiblen* und *motorischen Chronaxie* durch die Haut gibt keine, zu verschiedenen Zeitpunkten reproduzierbaren Werte (HOLZER); man kann natürlich querschnittsmäßig *Nutzzeit* und *Chronaxie* eines erkrankten Gebietes einigermaßen mit dem symmetrischen gesunden vergleichen. Als Chronaxie bezeichnet man die minimale Flußzeit bei doppelter Rheobase. *Rheobase* ist die minimale Stromstärke bis zu einer eben nachweisbaren Zuckung oder einer Sinnesempfindung, und zwar bei einem konstant fließenden Strom. Man wählt Rechteckimpulse von mindestens 300 msec. Dauer.

Natürlich ist es nützlich, die Wandlungen von Erregbarkeit/Unerregbarkeit mit einfachen Rechteckstromstößen von variabler Dauer festzustellen. *Verlangsamung der Zuckung* sowie Rückbildung dieses Phänomens kann man einfach und quantitativ verfolgen, wenn man die *Verschmelzungsfrequenz bei eben supraminimaler Reizung* festlegt.

Elektromyographie* (Abb. 29a—r)

Die EMG wurde in der physiologischen und klinischen Praxis selbstverständlich schon lange (FOERSTER) und bis heute geübt zur *Prüfung der Reflexzeit*, der *antagonistischen Innervation* u. a. KUGELBERG u. BUCHTHAL haben die Voraussetzungen für die klinische Anwendung der EMG zur Analyse von neurogenen und myogenen Paresen gefördert. Die Untersuchung durch die coaxialen Einstichelektroden ist leider schmerzhaft und setzt Mitwirkung des Patienten voraus, wenn sie mehr als orientierenden Charakter haben soll. Die Untersuchung erfordert vom untersuchenden Arzt viel Erfahrung und anhaltende Übung.

Für das Verständnis ist es wichtig, sich zu erinnern, daß an eine sich aufsplitternde Nervenfaser eine unterschiedlich große Anzahl von Muskelfasern angeschlossen ist. In denjenigen Muskeln, die nur der Kraftentfaltung (z. B. Quadriceps) dienen, entfallen mehrere 100 bis weit über 1000 Muskelfasern auf 1 Motoneuron. In Muskeln mit schnellen, differenzierten Bewegungen sind einer motorischen Nervenfaser oft nur wenige angeschlossen, 5—10 in den Augenmuskeln.

Mit zunehmendem Kraftaufwand steigt die Zahl der in Funktion tretenden motorischen Einheiten und steigt auch ihre Entladungsfrequenz, die normalerweise 5—20/sec beträgt, unter physiologischen Bedingungen 50 nicht überschreitet. Die Potentialdifferenzen in einer Größenordnung von 10 Mikrovolt bis 10 Millivolt werden am Kathodenstrahl-Oszillographen beobachtet und photographiert, gleichzeitig vermittelt aber eine Lautsprecheranlage einen akustischen Eindruck. Man kann mit dem Ohr oft feiner differenzieren als mit dem Auge.

---

* EMG bedeutet im Text: Elektromyogramm oder Elektromyographie; emg: elektromyographisch.

Bei geringer Anspannung des Muskels treten nur wenige motorische Einheiten in Aktion, bei kräftiger Anspannung mehr, so entsteht ein dichtes sog. Interferenzmuster durch die Aktionspotentiale einer Vielzahl motorischer Einheiten. An der Insertionsstelle der Nadel innerhalb der Muskulatur überlagern sich mehrere motorische Einheiten, je nach der Art des Muskels. Im vollentspannten Muskel ist keine elektrische Aktivität nachweisbar.

Neurogene Atrophien

Bei neurogener Schädigung schwinden motorische Einheiten, das Interferenzmuster ändert sich. Bei totaler Denervation läßt sich Willküraktivität nicht mehr registrieren.

Bei Nervenschädigungen tritt durchschnittlich schon nach 14 Tagen, spätestens nach 3 Wochen, eine pathologische Spontanaktivität der denervierten Muskelfasern auf.

Ist die neurogene Schädigung nicht vollständig, so treten im Laufe der Zeit Veränderungen der Potentiale auf, nämlich Verbreiterung, Vergrößerung, Deformierung oder Polyphasie. Sie werden gedeutet durch Desynchronisation der Muskelfaserentladungen und durch eine Reinnervation bereits denervierter Muskelfasern über die Aussprossung terminaler Nervenfasern von benachbarten motorischen Einheiten. So können Riesencinheiten entstehen. Man findet sie insbesondere bei Vorderhornschädigungen.

Durch emg-Verlaufkontrolle nach Nervenschädigungen ist festzustellen, ob eine totale Denervation eingetreten ist. Man kann Reinnervation schon vor der klinischen Besserung erkennen. So kann einerseits rechtzeitig die Indikation zur Nervennaht gestellt werden und andererseits verhindert werden, daß unnötig operiert wird.

Die Diagnose einer neurogenen Muskelatrophie ist eindeutig.

Abb. 29. EMG (unter Mithilfe von Eickhoff, Puff, Zschocke).

a—c Synopsis histologischer und elektromyographischer Veränderungen bei neurogener Muskelatrophie und primärer Muskelerkrankung. 1 = Vorderhornzellen, 3 = angeschlossene Muskelfasern (schematisch), 2 = Muskelquerschnitt (halbschematisch).

a Normale Verhältnisse (s. Abb. 29 m).

b Neurogene Schädigung: felderförmige Atrophie im Muskelquerschnitt — entsprechende Ausfälle im EMG mit Vergrößerung und Verbreiterung der Aktionspotentiale restlicher motorischer Einheiten (s. Abb. 29 n, v, p).

c Myopathie: disseminierter Muskelfaserausfall — „aufgebrochene“ motorische Einheiten mit Zerfall des Aktivitätsmusters in stark verschmälerte, verkleinerte Potentiale (s. Abb. 29 r).

d Multiplets bei Tetanie.

e spontane Serienentladungen bei myotoner Reaktion.

f Supramaximale Serienreizung (50/sec) des N. ulnaris und Registrierung des stimulierten Muskelaktionspotentials mittels Oberflächenelektroden (Summationspotential) über dem M. abductor digiti minimi bei myasthener Reaktion. 1 vor und 2 nach Verabreichung von Prostigmin. 1 rascher initialer Abfall der Amplitude des Summationspotentials als Ausdruck der myasthenen Reaktion. 2 nach einmaliger Gabe von Prostigmin im Einklang mit dem klinischen Effekt vorübergehende Normalisierung des Kurvenverlaufes.

g EMG-Befund, der die Diagnose „Myositis“ auch ohne Biopsie beweist (nach Puff). Linke Hälfte: Spontanaktivität in Form von Fibrillenpotentialen bei entspanntem Muskel. Rechte Hälfte: ungewöhnlich dichtes „myopathisches“ Aktivitätsmuster bei Willkürinnervation, abgeleitet bei unveränderter Elektrodenlage. Obere Zeile: fortlaufende Registrierung. Untere Zeile: Ausschnitte aus derselben fortlaufenden Registrierung bei 10-facher Geschwindigkeit.

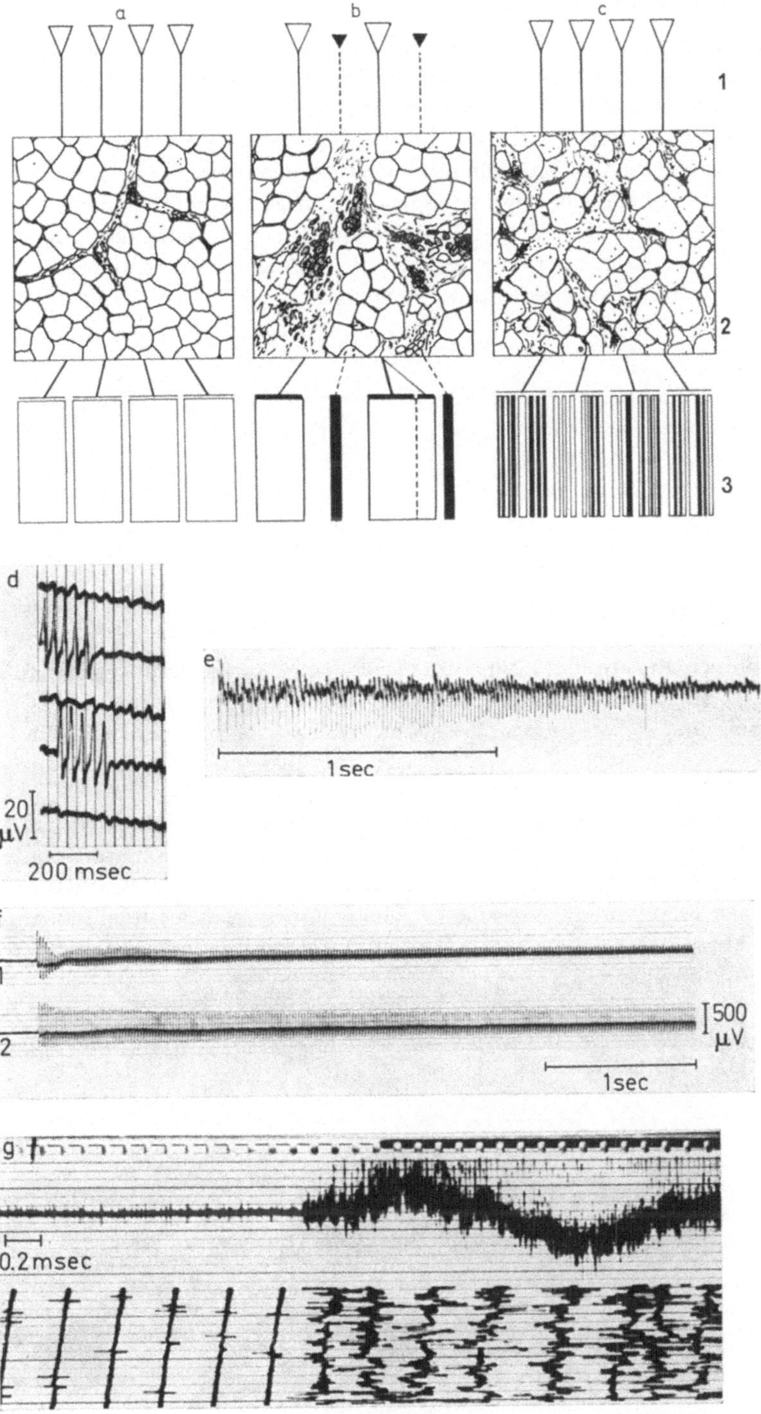

Abb. 29 a—g

Dystrophische Atrophie

Bei den dystrophischen Myopathien ändert sich der Bestand an Muskelfasern, zum Gesamtpotential tragen weniger Fasern bei, es wird niedriger und kürzer. Das Aktivitätsmuster zerfällt in verschmälerte Aktionspotentiale, in schmale feinpolyphasisch aufgesplitterte Potentiale und die sehr spitzen Potentiale einzelner Muskelfasern. Der Verlust an Muskelfasern wird kompensiert durch Einsatz von mehr motorischen Einheiten bei nur geringen Leistungen. Kennzeichnend für die Myopathien ist daher weiter der sog. vorzeitige Interferenzcharakter des Aktivitätsmusters. Dieser kann noch vor Auftreten signifikanter Potentialverschmälerungen auf eine primäre Muskelerkrankung hinweisen.

Myositiden

Bei den entzündlichen Muskelerkrankungen ist die EMG-Diagnostik schwierig. Neben neurogenen Schäden findet man Veränderungen wie bei dystrophischen Myopathien. Eine Zeitlang können neurogene Schäden überwiegen, später können sie ganz schwinden. Bei der Untersuchung stellt man Narbengewebe neben aktivem Muskelgewebe fest, einen charakteristischen Befund. Abb. 29g zeigt einen EMG-Befund, der die Diagnose Myositis auch ohne Biopsie beweist (nach Puff).

Myotone Reaktionen

Bei myotonen Reaktionen können hochfrequente, kurzdauernde Serienentladungen (Schauer) einzelner Muskelfasern oder Fasergruppen auftreten; bei myotoner Dystrophie sind sie verknüpft mit myopathischen EMG-Veränderungen.

Serienreizung

Man kann motorische Nerven mit supramaximalen Impulsserien verschiedener Frequenz, in der Regel 25—50/sec, reizen und gleichzeitig die Summationspotentiale vom zugehörigen Muskel ableiten. Bei Myasthenie, weniger deutlich bei anderen myasthenen Reaktionen, zeigt sich in Abhängigkeit von der Reizfrequenz ein vorzeitiger Abfall der Amplitude des Muskelsummationspotentials, der außerdem nach Prostigmin schwindet.

Elektromyographische Reizdiagnostik zur Prüfung der Reflexe und zur Messung der *Leitungsgeschwindigkeit in motorischen und sensiblen Nerven* gewinnt zunehmend an Bedeutung.

Abb. 29 h—r.
Denervation und Reinnervation: h Spontanaktivität. i Spontanaktivität geschwunden. k Reinnervationspotentiale. l deutliche Reinnervation.
m normales EMG bei kräftiger Willkürinnervation (Interferenzmuster).
n Ausfälle motorischer Einheiten bei neurogener Schädigung: Trotz maximaler Anstrengung werden nur noch einzelne motorische Einheiten registriert. Verlängerung der Potentialdauer.
o Verbreiterte und polyphasische Aktionspotentiale bei neurogener Schädigung.
p Rieseneinheit.
q Spontanaktivität denervierter Muskelfasern = links: positive Denervationspotentiale; rechts: Fibrillationspotentiale.
r Myopathisches Aktivitätsmuster: erheblich verschmälerte Potentiale (verkürzte Potentialdauer) niedriger Amplitude

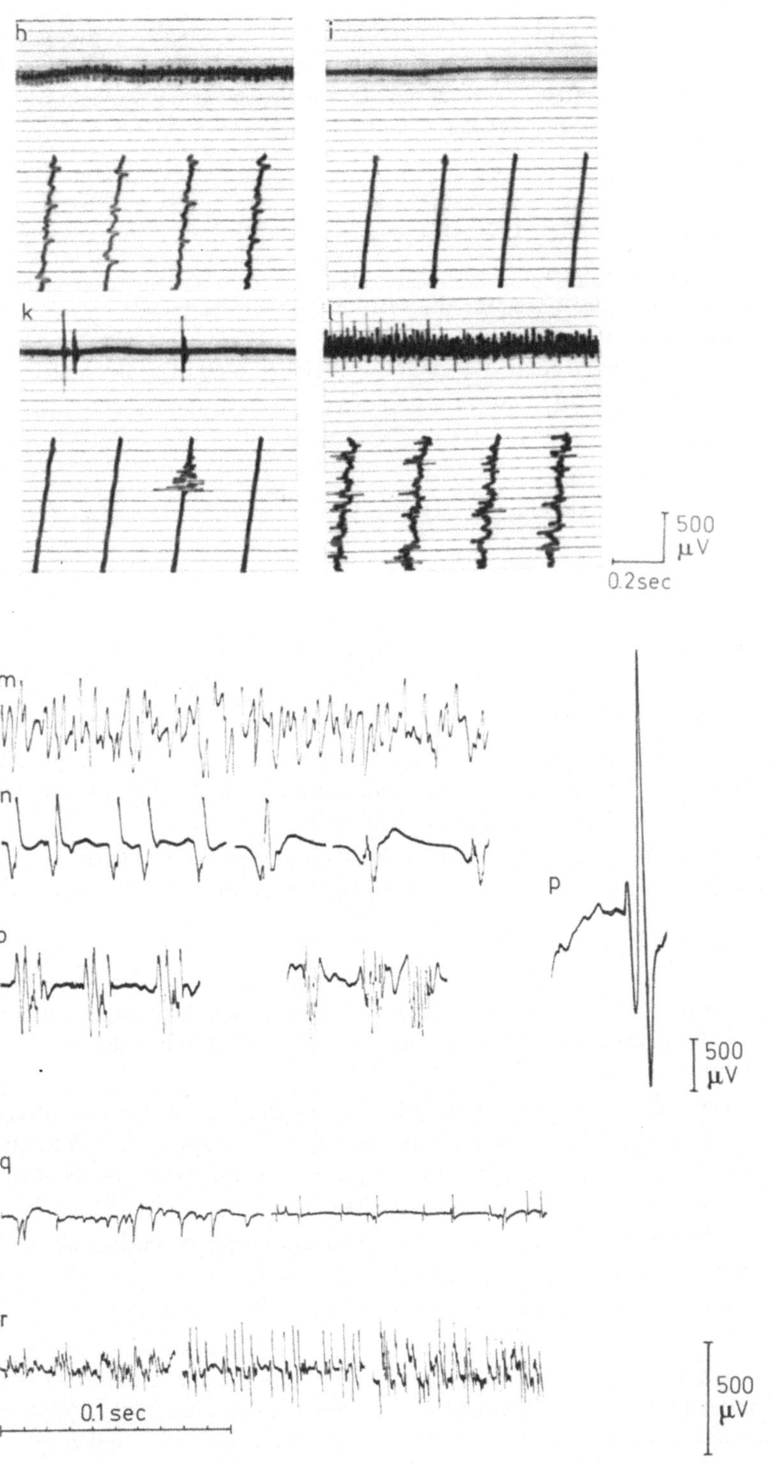

Abb. 29 h—r

Zwei voneinander entfernte Punkte eines Nerven werden nacheinander gereizt; aus der Zeitdifferenz bis zum Auftreten eines Muskelaktionspotentials oder Reaktionspotentials (evoked potential) und der Distanz der Reizorte kann die Leitungsgeschwindigkeit bestimmt werden.

Indikation zur EMG

Differentialdiagnose:

a) neurogene/myogene Paresen,
b) Bestimmung des Ortes für die Muskel-Nerven-Biopsie,
c) radiculäre, nucleäre, periphere Parese,
d) Höhendiagnose oder Ausdehnung eines medullären/spinalen Prozesses,
e) Denervation/Reinnervation;

wichtig bei:

a) Polyneuropathien,
b) Mesenchymkrankheiten,
c) Myositiden,
d) Angiopathien;

zusätzlich bei:

a) Hyperthyreose (myopathisches EMG),
b) Tetanie (spontane Mehrfachentladungen, Abb. 29 d),
c) funktionelle Myopathien.

Das EMG erlaubt, bei einer noch umschrieben erscheinenden Parese festzustellen, daß bereits ein allgemeiner Denervationsprozeß in Gang ist. Damit ändern sich rechtzeitig diagnostischer Ansatz und Therapie.

Die genaue Festlegung radiculärer Muskelschäden kann differentialdiagnostisch von Bedeutung sein und ist mit klinischen Methoden manchmal nicht exakt möglich.

6. Muskelbiopsie/Nervenbiopsie

Eine Muskelbiopsie ist bei neurogenen Muskelatrophien in der Regel nicht erforderlich. Bei den strukturellen exogenen und endogenen Myopathien bringt sie hingegen oft die Entscheidung (z. B. granulomatöse Spätmyopathie, angiitische Polyneuropathie u. a.).

Die Nervenbiopsie spielt differentialdiagnostisch bei den generalisierten metabolischen Neuropathien eine wichtige Rolle. Bei atrophischen Paresen gibt die Analyse der vital gefärbten Aufsplitterungen der Nerven und der Endorgane noch keine unersetzbaren *diagnostischen* Aufschlüsse.

Unser Material hat Seitz eingehend bearbeitet und faßt folgendermaßen zusammen:

»*Richtlinien für die Anwendung der Muskelbiopsie* lassen sich am besten gewinnen, wenn man von dem *Lebensalter* ausgeht, in dem sich die neuro-muskulären Prozesse bevorzugt manifestieren.

Die symptomarmen Affektionen des Säuglings- und Kleinkindesalters nehmen eine Sonderstellung ein. Obwohl sich bei diesen „Flobby-infants" (Greenfield u. Mitarb.) der Angelsachsen in der Regel eine Diagnose nicht stellen läßt, wird die Muskelbiopsie vor dem 3. Lebensjahr nur Ausnahmefällen vorbehalten bleiben.

Bei den distalen symmetrischen Muskelatrophien kann man auf eine Muskelbiopsie verzichten, wenn der Prozeß vor dem Ende des fünften Lebensjahres eingesetzt hat, da in dieser frühen Lebensphase offenbar nur die neurale Muskelatrophie solche Störungen verursacht. Ferner wird man ohne morphologische Untersuchung in der Regel auch die okuläre Muskeldystrophie diagnostizieren können sowie die myotone Muskeldystrophie und die endokrinen Myopathien, wenn die myotonen Erscheinungen und die hormonalen Störungen ausgeprägt sind.

Bei allen anderen neuro-muskulären Prozessen, die vor dem 7. Lebensjahrzehnt manifest werden, ist generell eine Muskelbiopsie in Erwägung zu ziehen.

Für die Affektionen, die im 4. Jahrzehnt einsetzen, muß die Indikation zur Gewebsentnahme sogar in der Regel gestellt werden, da die endogenen Myopathien in dieser Lebensphase zurücktreten und die amyotrophe Lateralsklerose erst selten vorkommt.

Bei allen Prozessen, die erst nach dem 60. Lebensjahr einsetzen, wird die Muskelbiopsie besonderen Fragestellungen vorbehalten bleiben.«

7. Muskelenzyme

Der Bestimmung der Muskelenzyme im Serum ist in letzter Zeit viel Aufmerksamkeit zugewandt worden. Man kann mit dieser Methode einen Anhalt gewinnen über Ausmaß und Aktivität des atrophisierenden Prozesses. Verlauf und Einfluß therapeutischer Maßnahmen lassen sich abschätzen, sofern die Entnahmen unter definierten Bedingungen erfolgen, nämlich nach 24stündiger Bettruhe. Muskuläre Anstrengungen, Injektionen und andere Maßnahmen können das Bild, infolge eines dabei auftretenden Muskelzerfalles fälschen, wenn auch unerheblich. Die Untersuchungen gestatten keinen Rückschluß auf die Grundstörung. Die Muskelenzyme werden bei Muskeldystrophien und Denervationsprozessen im Serum vermehrt angetroffen. Eine Differentialdiagnose zwischen Myopathie und neurogener Muskelatrophie ist nicht möglich. Man neigt dazu, die Steigerung der Muskelenzymaktivität im Serum als Ausdruck des Zellunterganges zu werten, durch den sich Muskeleiweiß in die Blutbahn ergießt.

Nur in besonderen Fällen ist es bisher gelungen, einen definierbaren Enzymdefekt im Muskel selbst nachzuweisen, nämlich beim McArdle-Syndrom (s. S. 119).

Wenn die Bestimmung der Enzyme im Serum ein nützliches, aber kein ausreichendes Hilfsmittel für die Diagnose einer dystrophischen Myopathie ist, so können doch mit dieser Methode bei der genetischen Analyse Konduktoren erfaßt werden.

8. Kreatinausscheidung im Urin

Das Kreatin dient als Kreatinphosphat dem Muskel als Energiereserve. Störung der Phosphorylierung des Kreatins und Freisetzung von Kreatin durch Muskelzerfall führt zu erhöhter Kreatinurie. Normalwerte beim Manne bis zu 80 mg/pro die, bei der Frau bis 150 mg/pro die. Die Bestimmung erfolgt, um Anhaltspunkte für die Intensität des Muskelzerfalls zu gewinnen.

9. Pharmakologische Tests bei myasthener Reaktion

Prostigmin wird in einer Testdosis von 1 mg i. v. gegeben, der Effekt muß innerhalb 15 min eintreten. Tensilon (Edrophoniumchlorid) wirkt wesentlich rascher, das Testergebnis tritt deutlicher in Erscheinung; Dosis: 10 mg i. v., bei unklarem Effekt Wiederholung nach 1 Std und mit doppelter Dosis.

Bei der Testuntersuchung muß Atropin bereit liegen. Bei schweren und mit Cholinesterasehemmern vorbehandelten Fällen kann sich einer myasthenischen Krise eine cholinergische Krise aufpfropfen. Tritt nach Prostigmin Verschlechterung ein, so ist sofort 1 mg Atropin i. v. zu verabreichen, gegebenenfalls mehrfach. Ist man im Zweifel, ob eine myasthene oder eine cholinergische Krise vorliegt, wird zuerst Atropin gegeben.

In Fällen mit gering ausgeprägter myasthener Reaktion kann man die Ermüdungsreaktion mit Chinin (0,5 oder zweimal 0,5 in einstündigem Abstand) provozieren, natürlich nicht bei graviden Frauen. Bei Schluck- und Atemstörung ist eine Provokation mit Chinin ebenso wie die mit Tubocurarin, welche wenigen Fällen vorbehalten sein sollte, nur in der Klinik durchführbar.

Allgemeine Therapie bei Lähmungen

Elektrotherapie wird bei Lähmungen durch Schädigung von Nervenwurzeln oder peripheren Nerven dann durchgeführt, wenn eine Restitution zu erwarten ist. Sie bezweckt: Polarisation, Dissoziation, Steigerung des örtlichen Stoffwechsels, Miterregung der Vasomotoren. Mit den modernen Geräten läßt sich die Elektrotherapie gezielter durchführen als früher, weil eine Adaptation an die Parameter der geschädigten Muskeln möglich ist (Holzer, Müller-Limmroth). Die Indikation zur Elektrotherapie und Dauer bestimmen wir nach den klinischen Daten und dem EMG, emg wird kontrolliert, ob die Indikation zur operativen Freilegung gestellt werden muß.

Bei Lähmungen durch supramotoneuronale Störungen, also bei intakter motorischer Einheit, unterstützt eine intermittierende elektrische Reizung die Übungsbehandlung im allgemeinen.

Hufschmidt hat versucht, über die Efferenz, nämlich durch rhythmische Reize, die Spastik günstig zu beeinflussen.

Die älteren Autoren haben auch von der *Elektrotherapie bei Schmerzen* viel gehalten, sie behandelten mit anodischer Durchströmung.

Bei den dystrophischen Myopathien ist ebenso wie bei den fortschreitenden Systematrophien und den vollständigen Kontinuitätstrennungen von Nerven eine Elektrotherapie zwecklos. *Krankengymnastik* hingegen wirkt nützlich, um Kontrakturen und Decubitus zu vermeiden. Mehr kann sie nicht erzielen.

Bei neurogenen Atrophien mit günstiger Prognose hingegen schafft die Krankengymnastik physiologische Reize zur Wiederherstellung der Funktion. Der Antagonist kann durch geeignete Übungen umlernen, wenn sein Partner paretisch bleibt. Der Kranke kann lernen, Schwerkraft, Pendel- und Schwingbewegungen auszunutzen, um die gestörte Funktion zu kompensieren.

Myositis ossificans kann bei jeder Lähmung auftreten, vor allem aber bei Polyneurosen und Polyneuritiden. Myositis kann auch Folge von Traumatisierung durch unsanfte Krankengymnastik sein. Gymnastik bei Muskelparalysen erfordert daher, besonders im Anfang, höchste Kunst.

S_{14} Schmerzkontraktur

Sie kann so heftig werden, daß operative Maßnahmen zu ihrer Beseitigung erforderlich werden, sofern man das Grundleiden nicht beseitigen kann. Adduktorenspasmus bei Osteoporose wird lange für eine neurogene Störung gehalten und schließlich sogar operativ behandelt.

Zwangs-, *Entlastungs-*, *Schon-Haltungen* zeigen umschriebene Prozesse am Stützapparat selbst oder in der Nähe desselben an.

Hinter der idiopathischen d. h. kryptogenetischen *Lendensteife* bei Jugendlichen verbirgt sich ein intraspinaler Tumor, oft ein Fehlbildungstumor, der noch keine neurologischen Symptome verursacht.

Bei der Iuspektion eines Patienten ist jegliche Bewegungseinschränkung durch reflektorische Anspannung/Entlastungskontraktur von Bedeutung. Anhaltende Überlastung kann schließlich zu Schädigungen in dem betreffenden Muskelgebiet führen, so daß nach Beseitigung der Ursache die inzwischen veränderte Muskulatur als Quelle von Schmerzen bleibt. Man palpiert umschriebene Widerstände, „*Myogelosen*" (SCHADE). Eine solche Veränderung kann z. B. in der tiefen Nackenmuskulatur auftreten und durch Übertragung (s. S. 101) ausschließlich Stirnkopfschmerzen hervorrufen. Eine analgetisch wirkende Infiltration in den verhärteten Muskelbezirk beseitigt schlagartig, wenn inzwischen die Ursache der occipitalen Fehlhaltung geschwunden ist, die Stirnkopfschmerzen. Die Physio- oder Injektionstherapie solcher „Myogelosen" ist verantwortungsvoll und setzt voraus, daß eine sorgfältige Fahndung nach der Ursache vorgenommen worden ist.

S_{15} Supramotoneuronale Störungen der Motorik

Das Motoneuron ist die letzte gemeinsame Strecke, auf welcher sich die unterschiedlichen Einflüsse der corticalen, der Hirnstamm- und der intraspinalen Regelkreise vereinigen. Diese Vorgänge beeinträchtigen die Motorik auf verschiedene Weise.

Sogenanntes Pyramidenbahn-Syndrom

Unter dem Begriff Pyramidenbahn-Syndrom verbergen sich offenbar *verschiedenartige Störungen*. Als Ausgang kann man das klinische Syndrom der sog. *spastischen Spinalparalyse* wählen, das unter verschiedenen Bedingungen vorkommt, z. B. bei hereditären Fehlbildungen und Variationen der Regio cervico-occipitalis (s. S. 190), bei spondylogener (vertebragener) Myelopathie, aber auch anderen Leiden. Die familiäre Form (STRÜMPELL) besteht in: Erkrankung der III. und V. Schicht der motorischen Rinde, Entmarkung der Pyramidenseiten- und -vorderstränge, Atrophie der genannten Gebiete, aber auch geringer Affektion der Gollschen Stränge und der Spinalganglien (SCHAFFER, s. E. Beispiel einer Keimblattelektivität d. h. Pathoklise eines Systems). Die Krankheit muß sehr selten sein, das Syndrom nicht.

Das Syndrom bietet sich dar als
- beinbetonte und in den Beinen beginnende Tetraspastik
  - in den Beinen mit Streckhaltung
  - in den Armen in Beugehaltung
  - (Prädilektionstyp WERNICKE-MANN)

Steigerung der Eigenreflexe

Enthemmung von Reaktionen, welche infolge der progressiven Cerebration unter den Einfluß höherer Hirnabschnitte geraten sind:

Radius-Reflex

Massenbeuge-Reflex — Babinski

(als Fremdreflexe bezeichnet; Fremdreflexe s. s. sind sie nicht)

Hemmung von Fremd-Reflexen

BHR

Beeinträchtigung

von Spezialbewegungen — Dysdiadochokinese

von Mitbewegungen

der mimischen Muskulatur

der Arme.

Die Initialphase einer Läsion der motorischen Rinde besteht aber in schlaffer Lähmung und Aufhebung der Spezialbewegungen (Beispiel: äußerer Prellschuß, s. S. 199). Akute Ausschaltung im Tierexperiment bewirkt dasselbe. *Die Spastik entsteht also durch extrapyramidale Einflüsse.* Extrapyramidale Systeme liegen sowohl in der Hirnrinde als auch im Hirnstamm. Die Bahn aus der Area 4 bildet nur einen Bruchteil der Pyramidenbahn.

Beim sog. Pyramidenbahnsyndrom fehlt der Einfluß des Systems auf funktionierende extrapyramidale und intraspinale Funktionskreise.

Findet man bei einem Kranken mit cortical bedingten Paresen bereits in der akuten Phase sog. Pyramidenbahnzeichen, nicht aber eine schlaffe Lähmung noch ohne solche, kann man eine Zerstörung der motorischen Rinde ausschließen, was für die Prognose ebenso bedeutsam ist wie das Auftreten corticaler epileptischer Reaktionen in dieser Phase, welche ebenfalls eine noch reagierende motorische Rinde anzeigen.

Was kann man aus den sog. Pyramiden-(bahn)-Zeichen (Py-Zeichen) schließen?

Zunächst muß, aus der klinischen Erfahrung, festgehalten werden, daß keine zwangsläufigen Korrelationen der Zeichen *untereinander* bestehen.

Ein Babinskisches Phänomen kann isoliertes Frühsymptom z. B. eines Stirnhirnglioms sein ohne irgendein anderes neurologisches Symptom. Bei hochgradiger spastischer Gangstörung kann ein Babinskisches Phänomen fehlen. Bei fehlender Spastik können alle übrigen Py-Zeichen nachweisbar sein. Die BHR können fehlen ohne weitere Py-Zeichen. Bei hochsitzenden cervicalen Störungen mit allen Zeichen der Tetraspastik halten sich die BHR lange. Die Steigerung der Finger- oder Zehen-Beuger-Reflexe, ausgelöst als proprioceptive Reflexe (Trömner, Rossolimo), können Frühsymptom der beginnenden Spastik sein und sich später mit reflektorischer Spastik verbinden. Auch die Auslösung derselben Reaktion als Fremdreflex (s. S. 37), Radius-R, Fußrücken-R. (mit verschiedenen Eigennamen) ist ein Frühsymptom. Finger- (FBR) oder Zehenbeugerreflex (ZBR) können andererseits bei deutlicher Spastik jede Steigerung vermissen lassen.

Alle diese Py-Zeichen gewinnen mithin nur im Rahmen eines Syndroms Bedeutung; für sich genommen gestatten sie bis heute keine Aussage über die Höhendiagnose.

Sicher aber ist ihr Wert für die Lateralisation.

Feinsymptome für eine Hemisphärenstörung sind: Herabsetzung der mimischen Innervation und der Mitbewegung, Dysdiadochokinese, einseitig gesteigerter Radius-Reflex, vorzeitige Ermüdbarkeit der BHR.

Bei Strangerkrankungen treten ZBR und FBR sowie Klonusbereitschaft *früh* hervor.

Bei hochsitzenden cervicalen Prozessen kann grobes Fasciculieren an den Extremitäten zu der Fehldeutung führen, das Motoneuron sei geschädigt (s. S. 108).

Spastik

Eine spastische Gangstörung mit extremer Streckung in den Füßen beobachtet man bei Herden in der Regio cervico-occipitalis oder an der Mantelkante.

Nützlich wäre es, die Probleme wieder aufzunehmen, die verlassen worden sind, weil die Konfrontation von Klinik und neuropathologischem Befund nicht mehr weiterführte. Die Ausschöpfung der alten Kasuistik unter neuen Aspekten ist sicher lohnend. Nützlich ist natürlich auch der Versuch, die Fortschritte der Neurophysiologie des Rückenmarks in Hypothesen für die Klinik umzumünzen (z. B. α-, γ-Spastik). *Wichtiger aber ist die sorgfältige Analyse der verschiedenen Formen von Spastik mit neuen Hilfsmitteln.*

Als Spastik (spastische Hypertonie) bezeichnen wir sehr unterschiedliche Phänomene, deren rationelle Differenzierung noch nicht möglich ist. Manche Patienten haben in Ruhelage eine normale Muskelspannung, die sich auch durch die passive Bewegung bei der Prüfung nicht ändert. Sobald aber die mit dem Gehen verbundenen Regulationen beansprucht werden, nämlich aufrechte Haltung, Bodenberührung, Intentionen, schießt eine so hochgradige Spastik ein, daß die Kranken gehunfähig sein können. In Ruhe können bei denselben Kranken alle Py-Zeichen fehlen. Bei anderen ruhenden Patienten sind alle diese Zeichen auslösbar, ihre Willkürbewegungen können sie aber fast ungestört durchführen. Bei anderen ist der federnde Widerstand im Liegen bereits so stark wie bei der Belastung. Eine Spastik kann bei Bettruhe so hochgradig sein, daß Starre entsteht; Kalkeinlagerungen in der Muskulatur beweisen diese metabolische Starre.

Supramotoneuronale Störungen können verdeckt sein durch gleichzeitige Affektion der motorischen Einheit z. B. Myelo-Polyneuropathie bei B_{12}-Mangel, Triorthokresylphosphat-Intoxikation. Durch Reiz-Summation, etwa wiederholte geringe Schmerzreize, Wegziehen der Bettdecke (s. S. 39), aber können spinale Automatismen als Beweis für supramotoneuronale Störungen ausgelöst werden.

Tetanustoxin und *Strychnin* wirken auf den spinalen Eigenapparat; die Krämpfe sind Folge der *Lähmung von inhibitorischen Synapsen.*

In der *sog. Enthirnungsstarre*, eigentlich *Enthirnungs-Kontraktur*, mischen sich vermutlich verschiedene Mechanismen der Erhöhung der Muskelspannung. Sie tritt auf bei Abklemmungen des Hirnstammes infolge erhöhten Hirndrucks, Verletzung und Blutung im Hirnstamm, aber auch als eine flüchtige Phase nach tiefem Kollaps, wenn der Hirnstamm schon wieder durchblutet ist und die rostralen Hirngebiete ihre Tätigkeit noch nicht aufgenommen haben. Wird diese Enthirnungskontraktur mit epileptischen Anfällen verwechselt, können fatale Folgen eintreten, weil die richtige Therapie unterbleibt, z. B. Ausräumung eines epiduralen oder subduralen Hämatoms. Bei traumatischen Schäden und bei gesteigertem Hirndruck galt früher die Prognose als infaust, sobald sich das Syndrom der „Enthirnungsstarre“

eingestellt hatte, welches man auslösen konnte durch passive Kopfbewegungen oder Schmerzreize an der Brust. Alle Möglichkeiten der Intensivtherapie sind aber heute sofort einzusetzen, um den Kranken in einem Zustand zu bringen, in welchem eine kausale Therapie durchgeführt werden kann.

Rigor

Rigor = plastische im Gegensatz zur federnden (spastischen) Erhöhung des Muskelwiderstandes, beobachtet man bei Veränderungen in dem Funktionskreis, in den Nucleus ruber, Substantia nigra, Thalamus, motorischer Cortex, Cerebellum, vor allem aber das Pallidum als eine Zentralstelle eingeschaltet sind. Rigor tritt beim Parkinsonismus auf in Verbindung mit Bewegungsarmut, Störung des Starts aller Bewegung, Pro-, Retro-pulsion, Dysarthrie, Iteration.

Hypotonie

Eine Hypotonie der Muskulatur bei cerebellären Störungen wird in der Literatur angeführt. Sie tritt nach unseren Beobachtungen dann hervor, wenn die kinaesthetischen Informationen gestört sind.

Hinterstrangs-Ataxie und Hypotonie (vgl. Brondgeest-Phänomen) gehören zusammen.

Bei Thalamusherden (vgl. Verknüpfung mit Pallidum) und bei Störungen zentraler Antriebe (Beispiel: affektiver Tonusverlust, hypothalamische Adynamie bei CS_2-Intoxikation), schließlich bei Stoffwechselabweichungen (s. S. 117) ist die Muskulatur hypoton.

S_{16} Störungen der Bewegungskontrolle

Die Koordination der Bewegungen ist verändert, wenn epikritische Sensibilität oder Kinaesthesie beeinträchtigt sind. Wenn die Bewegungskontrolle gestört ist, können auch Gegenstände der Form nach nicht erkannt werden (Stereoanaesthesie).

Auch durch Augenmuskelparesen, Hemianopsie und vor allem Kleinhirn- und Vestibularisstörung leidet die Bewegungskontrolle, wird Schwindel geklagt.

S_{17} Unwillkürliche Bewegungen

Bei cerebellären oder frontalen Prozessen, die bis zur Geh- und Standunfähigkeit (Astasie, Abasie) führen können, läßt sich die Richtung einer Fallneigung nur selten mit der Lokalisation des Herdes in Verbindung bringen. Geringgradige cerebelläre Störungen treten oft erst deutlich zutage beim Aufrichten, Hinlegen, bei Wendungen. Bei ruhigem Aufrichten können die Beine nicht auf der Unterlage gehalten werden.

Bei hochgradiger Störung ist dieser Mangel auch durch Schwung nicht zu überwinden. Bei diesen Bewegungen tritt gleichzeitig ein Körperwackeln in Erscheinung. Die cerebellär bedingte Hypermetrie setzt sich zusammen aus gestörter Kinaesthesie (via Tr. spinocerebellares) und unwillkürlichen Bewegungen. Wenn der Kranke mit seinem Zeigefinger den Bewegungen des ihm entgegen gehaltenen Zeigefingers des Untersuchers schnell folgen will, wird die Störung offenbar.

Die rhythmische Eigentätigkeit von Grisea kann in Form athetotischer Bewegungen enthemmt werden, wenn bei der Aufhebung der kinaesthetischen Informationen die optische Kontrolle (Augenschluß) ausgeschaltet wird.

Wenn ein Tremor feinschlägig und frequent ist, liegen meist konstitutionelle metabolisch/toxische (Hyperthyreose, Alkoholismus usw.) oder senile Hirnveränderungen zugrunde.

Der grobschlägige Ruhetremor (Pillendrehen, Geldzählen) beim Parkinsonismus verschwindet bei Bewegungsintention.

Der cerebelläre Tremor kann bei hochgradigen Störungen auch schon in Ruhe stören, er ist ein grobschlägiger Intentionstremor.

Die Benutzung der Begriffe Myokymie, Myorhythmie und Myoklonie ist nicht ganz einheitlich. Zweckmäßig spricht man von oro-velo-palato-laryngealen Myorhythmien/Myoklonien dann, wenn regelmäßige rhythmische Bewegungen z. B. des Mundes, des Gaumensegels, der Zunge, des Rachens und Kehlkopfes auftreten, die, ohne Begleitsymptome, für die topische Diagnostik der Hirnstammherde nicht genügend sicher ausgenutzt werden können (N. dentatus, N. ruber, untere Olive, hinteres Längsbündel). Wie schwierig eine topistische Zuordnung in diesem eng verknüpften Integrationsgebieten ist, beweist z. B. die Tatsache, daß bei der systematischen olivo-ponto-cerebellären Atrophie das initiale cerebelläre Syndrom in einen Parkinsonismus übergehen, daß bei der histopathologisch gleichen systematischen Atrophie ein Parkinsonismus aber auch von vornherein bestehen kann. Parkinsonismus ist nicht nur korreliert mit einer Schädigung der Substantia nigra.

Bei *Myoklonien*, d. h. bei blitzartigen Zuckungen größerer Muskelfaszikel, hängt der diagnostische Wert davon ab, ob nur eine einzige Muskelgruppe betroffen ist, ob sie systematischen Charakter haben, oder ob sie diffus und regellos verteilt auftreten. Im letzten Fall zeigen sie einen diffusen Hirnprozeß mit Hirnstammveränderungen an.

Myoklonien können bei Querschnittssyndromen symmetrische Gliedabschnitte befallen.

Fokale epileptische Reaktionen, die sich nicht generalisieren, werden als Myoklonien oder Muskelspasmen mißdeutet. Bei diffusen Hirnschäden (Encephalitiden, Trauma, Intoxicationen u. a.) können solche partiellen epileptischen Entladungen unabhängig voneinander in verschiedenen Muskelgebieten auftreten, wie wir das im Tierversuch gezeigt und bei traumatischen Hirnschäden (Abb. 48,3) bestätigt haben (KORNMÜLLER u. JANZEN).

Bei *Ballismen* wird die Aufmerksamkeit auf die Region des Corpus Luysii gelenkt.

Athetose (αϑετος = ohne feste Stellung), d. h. unwillkürliche langsam fließende Bewegungen, bei welchem das Verhältnis von Agonist zu Antagonist gestört ist, treten nicht nur beim *status marmoratus* des Striatum (C. u. O. VOGT) hervor, sondern auch bei Verlust der Kinaesthesie (Herde: med. obl., cerebellum, Thalamus, Parietalhirn).

Chorea (χορεια = Tanz), Veitstanz, werden Zuckungen bezeichnet, welche blitzartig von größeren Muskelfaszikeln und zwar unsystematisch ausgeführt werden, in allen Muskelgruppen für Mimik, Sprache, Extremitäten, Stamm. Sie erfolgen regellos, doch vermengt mit Bruchstücken von Ausdrucks- und Willkürbewegungen. Bei der erblichen *Chorea Huntington* tritt zwar die systematische Striatumatrophie in den Vordergrund, aber dieVeränderungen erfassen weite Hirnstammgebiete und die Rinde. Das gilt auch für die *Chorea minor*, bei entzündlichen und metabolisch/toxischen Schäden. Die *sog. Chorea gravidarum* ist oft ein Rezidiv einer Chorea minor, man findet in der Vorgeschichte Symptome aus dem Kreis des rheumatischen Fiebers. Interruptio ist nicht indiziert entgegen einer früheren Auffassung, die eine absolute Indikation als gegeben ansah.

Die Kenntnis von anatomischen Korrelationen erlaubt keine Aussage über die Physiologie der Bewegungsstörungen. Von unterschiedlichen und noch unübersehbaren Faktoren hängt es ab, welche Störung sich manifestiert, wenn irgendein Glied im Funktionskreis fehlt. Man kann (s. S. 53) bei entsprechenden Syndromen nur Region und, meistens, Lateralisation bestimmen. Das gilt auch für *Blickkrämpfe* nach *Encephalitis lethargica* (v. ECONOMO), anhaltenden *Singultus*, *zentrales Erbrechen*, *Zwangsweinen*, *Zwangslachen*, *Dissoziation von unwillkürlicher und willkürlicher Bewegung* bei Pseudobulbärparalysen. Willkürlich können die Kranken mit Pseudobulbärparalysen nicht husten, nicht schlucken. Werden adäquate Reize gesetzt, laufen diese Vorgänge unwillkürlich und zwar koordiniert ab. Eine Störung der Ausdrucksbewegungen zeigt Hirnstammschäden oder Affektion der Zuflüsse zum Hirnstamm an; Ausdrucksbewegungen fehlen dem großhirnlosen Menschenwesen nicht.

Alle unwillkürlichen Bewegungen werden durch Affekte gesteigert, sie schwinden im Schlaf. Kontraktur, Starre, manche Formen der Spastik bestehen während des Schlafes unverändert.

Alle Störungen der Bewegungskontrolle und alle unwillkürlichen Bewegungen stören das Sprechen = *koordinative Sprachstörungen*:

Parkinsonismus	Monotonie, Iteration, Verzögerung des Starts, Überstürzung
cerebellär	explosiv, skandierend
choreatisch athetotisch	kloßig, langsam, intermittierend
bulbär	dysarthrisch.

Dystonien stellen den Diagnostiker immer vor eine schwierige Aufgabe, können doch Dystonien auch eindeutig psychogen sein. Die psychotherapeutische Beeinflußbarkeit von Schreibkrampf oder Torticollis schließt jedoch eine organische Störung nicht aus. Katamnesen haben dies bewiesen.

Fehlregeneration verursacht den *Facialisspasmus*, bei Mundbewegungen schließt sich unwillkürlich das Auge und umgekehrt.

Muskelspasmen durch Schmerz sind dann nicht leicht zu erkennen, wenn der Schmerz schließlich in den Hintergrund tritt (Beispiel: Adduktorenspasmus bei Osteoporose).

Der *muskuläre Tic* beruht auf einer supramotoneuronalen Störung. Er folgt gelegentlich einem Schmerz. Eine progrediente *Tic-Krankheit* gibt es bei Fällen ohne erkennbares anatomisches Korrelat, aber auch solchen mit Veränderungen in den Stammganglien.

Bei den vielfältigen Störungen der Koordination und bei unwillkürlichen Bewegungen kommt es darauf an, Syndrom, Familienanamnese und Entwicklung des Leidens gut zu analysieren, um dann in einem der Handbücher und bei den zahlreichen dort zusammengetragenen Einzelbeobachtungen Hinweise zu gewinnen. Krankheiten des allgemeinen und örtlichen Stoffwechsels, des Stofftransportes, werden dabei zu entdecken sein.

S_{18} Dys-A-praxien

Apraxien sind nicht nur schwer zu analysieren, sondern auch zu definieren (trotz LIEPMANN, LANGE). Apraxie bedeutet die Unfähigkeit, eine Handlung durchzuführen, obwohl alle Werkzeuge dazu in Ordnung sind. Der Kranke „kann die betroffenen Glieder nicht den Zwecken gemäß bewegen“ (LIEPMANN, Erstbeschreibung der Apraxie). Viele Einzelfaktoren gehen in eine solche Störung ein, psychische und motorische Antriebe, Sprachverständnis, Körperschema u. a. Man hat entsprechend motorische, ideatorische, gliedkinetische, amnestische, psychomotorische, sympathische Apraxie unterschieden (Zusammenfassung J. LANGE). Die Verknüpfung verschiedener Gebiete, die zu einer zweckmäßigen Handlung zusammentreten, ist offenbar auseinandergefallen. Mancher Analyse der beschriebenen Fälle wird man nur mit Bedenken folgen, vor allem, wenn man die Seltenheit einschlägiger Fälle und die Natur der zugrundeliegenden Prozesse berücksichtigt. Apraxien beobachtet man bei Prozesse in den Verbindungen der Teile der dominanten Hemisphäre untereinander, d. h. bei weitreichenden Prozessen und starker Beeinträchtigung des Hemisphärenmarks, bei Leukoencephalopathien, seien sie traumatischer metabolischer oder entzündlicher Genese, bei Neubildungen, die sich vorwiegend in der weißen Substanz, insbesondere auch vom Balken aus in die Hemisphäre hinein entwickeln. In der Ära einer übersteigerten und überfeinerten Lokalisationsforschung hat man solche „Elemente“, „Komponente“, „integrierenden Bestandteile“ herausgearbeitet, die für eine symptomdiagnostische Aussage und für das Verständnis einer Zusammensetzung der Hirnleistung aus Spezialfunktionen von Bedeutung, für die lokaldiagnostische Aufgabe jedoch von geringem Nutzen sind. Dasselbe Problem taucht bei den Agnosien auf (s. S. 207).

S_{19} Psychogene Bewegungsstörungen

Psychogene Lähmungen oder psychogene Veränderungen des Bewegungsablaufes zu durchschauen, bereitet offenbar gelegentlich erhebliche Schwierigkeiten, wenn ich die nicht seltenen Fälle bedenke, die jahrelang zur Begutachtung von Klinik zu Klinik geschickt worden sind. Die Imitation ist manchmal erstaunlich. Auch erfahrene Hirnpathologen sind getäuscht worden. Da das vom Kranken eingebildete Körperschema, welches ihn leitet, nicht mit dem in der elementaren Organisation des Nervensystems begründeten übereinstimmt, können *Situationen herbeigefürt* werden, in *denen eine Handlung entsprechend dem eingebildeten Körperschema mit dem Organisationsplan des Zentralnervensystems in Konflikt gerät* und die Fehlleistung eindeutig aufgedeckt werden kann. Man veranlaßt verschiedene Bewegungsintentionen, prüft bei verschiedenen Ausgangslagerungen und Ausgangsstellungen, beachtet unauffällig das Verhalten beim Aufstehen, Hinlegen, An- und Auskleiden.

Psychogene Anfälle sind nicht selten mit brutalen Bewegungsstürmen verbunden, so daß Verletzungen und Secessus eintreten. Die Gesetze der cerebralen Organisation kennt jedoch der Kranke nicht. Andere Kranke mit psychogenen Anfällen erkennt man umgekehrt daran, daß sie mit großem Geschick jede Verletzung vermeiden. Man kann ablenken oder provozieren. Die freundliche Aufforderung mitten im Anfall: „Ach, bitte, zeigen Sie doch einmal Ihre Zunge“, wird meistens befolgt, so überraschend kommt sie für den Kranken.

S_{20} Syndrom der Polyneuropathie

Symmetrische, fortschreitende, distal — selten proximal — beginnende neurogene atrophischen Paresen und Störungen der Sensibilität, Verlust der proprioceptiven Reflexe erlauben die Diagnose „Polyneuropathie". Die Schwierigkeiten der Symptomdiagnose beginnen, wenn lange Zeit ausschließlich die Sensibilität oder ausschließlich die Motorik beeinträchtigt ist. Kribbelparaesthesien und die selteneren Kälteparaesthesien werden als Durchblutungsstörungen mißdeutet, obwohl sich ergibt, daß diese Mißempfindungen weder von Belastungen, noch von der Lage der Gliedmaßen, noch von der Außentemperatur abhängig sind, oft sogar bei Bettruhe am meisten quälen und den Schlaf stören.

Bei symmetrischen Temperaturmißempfindungen, vor allem dem Gefühl des Brennens in der Handinnenfläche und an den Fußsohlen, sei man mit der Diagnose Polyneuropathie zurückhaltend; diese Störungen treten bevorzugt bei Strangirritationen im Rückenmark auf.

Eine virusbedingte Transversalmyelitis kann im Anfang eine schnell ascendierende Polyneuritis vortäuschen.

Wenn das Syndrom einer Polyneuropathie diagnostiziert worden ist, übersehe man bei toxisch-metabolischen Polyneuropathien nicht eine Rückenmarksbeteiligung. Dies ist wegen der Prognose wichtig, weil nämlich dann, wenn die neurogenen Atrophien sich zurückbilden, die bleibende Spastik hervortritt (vgl. Massenerkrankungen an Triorthokresylphosphat). Kann man aber eine Rückenmarksaffektion ermitteln, wenn die Eigenreflexe fehlen und atrophische Paresen bestehen? — Ja. Lassen sich nämlich durch *repetierte* oder durch intensive Schmerzreize an der Fußsohle spinale Automatismen auslösen, ist eine Rückenmarksbeteiligung sicher (s. S. 38, 93).

Früher verstand man unter einer „polyneuritischen Form" der Myelose a) aufsteigend schlaffe Lähmungen und Sensibilitätsstörungen, jedoch verbunden mit Py-Zeichen und Ausbleiben einer neurogenen Muskelatrophie, b) Fälle, bei denen trotz aufsteigender schlaffer Lähmungen und Sensibilitätsstörungen die Reflexe erhalten blieben. Bei manchen toxisch-metabolischen Störungen und Virusmyelitiden kann dieses Durchgangsstadium auftreten. Man kann den Ausdruck entbehren; er kann bei Unkundigen nur falsche Vorstellungen auslösen.

S_{21} Syndrome durch Störung peripherer Nerven und der Plexus

(s. S. 109ff.)

S_{22} Medulläre Syndrome

Die Analyse eines medullären Syndroms gehört, auch heute noch, nicht selten zu den schweren Aufgaben. Das vollständige oder das halbseitige *Querschnitts-(Transversal) Syndrom* sowie die disseminierten, episodisch auftretenden Herdbildungen bei der Multiplen Sklerose bereiten in der Regel keine diagnostischen Schwierigkeiten. Gleichwohl wird ein vollständiges Querschnittssyndrom im Rahmen einer schweren Allgemeinkrankheit (z. B. epiduraler Abszeß bei Endocarditis, epidurales Blastom, Kompression durch destruierten Wirbel) manchmal lange, d. h. mehrere Tage, übersehen.

„Schubweise", d. h. episodisch auftretende spinale Störungen werden meistens ohne weitere Analyse auch für disseminierte spinale Störungen gehalten — als Folgen der Denkschablone: Schübe = disseminierte Encephalomyelitis, MS. Gefäßtumoren, Meningiome können, z. B. während der Gravidität, episodisch schwellen und dadurch „Schübe" eines unvollständigen Transversalsyndroms bewirken, die sich zurückbilden. *Maßgebend für die Diagnose ist aber nicht der schubförmige Verlauf, sondern die Feststellung, daß die Störung eine bestimmte Höhe nicht überschreitet bzw. stets gleich lokalisiert auftritt. Dabei muß weiter bedacht werden, daß eine Kompression die verschiedenen Systeme des Rückenmarks jeweils unterschiedlich treffen kann und dadurch Symptomwechsel vortäuscht. Je höher im Spinalkanal eine solche Einwirkung erfolgt, desto bunter kann das Bild eines unvollständigen Transversalsyndroms sein.* Für Prozesse in der cervico-occipitalen Übergangsregion gilt dies also besonders; die Fehldiagnosen lauten: MS, myatrophische Lateralsklerose, spastische Spinalparalyse, Syringomyelie.

Diese elementaren Regeln bei der topischen Diagnostik spinaler Prozesse, die sich mit wenigen Kenntnissen aus der Anatomie und Pathologie von selbst ergeben, werden stark vernachlässigt und bilden besonders häufig den Hintergrund für Fehldiagnosen.

Einige weitere häufige Fehlbeurteilungen seien angeführt: Kälteparaesthesien, „unruhige Beine", einseitige gliedförmige Schmerzen (Meralgien, die sich bei Anstrengungen verschlimmern) werden, fast gesetzmäßig, auf gestörte Zirkulation zurückgeführt, vor allem, wenn mit der Belastung auch eine Schwäche der Gliedmaßen auftritt. So aber kann eine intramedulläre Affektion beginnen.

Eine dissoziierte Störung der protopathischen und epikritischen Exterosensibilität zeigt zwar in erster Linie einen Prozeß an, der intramedullär am Hinterhorn oder nahe dem Zentralkanal sich abspielt. Diese Regel ist aber kein Gesetz, ein extramedullärer Tumor kann nicht ausgeschlossen werden. Die Erhöhung der Reizschwelle von Nociceptoren durch Unterbrechung der Sympathicuszuflüsse verursacht auch eine dissoziierte Empfindungsstörung, welche, wenn Ausdehnung im Quadranten und Begleitsymptome nicht beachtet werden, voreilig als Auswirkung eines intramedullären Prozesses, z. B. Syringomyelie, angesehen wird, weil eine diagnostische Schablone anspringt.

Die Irritation der sensiblen Bahnen führt, wenn sie das Leitsymptom abgeben, am häufigsten zu Fehldiagnosen, z. B. bei metabolischen Myelopathien = funiculären Myelosen.

Treten nucleäre neurogene Atrophien auf, ist es leicht, sich über die Ausdehnung des Prozesses im Rückenmark eine Vorstellung zu machen, z. B. bei Poliomyelitis, Coxsackie.

Radiculäre Sensibilitätsstörungen sind sichere Höhenzeichen.

Wenn Strangsymptome, d. h. Meralgien und Störungen der Sensibilität, Störungen der supramotoneuronalen Motorik und nucleäre neurogene Atrophien *gemeinsam* auftreten, werden viele verwirrt, obwohl daraus mit weitgehender Sicherheit ein intramedullärer, lang ausgedehnter Prozeß diagnostiziert werden kann, z. B. ein *Hämangiom des Rückenmarks* (fälschlicherweise Varicosis spinalis genannt).

Die extendierten extramedullären und extraduralen Prozesse lassen sich durch das Syndrom von disseminierten radiculären und nicht genau abgrenzbaren medullären Symptomen entdecken.

$S_{23\text{-}29, 33, 34, 46}$ Encephale Syndrome (s. S. 59ff.)

Nach den im allgemeinen Teil dargestellten anatomischen und physiologischen Grundlagen über den Aufbau in den verschiedenen Stufen des Zentralnervensystems versteht sich die Übersicht über die Symptome/Syndrome von selbst. Aus dem Blickwinkel der Klinik seien einige Ergänzungen hinzugefügt.

Die exakte *Höhen- und Querschnittsdiagnose eines Prozesses im Hirnstamm* ist immer dann schwierig, wenn nucleäre Symptome oder nucleäre und funiculäre/fasciculäre Symptome fehlen. Störungen von Kontrolle und Koordination von Bewegungen sowie sensible Erscheinungen zeigen Region und Funktionskreise an. Lebensalter, Vorgeschichte, Begleitsymptome seitens der Hirnnerven und dissoziierte Empfindungsstörungen erlauben oft auch eine Lokal- und Artdiagnose.

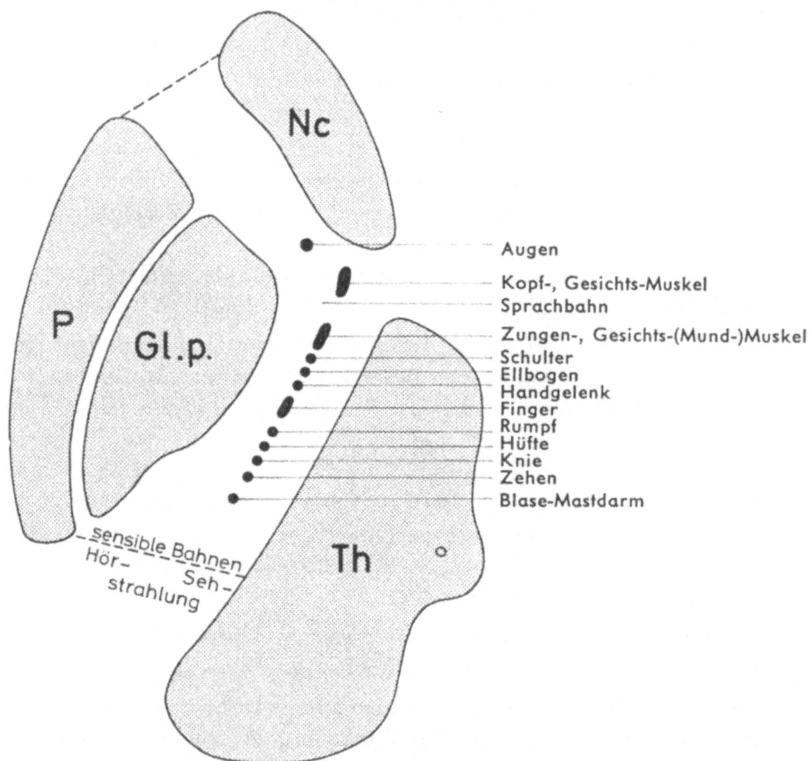

Abb. 30. Capsula interna (nach Beevor u. Horsley). Reizversuche am Affen. *N. c.* N. caudatus, *Gl. p.* Globus pallidus, *Th* Thalamus, *P* Putamen

Bei der *Diagnostik der Hemisphärenprozesse* stellt man zweckmäßig zunächst immer die Frage: Welche corticalen Gebiete sind in ihrer Funktion sicher ungestört? Primäre Sinnesfelder und Motorik lassen sich schnell überprüfen. Corticale Störungen in der senso-motorischen Region richten sich in der Verteilung der Symptome (Lähmungen, fokal beginnende und stufenweise fortschreitende epileptische Entladungen) natürlich nach der corticalen Repräsentation. Auch für die Sehrinde (s. S. 62, 206) ergeben sich weitgehend sichere lokaldiagnostisch verwertbare Zeichen.

Die großen Bahnen für Motorik und somatoviscerale Sensibilität sowie die Sehbahn fördern, mit anderen Symptomen kombiniert, die topische Diagnostik. Durchgehende Hemiplegie, Hemianaesthesie können nicht cortical entstehen, gemeinsam mit Hemianopsie können sie nur an einem Knotenpunkt auftreten, nämlich in der inneren Kapsel (Abb. 30).

S_{31} Dys-A-phasien

In der dominanten Hemisphäre bieten sich Störungen der Sprache, des Schreibens, Rechnens, des Lesens, des mit der Sprache verbundenen Erkennens als diagnostische Hinweise an. Sie sind für die topische Diagnostik wenig eindeutig. Zu diesen komplexen Leistungen, abgesehen von den reinen Störungen der sog. motorischen und der sensorischen (auditorischen) Aphasie, sind viele corticale Gebiete verbunden. Klinische Beispiele lassen sich mit psychologischen Hypothesen oder kybernetischen Modellvorstellungen interpretieren, die mehr oder weniger heuristischen Wert besitzen. Für die topische Diagnostik sind nur die beiden fundamentalen Störungen wichtig, so tief beeindruckt der Kliniker ist von dem Umfang und den Spielarten, in denen die Werkzeuge der Intelligenz auseinanderfallen können. Die Auflösung des differenzierten Zusammenwirkens tritt besonders dann hervor, wenn sich der anatomische Prozeß außer seiner lokalen Betonung in der dominanten Hemisphäre auch auf Integrationsgebiete beider Hemisphären erstreckt (z. B. nach Trauma, nach peribolischer Encephalopathie, bei Encephalitis). Die durch Krankheit entstandenen Phänomene vermitteln natürlich Einsichten in den normalen Ablauf von Sprechen, Denken im weitesten Sinne, der Hirnleistung überhaupt. Gerade die aufgeschlossene Beobachtung von Fehl-, Umweg-, Kompensationsleistungen lehrt, daß sich zwar einzelne Fakten von höchstem Interesse der Erforschung anbieten, daß aber Sprechen, Gedankenablauf, Handeln physiologisch und psychologisch nur unter begrenzten und definierten Aspekten analysierbar und daß hirnpathologisch nur einzelne Aussagen über die Voraussetzungen für die höchsten Leistungen des Nervensystems möglich sind.

Diese Überlegungen beanspruchen nicht nur theoretisches Interesse. Der Unkundige wird sich nämlich von Interpretationen verführen lassen und ein Partialsyndrom aus diesem komplexen Funktionskreis nicht nur als Hinweis annehmen, sondern eine topische Diagnose darauf gründen wollen. Das ist nicht möglich.

Die für eine topische Diagnostik relevanten Elemente der A-Dys-phasien sind folgende:

1. In der Broca-Region liegt nicht „das Zentrum" für die Sprachmotorik; aber die Funktion dieses Gebietes muß intakt sein, sonst tritt *motorische Aphasie* auf.

2. Bereits bei Herden im Hirnstamm (Corpus trapecoides?) ist — sehr selten — eine Störung möglich, bei welcher Laute aufgefaßt, Worte und Sätze reproduziert werden, ohne daß Sprachverständnis eintritt.

3. Das Sprachverständnis schwindet bei Läsionen in der Hörsphäre der dominanten Hirnhälfte, *sensorische (auditorische) Aphasie*: Der Kranke versteht nichts und, bei voller Beherrschung seiner Sprachwerkzeuge, kommt über seine Lippen nur „Wortsalat". Dabei können innere Sprache, Erfassung der Situation und adäquates

Handeln erhalten bleiben, wie ich dies bei der Exploration eines Probanden erfahren habe, der einen „glatten Stecksplitter" in der Temporalregion hatte.

Störungen in der Erfassung von Sprachsymbolen (Lesen), *visuelle Aphasie* treten bei Prozessen in der Nachbarschaft des primären Integrationsortes der Sehbahnen (Calcarina) auf.

Bei Parietalhirnaffektionen in der dominanten Hemisphäre können Sprachmotorik und auch Sprachverständnis für die alltägliche Übung unauffällig scheinen. Angehörige und Patienten selbst meinen, Vergeßlichkeit sei eingetreten. Diese „Vergeßlichkeit" enthüllt sich als Störung des Lesens, Rechnens, Schreibens. Man ist erstaunt, wie durch Auslassungen, Ablenkungen, Wechsel der momentanen Tätigkeit ganz elementare Mängel selbst bei Kranken in leitenden Positionen lange verborgen bleiben.

Stichwörter für die Analyse einer komplexen Störung sind: *Agrammatismus*, *literale* und *verbale Paraphasien*, *Spontansprechen*, *Reihensprechen*, *Nachsprechen*, *Schreiben*, *Nachschreiben*, *Nachzeichnen*, *Iteration*, *Silbenstolpern*, Störungen des Starts beim Sprechen und Schreiben und Lesen, *Wort-* und *Satzmelodie*. Wenn die Wortmelodie unverändert ist und wenn sich keine anderen koordinativen Sprachstörungen hinzugesellen, kann eine Mitschädigung des Hirnstammes ausgeschlossen werden.

Umschriebene *Agnosien*, umschriebene Lese-, Schreib- oder Rechenstörungen sind natürlich auch ein Feld für psychisch-reaktive Manifestationen und Simulationen. Fälle, die für die Hirnpathologie vorübergehend eine Schlüsselrolle gespielt haben, sind als psychogen entlarvt worden. Literatur soll nicht angeführt werden. Ich habe 2 Fälle nachanalysiert. Hier ist auf das relativ einfache Mittel zur Aufdeckung hinzuweisen: Die *Diagnostik ex negativo* beweist ihre Leistungsfähigkeit. Jeder Herd hat eine Nachbarschaft, nämlich Rinde und vorbeiziehende Bahnen. In der Initialphase einer Krankheit (meistens handelt es sich um Schädel-Hirn-Verletzte, oder angeblich Verletzte) ist die Ausdehnung des Herdes größer. Das Phänomen der Diaschisis tritt hinzu. Initialsyndrom und Rückbildung erlauben lokalisatorisch weitgehend sichere Aussagen. In diesem Teil der Analyse eines Falles tritt meistens schon die Entdeckung des Psychisch-Reaktiven hervor.

Psychagogen und Psychotherapeuten stellen gegenwärtig perinatal erworbene corticale Werkzeugstörungen des Sprachvermögens sensu latiori in den Mittelpunkt der Deutung von *Schul- und Entwicklungsschwierigkeiten*. Nach unseren Erfahrungen mit entwicklungsgestörten Kindern ist dies selten und entspricht so den Kenntnissen über die Dominanz einer Hemisphäre. *Nur bei unüberwindlicher, d. h. genetisch fixierter „Händigkeit" mag die Möglichkeit diskutiert werden.*

S_{29} G

Prozesse, die über den *Balken* wachsen, werden in der Initialphase keine corticalen Symptome bewirken. Sie werden, nicht selten, undeutliche Fehlleistungen derjenigen Rindengebiete anzeigen, denen sie benachbart sind und deren Verbindungen, auch die interhemisphärischen, sie durch Zerstörung, Druck oder andere Einflüsse schädigen: Agrammatismen, verbale und literale Paraphasien, Schwierigkeiten beim Lesen, Schreiben, Rechnen und Spontansprechen werden sich bei Veränderungen in hinteren Balkenabschnitten, Störungen der motorischen und psychischen Antriebe bei solchen in den vorderen Abschnitten einstellen. Wenn man Exploration und Untersuchung vertieft, enthüllen sich nicht nur diese Lokalsymptome, sondern auch ein hirnorganisches Psychosyndrom; für die Umgebung ist dieses schwer zu erkennen, wird als Erschöpfung, Interesselosigkeit, Gedächtnisstörung charakterisiert, oft erst nachträglich. Daß auch diese komplexen Syndrome sich wie die Aphasien einer einseitigen Interpretation, *gelenkt durch Modellvorstellungen oder Hypothesen über die Ordnungsprinzipien des Gehirns*, geradezu aufdrängen, versteht sich von selbst. Die Phänomene üben eine Faszination sondergleichen aus, der Kliniker kann sie aber nur als Hinweise benutzen: *der Sitz der Krankheit im Balken kann nur mittels Diagnostik ex negativo ausgemacht werden.*

S_{29H} Feinsymptome bei Hemisphärenprozessen

Der Neurologe wird nicht selten um die Analyse einer Befindensstörung oder eines organischen Psychosyndroms gebeten, wenn eine toxisch-metabolische Störung ausgeschlossen worden ist und Seitenzeichen fehlen. Dann muß nach Feinsymptomen gesucht werden. In der dominanten Hemisphäre lassen sich psychische Werkzeugstörungen leichter aufdecken als in der nichtdominanten, welche ihrerseits epileptische Entladungen und vor allem eine besonders gefärbte „Wesensänderung" zuläßt, die in der Regel erst retrospektiv richtig zu datieren ist.

Eine einzige Untersuchung genügt nicht, wenn man nach Feinsymptomen sucht. Man muß die Kranken unter verschiedenen Belastungen prüfen und wird erstaunt sein, daß z. B. nach einer erschöpfenden körperlichen oder geistigen Anstrengung, nach einer affektiven Belastung, nach einer schlaflosen Nacht deutliche Symptome hervortreten.

In dieser Beziehung sind chronische Prozesse, z. B. Pachymeningiosis haemorrhagia interna oder das chronische posttraumatische subdurale Hämatom, sehr aufschlußreich. Die Patienten wirken psychisch verändert. Der eine Untersucher stellt ein organisches Psychosyndrom fest, der andere Untersucher diagnostiziert Verdeutlichungstendenzen oder Simulation; der eine ermittelt geringfügige Halbseitenzeichen, der andere kann diese nicht herausfinden. Bei derartig schwankenden Daten besteht immer Verdacht auf einen chronischen organischen Prozeß.

Cerebrale Lateralisations- oder Fokal-Symptome, insbesondere bei Anfallkranken, sind keineswegs immer Ausdruck einer aktuellen Hirnkrankheit. Sie können Ausdruck einer längst abgelaufenen Schädigung sein, welche unter der Einwirkung einer Allgemeinkrankheit oder einer lebensphasischen Besonderheit eine cerebrale Reaktion oder Dekompensation *nur gestaltet.* Bei fokalen Anfällen älterer Kranker wird man, mit Recht, immer zuerst an einen Prozeß denken; Nachuntersuchungen werden dies klären. Bei Anfallkranken kann eine rigorose operative Diagnostik zunächst zurücktreten zugunsten der Verlaufsbeobachtung. Bei einem Kranken im mittleren Lebensalter mit organischem Psychosyndrom und geringen Lokal- oder Lateralisationszeichen sollte eine konsequente Diagnostik nicht aufgeschoben werden.

S_{29J} Symptome von beiden Hemisphären

Nicht nur die metastasierenden entzündlichen, blastomatösen oder vasculären Prozesse, sondern auch primäre Hirntumoren können disseminiert auftreten. Die

Differentialdiagnose ist im allgemeinen nicht schwierig, sofern der Prozeß sich nicht epi- oder subdural bzw. vorwiegend über den Balken auswirkt.

Meningoencephalitiden, Meningiosis carcinomatosa (oft nur durch Liquorcytologie und histologisch erkennbar!), metabolische Encephalopathien, diffus auftretende Kugelblutungen bei Hypertonie, pseudolaminäre Ganglienzellnekrosen durch Herzinsuffizienz und Narkoseschäden werden diffuse corticale Störungen mit Hervortreten bestimmter Herdzeichen bedingen. Die diagnostische Schwierigkeit besteht darin, eine hervortretende fokale Störung nicht zu überwerten. So wird eine entzündliche Reaktion (auch bei Virusencephalitiden z. B. Coxsackie, Zoster), die lokal betont sein kann, Schwellung bewirken und durch Delta-Fokus im EEG sowie Angiogramm eine raumfordernde Herdstörung anzeigen. Wenn nicht die allgemeinen Krankheitszeichen berücksichtigt, die diffuseren cerebralen Symptome und die Allgemeinveränderungen im EEG richtig erfaßt werden, können u. U. eingreifende, nutzlose oder gar schädigende, diagnostische und therapeutische Maßnahmen die Folge sein. Ähnlich groß ist die Gefahr bei Thrombosen der Sinus und der Venen im Schädelinneren. Erfahrungen sind der Grund dafür, daß in dieser Darstellung der cerebralen Lokalsymptome der *kritischen* Wertung von sog. „Lokalzeichen" besondere Aufmerksamkeit gewidmet wird.

Diffuse corticale Schäden können jegliches Lokalzeichen vermissen lassen. Ein Psychosyndrom bei vordergründigen Allgemeinkrankheiten oder im status post operationem wird zunächst bagatellisiert. Diffuse Zellausfälle sind aber Folgen von Kreislaufinsuffizienz, peribolischen Störungen (Luft-, Fettembolien). Fettembolien können bei fettleibigen Menschen nach einfachen mechanischen Erschütterungen auftreten (s. S. 205). Die Masse des Fettes wird natürlich in den Lungen abgefangen. Nach Traumen, Verbrennungen, Anstrengungen, aber auch durch Allgemeinerkrankungen können Thrombocytenaggregationen auftreten, welche in der capillären Phase den Strukturumsatz von Ganglienzellen stören (peribolische Encephalopathie). Der nach dem Ereignis auftretende Einschnitt im Leben des betreffenden Kranken wird als verlangsamte Erholung, als abnorme psychische Reaktion voreilig abgestempelt; er ist in Wirklichkeit Ausdruck einer organischen Hirnschädigung bzw. einer Verdeutlichung der Befindensstörung auf diesem Hintergrund. Die nach Intoxikationen und Narkose auftretenden diffusen Hirnschäden bei älteren Menschen werden zu gering eingeschätzt.

Die *postcenale Erythrocytenaggregation* durch den Anstieg der Blutfette hat klinisch keine Bedeutung.

Die *Diagnose der Hemisphärenmarkprozesse* erfolgt per exclusionem. Die schließlich auftretenden klinischen Symptome seitens der Stammganglien und der Rinde sowie EEG-Veränderungen sichern die Diagnose, z. B. Leukoencephalitiden, metabolische Leukoencephalopathien, sog. apallisches Syndrom.

Die Symptomatik wächst langsam: Störungen der Koordination, unwillkürliche Bewegungen, Paresen, Kontrakturen, Starre, Enthemmung von Trieb- und Instinkthandlungen, cerebrale Kachexie, fortschreitende Verblödung. Ein gellendes anhaltendes Schreien kann sich über Tage und Wochen hinziehen, ehe der endgültige Verfall eintritt. Beim posttraumatischen apallischen Syndrom ist diese Phase Zeichen der einsetzenden Besserung. Beim apallischen posttraumatischen Syndrom haben wir erfahren, welches Ausmaß an Rehabilitation möglich ist. Früher genügte die Feststellung des Syndroms, um in therapeutischen Nihilismus zu verfallen, sofern es sich um Trauma, Blutung oder metabolische Hirnschwellung handelte. Die Intensivtherapie hat uns gegenwärtig mit Menschenwesen bekanntgemacht, bei denen man aus erhaltener Mehrsprachigkeit und erhaltenen corticalen Werkzeugleistungen — entsprechend den neuropathologischen Befunden bei anderen Fällen — schließen kann, daß Cortex und U-Fasern weitgehend erhalten sind, aber die Verbindungen der Gebiete untereinander erheblich gestört sind (JANZEN u. SAUTER). Die Wesensänderung muß nicht so hochgradig sein, daß sie begrenzte Resozialisierung ausschlösse.

Das voll ausgeprägte Syndrom einer Leukoencephalopathie erfaßt man sofort. In der Initialphase können erhebliche Schwierigkeiten auftreten. Das charakteristische Syndrom erlaubt keine Artdiagnose, wenn sich nach der Wahrscheinlichkeit auch begrenzte differentialdiagnostische Erwägungen anbieten.

S_{30} Psychosyndrome

Den akuten Psychosen vom *exogenen Reaktionstyp* BONHOEFFER entspricht kein spezifisches Substrat des Gehirns. In Untersuchungen über die „*Psychiatrie der Hirngeschwülste*" (WALTHER-BUEL) tritt zutage, daß abgesehen von Affektionen der Stirnhirnbasis und des Hirnstammes, hirnlokale Psychosyndrome nicht ableitbar sind, sondern ein *allgemeines hirnorganisches Psychosyndrom* E. BLEULER.

Als Ergebnis der Psychochirurgie wird betont, daß es entgegen KLEIST nicht so sehr auf die Orte der Abtragung ankommt, sondern auf das Quantum an entferntem Stirnhirn. Die Zerstörung der frontothalamischen Verbindungen und der dorsomedialen Thalamuskerngruppe soll zum gleichen Ergebnis führen. Das Stirnhirn der dominanten Hemisphäre soll keine besondere Bedeutung für die ungestörte psychische Entfaltung besitzen. Dem Orbitalhirn wird nicht der Wert zugesprochen, den WELT, SPATZ, KLEIST ermittelt haben. Der Fall von BRICKNER mit doppelseitiger frontaler Lobektomie mahnt aber zur Vorsicht: Testuntersuchungen hatten keine psychischen Störungen erbracht. Aus den Protokollen läßt sich aber das erhebliche organische Psychosyndrom herauslesen. Wir fanden bei andernorts psychologisch-psychiatrisch voruntersuchten Fällen (zum Zwecke einer Studie), bei denen nach stereotaktischer Operation wegen Parkinsonismus keinerlei Auffälligkeiten bestehen sollten, ganz eindeutige Veränderungen, wenn man die Exploration vertiefte und sich nicht nur auf Tests verließ. Ich bin daher, wie WALTHER-BUEL, der Auffassung, daß die Frage nach den hirnorganischen Psychosyndromen dringend weiterer Bearbeitung bedarf.

LANDOLT hat in seiner Studie über die Psychopathologie der sogenannten *Temporallappen*-epilepsie ausgesprochen, daß er diese Patienten in ihrem psychischen Habitus sofort erfasse, ohne genau definieren zu können, was das Besondere sei. Gliome des *Temporoparietal*gebietes der nichtdominanten Hemisphäre geben sich in der Frühphase an epileptischen Anfällen und/oder einer Wesensänderung zu erkennen, bei der Verlangsamung, affektive Verflachung, Dysphorie, Abschwächung differenzierter Gefühle, Merkfähigkeits- und Konzentrationsschwäche das Syndrom noch keineswegs ausreichend bezeichnen. Bei *occipitalen* Prozessen treten Veränderungen auf, die zu der Fehldiagnose Hysterie, Rentenneurose, Simulation, abnorme Entwicklung führen. *Cerebelläre* Prozesse sind korreliert mit eigentümlichen psychischen Veränderungen und Ausdrucksbewegungen, die zu einer — von mir oft erprobten — Diagnose „auf Anhieb" drängen. Gleiches gilt für die Prozesse um den *III. Ventrikel.*

Deswegen ist die Auffassung nicht richtig (s. o.), daß für das *Stirnhirn*syndrom vorwiegend quantitative Faktoren maßgebend seien. Die formale Intelligenz bleibt erhalten, aber die schöpferischen Leistungen fallen aus. Neben hochgradigem Verlust des Eigenantriebes bei gutem Fremdantrieb (BERINGER) kann ein Kranker schutzlos den Reaktionen auf äußere Reize ausgeliefert sein, Sprechen und Denken können zusammenfallen. Die differenzierten, höheren seelischen Leistungen verändern sich. Dies wird, je nach der sozialen und prämorbiden persönlichkeitseigenen Ausgangslage, verschieden gewertet. In manchen Fällen wird die Aufgabe einer vorher bestehenden starken Zurückhaltung positiv eingeschätzt, in anderen eine zunehmende „Häuslichkeit" und „Einordnung", d. h. Abhängigkeit von Fremdantrieb, gegenüber einer vorher bestehenden Umtriebigkeit als Vorzug empfunden. Hier ergeben sich erregende Einblicke in den Aufbau des geistigen Lebens. Natürlich ist nicht zu erwarten, daß einzelne psychische Funktionen sich lokalisieren lassen wie KLEIST dies versuchte. Aber seine und seines Schülers LEONHARD Ansätze waren durch Empirie gerechtfertigt. Die methodischen Schwierigkeiten bei der Untersuchung der „Persönlichkeit" und der einzelnen „psychischen Werkzeugleistungen" (J. LANGE) sind erheblich.

Eine allgemeine, nicht charakterisierbare *Störung des Befindens*, als vegetative Dystonie vorschnell diagnostiziert, kann Leitsymptom des in einem Integrationsgebiet lokalisierten Hirnprozesses sein. *Auf dem Hintergrund solcher Prozesse kann sich eine biographische Krise entwickeln, die voreilig ausschließlich vom Psychischen her interpretiert wird.* Für diese keineswegs seltenen Fälle bedürfen wir einer besseren Kenntnis über die hirnlokalen Psychosyndrome; *operative Diagnostik kann die Klinik nicht ersetzen*; sie erbringt nicht genug, wenn man sie bei solchen Prozessen wahllos einsetzt.

S_{33}, S_{27B} Zentrale vegetativ-hormonal-psychische Syndrome

Die mesodiencephalen Prozesse bewirken Symptome seitens der sog. Stammganglien oder/und seitens des hypothalamisch-hypophysären Regulationssystems. Das zentrale psychisch-hormonale Syndrom besteht, wenn der *ausgereifte* Mensch erkrankt, in folgendem: Einschlafstörungen, Durchschlafstörungen, Schlafanfälle, Dissoziation von Körper- und Hirnschlaf, übertriebene oder verminderte motorische und sexuelle Antriebe. Veränderungen des Durstes, Hemmungslosigkeit beim Trinken können sich entwickeln. Ein organisch bedingter *Diabetes insipidus* kann *psychotherapeutisch* beeinflußt werden. Allmählich versanden alle vitalen Leistungen, eine unbeeinflußbare Kreislaufinsuffizienz tritt auf. Primitive Trieb- und Instinkthandlungen können freigesetzt werden, Wutanfälle, Schreianfälle u. a.

Die zentralen vegetativen Regulationen können sowohl bei hypothalamischen Prozessen als auch bei chronischem Hydrocephalus mit ausgeweitetem 3. Ventrikel lange Zeit *gerade noch* ausreichen. Eine psychische (z. B. Reise) oder vegetative (z. B. Wasserversuch) Belastung kann letal enden. Das muß bei allen funktionsdiagnostischen, insbesondere aber bei den operativdiagnostischen Maßnahmen bei Prozessen, die man in dieser Region vermutet, abgeschätzt werden, obwohl durch die Intensivtherapie die Gefahren eines *hypothalamischen Ungewitters* nicht mehr so groß sind.

Prozesse der hypothalamischen Region, welche Menschen im *Entwicklungsalter* befallen, induzieren Reifungsstörungen, harmonischen *Zwergwuchs, Pubertas praecox* (PETTE, SPATZ).

Durch Prozesse in dieser Region ist „der Motor", die Quelle psychischen Lebens beeinträchtigt (WALTHER-BÜEL).

Am Schluß des Kommentars über die Symptome/Syndrome des Gehirns sei daran erinnert, daß für die Lokaldiagnostik nicht nur Kriterien der normalen und pathologischen Physiologie des Gehirns, sondern auch Daten der Hirnpathologie und der klinischen Empirie benutzt werden können. Wenn die Bemühung um eine möglichst eindeutige topische Diagnose jedoch vernachlässigt wird, kann man, von einzelnen Hinweisen geleitet, schnell erheblichen Irrtümern „der klinischen Erfahrung" ausgesetzt sein. Die *Empirie* lehrt u. a.: 1. Hirninfarkte begrenzen sich nach bestimmten Gesetzen innerhalb der arteriellen Versorgungsgebiete (s. S. 168ff.). 2. Nach dem Gesetz des geringsten Widerstandes breitet sich die Massenblutung aus. 3. Die meisten Tumoren halten sich nicht an strukturelle Grenzen. Einzelne Tumorarten besitzen Prädilektionen für Lokalisation, Wachstumsrichtung, Verläufe, bestimmte Lebensalter (sog. *Biologie der Hirntumoren*, CUSHING, BAILEY). 4. Zahl und Lokalisation von systematischen Atrophien, Speicherkrankheiten, definierten metabolischen Encephalopathien des Gehirns sind begrenzt.

$S_{31\,A,B}$ Störungen des Sprechens

Sprechstörungen treten als *Dys-an-arthrie*, d. h. Störung der Lautbildung und Artikulation, beim Zerfall der normalen Motorik durch Lähmungen auf, seien diese neurogen (Bulbärparalyse, Lähmung einzelner Muskeln: Hypoglossus, Gaumensegel, Kehlkopf usw.) oder myogen (myasthene Reaktion, Myositis, Dystrophie). Skeletogene Störungen hat man ursprünglich nicht in die Dys- bzw. Anarthrien einbezogen, sollte dies aber sinngemäß tun, damit man eine klare Abgrenzung gewinnt gegenüber den koordinativen Sprachstörungen. Diese bei Auflösung von Regulationen im Hirnstamm einsetzenden Spracherschwerungen haben vielfältigen Charakter, sind manchmal schwer zu beschreiben, lassen sich aber im Rahmen des übrigen Syndroms meistens ohne Schwierigkeiten einordnen.

S_{32} Vegetativ-dystrophische Syndrome an den Gliedmaßen

Ein trophisches Nervensystem sensu strictiori gibt es nicht, aber ein trophischer Einfluß des Nervensystems auf die Organe ist nicht zu bezweifeln. Umschriebene Fehlbildungen einzelner Körperabschnitte, z. B. Fußdeformitäten, gehen immer mit neurologischen Feinsymptomen einher, wenn nur genau untersucht wird. Den umschriebenen konstitutionellen oder progredienten Vergrößerungen oder Verkleinerungen einzelner Körperabschnitte (F. KEHRER) entsprechen sehr verschiedenartige Grundstörungen, die oft nicht definiert werden können, so daß es bei der Symptomdiagnose bleibt.

Manche, lange Zeit als neurodystrophe Syndrome diagnostizierten Fälle werden später als Akrodermatitis atrophicans HERXHEIMER, also eine Infektionskrankheit, oder als Allergose, Autoimmunreaktion, Mesenchymerkrankung (Dermatomyositis) erkannt. Deswegen ist bei allen auffälligen vasomotorischen Reaktionen sowie dystrophischen Syndromen an Haut und Knochen immer wieder eine allgemeine Durchuntersuchung vonnöten. Eine lebensphasisch bedingte episodische Störung (z. B. Akrozyanose, Leichenfinger) enthebt den Arzt der Aufgabe weiteren Suchens. Die sog. Feersche Neurose der Kinder war eine chronische Quecksilbervergiftung durch Wurmmittel. Die Ursache der symmetrischen sog. vasoneurotischen Syndrome *Raynaud*, *Erythromeralgia*, *Akrozyanose*, *Digiti-mortui* ist unbekannt.

Die Sudecksche Atrophie nach Verletzungen kann durch geeignete Behandlung in der Initialphase verhindert werden.

Bei dystrophischem Ödem eines Gliedes fahnde man auch nach Artefakt.

Vasomotorisch-neurodystrophische Syndrome folgen den Irritationen einzelner peripherer Nerven und der Plexus (s. S. 76).

Bei den vertebragenen radiculären Störungen im Cervicalbereich (Abb. 43, s. S. 195) muß mit Störungen des Symphathicus (N. vertebralis) gerechnet werden: mit halbseitigem vasculär bedingten Kopfschmerz, mit dem vegetativen Quadrantensyndrom, mit Beeinflussung der Herztätigkeit, mit Meralgien.

Neurogene Arthropathien (bei Tabes bevorzugt Knie, bei Syringomyelie bevorzugt Schulter) können Frühsymptom definierbarer intramedullärer Störungen sein (Beutel, Tänzer), aber auch noch unerkannter, z. T. genetisch fixierter Leiden (Imhäuser).

Auch bei cerebralen Störungen kommen *dystrophische Syndrome* vor. Feinsymptom einer *perinatalen Hirnschädigung* kann eine halbseitige Störung der peripheren vasomotorischen Reaktion sein, ferner eine Störung der *Längenverhältnisse* der *Finger*; der Zeigefinger ist länger als der Mittelfinger.

Früher wurde eine sog. *parietale Atrophie* diagnostiziert, d. h. eine Atrophie der kleinen Handmuskulatur als Lokalzeichen des Parietalhirns. Diese Beobachtungen liegen lange zurück, wir sehen sie nicht mehr. Vermutlich sind zusätzliche Faktoren, die zur Atrophie führten, nicht richtig erkannt worden. Das gilt auch für andere seltene und tradierte Syndrome.

Bei psychogenen Lähmungen, bei denen Arm und Bein schlaff herabhängen, kann auch ohne Umschnürungen eine erhebliche Dystrophie folgen.

Inaktivität, Druck auf die gelähmte oder auf die schwindende Muskulatur, Mangeldurchblutung infolge mechanischer Behinderung der Gefäße, Störung der nervösen Gefäßregulation und Beeinträchtigung der Sensibilität haben bei organischen Leiden des Nervensystems Folgen — eben trophische Störungen.

Durch früher geübte Operationsverfahren bei Hypertonie und bei peripheren Durchblutungsstörungen gibt es Menschen, die weitgehend Sympathicus-denerviert, also des Nervensystems für die Notfallfunktion (Cannon) beraubt sind, ohne daß die Leistungsfähigkeit stärker beeinträchtigt wäre.

Wichtiger als die Ausschaltung ist wohl die Irritation des Sympathicus. Dystrophie von Haut und Knochen, Brüchigkeit der Nägel, Brachialgie, *Kausalgie* (Trostdorff) entstehen gerade bei unvollständigen Läsionen.

S_{34} Syndrome umschriebener cranio-encephaler Gebiete

Die Syndrome umschriebener cranio-encephaler Gebiete ergeben sich aus den anatomischen Verhältnissen, d. h. aus den Nachbarschaftsbeziehungen zwischen

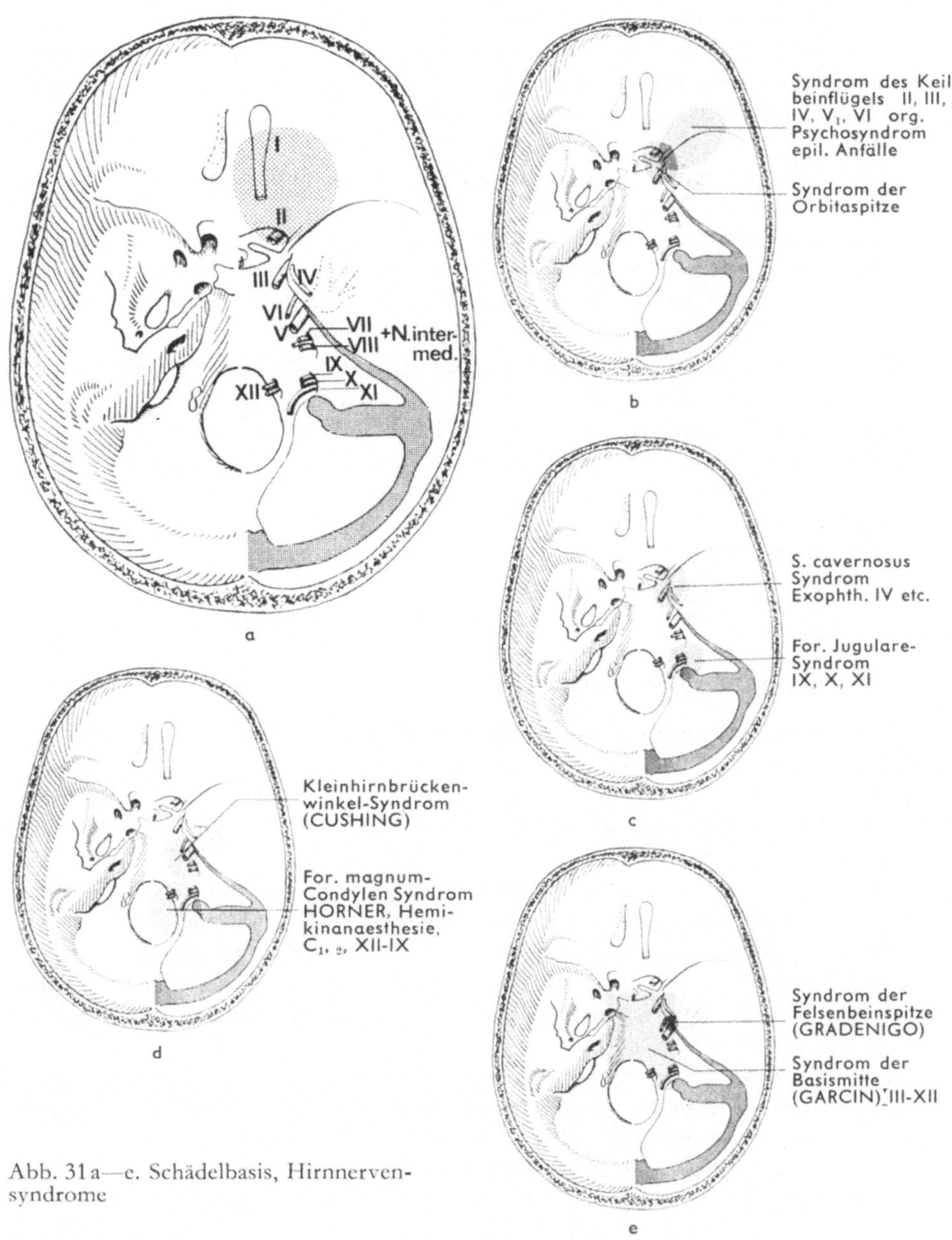

Abb. 31 a—e. Schädelbasis, Hirnnervensyndrome

bestimmten Schädelanteilen, Hirnnerven und Hirngebieten. Die im Katalog niedergeschriebene Zusammenstellung bedarf keines Kommentars. Da irgendwann entsprechende Fälle zuerst beschrieben worden sind, so ist dieses Gebiet der topischen Diagnostik mit Eigennamen besetzt (Abb. 31). Sie werden angeführt, weil sie in Spezialgebieten, für welche umschriebene cranio-encephale Gebiete von besonderem Interesse sind, noch gebraucht werden.

Solide Tumoren können durch ihre Wachstumsrichtung, infiltrierende Blastomata und Entzündungen durch eine unterschiedliche Ausprägung an verschiedenen Stellen die Syndrome variieren. Wichtig ist die zusätzliche Beeinflussung der Gefäße, die Insulte bewirken und den Diagnostiker irreführen kann. Maßgebend ist der Leitsatz: *Jede Störung eines Hirnnerven zeigt einen sicheren Weg zum Prozeß*; man kann sich an diesem Symptom „festhalten". Aus dem Syndrom kann man die cranio-encephale Region bestimmen; aus der Kenntnis der Anatomie können mögliche Gefahren und Komplikationen vorausgesehen und eine gezielte Diagnostik veranlaßt werden. Mit der Voraussicht der Komplikationen, der hinzutretenden Symptome und der Konsequenz für die Diagnostik beginnen erst die Probleme. Die diagnostischen Hilfsmittel müssen, z. B. bei Malignomen, u. U. wiederholt eingesetzt werden.

Zwei Regionen können ernstliche diagnostische Hindernisse auftürmen, die Kleinhirnbrückenwinkel- und die cervico-occipitale Übergangsregion. Ein Neurinom der Kleinhirnbrückenwinkelregion kann auffällig stumm bleiben und nur Fernsymptome durch Massenverschiebungen bewirken. Die verschiedenen Systeme, welche die cervico-occipitale Übergangsregion durchziehen, sind unterschiedlich anfällig; isoliert störbar sind besonders die Pyramidenbahnen (isolierte Tetraspastik, beinbetont) und die spino-cerebellären Bahnen (Störungen der Kinaesthesie, Stereoanaesthesie). In der Initialphase beherrschen Fehldiagnosen das Feld.

S_{35} Syndrome bei Raumbeengung im Spinalkanal

Die raumbeschränkenden Prozesse, die sich in den Spinalkanal hinein entwickeln, sind auch dann gefährlich, wenn sie ihrer Natur noch zwar gutartig, aber progredient sind.

Die Art des Prozesses spielt für die Entwicklung des Syndroms eine gewisse Rolle.

Wichtig vor allem ist die Erkenntnis, ob überhaupt ein raumfordernder Prozeß vorliegt und wie diagnostisch vorgegangen werden soll.

Die *Höhenbestimmung* eines vollständigen Querschnitt-Syndroms bereitet keine Schwierigkeiten. Die halbseitige Läsion der Medulla spinalis ist allen Ärzten bekannt, aber nur wenige werden ein klassisch ausgeprägtes Brown-Séquard-Syndrom zu diagnostizieren haben.

Die Mühsal der Diagnostik setzt ein, wenn das Transversalsyndrom unvollständig ist. Die Synopsis von geringfügigen Partialsyndromen, die zur Erkennung der beginnenden Querschnittsläsion drängt, ist auch heute nicht selten ein Meisterstück der Diagnostik.

In etwa der Hälfte der Fälle leiten *Schmerzen*, und zwar Wurzel- und Strangneuralgien, die Erkrankung an einem extramedullären raumfordernden Prozeß ein. Diese Neuralgien können, weil die Rückenmarkstumoren überwiegend gutartiger Natur sind, jahrelang vordergründig und eine Quelle der Irrtümer sein. Sie werden, je nach ihrer Lokalisation, mit Erkrankungen der inneren Organe verwechselt: Angina pectoris, Ulcus, Cholelithiasis, Nierenleiden. Die oft wiederholten internistischen Untersuchungen erbringen aber keinen beweisbaren Befund. Strangparaesthesien werden fast regelmäßig zunächst für Durchblutungsstörungen gehalten, für die man einen objektiven Befund nicht beibringen kann. Strangparaesthesien können auch Gliedabschnitte befallen; bei solchen fälschlicherweise diagnostizierten

Meralgien wird unter den Diagnosen: Rheuma, Arthrose, Periostose, lange vergeblich gesucht und behandelt. In allen diesen Fällen gibt es einen nützlichen Rat: Wenn sich eine vermutete Organstörung oder eine „Durchblutungsstörung“nicht klären läßt, beziehe man auch Wurzel- oder Strangneuralgien in seine Überlegungen ein.

Behinderung der Wirbelsäulenbeweglichkeit, Fehlhaltungen, umschriebener Druckschmerz in Höhe einer austretenden Wurzel oder eines Rückenmarksabschnittes können schnell die Diagnose klären.

Wir wissen nicht, warum die supramotoneuronalen motorischen Bahnen bei Raumbeengung zuerst reagieren; Störungen der Motorik gehen jedenfalls den objektivierbaren Sensibilitätsstörungen voraus, obwohl Paraesthesien früh vorhanden sein können.

Ein langsam fortschreitendes Syndrom, das schließlich eine bestimmte Segmenthöhe erreicht, zwingt, auch einen raumbeschränkenden intraspinalen Prozeß zu vermuten.

Chronische vasculäre Myelopathien mit Transversalsyndrom sind *sehr* selten. Nur bei ausgebreiteter Angiopathie kann der gut ausgebildete Kollateralkreislauf des Rückenmarks (CLEMENS) versagen.

Wenn der Verlauf nicht langsam progredient, sondern episodisch, in ausgeprägten „Schüben“, vor sich geht, wird nicht selten die *Fehldiagnose: Multiple Sklerose* gestellt. Dabei ist längst bekannt, daß z. B. Meningiome, Neurinome, Wirbelangiome im Spinalkanal „in Schüben“ Symptome hervorrufen, z. B. während jeder Gravidität. Das Kriterium, solche Fehldiagnosen zu vermeiden, ist nicht schwierig: Jede episodisch, d. h. schubweise sich verschlimmernde Symptomatik schließt, wenn die Symptome *nicht* auf disseminierte Herde hinweisen, neben der septischen Streuung auch eine Angiopathie und eine MS aus. *Bei jeder schubweise auftretenden Störung muß besonders sorgfältig danach gefahndet werden, ob die Symptome sich nicht auf dieselbe Region begrenzen lassen.* Daran wird der gutartige Tumor erkannt.

Liquordiagnostik

Bei Verdacht auf Rückenmarktumor wird der Liquorraum untersucht. Findet man im lumbal entnommenen Liquor keine Eiweißerhöhung und keine Xanthochromie, wird noch häufig ein „Rückenmarkstumor dadurch ausgeschlossen“. Das ist falsch.

Passageprüfung = Queckenstedtscher Versuch: Erhöhung des Venendrucks durch Husten, Niesen, Bauchpresse, Jugulariskompression erhöht den Liquordruck; je nach dem Auslösungsmechanismus erfolgt eine gerichtete Strömung, die man sich bei der Myelographie zunutze macht (s. S. 153). Die Passageprüfung sollte bei begründetem Tumorverdacht nicht ohne Absprache mit dem Neurochirurgen durchgeführt werden, weil u. U. schnell eingegriffen werden muß, besonders bei Prozessen im oberen Thoracal- und im Halsmark; nach der Punktion kann nämlich eine akute Verschlimmerung des noch unvollständigen Transversalsyndroms auftreten.

Gelegentlich wird dem Ungeübten eine Passagebehinderung vorgetäuscht, weil sich eine Nervenwurzel vor die Öffnung der Nadel legt. Deswegen sollen für die Passageprüfung ausreichend dicke Kanülen verwendet werden.

Wenn bei einem leichten und flüchtigen Schlag auf die Jugularis im lumbalen Steigrohr der Liquordruck sofort und ebenso flüchtig ansteigt, ist die Passage frei;

man kann dem Patienten eine Suboccipitalpunktion ersparen. Wenn aber gleichzeitig lumbal und suboccipital gemessen werden muß, so muß, je nach der klinisch ermittelten Lokalisation des Prozesses, die Liquorbewegung in beiden Steigrohren in Beziehung gebracht werden zum Auslösungsmechanismus, nämlich Bauchkompression durch Faustdruck, Atmung, Hustenstoß, Jugulariskompression.

Normalbefund im Liquor und freie Passage schließen einen raumbeschränkenden Prozeß nicht aus. Das kann man nicht eindringlich genug einprägen. Jeder sammelt Erfahrung darüber, daß die Aussagekraft der beiden diagnostischen Methoden überschätzt worden ist.

Die Kunst besteht in der Diagnose bevor die sicheren Symptome der spinalen Raumbeschränkung eingetreten sind.

Eine erhebliche Eiweißerhöhung mit Xanthochromie (= Nonne-Froin-Syndrom) im lumbalen Liquor bedeutet meistens, aber nicht immer, eine Passagebehinderung. Bei Polyneuropathie infolge Fettstoffwechselstörung, Dermatomyositis, aber auch bei anderen Allgemeinkrankheiten findet man dieses Liquorsyndrom; der suboccipital entnommene Liquor ist dann in gleicher Weise verändert.

Wenn bei Transversalsyndrom der lumbale Liquor verändert ist, muß, sofern sonst keine Kontraindikation besteht, cisternal punktiert werden.

Weit verbreitet ist ein falsches Verständnis des *Guillain-Barré-Syndroms.* Dieses ist definiert als Dissoziation von Eiweiß- und Zellgehalt des Liquors *in Zusammenhang mit einem Krankheitsverlauf*, nämlich: Vorinfekt, neurogene Störungen nach einem Intervall von etwa 2 Wochen. Aus dem Liquor allein, nämlich einer geringen Pleocytose und einer erheblichen Eiweißvermehrung, kann nicht ein Guillain-Barrésches Syndrom und damit eine entzündliche Erkrankung des Nervensystems diagnostiziert werden. Eine geringe Pleocytose kann bei allen möglichen Prozessen, auch beim Tumor, Infarkt vorkommen, wenn die Hirnhäute auf einen ihnen nahegelegenen Prozeß reagieren. Die diagnostische Schablone „GUILLAIN-BARRÉ" ist die Ursache vieler Fehldiagnosen; diese Bezeichnung für ein Liquor- *und* Verlaufssyndrom kann entbehrt werden, weil dadurch keine diagnostische Erkenntnis gewonnen wird; denn nach Feststellung des Syndroms beginnt erst die ätiologische Diagnostik, sie darf nicht vorzeitig abgebrochen werden mit einer auch heute noch häufigen, als abschließend betrachteten *Art*-Diagnose: GUILLAIN-BARRÉ.

Der raumbeschränkende spinale Prozeß kann in der Höhe seiner Entwicklung auch Vorderhornzellen schädigen und dadurch segmentale neurogene Muskelatrophien hervorrufen; die Elektromyographie kann nun zur Höhendiagnostik beitragen.

Untersuchung der Wirbelsäule

Eine Höhendiagnose muß, wegen der Wahl der weiteren diagnostischen Hilfsmittel, zu allererst angestrebt werden. Man sucht mithin das am meisten nach cranial zu lokalisierende Symptom. Wenn eine Neuralgie oder segmentale Muskelatrophie bei unvollkommenem Transversalsyndrom die Segmenthöhe nicht festlegen, ist aus den Symptomen seitens der langen Bahnen eine exakte Höhendiagnose nicht zu gewinnen. Man kann lediglich feststellen, *oberhalb welcher Grenze* der Prozeß lokalisiert sein muß. In solchem Fall ohne endgültige neurologisch auszumachende Höhendiagnose gewinnt die Beobachtung der Wirbelsäule große Bedeutung: Die Inspektion des lässig stehenden Patienten, sein Verhalten bei Vor-, Rück- und

Seitwärtsbewegung und die Ermittlung von Schon- und Entspannungshaltungen verdienen größte Beachtung. Bei Prozessen im Halswirbelsäulenbereich kann das Nacken-Beuge-Phänomen nützliche Dienste leisten (s. S. 92, 204).

Dringend anzuraten ist die Prüfung der *Klopf- und Druckempfindlichkeit* der Wirbelsäule. Diese einfache, *oft entscheidende*, Untersuchung ist deswegen in Mißkredit geraten, weil sie nicht gezielt genug benutzt wird. Sie sollte stets erst am Ende der klinischen Untersuchung erfolgen, wenn sich aus Anamnese und Befund bereits eine Lokaldiagnose aufdrängt. Die Aufmerksamkeit wird nunmehr von vornherein auf die verdächtige Stelle gerichtet. Wenn ein leichter Schlag sie erreicht, äußert der Kranke nicht immer einen Schmerz, eine eindeutige reflektorische Anspannung, kann aber eintreten. Ein *wahlloses* Klopfen und Drücken der Wirbelsäule in ab- und aufsteigender Richtung kann natürlich auch einen örtlichen Befund aufdecken, nicht aber so sicher wie die eben geschilderte Methode. Bei Prüfung der Druckempfindlichkeit muß man nicht selten stärkere Drucke anwenden, kann aber den Unterschied der Reaktion auf den *gleichen* Druck an den benachbarten Wirbeln feststellen. Die eleganteste Methode besteht darin, daß man den Patienten nicht ermüdet und seine Aufmerksamkeit dadurch ablenkt, indem man überall klopft, sondern daß, nach Ermittlung der Höhendiagnose, der Schlag oder Druck direkt gegen den verdächtigen Wirbel gerichtet wird (Abb. 12). Der Patient kann blitzartig zusammenfahren; bei häufiger Wiederholung kann die strenge Lokalisation schwinden. Die Prüfung des Schmerzes gleicht der übrigen Sensibilitätsprüfung, Je andauernder, und dadurch vermeintlich sorgfältiger, sie durchgeführt wird, desto schlechter ist das Ergebnis.

Röntgen-Nativ-Diagnostik

Auch die Röntgennativaufnahme der Wirbelsäule kann indirekte Zeichen des raumfordernden spinalen Prozesses liefern, nämlich eine umschriebene Erweiterung des Spinalkanals, die sich an *Usuren* der medialen Umrandung der *Bogenwurzeln* zu erkennen gibt. Die charakteristische ovale Figur der Bogenwurzel erfährt eine Verschmälerung, mitunter auch eine leichte Exkavation von medial. Der *Interpeduncularabstand* vergrößert sich (Abb. 32). Die Abstände der Bogenwurzeln weisen zwar individuelle Schwankungen auf, doch überschreiten sie — bezogen auf das Alter des Patienten — unter normalen Bedingungen bestimmte Ausmaße nicht (Abb. 33). Eine *umschriebene Erweiterung des Spinalkanals*, mit einer in derselben Höhe lokalisierten *ossären Fehlbildung* kombiniert, ist auf einen intraspinalen Fehlbildungstumor sehr verdächtig (Beutel und Tänzer). Erweiterung des Foramen intervertebrale zeigt einen im Foramen liegenden raumfordernden Prozeß an, in der Regel handelt es sich um Neurinome, die eine intra- und eine extraspinale Portion aufweisen können *(sog. Flaschenhalstumor)*.

Kontrastmitteldiagnostik

Die Darstellung eines Passagehindernisses durch ein Kontrastmittel kann, bei einiger Erfahrung in der Technik, in jedem Röntgeninstitut ausgeführt werden. *Die Wahl des Kontrastmittels, die Menge und die Art seiner Ausnutzung (Untersuchung in Bauchlage, Rückenlage, Ausnutzung des Husten- und Pulsstoßes für die Beförderung des Kontrastmittels) jedoch erfordern eine scharfe Indikation und eine variable Technik.* Die Zeiten der alten „Plumpstechnik" sind noch nicht vorbei, obwohl diese Technik nur für einzelne spezielle Fragestellungen ausreicht. Bei dieser ursprünglichen, aber verlassenen Technik wird cisternal eine geringe Menge Kontrastmittel, 0,5—2 ml, eingespritzt und beobachtet, ob die Passage blockiert ist. Es kommt auch heute noch vor, daß Kontrastmittel auf der Station eingespritzt und die Kranken dann zur Röntgendurchleuchtung und -aufnahme transportiert werden. Das ist nicht erlaubt!

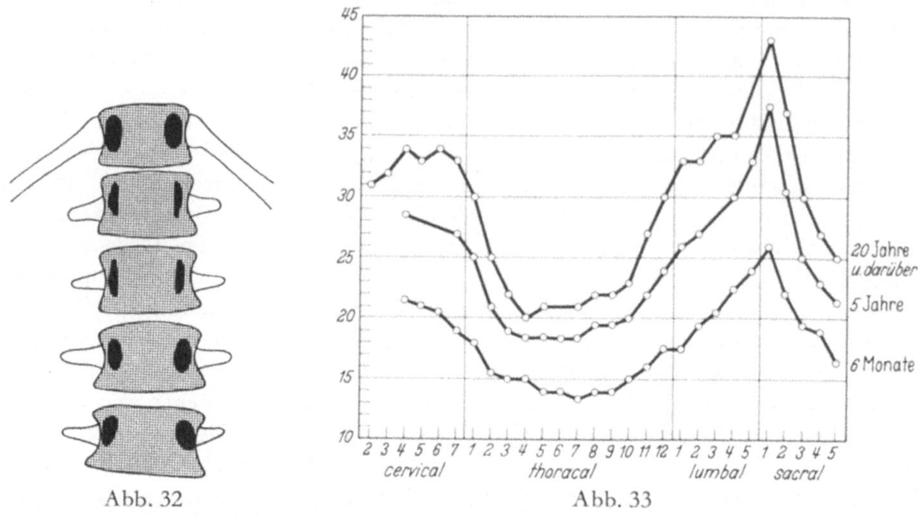

Abb. 32. Usur der Bogenwurzeln durch umschriebenen, lange einwirkenden Druck

Abb. 33. Diagramm der Abstände der Bogenwurzeln nach SCHWARZ (aus DECKER: Klinische Neuroradiologie, 1960)

Seit für den Raum von etwa L2 abwärts Abrodil gewählt wird, das insbesondere die Wurzeltaschen gut darstellt, und wir keine Sorge mehr haben, für die Diagnostik in den übrigen Abschnitten des Spinalkanals mit großen Mengen eines Kontrastmittels (Pantopaque, Luft) zu untersuchen, weil wir die jodhaltigen Mittel abpunktieren können und schädigende Wirkungen nicht auftreten, kann gesagt werden, daß derzeit die *Kontrastmitteldiagnostik des Spinalkanals beherrscht* wird und Irrtümer kaum möglich sind. Lediglich die cervico-occipitale Übergangsregion ist auch heute nicht ohne besondere apparative Ausstattung in allen Fällen mit genügender Sicherheit darzustellen.

Epidurale Prozesse

Seit die Kontrastmitteltechnik vervollkommnet ist, können wir auch die epiduralen Prozesse erkennen. Der Epiduralraum (s. S. 228, Abb. 47) ist der Sitz metastasierender Entzündungen, Tumoren oder von Blutungen, die Raum fordern. Ausgedehnte epidurale Abscesse können mit Poliomyelitis, Coxsackie, Polyneuritis verwechselt werden; die Sensibilitätsstörungen können nämlich unauffällig sein gegenüber den schlaffen, unsystematisch erscheinenden Lähmungen. Wenn bei epiduralen raumbeschränkenden Prozessen Wurzelneuralgien auftreten, sind deren Fehldiagnosen möglich. Bei den epiduralen Prozessen kann sich eine *gleichmäßige* Abdrängung oder eine *umschriebene* Abdrängung ergeben. Wechselnde Segmentneuralgien, Wirbelsäulensteife, erheblicher Meningismus ohne entsprechende

Pleocytose, Blasen-Darm-Lähmung müssen an einen im Epiduralraum weit ausgebreiteten Prozeß denken lassen. Bei lokalisierten epiduralen raumfordernden Prozessen bestehen keine Unterschiede im Vergleich zu anderen Rückenmarkstumoren.

Klinische Differentialdiagnose: intra-extra-medullär

Die Differentialdiagnose intramedullär/extramedullär ist aufgrund der klinischen Symptomatik in keinem Falle mit ausschließender Sicherheit möglich. Bei einem intramedullären Prozeß wird man *in der Regel* deutlichere Höhen- und Querschnittszeichen finden bei geringfügigen oder keinen Auswirkungen auf Liquor, Wirbelsäule, Röntgennativbild. Intramedulläre Tumoren können sich aber auch, wenngleich seltener, auf Ausweitung des Rückenmarks, Druckzeichen an der Wirbelsäule und eine Paraspastik der Beine beschränken. Bei den meisten intramedullären Prozessen wird man eine dissoziierte Störung der protopathischen und epikritischen Sensibilität, Pyramidenbahnsymptome neben neurogenen Atrophien, u. U. auch Hinterhornschmerzen ermitteln. Wenn die Zeichen einer intraspinalen Raumbeengung fehlen, ist bei derartigem Syndrom die Annahme eines intramedullären Prozesses sehr wahrscheinlich. Kälteparaesthesien sind ein frühes und wichtiges Symptom intramedullärer Entwicklungen. Man wird aber nicht unterlassen, allein gestützt auf die klinischen Symptome, Liquor-Kontrolle, Röntgennativbild, Kontrastmitteldiagnostik auszunutzen.

Die Besonderheiten des *Conus-Cauda*-Abschnittes ergeben sich aus den anatomischen Verhältnissen. Blasen-, Darm- und Potenzstörungen, eine Dissoziation zwischen Erektion und Ejakulation sind wichtige und frühzeitige Hinweise auf intramedulläre Veränderungen im Conus-Epiconus-Gebiet. Im Cauda-Bereich finden sich Fehlbildungstumoren, welche jahrelang ausschließlich eine Lendensteife verursachen, ehe neurologische Symptome auftreten. Große — manchmal für den Kranken qualvolle Jahre anhaltende — Schwierigkeiten bereiten der Diagnostik auch plötzlich einschießende Segmentneuralgien, die ebenso schlagartig schwinden und außer *einem* und *stets* beteiligten Segment auch andere in wechselnder Stärke irritieren, bei normalem Rötgenbild, nicht immer pathologisch verändertem Liquor und normalem Abrodilmyelogramm. Das ist die Vorgeschichte eines Wurzelneurinoms im oberen Caudabereich.

Alle Erkrankungen im Conus-Caudabereich bedürfen der größten Sorgfalt, weil die Komplikationen bei einer Conus-Cauda-Läsion dramatischer und gefährlicher sind als bei einem höher gelegenen Querschnittssyndrom. Jede doppelseitige Neuralgie im lumbosacralen Abschnitt muß daher eine eingehende Diagnostik auslösen.

S_{36} Syndrom bei Raumbeengung im Schädelinneren

Eine Volumenvermehrung im Schädelinneren kann zustandekommen:

1. durch Behinderung des Liquorabflusses,
2. durch Volumenzunahme der Hirnsubstanz insgesamt,
3. durch lokale oder disseminierte raumfordernde Prozesse.

Die klinischen Syndrome werden verschieden sein, je nach der Entstehung.

Ein *Verschluß der abführenden Liquorwege* kommt durch Prozesse in diesen selbst zustande, ferner durch infratentorielle Geschwülste, durch Prozesse an Hirnhäuten, Knochen und Weichteilen in der cervico-occipitalen Übergangsregion. Infratentorielle Tumoren können allgemeinen Hirndruck hervorrufen, ehe Lokalzeichen auftauchen. Jedenfalls gilt eine praktische Regel: Bei Zeichen des allgemeinen Hirndrucks ohne klinische Hinweise auf einen lokalen Prozeß ist, nach Ausschluß einer diffusen Volumenzunahme des Gehirns durch eine Allgemeinkrankheit, immer zu denken an Prozesse in der Mittellinie (selten) und in der hinteren Schädelgrube (am häufigsten). Prozesse in der Nähe der Optici verursachen zwar doppelseitige Stauungspapille, die übrigen allgemeinen Hirndruckzeichen fehlen aber. Eine kritische Untersuchung, bestehend aus der Analyse subjektiver und objektiver Zeichen, läßt meistens doch Feinsymptome entdecken. Erbrechen als Lokalsymptom (Mittelhirnhaube) wird häufig verkannt, besonders bei Kindern; Störungen der Blickbewegungen und geringgradige Koordinationsstörungen werden erstaunlicherweise leicht übersehen. Wichtige Zeichen der Prozesse in der hinteren Schädelgrube und der beginnenden Raumbeengung durch diese Prozesse sind: 1. übertragener, einschießender Stirnkopfschmerz (Mechanismus s. S. 101) bei geringer Schleuderung des Kopfes, 2. Ohnmachtsanwandlung beim Blick nach oben, 3. Entlastungshaltung.

Eine allgemeine Volumenzunahme des Gehirns erfolgt durch *Hirnschwellung* und durch *Ödem* in dem spärlichen Intercellularraum. Ursachen sind: Traumen, Vergiftungen und Stoffwechselstörungen, Entzündungen, diffuse Metastasierung, die oft nur mikroskopisch zu erkennen ist, Endstadium eines Blastoms. Die Volumenvermehrung kann so erheblich sein, daß die Zirkulation stockt. Diese Zirkulationsstörung führt zu diffusen Parenchymnekrosen und zu Infarkten in solchen Gebieten, welche durch ihre Gefäßversorgung gefährdet sind (Pallidum, Thalamus, Hippocampus, u. a., s. S. 167, 227). Diese Behinderung der Zirkulation muß rechtzeitig und intensiv bekämpft werden, vor allem durch Osmodiuretica (Mannitol).

Abb. 34. a Nach einem Präparat des Anatomischen Institutes (Direktor Prof. Dr. Dr. E. Horstmann), das von Ferner und Kautzky angefertigt und im Handbuch der Neurochirurgie (Springer, Berlin 1959) abgebildet ist. Ergänzt mit Hilfe von Privatdozent Dr. Dr. H. R. Duncker

b Aus Benninghoff-Goerttler (Urban u. Schwarzenberg, München 1957)
L. cr. Lamina cribrosa — Olfactorius, *N. o.* Nervus opticus mit *Ch.* Chiasma und *Tr. o* Tractus o., *III—XII* Hirnnerven, *C 1, 2* Cervicalnerven, *A. c. i.* Arteria carotis interna, *A. v.* Arteria vertebralis, *A. c. p.* Arteria cerebri posterior, *Orb.* Orbita, *I. d.* Impressiones digitatae der vorderen und mittleren Schädelgrube. Sie zeigen die unmittelbare Anlagerung der ontogenetisch spätesten und phylogenetisch jüngsten Hirnteile an. *C. si.* Confluens sinuum, *Si. r.* Sinus rectus, *Si. s. s.* Sinus sagittalis superior, *V. m. G.* Vena magna Galeni, *Pl. ch.* Plexus chorioideus, *C. qu.* Corpora quadrigemina, *F. M.* Foramen Monroi, *S. p.* Septum pellucidum, *C. c.* Corpus callosum, *G. c.* Gyrus cinguli, *F. c.* Falx cerebri, *F. P.* Fossa posterior, *Te.* Tentorium. Die übrigen Strukturen ergeben sich unmittelbar aus der Betrachtung

c Zeigt die Abklemmung der Arteria cerebri posterior im Tentoriumschlitz (✓) durch den in die Zisterna ambiens vorquellenden Schläfenlappen. Hämorrhagischer Infarkt der Calcarina

Die Skizzen sollen die Lage des Hirnstamms und des Großhirns zum Tentorium zeigen, ferner die Verlaufsstrecken der Nerven und Gefäße, damit man sich bei akuten Massenverschiebungen durch Trauma und bei fortschreitenden Massenverschiebungen durch einen lokalisierten raumfordernden Prozeß die Ausweichrichtungen und die Gefährdungszonen vorstellen kann. In den entsprechenden Abschnitten wird darauf hingewiesen

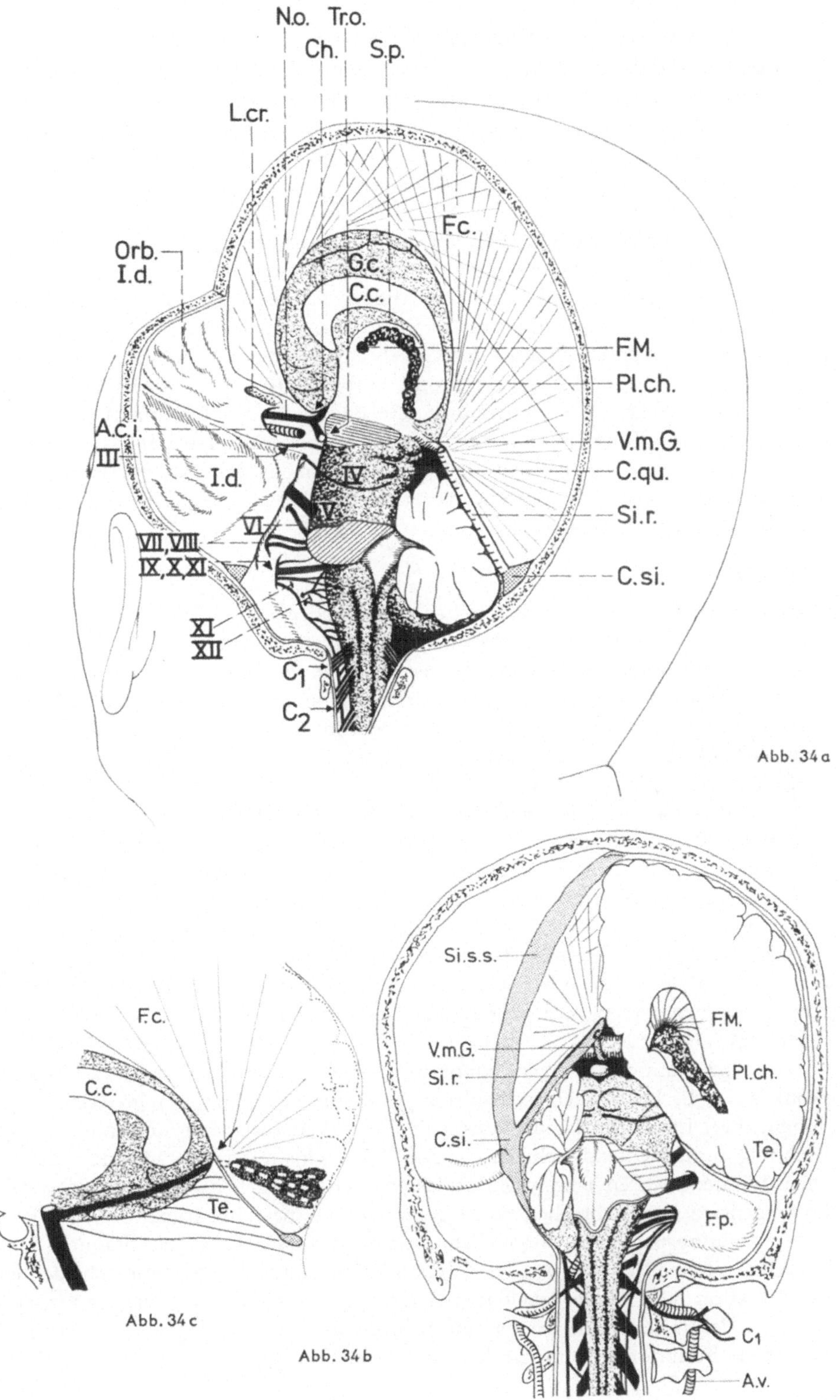

Abb. 34a

Abb. 34c

Abb. 34b

Vorzeitige *Synostosis* verschiedener Genese, Störungen der Liquorproduktion und Liquorresorption bei Fehlbildungen bewirken chronischen Hirndruck, Kopfschmerzen, Opticusatrophie. Operation sollte rechtzeitig erfolgen.

Die *örtlich beginnende Raumforderung* ruft durch Massenverschiebungen eine Reihe von Veränderungen hervor, die man sich klar gemacht haben muß, wenn man alle Besonderheiten der klinischen Symptomatik bei raumfordernden intracraniellen Prozessen verstehen will (SPATZ u. STROESCU, aus seiner Schule ferner REISNER u. ZÜLCH, LINDENBERG). Die Massenverschiebungen benutzen zunächst die erheblichen Ausweichmöglichkeiten in die Cisternen. Dadurch ergeben sich diagnostische Besonderheiten (Abb. 34, 46): Isolierte Abducenslähmung ist, wegen des Verlaufs des Nerven, nur ein Lateralisations-, kein Lokalsymptom. Durch Massenverschiebung kann der Hirnschenkelfuß der Gegenseite mechanisch behindert werden, so daß ipsilaterale Pyramidenbahnsymptome auftreten (selten!). Mechanische Behinderungen der Gefäße zum Hirnstamm (Beengung in den Cisternen) und der A. cerebri posterior (Einklemmung am Tentorium) bewirken Hirninfarkte (s. S. 174).

Massenverschiebung in Richtung auf das Foramen occipitale magnum (Druckkonus) kann Vierhügelsymptome verursachen (Blickparese, Erbrechen), ferner Symptome seitens der Brücke.

Allgemeinsymptome

Allgemeinsymptome der intrakraniellen Raumforderung sind: Kopfschmerz, Stauungspapille und Erbrechen. Sie *können Initialsymptome sein* bei Tumoren der hinteren Schädelgrube und des Stirnhirns; sie werden lange verkannt.

Die Kunst der Diagnostik besteht darin, auch einen symptom*armen*, d. h. „nur" ein Psychosyndrom bedingenden, raumfordernden Prozeß zu erkennen, ehe allgemeiner Hirndruck einsetzt; denn dann kann bei heilbaren Krankheiten der rechte Zeitpunkt für die Behandlung versäumt sein.

Die drei Kardinalsymptome bedürfen jedes für sich noch einer Besprechung:

Lateralisierter und umschriebener *Kopfschmerz* ist nur selten ein Frühsymptom, stellt sich aber mit Zunahme der örtlichen Druckerscheinungen (Meningen, Venen, Gefäße) ein. Eine intermittierende Cephalalgie kann bei gutartigen Tentoriumprozessen und bei Angiodysgenesien in der hinteren Schädelgrube (extracerebrale Knäuelbildung der Vertebralis-Basilaris, Lindau-Cyste) den Symptomen der Raumforderung *jahrzehntelang* vorausgehen (s. S. 105). Bei Stirnhirnprozessen können Kopfschmerzen fehlen, weil durch die Wesensänderung die Stellungnahme zum Schmerz verändert ist.

Erbrechen kann den übrigen Symptomen lange vorausgehen, wenn es Lokalsymptom ist, z. B. bei Zirbelgeschwülsten, intrapontinen Tumoren im Kindes- und Jugendalter. Lange wird eine intestinale Krankheit behandelt und nur in dieser Richtung untersucht. „Nüchternerbrechen" bei einem Kinde muß stets auch an einen infratentoriellen Tumor denken lassen. Dem Erbrechen *als Lokalsymptom* fehlt, im Gegensatz zum Erbrechen *als Allgemeinsymptom* bei Hirndruck, der Druckpuls.

Bei Stauungspapille S_{45} durch Hirndruck bleibt im Gegensatz zur Stauungspapille bei retrobulbärer Neuritis, welche sich ophthalmoskopisch nicht unterscheiden läßt, die Funktion sehr lange erhalten. Bei der *Neuritis retrobulbaris* dagegen, welche, wenn sie sich in der Nähe der Lamina cribrosa abspielt, Stauungspapille verursacht, gehört die Funktionsstörung zu den Initialerscheinungen.

Die *Fehldiagnose Stauungspapille* wird gestellt bei Drusenpapille, bei Hyperopie und einigen anderen Anomalien. Die allgemeine neurologische Untersuchung und die Kenntnis solcher Formationen bringt die Sorgen, in welche die Eltern gestürzt worden sind, als das Kind eine Brille brauchte und eine „Stauungspapille" entdeckt wurde, schnell zum Schwinden.

Eine Stauungspapille kann sich nicht ausbilden, wenn der Opticus komprimiert wird. Das zeigt sich beim sog. *Foster-Kennedy-Syndrom*, dem lateralisierten Olfactoriusmeningiom (Abb. 31), welches auf der Tumorseite eine sog. primäre Opticusatrophie, auf der Gegenseite, als Zeichen des allgemeinen Hirndrucks, eine Stauungspapille aufweist.

Einseitige Stauungspapille kann Ausdruck eines Druckes in der Nachbarschaft des Opticus sein und als Lateralisationssymptom benutzt werden. Einseitige Stauungspapille findet sich auch bei hypertonischen Blutungen in die Opticusscheiden und bei entzündlichen Veränderungen.

Das Problem *Pseudotumor cerebri* S_{37} der klassischen Semiologie, d. h. doppelseitige Stauungspapille ohne Hirntumor, hat die Kliniker immer wieder beschäftigt; das Schlagwort wird in der deutschen und angelsächsischen Literatur *überflüssigerweise* immer noch benutzt. Schlagwörter fördern nur das Denken oder Diagnostizieren in Schablonen. Man muß sich an das Phänomen halten, nämlich die Stauungspapille, und überlegen, welche der möglichen Ursachen dafür in Frage kommen könnten. Wir haben in letzter Zeit 49 Patienten mit „Pseudotumor cerebri" nachuntersucht (BALZEREIT u. DÖHMANN), bei denen die Katamnesen bis zu 18 Jahren umfassen. Bei uns überwiegen nicht, wie in der Literatur oft angegeben, die Frauen. Nach unseren und den in der Literatur niedergelegten Erfahrungen finden sich folgende Korrelationen: Nebenhöhlenaffektionen, endokrine Störungen (relativ häufig), z. B. Addison, lange Corticosteroidbehandlung bei Kindern, Änderungen des hormonellen Cyclus, Schilddrüsen- und Nebenschilddrüsenkrankheiten. Stauungspapillen bei Polyneuropathien mit exzessiver Eiweißvermehrung im Liquor entstehen *nicht durch* die Eiweißvermehrung, diese zeigt vielmehr die schwere *Allgemein*erkrankung des Nervensystems an, welche *auch* zur Stauungspapille führt. Angiopathien, entzündliche Veränderungen, auch immunpathologische Reaktionen in der Nähe des Chiasma sind differentialdiagnostisch in Erwähnung zu ziehen.

Bei *Subarachnoidalblutungen* tritt eine *nachlaufende Stauungspapille* ein. Wenn das Stadium des Meningismus längst abgeklungen ist, klagen die Kranken über Flimmern vor den Augen, etwa 4—6 Wochen nach dem akuten Stadium. Der Augenarzt entdeckt eine Stauungspapille mit Blutungen. Diese Stauungspapille hat keine Bedeutung, sie geht zurück, ohne Funktionsstörungen zu hinterlassen (s. S. 186). Wenn man sich — trotz klinisch günstigem Verlauf — durch die Stauungspapille verleiten läßt, operative Diagnostik einzusetzen, findet man entweder normale Verhältnisse oder einen mäßigen Hydrocephalus durch blutungsbedingte, stets vorübergehende Abflußbehinderung für den Liquor.

Die doppelseitige Stauungspapille bei Thrombosen der Hirnvenen und Sinus kann deswegen Veranlassung zu wiederholten diagnostischen und verfehlten operativen Maßnahmen sein, weil die Erkrankung so unbekannt ist (s. S. 185). Auch Druckänderung im intrakraniellen Gefäßgebiet durch abnorme Strömungsbedingungen bei Angiodysgenesien, intra- und extraduralen, können Stauungspapille und Visusverlust entstehen lassen.

Frühdiagnose

Geringgradiger einseitiger Exophthalmus und Doppelbilder, oft durch „gewohnheitsmäßige“ Schiefhaltung des Kopfes ausgeglichen und deswegen nicht bemerkt, künden früh das Keilbeinmeningiom an. „Rezidivierende Retrobulbärneuritis“, „genuine Epilepsie“ lauten die häufigen Fehldiagnosen. Auch die Wesenswandlung kann zu verschiedenartigen Fehldeutungen Anlaß geben.

Bei den schnell wachsenden malignen Glioblastomen können Lokalzeichen die Krankheit einleiten. Diese bösartigen Geschwülste zerstören die einzelnen Hirnabschnitte bevor Allgemeinerscheinungen auftreten. Sie sind daher — als Naturexperiment — *in dieser Initialphase* für Studien über die Leistungsstörungen in Beziehung zur Lokalisation ebenso gut geeignet wie abgeschlossene Infarkte und glatte penetrierende Hirnverletzungen.

Auch bei den bösartigen pontinen Prozessen kann die Lokalsymptomatik früh einsetzen.

Die nach dem histologischen Charakter benignen Tumoren und die andersartigen chronisch verlaufenden raumfordernden Prozesse treten nur selten initial mit Lokalsymptomen hervor, es sei denn, diese enthüllen sich im epileptischen Anfall. *Epileptische Reaktionen* und *organische (hirnlokale) Psychosyndrome*, deren diagnostischer Wert nicht hoch genug eingeschätzt werden kann, die aber in ihrer Verborgenheit nicht erkannt werden (s. S. 145), *sind die Frühsymptome* der benignen Geschwülste des Hirns selbst, seiner Häute sowie der übrigen gutartigen raumfordernden Prozesse.

Raumfordernd wirken entzündliche Veränderungen (Abszeß, Granulom z. B. Boeck, chronische meningeale Reaktionen durch Hefen, Zoonosen, bakterielle Infektionen) meningeale Cysten, Pachymeningiosis haemorrhagica interna, chronisches subdurales Hämatom, Angiodysplasien mit Komplikation durch Blutung, epidurale vom Knochen ausgehende Prozesse.

Die meisten gutartigen raumfordernden Prozesse werden relativ lange behandelt, ehe die Verdachts-Diagnose auftaucht. Epileptischer Anfall, Wesenswandlung (als Erschöpfung, Altern mißdeutet), sowie Cephalaea/Cephalagie im mittleren und fortgeschrittenen Lebensalter werden — mit Recht — als „tumorverdächtig“ angesprochen. An verschiedenen Stellen ist hervorgehoben worden, daß diese Allgemeinsymptome, nämlich epileptischer Anfall und Kopfschmerz, eine extracerebrale Bedingung haben können. Bei Kranken mit Tumorphobie läßt man heute oft die operative intrakranielle Diagnostik *zuerst* „ablaufen“ und beginnt die sorgfältige allgemeine Analyse erst, wenn ein Tumor ausgeschlossen scheint. Dieser Gang der Untersuchung ist nicht nur grundsätzlich abzulehnen sondern er birgt auch Gefahren in sich, nicht durch die Eingriffe selbst, sondern dadurch, daß nicht gezielt genug untersucht worden ist. *Normalbefunde bei der neuroradiologischen Exploration des intrakraniellen Raumes schließen einen primär cerebralen Prozeß nicht aus.*

Neuroradiologie

Nur wenn sich der Kliniker durch eine eingehende allgemeine und neurologische Untersuchung eine Vorstellung von Art und Lokalisation des Prozesses, so präzise wie möglich, gemacht hat, kann der konsultierte Neuroradiologe seine Hilfsmittel *gezielt* einsetzen. Nur dann ist durch Insistieren seitens des Klinikers oder des Radiologen eine erschöpfende Analyse möglich. Sie ist für die präoperative Phase wesentlich. Wenn die Situation klar ist, muß von vornherein der Neurochirurg hinzugezogen werden. Er wird u. U. seinerseits noch besondere Fragen an den Neuroradiologen stellen. Manchmal dürfen diagnostische Maßnahmen nur in Operationsbereitschaft vorgenommen werden. Diese optimale Art, Diagnose und Therapie zu fördern, wird allerdings nicht allgemein akzeptiert.

Nicht selten müssen die neuroradiologischen Untersuchungen wiederholt werden, wenn Befund und Verlauf dies erforderlich machen.

Glücklicherweise besitzen wir in EEG, Hirnszintigraphie und Gamma-Encephalographie wichtige und ständig sich verbessernde diagnostische Hilfsmittel. Wenn epileptische Reaktion oder/und Wesensänderung die führenden Symptome sind, kann eine mit diesen Methoden nachgewiesene Herdstörung die weiteren diagnostischen Maßnahmen vorwärtstreiben. Die *nuklearmedizinischen Lokalisationsmethoden* gewinnen darüber hinaus eine besondere Bedeutung für die Fokussierung bei der heute erfolgreicheren *Röntgentherapie intrakranieller Geschwülste*. Zunehmend sind auch Kriterien für die Artdiagnose aus dem Hirnszintigramm und Gamma-Enzephalogramm zu gewinnen. Leider ist die Ausbeute bei Prozessen in der hinteren Schädelgrube, aus anatomischen Gründen, gering.

Untersuchungstechniken, Normalbefunde und einige wichtige Pathologica sollen hier nicht im einzelnen besprochen und durch Abbildungen belegt werden; Indikation und rechte Ausnutzung der Methoden sollten kurz angesprochen werden.

Die *Röntgennativdiagnostik* kann nicht nur die Zeichen des allgemeinen und chronisch gesteigerten Hirndrucks feststellen (Dehiszenz der Nähte, Wolkenschädel bei Kindern, Sellaerweiterung und Usuren bei Erwachsenen), sondern auch *sichere Zeichen für einen lokalen und gerichteten Druck* (TÄNZER).

Die *Nativdiagnostik* ist nicht selten die einzige Möglichkeit, eine sichere *Artdiagnose* zu stellen:

Erweiterung des Meatus acusticus internus bei Acusticusneurinom, osteoplastische und osteoclastische Veränderungen bei Dysplasien, Granulomen, Mucocelen, Blastomen, vor allem bei Meningiom

Anhebung der Orbita einerseits und Ausweitung der Schläfenschuppe andererseits bei meningialer Cyste

intra-, suprasellare Drucksteigerung

Calcificationen bei Zoonosen

Calcificationen bei Aneurysmen, STURGE-WEBER, Oligodendrogliom, alten traumatischen Hämatomen.

Einer Verkalkung wird wenig Beachtung geschenkt, nämlich der verkalkten Pinealis; ihre Höhen- und Seitenverschiebung ist ein unübersehbares Symptom.

In vielen Fällen ist die gezielte Nativdiagnostik, einschließlich *Tomographie*, die entscheidende neuroradiologische Untersuchung überhaupt, nicht die operative Diagnostik.

Die *Carotisangiographie* erfolgt durch direkte Punktion, die *Vertebralisangiographie* mittels Katheter von den Arm- oder Beinarterien aus.

Zur Darstellung des Ventrikelsystems und der Zisternen kann Luft durch Lumbal- oder Ventrikelpunktion eingefüllt werden; das richtet sich nach Prozeß und Fragestellung. Eine Röntgenuntersuchung mit Lufteinfüllung auf der Krankenstation und anschließender Röntgendarstellung in verschiedenen Ebenen ist nicht mehr erlaubt! Die Pneumencephalographie wird nämlich mit nur geringen Mengen von Luft durchgeführt; diese Luft wird durch geeignete Manipulationen von vornherein dahin geleitet, wo man, nach der klinischen Analyse, den Prozeß sucht. In einzelnen Fällen ist eine Darstellung der abführenden Liquorwege durch ein *positives Kontrastmittel*, welches über eine Ventrikelpunktion eingebracht wird, nicht zu umgehen. Die Methode ist in der Hand des Geübten nicht gefährlich.

Es kann natürlich vorkommen, daß bei der neuroradiologischen Diagnostik überraschende und neue Gesichtspunkte zutage treten. Nichts unterstreicht deutlicher das Konsilium; denn *alle weiteren Schritte müssen nicht aus Laboratoriumsbefunden sondern aus den klinischen Erfordernissen gerechtfertigt werden.*

EEG

1938 habe ich zusammen mit KORNMÜLLER in Deutschland zum ersten Male beim Hirntumor eine Lokaldiagnose gestellt, einige Zeit vorher war dies GREY-WALTER in England gelungen. TÖNNIS hatte das kleine Oligodendrogliom, das KLEIST aus der Anfallanalyse richtig lokalisiert hatte, mit neuroradiologischen Methoden nicht darstellen können. Diesem ersten Erfolg rückte eine Serie von Enttäuschungen nach. Aber seit etwa 20 Jahren ist das EEG nicht mehr aus der Routinediagnostik bei Hirntumoren wegzudenken. Die funktionelle Methode zeigt den *Grad der allgemeinen Hirnbeteiligung* an. Sie läßt ferner erkennen, ob die corticale Tätigkeit durch den Prozeß unmittelbar verändert ist oder ob dieser die Rinde nicht erreicht. Die *Veränderung der Phasenbeziehungen* (s. S. 239) in der Grund- oder einer allgemein abgeänderten, z. B. auch epileptischen Tätigkeit, zeigt eine Störung der Zuflüsse aus den Steuerungsgebieten an, so daß sowohl *subcorticale* (Abb. 48, 4—6) als auch *Hirnstammtumoren* sich zu erkennen geben. Bestimmte Allgemeinveränderungen im EEG zwingen den Kliniker, trotz eines hervortretenden Lokalsyndroms mit Delta-Fokus sowie hirnszintigraphischen und angiographischen Veränderungen, mit der Diagnose Blastom zurückhaltend zu sein zugunsten der Diagnose Encephalitis (s. S. 174).

Liquor

Eine Liquoruntersuchung kann trotz der sicheren Zeichen des gesteigerten intrakraniellen Druckes notwendig werden, wenn genügend Indizien gegeben sind, daß ein entzündlicher oder metastasierender Prozeß die Ursache des lokalen und sich verallgemeinernden Hirndrucks sein kann.

Cytologische, bakteriologisch-serologische, virologische Untersuchungen sind anzustellen. *Stauungspapille ist also nach klinischer Analyse und in einer Fachklinik keine absolute Kontraindikation gegen die Liquorentnahme.* Man kann so durch eine Liquoruntersuchung (Cytologie: Carcinomzellen z. B.) eine unnötige operative Diagnostik ersparen. Nicht selten entschließen wir uns aber, vor allem *bei irgendeinem Zweifel*, *vor* der Punktion ein Carotisangiogramm der nichtdominanten Hemisphäre anzufertigen, das, wenn es keinen Hydrocephalus anzeigt, die Indikation zur Punktion bei Stauungspapille erleichtert.

Die Punktion bei gesteigertem Hirndruck ist nicht gefährlich wegen der geringen für die Diagnostik entnommenen Liquormenge, sondern durch die anhaltende Entleerung durch das Stichloch. Diese *Stichlochdrainage* ist nicht gering, wie z. B. Entleerung von Kontrastmitteln aus dem Liquorsack beweist.

Eine Liquoruntersuchung ist stets anzustreben, wenn man vermuten muß, bestimmte *Tumorzellen* zu finden; denn alle weiteren Maßnahmen hängen davon ab (s. o.).

Bei Dermoiden, die ihren Inhalt unter dem Syndrom des Meningismus in den Liquorraum entleert haben, finden sich *Cholesterintäfelchen.*

Jeder Tumor kann durch entzündliche Reaktionen in den Randgebieten eine Pleocytose hervorrufen. Man darf sich dadurch nicht verwirren lassen. *Leider besteht eine unbegründete Neigung, Zeichen einer entzündlichen Reaktion stets als erregerbedingt anzusehen und weitere diagnostische Überlegungen abzubrechen. Über die Diagnose entscheidet die klinische Gesamtanalyse, nicht ein Liquorbefund.*

S_{38} Meningismus

Die Symptome des *akuten Meningismus* sind Fieber, allgemeine Rücken- und Kopfschmerzen, Nackensteife, mehr oder weniger ausgesprochener Kahnbauch, angezogene Beine, Bewußtseinsstörungen. Erheben der gestreckten Beine erzeugt heftige Schmerzen im Rücken, bis zum Hinterkopf = Kernigsches Zeichen.

Beim *chronischen Meningismus* können Kopfschmerzen und Fieber fehlen, selbst die Nackensteife kann schwinden.

Meningismus wird leider viel zu oft und vorzeitig mit erregerbedingter Meningitis gleichgesetzt. Das ist nur *eine* der Möglichkeiten des Meningismus.

Eine infektiöse Meningitis kann zwar auch einmal schlagartig einsetzen, im allgemeinen ist aber bei jedem akuten und heftigen Meningismus zu vermuten, daß nicht eine Infektion vorliegt, sondern daß etwas in den Liquorraum eingedrungen sein kann:

1. Blut (aus einem angeborenen, mykotischen, traumatischen Aneurysma, aus arteriovenösen Fisteln, aus einem Angiom, selten bei Hypertonie, noch seltener — aber nicht zu vergessen! — auch aus einem Tumor),
2. Inhalt von Cysten aus Fehlbildungstumoren (Dermoide) oder anderen Geschwülsten,
3. aus bisher stummen Abscessen, besonders bei fronto-basalen traumatischen abgekapselten Herden, bei Liquorfistel.

Die Differentialdiagnose wird durch die Liquoruntersuchung entschieden. Eine *Kontraindikation* gegen diese besteht lediglich in der *akuten Einklemmung* der Tonsillen durch allgemeinen Hirndruck und bei *bestimmten Formen der akuten Nackensteife* (s. S. 165).

Eine *spontane Blutung in die Subarachnoidalräume* (s. S. 186) kann man sicher diagnostizieren, wenn der blutige Liquor nach dem Zentrifugieren einen xanthochromen Überstand zeigt. Xanthochromie findet man schon 1—2 Std nach dem Ereignis. Verminderung der anfänglichen Blutbeimengung, Bildung einer schmalen Blutspur im vorwiegend klaren Liquor sprechen natürlich für die Annahme einer arteficiellen Blutung. Eine kontinuierliche und diffuse Blutung beweist aber keineswegs, daß nicht ein Artefakt vorliegt. Die *Xanthochromieprobe* ist *allein verläßlich*, sie *muß angestellt werden;* denn nur bei sicherer Blutung kann die aggressive Diagnostik verantwortet werden, die durchgeführt werden muß, um die Quelle zu finden.

„Meningitis“ ist keine Diagnose, mit der Feststellung eines entzündlichen Meningismus beginnt erst die Aufgabe. Zunächst muß mikroskopisch und kulturell nach dem Erreger gesucht werden.

Die *Entleerung aus abgekapselten posttraumatischen Herden* ist praktisch stets steril. Obwohl der akute entzündliche Meningismus sehr heftig ist, bedarf er fast nie einer spezifischen Therapie. In weniger als 1 Woche ist er abgeklungen. Nunmehr ist aber zu ermitteln, ob durch die Quelle der Reaktion eine ernste Gefahr besteht (Liquorfistel, Abscess). Auch der Inhalt einer *Tumorcyste* erzeugt akuten leukocytären Meningismus. Diese beiden wichtigen Quellen von hochfieberhaftem entzündlichen Meningismus ohne Erreger bringen in Erinnerung, daß Antibiotica nicht gedankenlos verordnet werden sollen, sondern erst nach sorgfältiger differential-diagnostischer Abwägung, sonst endet nämlich mit der Verordnung auch das Nachdenken; aus Befriedigung über die schnell erfolgreiche Behandlung der gefährlich erscheinenden akuten Meningitis unterbleibt die Hauptaufgabe. Das hat sich schon bitter gerächt.

Liquorcytologie ist regelmäßig notwendig; man kann Erreger, Fremdkörper, Tumorelemente entdecken. Eine Meningiosis carcinomatosa ist nur dadurch aufzuklären.

Bei lymphocytärer meningealer Reaktion denkt man an Virusinfektion.

Chronischer Meningismus

Die Differentialdiagnose eines chronischen Meningismus kann erhebliche Schwierigkeiten bereiten. Hefen und Zooparasiten kann man, nicht selten, bei der unmittelbaren mikroskopischen Untersuchung bereits entdecken, wenn überhaupt daran gedacht wird. Wenn sich ein Erreger, bei Ausnutzung aller Laboratoriumsmethoden, nicht findet, muß die Nachbarschaft der Liquorräume nach Prozessen sorgfältig abgesucht werden; denn nicht nur primär entzündliche Prozesse — meistens wird an Absceß, Granulom gedacht — sondern auch Infarkte, Tumoren bewirken, wenn sie die Meningen erreichen, entzündliche Reaktionen.

Zwischen der Ausprägung des *Meningismus* und dem *Ausmaß der Pleocytose* besteht nur in der Regel ein lineares Verhältnis. Bei Virusinfektionen kann der Meningismus erheblich, die Pleocytose aber nur gering sein. Bei Meningiosis carcinomatosa ist der Meningismus heftig bei nur geringer Pleocytose.

Bei Kranken mit organisch wirkenden Befindensstörung sollte „schließlich auch“ der Liquor untersucht werden. Man kann überraschenderweise eine chronische Meningitis entdecken.

Nach akuter Meningitis kann, wenn der Patient klinisch bereits gesund ist, eine nicht unerhebliche Pleocytose noch monatelang anhalten, ohne daß Veranlassung bestünde, zu oft zu kontrollieren oder gar entzündungswidrig zu behandeln. *Eine chronische Pleocytose kann* — erfahrungsgemäß keineswegs selten — *die Folge von zu häufigen Punktionen und der Therapie sein.* Gelegentlich muß man nur den Mut haben, eine aggressive Therapie und die wiederholte Diagnostik abzusetzen, um die Pleocytose schnell schwinden zu sehen.

Intermittierender Meningismus wird in erster Linie auf rezidivierende Spontanblutungen oder Entleerungen von Cysteninhalt zurückzuführen sein. Man muß aber seine Überlegungen sehr weit spannen. Eine Cysticercus-Blase kann sich z. B. intermittierend in den Aquaeductus einklemmen und zu akutem, ungewöhnlich heftigen und lebensbedrohlichen, aber nur kurzdauernden Meningismus mit leukocytärer Reaktion und akuten Hirndruck führen.

Tetanus, Strychninvergiftung und Trichinose wird man nach dem allgemeinen Bild wohl nicht mit einem Meningismus verwechseln.

S_{39} Nackensteife

Eine akute Nackensteife, bedingt durch Veränderungen am Bewegungs- und Stützapparat der Regio cervico-occipitalis, kann nur bei oberflächlicher Untersuchung mit einem Meningismus verwechselt werden. Die Behinderung betrifft nämlich nur die Kopfbewegungen. Nicht einmal die Halswirbelsäule braucht, bei einer unüberwindbaren Schrägstellung des Kopfes, in ihrer Beweglichkeit wesentlich eingeschränkt zu sein.

Zu suchen sind:

1. Affektionen der Weichteile: Phlebitiden, Lymphadenitiden, Myositiden, Phlegmonen und Tumoren.
2. Prozesse, welche den Stützapparat betreffen, sog. akuter rheumatischer Schiefhals, Wirbelblockierung, entzündliche und blastomatöse Prozesse an den Gelenken und der Schädelbasis.
3. Veränderungen, die in den Epiduralraum eingedrungen sind: Entzündungen, Blastome, Blutung.
4. traumatische Veränderungen: insbesondere die Schleuderverletzung, welche zu erheblichen Blutungen, in der Muskulatur und im Epiduralraum, führt.

Wenn eine Nackensteife/Schonhaltung begleitet ist von Hirnstammsymptomen, bestehen keine Schwierigkeiten, einen Tumor zu erkennen. Wenn Nackensteife das einzige Symptom ist, was auch bei infratentoriellen raumbeschränkenden Prozessen der Fall sein kann, und eine solche Nackensteife infolge Einklemmung der Kleinhirntonsillen für Meningismus gehalten und punktiert wird, ist eine Katastrophe zu befürchten. Vorgeschichte und Allgemeinuntersuchung sollten ein derartiges Vorkommnis ausschließen, es ereignet sich jedoch gelegentlich.

S_{40} Schwindel

Schwindel kann als Leitsymptom auftreten. *Als „Schwindel" bezeichnet der Kranke die gestörte Beziehung zur Umwelt.*

Dahinter verbergen sich verschiedenartige Störungen:

S_{45} Vestibulärer Schwindel

Am häufigsten ist der vestibuläre Schwindel, das Gefühl des Schwank-, Lift- und Kreisschwindels. Die Erscheinungen können abhängig sein von der Lage oder nur im Moment einer Lageänderung auftreten. Auch der Nystagmus = „Tanzen vor den Augen" kann von der Lage oder der Lagerung abhängig sein. Die Diskussion um die *Menièresche Krankheit* im Gegensatz zum *Menièreschen Symptomenkomplex* ist immer noch nicht verstummt. Die Diskussion ist unfruchtbar. Wenn ein vestibulärer Schwindel diagnostiziert worden ist, so besteht zuerst die Aufgabe darin, aus den Begleitsymptomen zu ermitteln, ob der Prozeß im Labyrinth liegt oder retrolabyrinthär. Bei Labyrinthprozessen muß deren vielfältige Aetiologie erwogen werden. Retrolabyrinthär bedingte Vestibulariskrisen ereignen sich noch häufiger. Das Vestibularissystem reagiert bei Intoxicationen und, vor allem, bei geringfügigen Schwankungen der Sauerstoffzufuhr sehr empfindlich; die letzten können bedingt sein durch Insuffizienz im Vertebralis-Basilaris-Bereich. Hypotoniker mit Störungen der orthostatischen Regulation leiden auch an vestibulärem, nicht nur an vasomotorischem Schwindel. Lokalisierte Prozesse mit Auswirkung auf den Hirnstamm machen sich in der Initialphase ebenfalls durch vestibulären Schwindel bemerkbar, weil der Vestibularapparat im Funktionskreis „Gleichgewicht“ weite Verknüpfungen besitzt.

Als Fernsymptom bei labyrinthärem Schwindel können auf der Gegenseite die Bauchhautreflexe abgeschwächt sein, und zwar für die Dauer der Krankheit. Ursprünlich hatten wir daraus auf eine zentrale Ursache des Schwindels geschlossen (s. S. 40).

Bei Vestibulariskrisen ist also nicht nur eine otologische und neurologische, sondern auch eine sorgfältige allgemeine Durchuntersuchung erforderlich, nicht zu vergessen die Fahndung nach *Arzneimittelmißbrauch*. Von *epidemisch auftretenden Vestibulariskrisen* wird gelegentlich berichtet; wir haben, wie BODECHTEL und SCHRADER, solche noch nicht gesehen, obwohl wir unser Interesse darauf gerichtet hielten. Möglicherweise liegen regionale Bedingungen vor.

S_{46} Oculärer Schwindel

Wenn die optische Kontrolle gestört ist durch Doppelbilder, unzureichende Zügelung der Augen (Exo-Eso-phorie, Gesichtsfelddefekte) wird ebenfalls über „Schwindel“ geklagt. Lange bestehender Nystagmus — natürlich auch angeborener — bedingen keinen „Schwindel“ mehr.

Cardio-vasculärer Schwindel

Die plötzliche „Blutleere im Kopf“ nennt der Kranke auch „Schwindel“. Die Differentialdiagnose der Syncope muß fahnden nach: Störungen der orthostatischen und allgemeinen Regulation, Carotissinus-, Vertebralis-Syndrom, cardial oder hirnstamm-bedingtem Adams-Stokes, Leistungsinsuffizienz des Herzens, Angiopathie.

Störung der Koordination der Bewegung

Als „schwindelig“ bezeichnen sich die Kranken auch dann, wenn sie sich nicht mehr geordnet im Raum bewegen können durch Fallneigung, Wackeltremor, Pro- oder Retropulsionstendenz, kurz: bei allen Störungen der Koordination der Bewegungen.

Erwartungsschwindel

Der Erwartungsschwindel hat die Daseinsanalytiker beschäftigt. Er ist, wie HALLERVORDEN dazu bemerkt hat, mit GOETHEs Ordination zu heilen, nämlich Übung.

petits-maux

Kleine epileptische Anfälle können eine Zeitlang als „Schwindelanfälle“ verkannt werden.

S_{41} Syndrome der vasculären Encephalopathien

Zusammenfassende Darstellung über:

Kreislauf und Nervensystem. Diagnostik und Therapie

In der *Mortalitätsstatistik* stehen die cerebralen Kreislaufstörungen an 3. Stelle, hinter den übrigen Komplikationen von Herz- und Kreislaufkrankheiten (1. Stelle) und den bösartigen Geschwülsten. Die *Morbiditätsziffer* ist viel höher; denn die Mehrzahl der kreislaufabhängigen Störungen des Zentralnervensystems führt nicht zum Tode, aber zu mehr oder minder ausgeprägter Invalidität. Diese große Bedeutung rechtfertigt eine ausführlichere Darstellung des gesamten Gebietes: Diagnose, Therapie, Prophylaxe. Die Schäden am Nervensystem können die Erst- und Hauptmanifestation des Grundleidens sein oder nur Begleitschäden. Im ersten Falle, nämlich als Leitsymptom/Leitsyndrom, muß das Grundleiden aus dem cerebralen Ereignis erschlossen werden. Deswegen muß man die Gesetze verstehen oder noch weiter erforschen, denen diese Syndrome unterliegen, damit der Weg zur Erkennung des Grundleidens erfolgreich beschritten werden kann. „Schlaganfall, Cerebralsklerose" und ähnliche Bezeichnungen sind keine wissenschaftlichen Diagnosen.

Die Ätiologie einer gefäßabhängigen Encephalopathie kann man nur ermitteln, wenn man ausgeht von einer präzisen Syndromdiagnose.

Die zirkulatorisch bedingten Gewebeschäden kann man wiederum nur verstehen mit Kenntnissen über 1. die Kollateralkreisläufe und 2. diejenigen Gebiete, welche durch die Morphogenese Gefährdungszonen aufweisen. Während der Verschiebungen der einzelnen Hirnteile in der Ontogenese wandern die Gefäße mit. Auf diese Weise entstehen im Hirnstammbereich (z. B. Ammonshorn, Pallidum, Thalamusabschnitte) kritische Stellen, an denen bei Massenverschiebungen die Durchblutung mechanisch behindert werden kann (Spielmeyer, Lindenberg, Lierse, s. S. 156).

Auch die Capillarisation des Gehirns zeigt regionale Unterschiede. Generell läßt sich sagen, daß das Kleinhirn und diejenigen Gebiete, welche die Sinnesfelder aufnehmen, besonders stark capillarisiert sind. Am geringsten capillarisiert ist das Mark. Das hängt *nicht nur* mit dem Sauerstoffbedarf zusammen; die kleinen Gefäße zeigen auch histochemisch örtliche Unterschiede. Die Capillaren in der Tiefe der Hirnfurchen gehen nicht radiär ab, ihr Verlauf ist strömungsmechanisch ungünstig (Lierse). Die Gefährdungsstellen für Encephalohämorrhagien liegen in Dysgenesien (Angiome, Aneurysmen) und den Prädilektionsorten der Angiopathien.

Die Vorstellung, daß die Hirnarterien funktionelle Endarterien seien, gründet sich auf Beobachtungen von sog. Totalinfarkten, die sich auf das Versorgungsgebiet eines Astes und aller seiner Zweige beschränken. *Totalinfarkte sind jedoch die Ausnahme.* Man muß davon ausgehen, daß der *Kollateralkreislauf bei gesunden Gefäßen und geregeltem Kreislauf mehrfach gesichert* ist. Jede Carotiskompression beweist dies. Die Untersuchungen mit der Serienangiographie haben dazu beigetragen, falsche Vorstellungen über die Entstehung cerebraler Zirkulationsstörungen zu beseitigen. Die *A. cerebri ant.* kann über meningeale Anastomosen aus der Media, aber auch aus dem Vertebralisgebiet ausreichend versorgt werden. In der Hauptsache erfolgt die Kollateralversorgung ohne Schwierigkeiten über den *Circulus arteriosus Willisii.* Nur wenn dieser durch einen Prozeß oder durch eine Dysgenesie nicht normal funktioniert, werden die anderen Zuflüsse wirksam. Die *A. cerebri media* wird über den Circulus arteriosus, über A. c. anterior und A. vertebralis versorgt. Für die *A. vertebralis* genügen die Zuflüsse aus den Carotiden über den Circulus arteriosus. *Die Ausnutzung hängt vom Druckgefälle ab.* Durch den Überdruck bei einer Kontrastmittelinjektion tritt z. B. bei einer *carotido-basilaren Anastomose* das Mittel aus dem Carotisbereich direkt in den Vertebralisbereich über. Nach dem Schwinden dieses Druckgefälles normalisiert sich die Strömungsrichtung sofort. Jetzt bleibt das Kontrastmittel in der Anastomose stehen, um bei einer Kompression eines der großen extra-

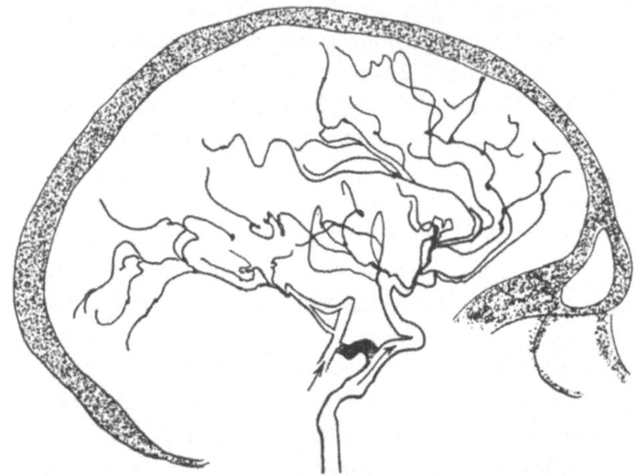

Abb. 35. Carotidobasilare Anastomose. Demonstration der Richtung des Blut-(Kontrastmittel-)flusses je nach dem Druckgefälle

craniellen Gefäße durch Drehbewegung, also bei verändertem Druckgefälle, sofort abzufließen (Abb. 35). Neben dem intracraniellen *Kollateralkreislauf* gibt es einen *über die extracraniellen Gefäße*. Er wird gebraucht, wenn intracranielle Gefäßveränderungen, z. B. eine erhebliche Arteriosklerose, den Ausgleich verhindern. In erster Linie geht dieser Kollateralkreislauf über die *A. ophthalmica*, deren kräftige Füllung im Carotisangiogramm mithin einen insuffizienten intracraniellen Kollateralkreislauf anzeigt (Abb. 38, 3).

Ein- und doppelseitiger Carotisverschluß kann ohne cerebrale Komplikationen ertragen werden, auch Vertebralisverschlüsse, selbst doppelseitige, müssen nicht tödlich enden. *Ein Infarkt entsteht hinter einer Stenose, einem embolischen, arteriosklerotisch-thrombotischen oder entzündlichen Verschluß.* Eine abnorme Schlingenbildung (Tortuositas) der Carotis interna kann selten vielleicht als Faktor für eine Lokaldisposition wirken, wenn die Gefäße starr geworden sind. Diese morphologisch eindeutigen Ereignisse bestimmen aber nicht. Das klinische Problem lautet: *Warum kommt die Kollateralversorgung nicht zustande?*

Die Differentialdiagnose: „Infarkt oder Hämorrhagie?" stützt sich vor allem auf das neurologische Syndrom. Während die intracerebrale Massenblutung sich nach dem Gesetz des geringsten Widerstandes ausbreitet, wird das Ausmaß der gestörten Funktionen beim Infarkt begrenzt durch die Versorgungsgebiete (Abb. 36, 37, 38).

Unerläßlich ist die Kenntnis der grundlegenden Organisation der *Gefäßversorgung von Medulla oblongata, Pons und Kleinhirn*. Die Vertebralisarterien vereinigen sich an der Ventralfläche der Medulla oblongata vor dem Brückenrand zur *Arteria basilaris*. Die Variationen in diesem Gefäßbereich sind besonders zahlreich. Deswegen schwanken die Angaben über Zuflüsse zu Medulla oblongata und Pons. Man muß sich merken, daß, unbekümmert um den Ursprung des Zuflusses, diese Gebiete *analog dem Rückenmark* versorgt werden durch *paramediane*, *laterale* und *dorsolaterale Gefäße*.

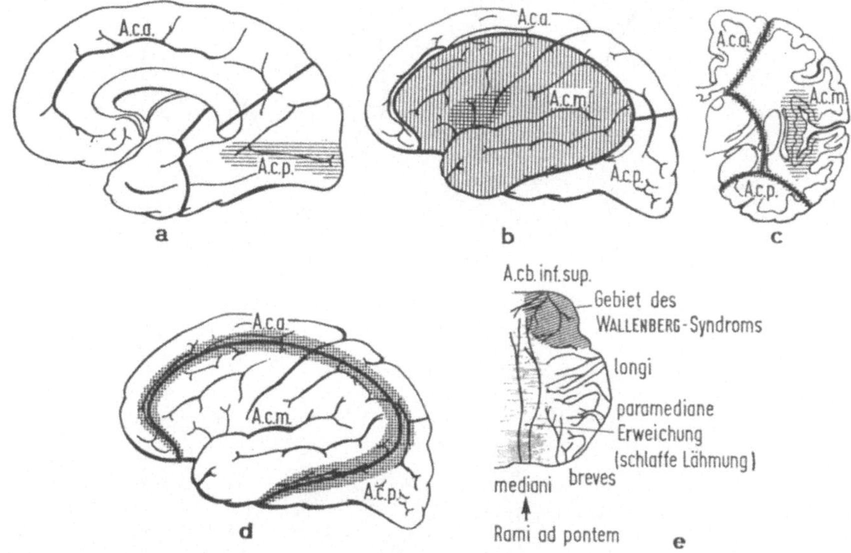

Abb. 36. Schema der arteriellen Versorgungsgebiete.
a—d Großhirn und e Brücke mit den Prädilektionsorten für Infarkte. |||| Totalinfarkt A. c. media, ≡ Partialinfarkt im zentralen Versorgungsgebiet der A. c. med. und c. post., ::::: Infarzierung im Gebiet der terminalen Strombahn

Durch vollständige und unvollständige Infarkte ergibt sich für den Hirnstamm ein buntes Bild, weil bei der Konzentration von Kernen und Bahnen (s. S. 55) jede geringe Abweichung erhebliche Unterschiede im klinischen Syndrom verursacht. Die Zahl der Autorennamen ist groß. Man muß sie sich nicht merken, wenn man die Organisation der nervösen Strukturen und der Gefäßareale kennt (Abb. 19, 20, 36e); das allerdings ist unentbehrlich, ebenso wie die Kenntnis des *Wallenberg-Syndroms*, dem als Richt-Syndrom und in der Geschichte der Hirnforschung eine große Bedeutung beigelegt werden muß (Vogel).

Die zirkulatorischen Störungen des Gehirns bei *Thrombosierungen in den Venen und Sinus* sind selten, aber ihre Kenntnis notwendig. Das Syndrom entsteht nach besonderen Gesetzen (s. S. 185), gleicht jedenfalls nie einem Infarkt.

Die Studien über die *Gesamtdurchblutung* und die *Ausnutzung des Sauerstoffs* beim Menschen mit der Stickoxydulmethode (Kety und Schmidt, Bodechtel, Bernmeier, Gottstein, Gänshirt) haben unsere Kenntnisse nützlich erweitert; mit der Isotopentechnik sind Aufschlüsse auch über die *örtliche Durchblutung* zu erwarten. Den entscheidenden Störbereich, die *Mikrozirkulation*, müssen wir aus klinischen Befunden und tierexperimentellen Beobachtungen deuten.

Bei einer „migraine accompagnée“ haben angiographische Untersuchungen bisher nicht zu aufklärenden Befunden geführt, die Gefäßveränderungen liegen vermutlich im histologischen Bereich. Einschlägige Untersuchungen liegen m. W. nicht vor,

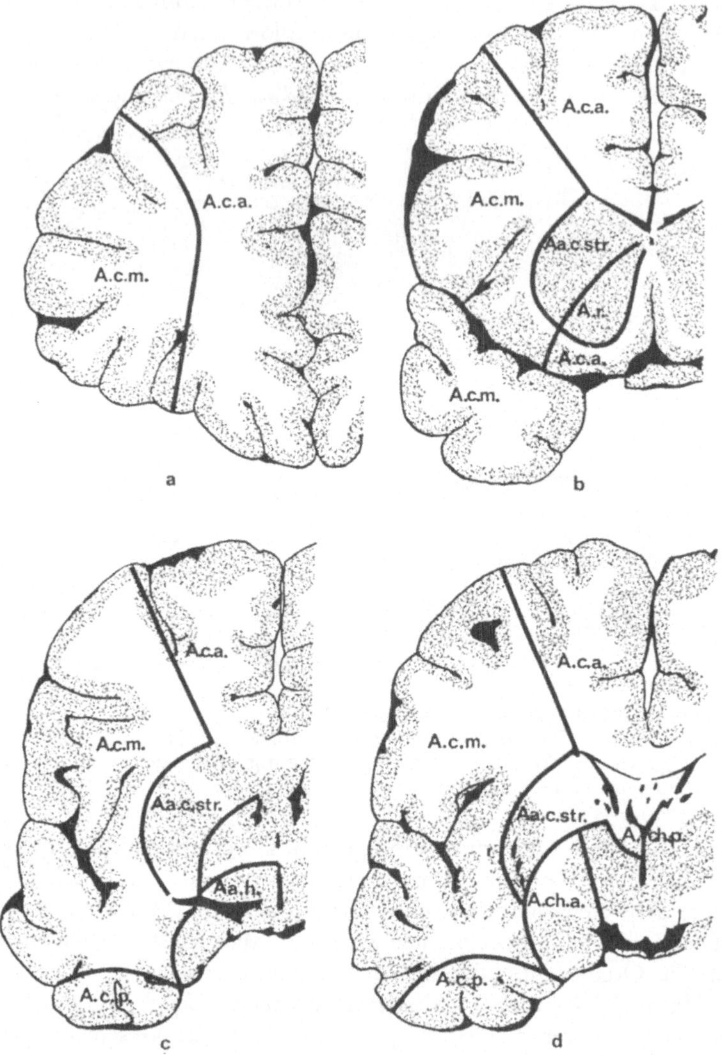

Abb. 37a—h. Schema der arteriellen Versorgungsgebiete auf verschiedenen Schnitthöhen. *A. c. p.* A. cer. post.; *A. c. m.* A. cer. media; *A. c. a.* A cer. ant.; *Aa. c. str.* Aa. corporis striati; *A. ch. p. l.* A. chorioid. post. lat.; *A. cha.* A. chorioid ant.; *Aa. h. Aa.* hypothalami; *Aa. th. g.* Aa. thalamo-geniculatae; *A. th. p.* A. thalami-perforata; *A. r. A.* recurrens; *A. ch. p.* A. chorioid. post.; *A. ch. p. m.* A. chorioid. med. (aus LINDENBERG)

weil die Kranken ja nicht daran sterben; bei Tod aus anderer Ursache wird der Frage nicht nachgegangen.

Die Studien über die Mikrozirkulation in der Pia und den Schleimhäuten erlauben, wegen der anderen Organisation des Capillarbereiches innerhalb der Organe, keine Rückschlüsse.

Da die Druckverhältnisse und die Gefäßwandstrukturen im Auge nicht zu vergleichen sind mit denen des Gehirns, bringt die ophthalmoskopische Untersuchung nur mit Einschränkungen einen „Spiegel der Hirndurchblutung“ (s. S. 207).

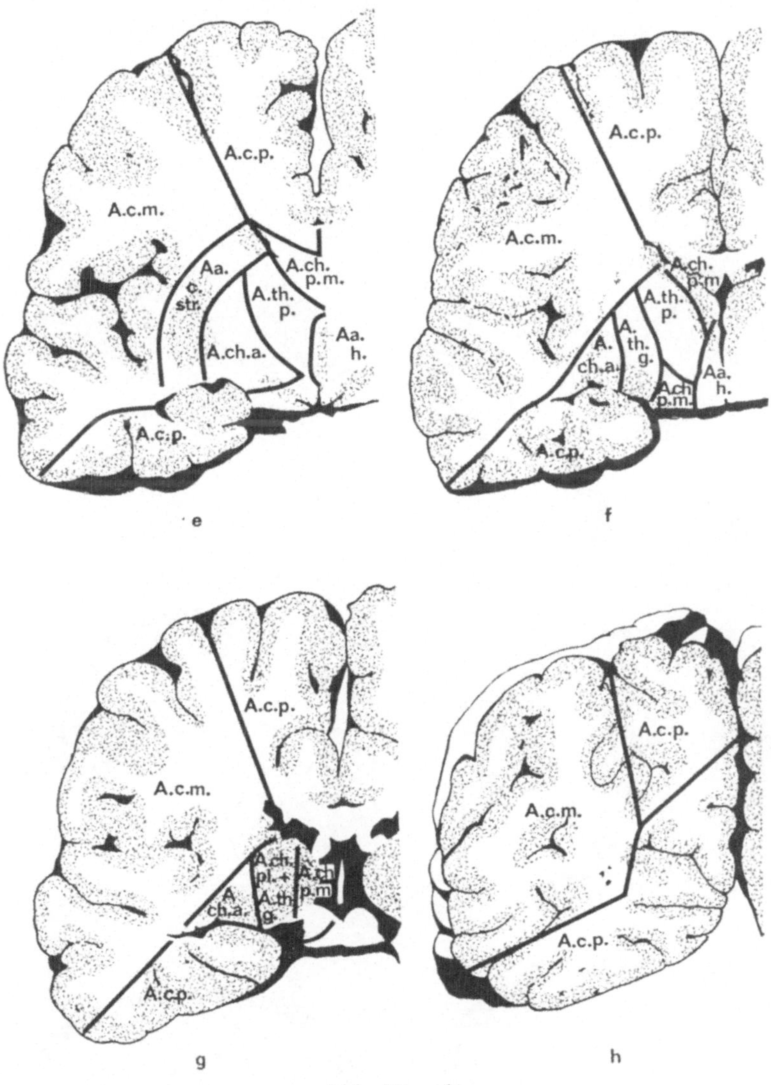

Abb. 37 e—h

S_{41A}

Diffuse vasculäre Encephalopathien folgen verschiedenen Bedingungen und in unterschiedlich gefährdeten Zonen.

Als *peribolische Encephalopathien* können diejenigen bezeichnet werden, die eine Folge der Veränderung des Gefäßinhaltes sind, z. B. *Fett-*, *Luft-Embolie*, Kontrastmittelschäden. Hierher gehören die Folgen von *Thrombocyten-Aggregationen*, die bei allen Formen von O_2-Mangel, bei Traumatisierungen, Blutungen und Verbrennungen entstehen (Hirsch). Man kann das Ausmaß durch den *Siebungsdruck* bestim-

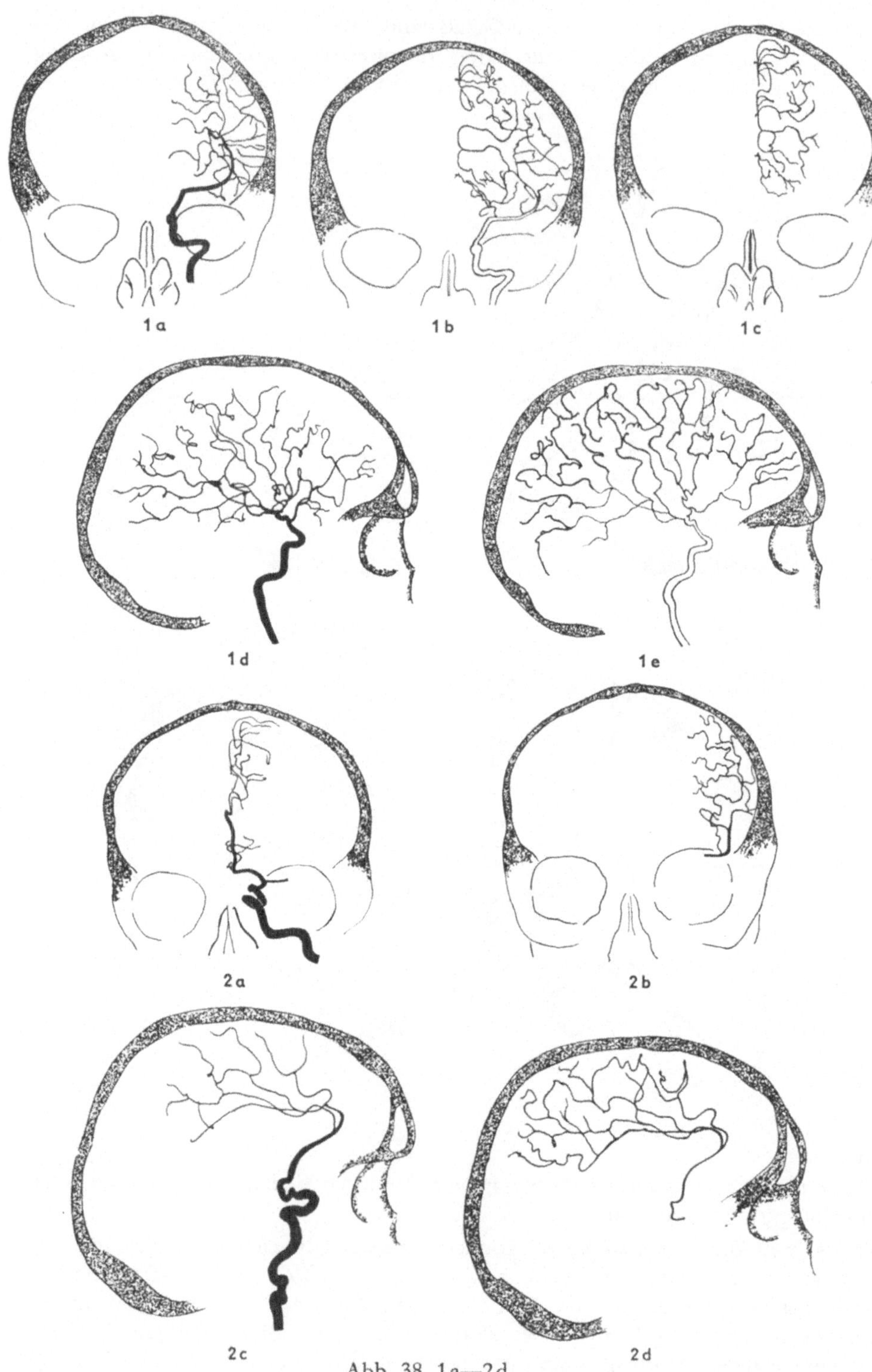

Abb. 38. 1a—2d

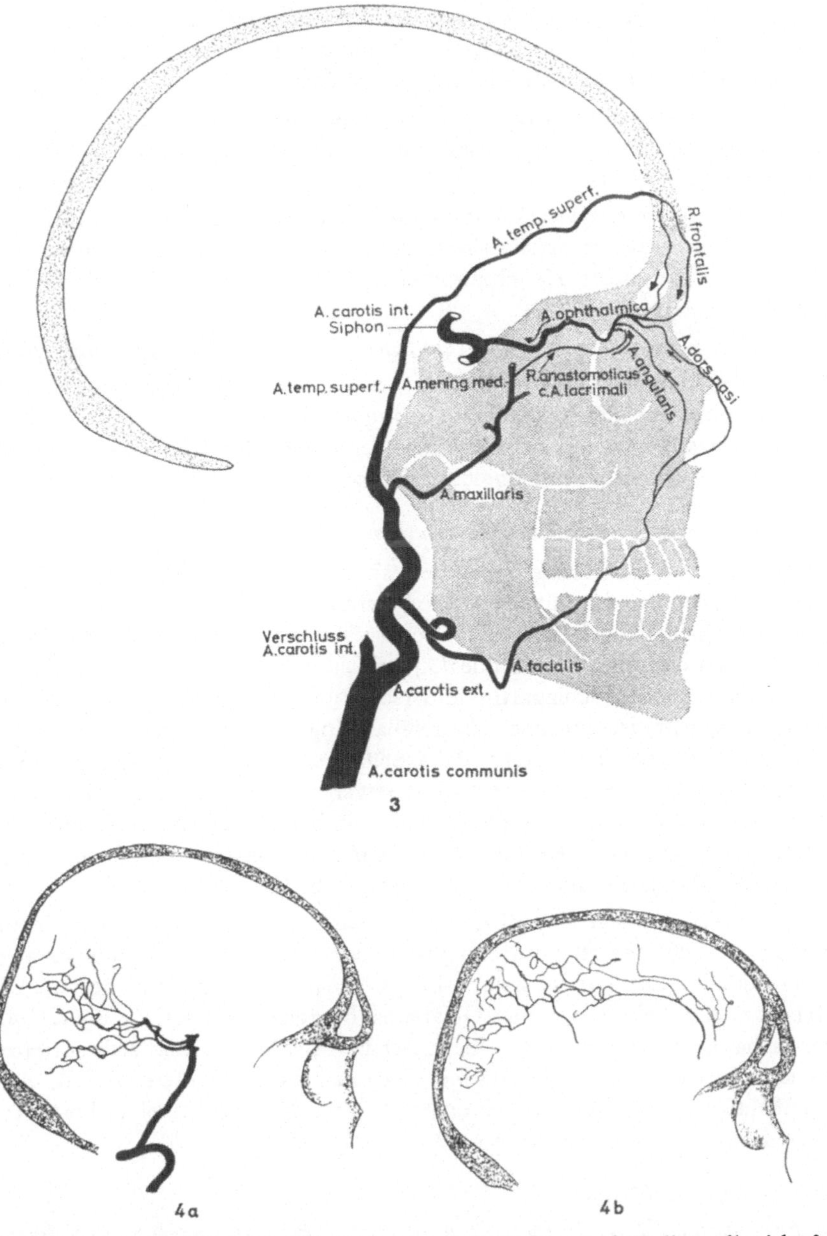

Abb. 38. Demonstration der arteriellen Versorgungsgebiete und Kollateralkreisläufe in Serienangiogrammen (schematisch nach Originalaufnahmen, mit Hilfe von Prof. TÄNZER).

1 A. c. media → A. c. anterior

2 A. c. anterior → A. c. media

3 A. carotis ext. und ihre Zuflüsse über die A. ophthalmica nach der A. carotis int.

4 A. vertebralis → A. c. anterior.

Die zentralen Versorgungsgebiete und die distalen Grenzgebiete treten unmittelbar hervor, ebenso die meningealen Anastomosen

men, indem man die Durchgängigkeit durch Mikrofilter prüft. Die *Erythrocytenaggregationen* (4—5 Std nach fettreicher Mahlzeit) gewinnen praktisch keine Bedeutung für die Entstehung von Parenchymschäden.

Die Blutkrankheiten (Blutungsübel, Hämoblastosen) können, vor allem über Blutaustritte, diffuse aber auch disseminierte Herdstörungen verursachen, *hämatogene diffuse Encephalopathien.*

Angiogene diffuse Encephalopathien werden seltener durch Angiopathien verursacht als durch angioreaktive generalisierte Zirkulationsstörungen, allergisch, parainfektiös, toxisch (Beispiele: Keuchhustenencephalitis, Polioencephalopathia Wernicke bei B 12-Mangel).

Die allgemeine *Herz-Kreislauf-Insuffizienz* sowie die *pulmonale Insuffizienz* verursachen diffuse O_2-Mangelschäden.

Der chronische diffuse Sauerstoffmangel oder die z. B. durch Intoxikationen *gestörte Sauerstoffausnutzung* geben sich zu erkennen durch Kopfschmerzen, Schlafstörungen, Verstimmung, mangelhafte Konzentrationsfähigkeit.

$S_{41\,B}$ *Lokalisierbare vasculäre Encephalopathien*

Unter *Schlaganfall = cerebraler Insult* verstehen wir den akut einsetzenden, lokalisierbaren cerebralen Prozeß, mit oder ohne Bewußtseinsverlust. Der Ausdruck *Apoplexia cerebri* = Gehirnschlag ist besser zu vermeiden, weil er vorbesetzt ist durch anatomische Daten (Apoplexia sanguinea/Apoplexia haemorrhagica). Auch diffuse Encephalopathien können schlagartig in Erscheinung treten. Alles, was schlagartig in Erscheinung tritt, ist zunächst als gefäßabhängig anzusehen, was nicht bedeutet, daß eine Gefäßkrankheit besteht; das Gefäßsystem braucht nur das Reaktionsorgan zu sein oder sich in einem veränderten Gewebe (Tumor) befinden. Daß ein Tumor mit einem Insult beginnt, ist nicht ungewöhnlich. Der Insult entsteht durch eine Blutung aus pathologischen Gefäßen oder durch Abklemmung eines vorbeiziehenden Gefäßes durch die Massenverschiebung (s. S. 158).

Die akuten diffusen Encephalopathien kann man vom cerebralen Insult sensu strictiori = Schlaganfall natürlich durch das neurologische Syndrom abgrenzen. Beim cerebralen Insult sensu strictiori liegt eine herdförmige Störung vor. Diese läßt sich entweder auf ein bestimmtes Gefäßareal begrenzen = *lokalisierbare Gefäßsyndrome* oder sie hat keine Beziehung zu einem Gefäßareal. Dadurch läßt sich der Hirninfarkt von allen andersartigen lokalisierten Encephalopathien unterscheiden. Auch eine Encephalitis kann akut in Erscheinung treten, wird aber neben einer hervortretenden Herdstörung auch weitere Symptome zeigen (s. S. 162).

$S_{41\,Ba}$ *Arterielle Gefäßsyndrome*

Die Frage nach der Lokalisierbarkeit überhaupt und die Entscheidung: „Gefäßsyndrom oder nicht" sind neben dem Allgemeinbefund für die klinische Beurteilung, einschließlich Prognose und Therapie, von entscheidender Bedeutung. Leider wird von diesem Werkzeug ein zu geringer, um nicht zu sagen kein Gebrauch gemacht. Die Unsicherheit der Entscheidung angesichts eines Schlaganfalles würde erheblich verringert.

Die häufigste Ursache des cerebralen Insultes ist ein Hirninfarkt, bei dem Enge oder Verschluß eines Gefäßes die *Lokalisation*, d. h. das klinische Syndrom, bestimmen.

Nicht nur die Arteriosklerose der Hirngefäße selbst, sondern auch die des Aortenbogens gehört zu den dispositionellen Faktoren. Die *Arteriosklerose* verläuft episodisch zwischen aktiven Phasen und Ruhepausen. Der Beginn der Gefäßveränderung ist eine Steigerung des Stoffwechsels (Hauss) und betrifft alle Gebiete des Mesenchyms, das nicht ein bradytrophes sondern ein tachytrophes Gewebe ist. Pathogenetisch bedeutsam sind die verschiedensten Belastungen. Warum aber tritt nur in den Gefäßen später ein histologisches Substrat dieser unspezifischen Bindegewebsreaktion als Arteriosklerose in Erscheinung? Offenbar müssen Faktoren der Blutbahn von Bedeutung sein. Man nimmt nach klinischer Erfahrung an, daß männliche Sexualhormone, Mangel an weiblichen Sexualhormonen, Myxödem, Diabetes, Nebennierenrindenhormone, Belastung (stress) die Arteriosklerose fördern, vor allem der *Hypertonus*. Diese allgemeinen Faktoren machen aber nicht die *Lokalisation der Herde* verständlich, welche bestimmte Gesetzmäßigkeiten erkennen läßt. Bevorzugt befallen sind die *Abgänge der Gefäße*, *Gefäßteilungen*, *Gefäße die dem Knochen anliegen*. Außerdem sind bei einigen Individuen, offenbar konstitutionell, bestimmte Organe wie Herz, Aorta, Gehirn ganz bevorzugt befallen. Die Arteriosklerose hat verschiedene Gangarten (Brecht, Hempel). Sie ist eine Krankheit und darf nicht verwechselt werden mit der Altersveränderung = *Physiosklerose der Gefäße*. Die klinische Diagnose Arteriosklerose stützt sich auf gefäßabhängige Störungen in der Peripherie (Claudicatio intermittens, andere Mißempfindungen, Ruheschmerzen in der Wärme sind bereits ein bedrohliches Zeichen), Herzinfarkt, Infarzierungen in den Bauchorganen. Bei Kranken mit Hirninfarkt wird man eine Claudicatio intermittens und einen Herzinfarkt keineswegs oft in der Vorgeschichte ermitteln, die übrigen Komplikationen der Arteriosklerose extrem selten.

S_{45}

Durch die *Ophthalmodynamometrie* (1917 von Bailliart eingeführt) und *Ophthalmodynamographie* (Hager) lassen sich Druckdifferenzen in den Carotiden messen, also ein Carotisverschluß feststellen. Der *Vergleich der Arteriosklerose in allen Gefäßprovinzen* hat ergeben, daß die Beurteilung der Retinagefäße wichtig ist, um Aufschluß über den Zustand der Hirngefäße zu gewinnen, aber nicht entscheidend. Bei erheblicher Arteriosklerose der Hirngefäße können die *Retinagefäße* relativ ungeschädigt sein, bei schwerer Fundusarteriosklerose kann eine nennenswerte Hirnarteriosklerose fehlen. *Bei Carotisverschluß kann eine flüchtige Amblyopie auf der Seite des Verschlusses das einzige Symptom sein* (Elschnigg, 1893). Für die Beurteilung der Hypertonie spielt das *Kreuzungsphänomen* eine Rolle, obwohl dessen Genese noch nicht endgültig geklärt ist. *Angiospasmen am Augenhintergrund* lassen sich bei den Leiden, die der Neurologe zu betreuen hat, nicht diagnostizieren.

$S_{41\,Ba_2}$

Beim *Totalinfarkt* setzt das Maximum der möglichen Störungen ein. Viel häufiger ist aber der *Partialinfarkt*, sind also partielle Gefäßsydrome. Die früheren Vorstellungen der Kliniker über den Insult gründeten auf Mortalitätsstatistiken. Massenblutung und Infarkt schienen etwa gleich häufig. Bei den Todesfällen lagen aber Totalinfarkte oder gar multiple Infarkte vor. Nach der Morbiditätsstatistik liegen die Verhältnisse ganz anders, $^3/_4$ *bis* $^4/_5$ *aller cerebralen Insulte sind Infarkte.*

Die Anastomosen zwischen den Gefäßgebieten werden normalerweise nicht benutzt, sie treten aber sofort in Erscheinung, wenn ein Druckgefälle entsteht, physiologischerweise bei extremen Kopfdrehungen, Überstreckungen. *Verschluß oder Stenose ist also eine notwendige Bedingung für ein lokalisierbares Gefäßsyndrom, aber keineswegs auch eine hinreichende*, das gilt in gleicher Weise für das sog. *Entzugssyndrom*, wenn z. B. die arteriosklerotisch verschlossene *Subclavia* rückläufig über die Vertebralis versorgt wird, dieser also Blut entzieht. Das ist viel seltener als dies nach den Publikationen der Fall zu sein scheint.

Wichtig sind neben Stenose/Verschluß zwei weitere Faktoren: 1. Zustand des übrigen Gefäßsystems, d. h. also der Anastomosen, denn sie bestimmen über die kollaterale Versorgung, 2. Zustand des allgemeinen Kreislaufs.

Von diesen 3 Faktoren: Stenose/Verschluß, Allgemeinzustand der Gefäße, Zustand des allgemeinen Kreislaufs ist der letzte der entscheidende.

An den Stämmen sowie den Zweigen der Gehirnarterien können *Angiospasmen* auftreten. Die relativ seltenen Angiospasmen oberhalb eines Aneurysmas verschwinden nach Resorption der Subarachnoidalblutung. Sie werden also nicht vorgetäuscht durch Verengung bei einer Dysgenesie, obwohl es eine solche auch geben kann. Angiospasmen werden weiterhin nachgewiesen bei Irritation der Gefäßwand noch während einer Punktion. Aber, und das ist sehr bemerkenswert, bei komplikationslosen Punktionen können mit einer großen Latenz von 30—60 min cerebrale Symptome bei solchen Kranken auftreten, bei welchen man wegen einer migraine accompagnée eine Angiographie zum Ausschluß einer Angiodysplasie durchführt und zwar ausschließlich in demselben Gefäßgebiet, das auch die Symptome der spontanen Attacke gestaltet. Diese Gefäße müssen also besonders empfindlich auf den chemischen Reiz reagieren. Cerebrale, durch Angiospasmen bedingte Hirnsymptome bei exzessivem Druckanstieg, z. B. in einer Phäochromocytomkrise, sind mir — auch bei Umfrage — nicht bekannt geworden. Sack, bei dem sich besondere Fälle sammeln, hat gerade Einzelbeobachtungen bekannt gemacht. *Angiospasmen spielen beim Hirninfarkt praktisch keine Rolle.*

Die Hirndurchblutung erfolgt druckpassiv durch die *autonome Regulation der Gefäße* (Opitz, Schneider, Hirsch). Mit zunehmendem Druck steigt die Hirndurchblutung an in einer zur Druckabscisse konkav gekrümmten Kurve. Oberhalb eines bestimmten Druckes kann diese myogene Anpassung zu einer weiteren Erhöhung der Durchblutung nicht führen. Bernsmeier und Gottstein haben bei Messungen der Gesamtdurchblutung mit der Stickoxydul-Methode nach Kety und Schmidt in einem Kollektiv festgestellt, daß unterhalb eines Mitteldruckes von 70 mm Hg die Hirndurchblutung notleidet. Dieser Wert ist nur ein Absolutwert nach unten, denn die Druck-Durchströmungskurven sind von *individuellen* Faktoren abhängig.

Während bei passiver Druckerhöhung die Autoregulation sich gleichmäßig anpaßt, ist es anders bei *plötzlichen Blutdrucksenkungen.* Die Durchströmung sinkt plötzlich weit unter das entsprechende Niveau und erreicht erst langsam wieder das dem Druck entsprechende Niveau (Abb. 39). Der initiale Abfall gefährdet die O_2-Versorgung des Hirngewebes. Ein klinisches Äquivalent für dieses Experiment sehen wir in den Partialinfarkten hinter einer Enge bei brüsker pharmakologischer Blutdrucksenkung.

Der Begriff *Erfordernishochdruck* ist nicht mehr allgemein geschätzt. Der Streit betrifft aber nur die Nomenklatur, nicht die Sache. Alle sind sich einig, daß ein Hypertonus gesenkt werden muß, um Komplikationen an den Gefäßen (Arteriosklerose) und am Herzen (Insuffizienz) zu vermeiden. Alle sind sich auch darüber einig, daß, abgesehen von den verschiedenen Hochdruckformen, bei jedem Individuum eine optimale Blutdruckhöhe besteht, die nicht unterschritten werden kann. Sie läßt sich durch Laboratoriumswerte bisher leider nicht ermitteln, sondern nur aus der sorgfältigen Analyse des „Befindens". So berichten Kranke mit Infarkten bei Hypertonie,

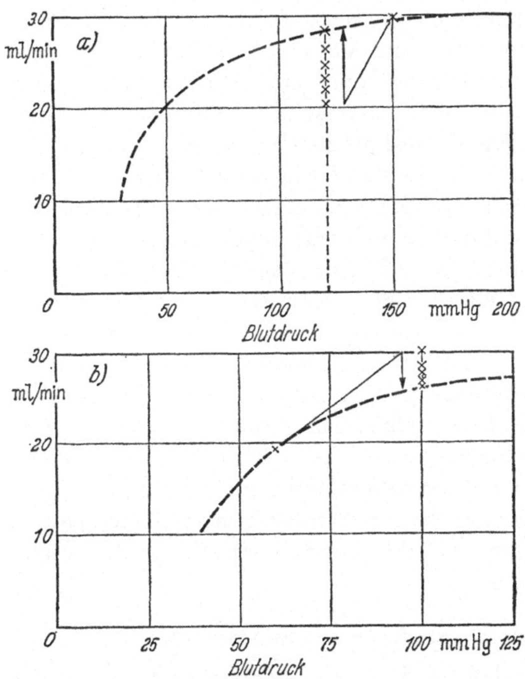

Abb. 39. (Aus Hirsch) a Gehirndurchblutung bei Senkung des arteriellen Mitteldrucks. Die gestrichelte Linie gibt den Gleichgewichtszustand an. Die Kreuze geben die jede Minute nach der Blutdruckänderung gemessene Durchblutung an. Der Pfeil bezeichnet den Versuchsablauf. Bei Erniedrigung des Blutdruckes von 150 mm Hg auf 120 mm Hg stellt sich die endgültige Durchblutung erst nach 5—7 min ein. b Gehirndurchblutung bei Erhöhung des arteriellen Mitteldrucks. Die gestrichelte Linie gibt den Gleichgewichtszustand an. Die Kreuze geben die jede Minute nach der Blutdruckänderung gemessene Durchblutung an. Die endgültige Durchblutung stellte sich bei Erhöhung des Blutdruckes von 60 mm Hg auf 100 mm Hg nach 4—5 min ein

daß die Behandlung den Blutdruck zwar sehr gut gesenkt habe, daß sich aber Leistung und Allgemeinbefinden nicht gebessert hätten. Man habe deswegen die Dosis des Medikamentes gesteigert, „trotzdem" sei der Schlaganfall aufgetreten. Die plötzliche Blutdrucksenkung wirkt, wenn bei vorhandener Stenose oder bei Verschluß der Kollateralkreislauf nicht mehr aufrecht erhalten werden kann, deletär.

Wenn cerebrale Symptome fortschreiten, wird dies meistens als Ausdruck einer *fortschreitenden Thrombosierung* im Hirngefäß gedeutet; die Ursache ist aber meistens die zunehmende Verschlechterung des Kollateralkreislaufes durch eine absinkende Kreislaufleistung. Fortschreitende Thrombosierungen dürften viel seltener sein als sie diagnostiziert werden. Die Thrombosen enden auch am nächsten größeren Gefäß,

z. B. eine fortschreitende Carotisthrombose am Circulus arteriosus Willisii. Die voreilige Diagnose „fortschreitende Thrombosierung" lenkt von der Hauptaufgabe ab, die Kreislaufleistung zu fördern.

Die Frage, ob bei Frauen, die lange Anticonceptiva einnehmen, die Gefahr entsteht, eine arterielle Thrombose der Hirngefäße zu erleiden, ist statistisch noch nicht genügend gesichert, jedoch durch Kasuistik angeregt.

Häufiger als das Versagen der Kreislaufregulation ist das *Versagen der Herzleistung* die Ursache der Infarzierung. Ein Herzinfarkt kann stumm verlaufen, etwa in 20% der Fälle (ANSCHÜTZ). Die akute Verschlechterung der Herzleistung führt, wenn eine umschriebene Stenosierung oder ein Gefäßverschluß vorhanden sind, zum Hirninfarkt, welcher die Szene beherrscht. Die Folgen des Hirninfarktes übersieht man mit einem Blick. Damit wird oft die Untersuchung beendet. Das ist grundfalsch! Bei jedem Hirninfarkt ist *zuerst* der Zustand des Herzens zu beurteilen; eine Herzinsuffizienz kündigt sich durch Kopfschmerzen, Konzentrationsschwäche und Schlafstörungen an, der Hirninfarkt durch eine Schmerzzone.

Bei arteriosklerotischen Gefäßeinengungen oder Verschlüssen können auch *Rhythmusstörungen des Herzens* fatale Folgen haben. Diese Rhythmusstörungen können entweder *cardiogen* sein oder *zentral*. Die zentralen bei Prozessen oder Dysgenesien der Medulla oblongata sind bemerkenswerterweise wenig bekannt,obwohl die alten Autoren genügend Material darüber zusammengetragen haben (BRUGSCH). Immer wieder wird eine Kasuistik veröffentlicht über einen Hirnstammprozeß, dessen hervorragendes Symptom eine Herzrhythmusstörung gewesen ist. Rhythmusstörungen durch einen *hypersensitiven Carotissinus* sind keineswegs so selten. Bei den betreffenden Kranken kann durch eine stärkere Kopfdrehung plötzlich eine Asystolie eintreten. Auf die Dauer derselben und den Zustand der Hirngefäße kommt es an, ob ein Infarkt auftritt oder nicht.

*S*41 Bb *Infarzierungen im Bereich der terminalen Strombahn*

Wenn die Gefäßwand gesund ist und keine Angiodysgenesien vorhanden sind, können Infarzierungen dann eintreten, wenn die Kreislaufleistung extrem absinkt, z. B. bei hypothalamischen Prozessen (s. S. 59, 74), unter den verschiedenen Bedingungen des akuten oder chronischen allgemeinen Kreislaufversagens, schließlich perinatal. Bei extremem Absinken der Kreislaufleistung und bei gesunden Gefäßen sind die terminalen Stromgebiete gefährdet. Bei geburtsgeschädigten Kindern entspricht die Zone der hypoxischen Schädigung genau derjenigen der terminalen Stromgebiete in allen Hirnabschnitten (Abb. 36, 38). Die Symptome lassen sich aus der Kenntnis der Gefäßversorgung ableiten: Störungen in der Sehsphäre, Paraspastik der Beine, psychische Veränderungen. Das Bild „letzte Wiesen" eines Berieselungssystems von M. SCHNEIDER trifft den Sachverhalt nicht richtig und wird auch von ihm nicht mehr verwendet, lebt aber leider noch in klinischen Erörterungen. Endangitis obliterans s. S. 183.

Die Kenntnis der Gefäßgebiete (Abb. 36—38) und des integrativen Aufbaus des Gehirns erlauben die *Differentialdiagnose der lokalen arteriellen Gefäßsyndrome und des Syndroms der Infarzierung in den terminalen Stromgebieten:* Bei Behinderung des Zustromes in einem Ast oder einem Zweig desselben sind diejenigen Hirngebiete am meisten gefährdet, die am schwersten vom Kollateralkreislauf erreicht werden, das sind die zentralen Versorgungsgebiete dieses Astes oder Zweiges. Bei dem häufigsten Gefäßverschluß, nämlich dem Carotisverschluß oder der Carotisstenose, tritt daher das gleiche, meistens sogar weniger stark ausgeprägte Syndrom auf wie bei einem Mediaverschluß, nämlich nur eine brachioorale sensomotorische Parese, in der dominanten Hemisphäre zusätzlich eine motorische Aphasie.

Eine *Beinparese* wird es beim Carotisverschluß nicht geben, da der Kollateralkreislauf im Anteriorgebiet gesichert ist. Eine Beinparese bei Carotisverschluß ist für die klinische Diagnostik von großer Bedeutung; sie zeigt an 1. einen bisher stumm gebliebenen Verschluß der gegenseitigen Carotis, 2. eine Anomalie im Circulus arteriosus, 3. eine ausgedehnte allgemeine Arteriosklerose der Hirngefäße, 4. einen zusätzlichen hämatogenen Faktor, nämlich Polycythämie oder Polyglobulie.

Bemerkenswert ist eine Form der Infarzierung: Wir kennen *akut auftretende Hemianopsien* ohne jegliche wegweisenden Begleiterscheinungen. Aus voller Gesundheit, ohne Kopfschmerz, ohne Mißbefinden, ohne Schwindel oder Bewußtseinsveränderung verschwindet plötzlich, „wie abgeschnitten", eine Gesichtsfeldhälfte und bleibt verschwunden. Ein von KLEIHUES und ZÜLCH angegebener Mechanismus, nämlich Ischämie der Sehbahn an einer Stelle, wo sie Terminalstromgebiet ist, kann schon deswegen ausgeschlossen werden, weil eine allgemeine Kreislaufreaktion fehlt, die bei einer Schädigung im Gebiet der terminalen Strombahn vorausgesetzt werden muß. Wir suchten lange nach einer Deutung, LINDENBERG hat sie mir in einem Brief mitgeteilt: *Von arteriosklerotischen Plaques der Basilaris werden Thromben in die Posterior verschleppt* und verursachen einen *Calcarina-Infarkt*. Inzwischen haben wir auch selbst vereinzelte Präparate. Dieser Mechanismus der u. U. wiederholten Embolien von einem arteriosklerotischen Plaque wird in den aktuellen Diskussionen praktisch nicht erwähnt.

$S_{41\,\mathrm{Ba}\,1}$

Was wird unter dem Begriff „*Gefäßinsuffizienz*" verstanden, was unter dem schwer ausrottbaren Schlagwort „*angiospastischer* Insult"? Eine lokale Zuflußbehinderung durch Stenose oder Verschluß wird, infolge einer Insuffizienz der Kreislaufleistung und Beeinträchtigung des Kollateralkreislaufes, plötzlich wirksam. Der Betriebsumsatz ist nicht mehr gewährleistet. Klinisch treten Parese oder Paralyse der Funktion des betreffenden Hirngebietes in Erscheinung. Der Strukturumsatz wurde aber nicht gefährdet, restitutio ad integrum ist gewährleistet (Abb. 40). Nur weil die Symptome *flüchtig* sind, wird angenommen, es könne keine endgültige Gefäßveränderung von Bedeutung sein; man spricht von Spasmus (s. die wissenschaftstheoretisch hochinteressante Diskussion auf dem Internisten-Kongreß 1939 zu diesem Thema) oder Gefäßinsuffizienz z. B. Carotis-, Vertebralis-Insuffizienz.

Intermittierende Insulte einer stets gleichbleibenden Symptomatik gehen dem endgültigen voraus. Soll man prophylaktisch operieren?

Disseminierte, kleine Infarkte verursachen eine disseminierte vasculäre Encephalomalazie, meistens als „*Cerebralsklerose*" bezeichnet, ein überflüssiger, weil unklarer Begriff. Auch die Begriffe Carotis-, Vertebralis-Insuffizienz sind zwar knapp aber schlecht, man sollte schon sorgfältiger sagen: *Durchblutungsinsuffizienz im Carotis-, Media-, Anterior-, Vertebralis etc.*-Gebiet, weil man dann nicht nur auf das entsprechende zuführende Gefäß schaut, sondern *die Bedingungen der Insuffizienz* gewissenhafter prüft.

Die Therapie der flüchtigen Durchblutungsinsuffizienz und des Infarktes ist so einfach wie umfassend; sie fußt auf der Analyse der Bedingungen, welche deswegen so breit dargestellt worden ist. Die Therapie umfaßt Prophylaxe, akute Phase, Rehabilitation.

Gibt es eine *Prophylaxe* und Behandlung der Arteriosklerose?

Die Beziehungen von *Ernährung und Arteriosklerose* sind, obwohl Gegenstand vieler Untersuchungen, nicht ausreichend geklärt. Man kann heute positive Beziehungen zwischen Ernährung und Arteriosklerose, sowie deren Komplikationen, keineswegs genügend begründen (GLATZEL). Konstitution, Rasse, Geschlecht, psychische Belastungen, Art der körperlichen Betätigung, Nicotinabusus sind von

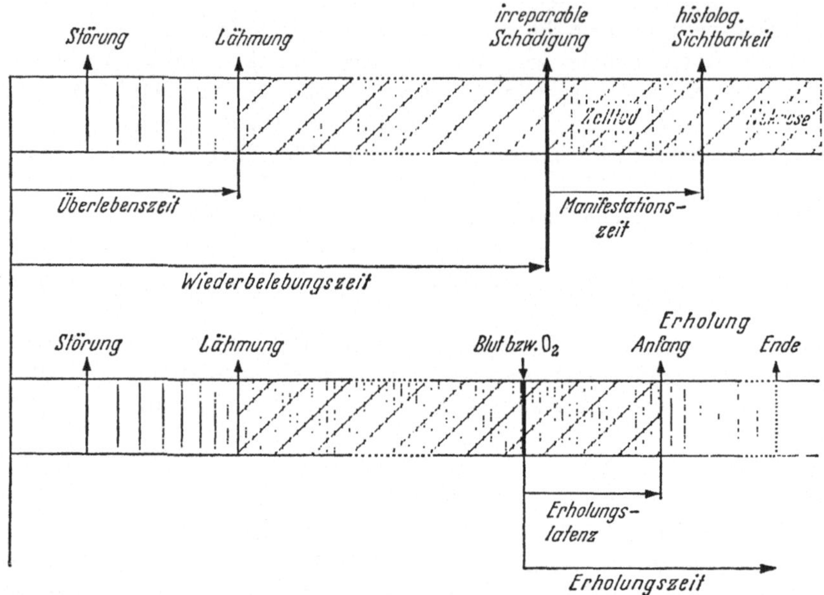

Abb. 40. (Aus SCHNEIDER, M.) Schema der Zeitenfolge bei Ischämie bzw. Anoxie eines Organs

Bedeutung. Die alte Hausregel, daß man mit fortschreitendem Lebensalter die Nahrungszufuhr drosseln solle bis an die Grenze des leichten Hungers, daß man wiederholte kleine Mahlzeiten einer fettarmen und gemischten Kost wenigen massiven Mahlzeiten vorziehen müsse, dürfte auf alle Fälle ein guter Rat sein.

Operativen Maßnahmen könnte, wie der Ernährung, *nur ein prophylaktischer Wert* zukommen, z. B. im Stadium der Durchblutungsinsuffizienz im Bereiche eines der erreichbaren zuführenden Gefäße, unter der Voraussetzung, daß die Durchgängigkeit der vom Plaque befreiten Gefäße oder des aus Kunststoffen geschaffenen Umgehungskreislaufes erhalten bliebe. Darüber ist ein abschließendes Urteil gegenwärtig noch nicht möglich. In bekannten günstigen Statistiken (DE BAKY) sind die Nachuntersuchungsperioden und die Schärfe der Indikation nicht genügend zu erkennen. Das Thema ist modisch, die Beurteilung der Erfolge optimistisch. Man berücksichtigt zu wenig, daß Stenose oder Verschluß nur der unwesentliche Faktor bei der Entstehung eines Insultes ist; vor allem kommt ein therapeutischer Eingriff in der akuten Phase immer zu spät; nur über den prophylaktischen kann man sinnvoll diskutieren.

Einen frischen Thrombus kann man manchmal entfernen; die Operation schadet nicht.

Die Tortuositas a. c. int. im Halsabschnitt wird heute von manchen als Indikation zur Operation angesehen (Resektion, End-zu-End-Naht).

Welche Chancen hat eine Therapie mit vasoaktiven Substanzen in der akuten Phase und für die Prophylaxe? Untersuchungen mit der Messung der Gesamtdurchblutung haben für Sympathicomimetica, Sympathicolytica, für Ganglienblocker keine signifikanten Erhöhungen ergeben. Sympathicomimetica (Noradrenalin) können im Kollaps oder im medikamentös bedingten Hypotonus die Hirnzirkulation rettend verbessern.

Man muß fragen, ob nicht beim akuten Insult eine starke Veränderung im gesamten Kreislauf, welche durch eine wirksame Substanz hervorgerufen wird, die Regulationen gefährdet, mit denen der Körper der umschriebenen Gefahr entgegenwirkt. Eine Antwort erhält man, wenn man die naheliegende Frage stellt: Warum wird nicht mit Kohlensäure, dem besten Vasodilatator, behandelt? In der Nähe eines Infarktes reichert sich ohnehin Kohlensäure an und fördert die lokale Durchblutung, auf die es allein ankommt. Eine allgemeine Gefäßerweiterung dürfte diesem Ziel zuwiderlaufen. Danach wäre eine Therapie mit gefäßerweiternden Mitteln also kontraindiziert? Man kann nicht an den Einzelbeobachtungen vorbeigehen, wo unter der Behandlung schlagartig eine Störung, offenbar im Stadium des eingeschränkten Betriebsumsatzes, sofort verschwindet. Eine definierbare und sichere Wirkung der Mittel für den örtlichen Kreislauf fehlt aber. Untersuchungen über gezielte örtliche Wirkung müssen weitergeführt werden. Wir haben keine sicheren Beobachtungen darüber, daß die angebotenen Mittel, etwa Euphyllin, Apoplectal, Lamuran schädigten.

Daß aber *Herzbehandlung* nicht nur nützlich sondern *entscheidend* ist, darüber kann kein Zweifel bestehen. Im Mittelpunkt aller diagnostischen und therapeutischen Maßnahmen stehen:

1. die Untersuchung und Behandlung des Herzens,
2. die Regulierung von peripheren oder zentralen Rhythmusstörungen, sofern dies möglich ist,
3. die Erkennung und Beseitigung einer hypotonen Blutdruckkrise.

Immer muß auch geprüft werden, ob nicht ein *stummer Herzinfarkt* dem dramatischen aber konsekutiven cerebralen Syndrom zugrunde liegt. Maßgebend sind dann allein die Regeln für die Infarkttherapie. Das ist also der einfache und unabdingbare, aber leider am meisten vernachlässigte Teil der Behandlung.

Umfassend muß die Allgemeinbehandlung durchgeführt werden. Unnötige Transporte, Erregungen müssen dem Kranken ferngehalten werden, weil sie eindeutig die Gefahr in sich bergen, daß der lediglich gestörte Betriebsumsatz unter der Belastung abgleitet in den gestörten Strukturumsatz und damit irreparable Parenchymschäden auftreten. Man denke an jene Fälle, bei denen über Stunden repetiert Durchblutungsinsuffizienz in einem bestimmten Gebiet auftritt *vor* dem endgültigen Infarkt oder an jene Fälle, die unter einer relativ milden seelischen Belastung, z. B. bei einer Rede, eine flüchtige brachio-orale Parese oder eine Aphasie erleiden. Wievielmehr ist der gefährdet, der schon längere Zeit Herdstörungen aufweist, also an einer kritischen Grenze sich bewegt. Ich bin daher entschieden der Meinung, daß *der sofortige Transport in „Schlaganfallkliniken“ kontraindiziert* ist. *Herztherapie, Beruhigung des Kranken*, evtl. medikamentös, *und der Umgebung, sofortige Kontaktaufnahme mit einer Fachklinik und Verabredung des rechten Zeitpunktes zur Überweisung sollten vorherrschen.*

Bei bewußtlosen Patienten muß allen Komplikationen von vornherein begegnet werden, welche die Kreislaufleistung weiter beeinträchtigen. *Pneumonieprophylaxe* ist zu treiben durch Seitenlagerung, Kopftieflagerung und Bronchialtoilette.

Die *früh einsetzende Krankengymnastik* ist ein großer Fortschritt in der Behandlung.

In der akuten Krankheitsphase sollten alle nicht notwendigen diagnostischen Maßnahmen unterbleiben, insbesondere die Angiographie. Lediglich dann, wenn überzeugende Gründe die Diagnose fraglich erscheinen lassen oder wenn aus Befund und Krankheitsverlauf vermutet werden darf, daß ein frischer größerer Thrombus die Ursache der Störung ist, soll man auch früh angiographieren.

Eine *Antikoagulantientherapie* ist nur dann indiziert, wenn der arteriosklerotische Prozeß aktiv und generalisiert erscheint. Die seltenen Erden sind praktisch nicht in Gebrauch. Bei den Cumarinderivaten ist zu beachten, daß ihre Wirkung sich erst in 1—2 Tagen einstellt, einige Tage dauert und daß sie durch Vitamin K erst mit einer Latenz von 3—6 Std vorübergehend unterbrochen werden kann. Die Heparinwirkung beginnt sofort, eine Dosis von 12500 I. E. hält 4—6 Std an. Die Wirkung des Heparins kann durch Protaminsulfat sofort unterbrochen werden. Die zahlreichen Kontraindikationen sind zu beachten, insbesondere die Blutkrankheiten, die Vasopathien und Hypertonien, abgesehen von den übrigen internen Leiden. Wenn ein isolierter Gefäßverschluß, z. B. der Carotis, nachgewiesen ist, sonst keine auffälligen Zeichen der Arteriosklerose bestehen, ist eine Antikoagulantientherapie überflüssig. Fibrinolytica können unter Beachtung der Kontraindikationen bei frischer Thrombose angewendet werden. Die Wirkung kann durch Epsilonaminocapronsäure, verstärkt durch Trasylol, unterbrochen werden. Wir haben bisher noch keine Thrombolyse durchgeführt. Die Literatur bringt Kasuistik, die klinisch z. T. auch anders gedeutet werden könnte. Eine Indikation wäre z. B. die Sinus- und Venenthrombose. Post partum, wann sie am häufigsten vorkommt, wird man mit einer solchen eingreifenden Therapie besonders zurückhaltend sein. Wir sahen Rekanalisation auch bei allgemeinen konservativen Maßnahmen und waren durch ungünstige Verläufe nicht gezwungen, fibrinolytische Behandlung zu erwägen. Während für die Antikoagulantientherapie Indikationen und Erfahrungen gegeben sind, steht das erregende Thema der Thrombolyse also noch in der Diskussion (Zusfssg.: Internist 10, Heft 1, 1969).

Der Zeitpunkt der eingehenden technischen Diagnostik, außer der Herz-Kreislauf-Diagnostik, ist nach den Umständen zu wählen, jedenfalls nicht zu früh. Das *EEG* hat weniger lokal- und artdiagnostische Bedeutung als die oft unentbehrliche, ein Indikator für die allgemeine Kreislaufstörung und den Verlauf zu sein. Mit der Technetium-Hirnszintigraphie und der Gamma-Encephalographie lassen sich in der Regel kreislaufabhängige Herdbildungen von Tumoren abgrenzen.

Die nuclearmedizinischen Methoden zur Messung der örtlichen Durchblutung und der Durchblutungszeit sind in günstiger Entwicklung.

$S_{41\,\mathrm{Bc}1}$ *Disseminierte (Infarkt-)Encephalopathien* treten auf bei:

Panangiitis nodosa
fokale und generalisierte Krämpfe, Psychose vom exogenen Reaktionstyp.

Endangitis obliterans (Winiwarter-Bürgersche Krankheit).
Syndrom der terminalen Stromgebiete: Sehstörungen, Paraspastik der unteren Gliedmaßen, psychische Veränderungen. Wegen des schubförmigen Verlaufes mit Multiple Sklerose verwechselt.

Arteriitis mit und ohne Riesenzellen (oft als Arteriitis temporalis bezeichnet; sie ist aber eine Allgemeinkrankheit);
lokalisierte Kopfschmerzen, welche durch Resektion der Arteria temporalis und durch Nebennierenrindenhormone verschwinden, Störungen am Opticus, andere hirnlokale Symptome.

Phlebitis migrans
Augensymptome, Stauungspapille, Opticusatrophie, hirnlokale Syndrome.

Angiopathie bei rheumatischem Fieber.

Arteriitis luica.

Arteriitis tuberculosa (seit die tuberculöse Meningitis keine in jedem Fall todbringende Krankheit mehr ist).

Arteriitis bei Lupus erythematodes.

$S_{41\,\mathrm{Bc}2}$ *Embolien*

Embolien sind gekennzeichnet durch die Wahllosigkeit des Ortes.

Embolien erfolgen aus Thromben des linken Herzens, auch ohne daß ein Herzinfarkt dort vorhanden gewesen ist und ohne daß eine massive Myocardschädigung die Entstehung von Thromben begünstigt hat.

Embolien können auftreten durch Verschleppung von Thromben aus den arteriosklerotischen Plaques an den großen Hirngefäßen, am Aortenbogen, nicht nur bei Arteriosklerose, sondern auch bei den entzündlichen Veränderungen (bei jungen Frauen — M. Takayasu).

Embolien können auch in den Lungenvenen entstehen.

Die Endocarditiden verursachen Embolien.

Traumatisch bedingte lokalisierte Infarkte s. S. 204.

$S_{41\,\mathrm{Bd}}$ *Nicht an arterielle Gebiete gebundene Syndrome*

1. Massenblutung

Wenn man Entstehung und Diagnose der diffusen und der auf ein bestimmtes Gebiet beschränkten Encephalopathien erfaßt hat, ist es im allgemeinen nicht schwer, die Diagnose einer Massenblutung zu stellen. Die häufigste Massenblutung, nämlich die hypertonische Massenblutung, beginnt bevorzugt durch Austritt aus den Striolenticulargefäßen. Eine Massenblutung wird sich nach dem Gesetz des geringsten Widerstandes ausbreiten, d. h. hier in der inneren Kapsel, im Hemisphärenmark und im Hirnstamm, und ein Syndrom hervorrufen, das sich nicht auf ein Areal eines arteriellen Astes oder Zweiges beziehen läßt. Die Analyse des Syndroms ist also für die *Art*diagnose *Massenblutung* mitentscheidend. Eine Massenblutung kann auch an einer beliebigen Stelle des Cortex auftreten. Eine dort lokalisierte bzw. beginnende Massenblutung kann in der akuten Phase Ursache epileptischer Reaktionen sein, welche, je nach der Lokalisation, fokal oder generalisiert in Erscheinung treten. Bei epileptischen Reaktionen im Rahmen eines Gefäßsyndroms sollte man, bis zum Beweis des Gegenteils, niemals einen Infarkt diagnostizieren.

Die Massenblutung heilt mit einer bindegewebigen Narbe aus und kann auf diese Weise auch epileptische Anfälle bewirken. Der Hirninfarkt bringt dagegen keine Raumveränderungen mit sich und heilt aus in Form einer Cyste. Die flüchtige Schwellung in der Sekundärphase nach dem akuten Ereignis kann bei voreiliger Angiographie den unerfahrenen Diagnostiker verwirren und ihn zu unnützen oder gar schädlichen weiteren operativdiagnostischen Maßnahmen treiben.

Nach einer Massenblutung, auch wenn sie sehr ausgedehnt ist, kann eine weitgehende restitutio ad integrum erfolgen, selbst wenn durchziehende Bahnen beeinträchtigt gewesen sind und monatelang eine exogene Psychose bestanden hat. Das ist deswegen möglich, weil die *Massenblutung vorwiegend raumverdrängend* und *nicht destruierend* wirkt. *Der Infarkt*, wenn es zur Störung des Strukturumsatzes kommt, *destruiert immer*.

Massenblutungen im relativ jugendlichen Alter und bei Kranken ohne Hypertonie erfolgen *aus Angiomen*, u. U. aus sog. Mikroangiomen, welche aber makroskopisch, d. h. im Angiogramm, ohne weiteres feststellbar sind. Diese Massenblutungen sind einer *operativen Behandlung* zugänglich. Jede Blutung, die hypertonische Massenblutung und die Blutung aus einem Angiom, kann auch in den Subarachnoidalraum durchbrechen und dann einen Meningismus hervorrufen. Bricht eine Blutung in den Ventrikel durch, tritt kein Meningismus auf, trotz ausgedehnter gleichzeitiger subarachnoidaler Blutung. Ein vorhandener Meningismus verschwindet bei Durchbruch der Massenblutung in den Ventrikel; die Prognose ist infaust.

Blutungen aus Hämangiomen haben meistens ihre Vorgeschichte. Große Angiome können die Blutverteilung so ungünstig beeinflussen, daß pectanginöse Störungen auftreten. Große Angiome können bei plötzlichen Lageänderungen zu flüchtigen Bewußtseinsstörungen führen, die man als allgemeine vasomotorische Reaktion mißdeutet. Im mittleren Lebensalter macht sich der Entzug des Blutes infolge der Kurzschlüsse als langsamer Abbau des Hirngewebes, erkennbar an einer zunehmenden *präsenilen Hirnleistungsschwäche*, bemerkbar. Bei Hämangiomen findet man in der Vorgeschichte *Migräne* und fokale oder generalisierte *epileptische Anfälle*. Beide Reaktionen können bei demselben Kranken *gleichzeitig* oder *nacheinander* in verschiedenen Lebensphasen auftreten. Flüchtige Insulte, d. h. flüchtige Lähmungen, können in der Vorgeschichte erscheinen. Bei Angiomen macht sich die Durchblutungsnot an *wechselnden* Stellen bemerkbar, die Symptome brauchen also *nicht identisch* zu sein wie bei der Durchblutungsinsuffizienz in einem bestimmten Gefäßgebiet. Die Symptome weisen *aber immer in dieselbe Region*. Daraus läßt sich schon klinisch die Wahrscheinlichkeitsdiagnose stellen.

Die Auskultation des Schädels ermöglicht — selbst bei großen Angiomen — nur in manchen Fällen die Diagnose. Bei Gefäßsklerose und bei Tumoren können *Gefäßgeräusche* ebenfalls deutlich zu hören sein. Bei manchen Kranken sind die Gefäßgeräusche im Angiom so stark, daß auch die Umgebung sie hört. Auf der Seite des Angioms können die Venen des Augenhintergrundes gestaut sein und trotzdem kräftig pulsieren, stärker als auf der gesunden Seite. Auf den Nativaufnahmen des Schädels kann man u. U. vergrößerte regionale abführende Venen erkennen. Im Angiogramm ist die Diagnose eindeutig. Je nach Lage und zuführenden Gefäßen kann u. U. eine operative Behandlung durchgeführt werden.

Die hypertonische Massenblutung läßt sich durch die Bedingungen des Eintritts derselben nicht vom Infarkt unterscheiden. Eine alte Regel: Lähmung am Morgen = Infarkt, Lähmung während der Tätigkeit = Massenblutung, enthält zwar einen richtigen Kern, genügt aber nicht für die Diagnostik. Auch eine Massenblutung kann aus dem Schlaf heraus auftreten. Eine Massenblutung muß auch nicht mit Bewußtlosigkeit und Zusammenbruch (Apoplexia) verbunden sein, wenn sie nämlich in einem Rindengebiet beginnt.

Aussehen des Kranken, Kenntnis seiner Hypertonie, Begleitumstände des Insultes können die Diagnose Massenblutung zwar stützen, aber nicht entscheiden. Die Blutdruckmessung bei einem unbekannten Kranken besagt nicht viel. Der Blutdruck kann vom Organismus regulatorisch erhöht oder gesenkt worden sein. Man wird sich bei der stets erforderlichen Herzuntersuchung daher vergewissern, ob ein hypertonischer Umbau des Herzens vorhanden ist. Entscheidend für die Diagnose wird aber das neurologische Syndrom (s. o.).

In der akuten Phase ist eine aktive Therapie nicht angebracht. Ein größerer Aderlaß kann eine zusätzliche Infarzierung hervorrufen; denn der Hypertoniker ist in der Regel auch ein Arteriosklerotiker. Eine medikamentöse starke Blutdrucksenkung zur Verhinderung der weiteren Blutung liegt nahe, ist aber nicht ungefährlich, weil bei dem arteriosklerotischen Gefäßen eine solche Blutdrucksenkung an anderer Stelle einen Infarkt bewirkt. Eine Therapie mit Styptica kann bei älteren Patienten mit einer Altersangiopathie zum Carotisinfarkt führen. Ein Transport des Kranken mit dem Unfallwagen und die mit dem Transport verbundenen Ängstigungen, aber auch der Transport des bewußtlosen Kranken kann den verhängnisvollen Ventrikeldurchbruch bewirken. Wer Sektionspräparate von überstandenen Massenblutungen gesehen hat, weiß, daß nicht selten nur eine dünne Gewebsschicht die Blutung vom Ventrikeldurchbruch trennte. Ruhe ist also die erste Forderung, man muß sie u. U. durch Pharmaka erzwingen. Freihaltung der Atemwege und Lagerung sind wichtig, weiterhin die Entleerung der Blase, weil nämlich Blasenfüllung reflektorisch zum Blutdruckanstieg führt.

$S_{41\,\text{Bd}\,2}$ *Sinus- und Venenthrombose*

Die Sinus- und Venenthrombose gehört zu den seltenen Ereignissen. Virchow hat sie 1883 beschrieben, v. Hösslin hat in seinem berühmten Aufsatz über die „Schwangerschaftslähmungen" das Krankheitsbild 1904 und 1905 eingehend analysiert. Man hatte es praktisch vergessen. Wenn die Thrombosen bei entzündlichen Erkrankungen in der Nachbarschaft des Schädels auftreten, legt die Grundkrankheit die Diagnose nahe.

Frauen sind während der Gravidität gefährdet, wenn auch selten. Koller, Stammhauser und Klingler haben 13 Fälle unter 35400 Gebärenden gesehen. Die Venen- und Sinusthrombose kann ohne Therapie mit praktisch vollständiger Rekanalisation ausheilen, wie wir am Serienphlebogramm verfolgen konnten. Deswegen werden Fehldiagnosen schwer erkannt. Man kann außerdem über die Häufigkeit noch nichts Endgültiges, sondern nur so viel aussagen, daß die Thrombosen selten sind.

Die Erkrankung tritt in der Regel unmittelbar post partum auf, aber auch in etwas größerem Abstand vor oder nach der Geburt. Leitsymptome sind Kopfschmerzen und epileptische Anfälle. Deswegen stellen sich *Fehldiagnosen* ein 1. Eklampsie ohne Zeichen einer Gestose, 2. Tumor cerebri, weil Stauungspapille auftreten kann. Die Liquoruntersuchung hilft nicht weiter; der Liquor ist normal oder xanthochrom mit Beimengung von Erythrocyten. Eine *Phlebographie* sichert die Diagnose. Die Prognose ist keineswegs schlecht. Die Frage, ob eine Antikoagulantientherapie noch möglich ist, richtet sich nach dem Intervall zur Geburt. Die beste Behandlung besteht in Sedierung und schonender Geburt. Wer das klinische Syndrom nicht kennt, veranlaßt unnötige und die Patientin gefährdende diagnostische oder gar operative Eingriffe.

S_{38} + S_{41f} Subarachnoidalblutung

Eine spontane Blutung in den Subarachnoidalraum ereignet sich relativ häufig, die Kenntnis des Syndroms ist immer noch nicht genügend verbreitet. Die Diagnose läßt sich leicht stellen: Plötzlich einsetzender heftiger Kopfschmerz, der sich schnell in Nacken und Hinterkopf lokalisiert, Meningismus; Bewußtseinstrübung ist nicht obligatorisch; Bewußtlosigkeit kann aber auch sehr schnell erfolgen. Lokalzeichen fehlen meistens (s. S. 163).

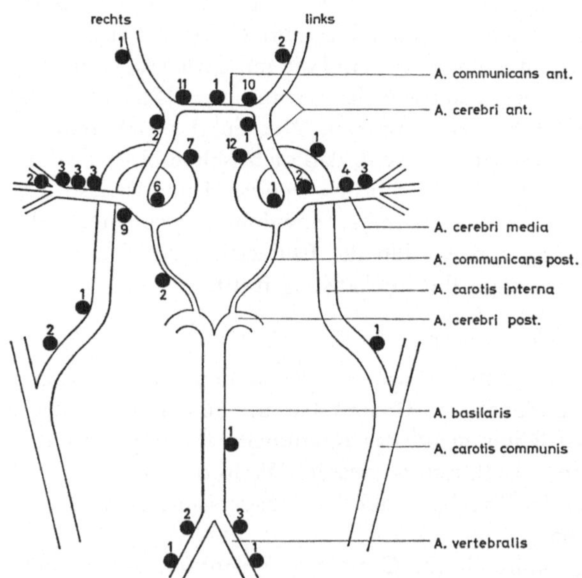

Abb. 41. Lokalisation der Aneurysmen bei spontaner Blutung in den Subarachnoidalraum (Dissert. Wolkenhaar)

Die Subarachnoidalblutung erfolgt meistens aus angeborenen Aneurysmen des Circulus arteriosus Willisii (Abb. 41). Die basalen Aneurysmen können Hirnnervensymptome hervorrufen, wenn sie eine Blutung bewirken, und geben sich auf diese Weise zu erkennen. Das Allgemeinsyndrom verbunden mit Ophthalmoplegie ist praktisch beweisend für ein Aneurysma im vorderen Zirkel. Angiome, traumatische oder mykotische Aneurysmen kommen selten als Ursache in Betracht, noch seltener ist die Blutung aus einem primären oder metastatischen Hirntumor oder einem Hypophysentumor. Immerhin gibt es solche Fälle. Auch eine hypertonische Massenblutung kann in den Subarachnoidalraum perforieren. Bei der hypertonischen Massenblutung dominiert aber ein neurologisches Lokalsyndrom gegenüber der Irritation der Meningen. Nur bei Aneurysmen an Zweigen der großen Hirngefäße wühlt sich die Blutung regelmäßig in die Hirnsubstanz ein. Die Differentialdiagnose dieser Massenblutung (ohne Hypertonie) bei jüngeren Menschen kann endgültig nur durch die Angiographie geklärt werden. Wenn die initiale Nackensteife bei dem *noch bewußtlosen* Patienten sich lockert, ist dies ein prognostisch ungünstiges Zeichen, sie zeigt den *Durchbruch in die inneren Liquorräume* an. Die Kranken können zwar unter Intensivbehandlung noch lange gehalten werden, sterben aber an einer *fortschreitenden cerebralen Kachexie*. Die Ventrikel sind mit organisierten Blutmassen tamponiert.

Wenn man das Syndrom der Subarachnoidalblutung diagnostiziert und eine Einklemmung der Kleinhirntonsillen bei Hirndruck ausgeschlossen hat (s. S. 165), darf man zur diagnostischen Liquorpunktion schreiten. Der Liquor ist blutig und nach Zentrifugieren im Überstand xanthochrom (s. S. 232).

Über die „nachlaufende“ Stauungspapille s. S. 159.

Eine verbindliche allgemeine Auffassung über die *Behandlung* der Subarachnoidalblutung in der akuten Phase besteht noch nicht. An mehreren Stellen sind derzeit Erhebungen im Gange. Wir selbst haben ein allgemeines Sektionsgut durchgesehen und Aneurysmen gefunden, die nicht perforiert sind, auch wenn die Personen ein hohes Lebensalter erreicht hatten. Wir kennen einzelne Patienten, bei denen eine spontane Subarachnoidalblutung aufgetreten ist, die aber ihre Belastung über Tage und Wochen fortgesetzt haben, z. B. Reise mit Bergtouren, Hausputz, Berufsarbeit. Komplikationen sind nicht eingetreten. Einen Kranken, bei dem die Operation ein inoperables Aneurysma der A. communicans anterior ergeben hatte, haben wir nach 20 Jahren begutachtet; der Mann verrichtete nur körperliche Arbeit. Wir kennen aber auch die gegenteiligen Fälle, bei denen es schnell zu Rezidivblutungen kommt, die dann meistens tödlich enden. Die bisher statistisch gewonnenen allgemeinen Schlußfolgerungen nützen nichts. Sie sollen hier nicht im Einzelnen diskutiert werden. *Kriterien müssen herausgearbeitet werden, die erlauben, nach den Besonderheiten des Einzelfalles zu urteilen. Bei Rezidivblutung muß nach unserer Erfahrung alles zur Operation tendieren* und es hängt von Lage und Form des Aneurysmas ab, ob der Eingriff durchgeführt wird. *Für die erste Blutung darf als Regel gelten, daß in den ersten Stunden unter allen Umständen Ruhe einzuhalten ist.* Der Transport in die Klinik, veranlaßt durch das Drängen der Angehörigen, hat manchem Kranken infolge Nachblutung geschadet. Sobald zu übersehen ist, daß der Patient sich gefangen hat, kann der Transport erfolgen, damit die Quelle der Blutung ermittelt wird, weil außer Aneurysmen andere Blutungsquellen möglich sind, Angiopathien, Blutkrankheiten, Angiome, Tumoren. Die ersten Stunden und die zweite Woche sind kritische Zeiten.

Wiederholt sei, daß bei manchen Fällen eine familiäre seitenkonstante *Hemicranie* auf der Seite des Aneurysmas besteht (s. S. 255).

Eine *ophthalmoplegische Migräne* ist, bis zum Beweis des Gegenteils, verdächtig auf ein Aneurysma.

S_{42} Syndrom der vasculären Myelopathien

Die Gefäßprovinz Rückenmark ist weniger als 1% an der allgemeinen *Arteriosklerose* beteiligt. Vasculäre Myelopathien gibt es 1. akut und lokalisiert, infolge Gefäßerkrankung, Angiodysplasie und 2. chronisch und weniger lokalisiert, sich über ein größeres Gebiet erstreckend. Die vasocirkulatorischen Myelopathien bestehen aus cystischen Rarifikationsnekrosen, einer spongiösen Gewebsdesintegration und in Parenchymrarifikationen (JELLINGER). Sie sind bei dem von ihm untersuchten Kollektiv auf die cervico-dorsale Übergangsregion konzentriert. Das Rückenmark erhält seine Zuflüsse aus der Arteria vertebralis und aus den segmentalen Arterien, welche dem allgemeinen ökonomischen Prinzip des Organismus entsprechend an Zahl reduziert werden. Der Kollateralkreislauf ist aber in jeder Weise gesichert (CLEMENS). Die Arteria spinalis anterior dient sogar als Kollateralgefäß zwischen oberer und unterer Körperhälfte bei Aortenisthmusstenose. Selbst eine erhebliche Arteriosklerose der Aorta hat im allgemeinen, trotz der nur wenigen Zuflüsse aus Spinalarterien, keinen ungünstigen Einfluß auf das Rückenmark. Die vasculäre Myelopathie der alten Menschen ist eine sehr seltene Krankheit. Maßgebend ist das Versagen im allgemeinen Kreislauf. Man hat also Veranlassung, bei älteren gefäß- und kreislaufgestörten Menschen mit spinalen Symptomen diese Genese zu berücksichtigen und kann durch eine optimale *Therapie der Herzinsuffizienz sowie der Angiopathie* Besserung erreichen. Gefäßverschluß oder Embolie gehören zu den Raritäten.

Neben diesen chronischen und extendierten Veränderungen gibt es auch einzelne Fälle, *annuläre Atrophien des Rückenmarks*, bei denen wegen eines chronisch sich entwickelnden Transversalsyndroms an Tumor gedacht wird. Bei der Operation kann eine auffällige lokale Gefäßveränderung nicht entdeckt werden.

Alle *generalisierten Angiopathien*, welche spinale Gefäße zwar selten mitbefallen, können natürlich auch lokalisierte medulläre Störungen hervorrufen.

Bei *Störungen des venösen Abflusses* kommt es im Rückenmark zu vorwiegend zentralen Erweichungen (JELLINGER, ZÜLCH, CLEMENS).

Die spinalen Angiome lassen sich klinisch diagnostizieren: lange Vorgeschichte; seit eh und je unerklärliche Ermüdbarkeit der Beine; Kälteparaesthesien, andere Mißempfindungen; schließlich objektivierbare Gefühlsstörungen, nucleäre Myatrophien, Spastik. Aus der Verteilung der Symptome kann man auf einen lang sich erstreckenden Prozeß schließen und die Diagnose durch die Pantopaquemyelographie sichern.

Vertebragene cervicale Myelopathie s. S. 195.

S_{43} Vasculäre Neuropathien

Austretende Wurzeln und periphere Nerven können durch Veränderungen an den Vasa nervorum geschädigt werden, u. a. bei: traumatischen Läsionen, Angiopathien verschiedener Genese, Diabetes mellitus, Amyloidose, Paramyloidose, entzündlichen Gefäßreaktionen verschiedener Genese, Veränderungen des Gefäßinhaltes.

Vasculäre Neuropathien als Neuropathien einzelner Nerven oder als Polyneuropathien sind beim Diabetes, bei den Kollagenosen, bei Panangiitis, bei Dermatomyositis nicht selten Leitsymptome, bei den übrigen Grundleiden fast nie Leitsondern Begleitsymptome.

S_{44} Syndrome, bestimmt durch die besonderen Beziehungen des Stützapparates zum Nervensystem

Stützapparat und Nervensystem
(allgemeine Abhandlung)

Die große praktische Bedeutung dieses Themas erfordert eine zusammenfassende Abhandlung, wenn auch aus den bereits dargelegten Beziehungen zwischen Zentralnervensystem, seinen Hüllen, austretenden Wurzeln, Plexus, gemischten peripheren Nerven einerseits und Stützapparat andererseits alles Notwendige ableitbar wäre.

Die Erfahrung lehrt jedoch, daß die Einbeziehung dieser allgemein bekannten Tatsachen in Überlegungen zur Pathogenese, Diagnose und Therapie einschlägiger Gesundheitsstörungen Schwierigkeiten bereitet; immer noch wird in Verlegenheitsaussagen wie Rheuma, Kreislaufstörung, vegetative Störung ausgewichen, solange eindeutige Lokalsymptome noch nicht hervortreten. Der Namen gibt es bei so altbekannten und häufigen Leiden selbstverständlich viele. Wenn außerdem die Unsicherheit der verschiedenen Disziplinen, die am Thema interessiert sein müssen, bedacht wird, tritt der Gedanke an eine Synopsis der gegenwärtigen Kenntnisse hervor.

Jede Störung der Koordination der Bewegungen, sei diese zentralnervös oder durch myogene oder neurogene Lähmungen bedingt, verändert die Statik und ruft dadurch auch Schmerzen am Stützapparat hervor. Das ist mehrfach in Erinnerung gebracht worden, weil es im Alltag des Arztes leicht vergessen wird.

Die nachfolgend zu analysierenden Krankheitszeichen sind durch Struktur und Ontogenese des Nervensystems sowie seiner Hüllen und die besonderen Beziehungen zum Stützapparat geprägt, weniger durch die Art der Prozesse. Einschlägige Symptome/Syndrome sind häufig, deswegen häufen sich auch Fehldiagnosen, und unter ihnen recht verhängnisvolle.

Das skeletogene oder das neurogene Symptom/Syndrom wird, je nach Art und Manifestationsort, nicht selten gleich eine Facharztwahl bestimmen: z. B. H-N-O, Orthopäde, Rheumatologe, Cardiologe, Gastroenterologe, Neurologe. Der Arzt aber muß Nervensystem und Stützapparat stets gemeinsam betrachten, vor allem auch die Fernsymptome bedenken.

S_{44A} Symptome/Syndrome bei und durch Fehlbildungen

Dysostosen am Schädel werden von Bedeutung, wenn sie durch Raumbeengung schließlich Cephalaea, Opticusatrophie, Störungen an Hirnnerven hervorrufen und Entlastungsoperationen erwägen lassen.

Dysrhaphien und *Meningo-myelo-cysto-celen* erfordern Beachtung.

Der Nachweis einer *Spina bifida occulta* ist als ein Zeichen dafür zu werten, daß auch innerhalb des Nervensystems, keineswegs ausschließlich in Höhe des Spaltwirbels, dysrhaphische Veränderungen vorhanden sein könnten. Intramedulläre Syndrome/Symptome, welche konstant bleiben oder sich chronisch entwickeln, können auf solche dysrhaphischen Störungen bezogen werden (STAEMMLER). Man hat natürlich die Verpflichtung, zumindest durch Untersuchung und Überwachung des Verlaufs, andere Prozesse auszuschließen. Manche Dysrhaphien entarten zum Blastom.

Hydromyelie (u. U. mit günstigem Ergebnis operabel), *Syringomyelie*, *Syringobulbie* können mit anderen Fehlbildungen verknüpft sein, nämlich *Skoliose*, *basilarer Impression*, *Phakomatose* z. B. Neurofibromatosis Recklinghausen. Auch in diesen Fällen ist sorgfältige Verlaufskontrolle vonnöten, um nicht Schäden zu übersehen, die beseitigt werden können. Die *neurogene Schultergelenks-Arthropathie* kann ohne auffällige neurale Symptome einsetzen, so daß bei rasantem Verlauf die Diagnose Sarkom gestellt wird.

Blockwirbel, Halbwirbel sind wichtige Hinweise auf Dysgenesien und deren Komplikationen innerhalb des Spinalkanals.

Im Zusammenhang mit Fehlbildungen am Wirbel oder mit Spornbildung kann es zu Verdoppelungen des Rückenmarks *(Diplomyelie)* kommen. Das *Filum terminale* kann kurz sein und das Rückenmark sich bis in den Sacralbereich erstrecken, also nicht wie gewöhnlich bei L 2 enden. Man stellt eine Conus-Cauda-Symptomatik fest, löst die strangförmige Verbindung in der Hoffnung, daß unmittelbare Dehnungsschäden oder solche, die sich über das Gefäßsystem auswirken, günstig beeinflußt werden könnten. Diese Störungen treten meistens schon im Kindesalter hervor.

Bei segmentaler Irritation im lumbosacralen Übergangs- oder Sacralbereich findet sich manchmal lediglich eine sog. *Megacauda*, d. h. eine erhebliche Verplumpung und Ausweitung des Caudasackes. Auch dabei ist operative Intervention in ihrem Erfolg fragwürdig.

Fehlbildungen in der cervico-occipitalen Übergangsregion

basilare Impression,

Atlasassimilation,

Atlashypoplasie, -aplasie,

Manifestation eines Occipitalwirbels

Fehlen des Atlasbogens,

benachbarte Blockwirbelbildungen,

treten dem Neurologen unter den *Fehldiagnosen* 1. Multiple Sklerose, 2. myatrophische Lateralsklerose, 3. Meningiom der Mantelkante entgegen. Alle Störungen weisen hin auf einen raumfordernden Prozeß in dieser Region (Abb. 42). Unter dieser Diagnose ist auch früher die Kasuistik mitgeteilt worden (NONNE; BODECHTEL u. a.). Das waren jeweils Extremfälle. Wir sind jetzt in der Lage, auch die geringfügigen Störungen zu deuten. Die *Symptomatik bei Fehlbildungen in der cervico-occipitalen Übergangsregion* ist im wesentlichen folgende:

beinbetonte Para-Tetraspastik

Strangsymptome der Afferenz sind selten, z. B. Strangneuralgien, gelegentlich nur bewegungsabhängig,

dissoziiert auftretende Stereohyp- bis Stereoanaesthesie der oberen Gliedmaßen durch Beeinträchtigung der Kinaesthetik,

Hypoglossus-, Recurrensparese,

Nystagmus,

cerebelläre Unsicherheit,

Synkopen, Hirnstammkrisen,

Cephalaea, Cephalalgien.

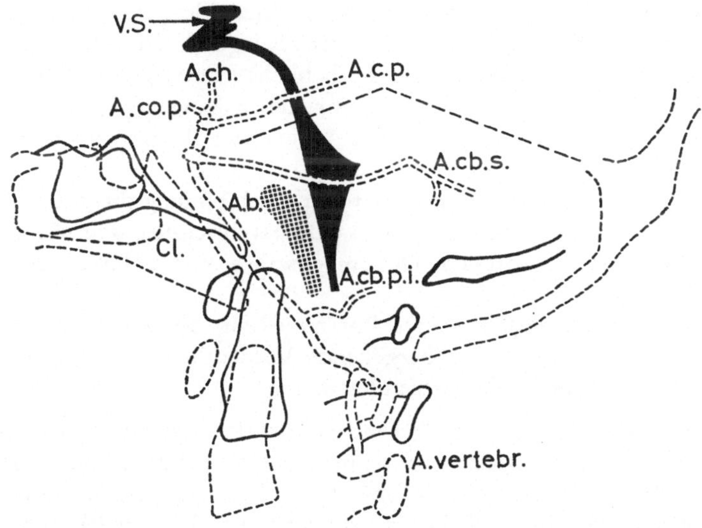

Abb. 42. Basilare Impression, ----- normale Verhältnisse, ——— wirkliche Verhältnisse. Die Einwirkung der Raumbeengung auf Hirnstamm, Hirnnerven und Vertebralis-Basilaris läßt sich ohne weiteres erkennen. *VS* Ventrikelsystem, *A. ch.* A. chorioidea, *A. co. p.* A. communic. post., *A. c. p.* A. cer. post., *A. cb. p. i.* A. cerebelli post. inf., *A. cb. s.* A. cerebelli sup., *A. b.* A. basil., *Cl.* Clivus, *A. vertebr.* A. vertebralis

Die Fehlbildung ist manchmal verbunden mit anderen, nämlich Block-Spalt-Wirbel, Syringomyelie, Kleinhirncyste (sog. *Arnold-Chiarische* Mißbildung). Alle diese Fälle bedürfen der sorgfältigen Verlaufskontrolle, damit nicht Entwicklungen übersehen werden, welche neurochirurgischer Behandlung bedürften.

Da aber selbst erhebliche Verformungen als Nebenbefund, d. h. ohne neurale Begleiterscheinungen, vorkommen, liegt nicht einfach ein mechanisches Problem vor, sondern müssen *zusätzliche* Faktoren eine Rolle spielen. Operative Behandlung, d. h. Entlastung, bessert auch nicht. Die Symptome treten in der Regel langsam progredient in der 4. und 5. Dekade auf. Altersveränderungen an der Wirbelsäule (verbunden mit weiterer Raumbeengung), an den Gefäßen (Altersfibrose) verbunden mit allgemeinen Störungen der Kreislaufregulation, mögen eine Rolle spielen (Janzen u. Dieckmann). Weitere Forschung ist dringend nötig, um eine Therapie dieser zum Siechtum bestimmten Fälle zu finden (Zusammenfassung aller unserer Erfahrungen bei DIECKMANN).

Eine Gefährdung der Versorgung aus den *Vertebralarterien bei Drehbewegungen* des Kopfes ist nur dann vorhanden, wenn das Gefäß bei Atlasassimilation nicht durch das Foramen occipitale, sondern nur durch ein Foramen in der knöchernen Umrandung des veränderten Hinterhauptloches eintreten kann (DIECKMANN, TÄNZER). Interessante Probleme treten dann auf, wenn Menschen mit einer Fehlbildung in der cervico-occipitalen Übergangsregion ein Schädel-Hirn-Trauma erleiden. Ein anhaltender Nystagmus wird als Zeichen einer schweren organischen Hirnschädigung mißdeutet. Ungewöhnliche und hartnäckige Cephalalgien, Neuralgien/Meralgien, Synkopen, die im Verhältnis zum angeschuldigten Trauma unerklärlich sind, geben Anlaß, zunächst psychisch-reaktive Manifestationen anzunehmen. Werden geringfügige Symptome seitens der Medulla oblongata und Pons registriert, werden sie als Argumente für eine sehr schwerwiegende Hirnschädigung ins Feld geführt. Die Fehlbildung selbst kann als erhebliche traumatische Veränderung mißdeutet werden, die Patienten gehen, um ihr Leben bangend, jahrelang mit einem überflüssigen Kopfhalteapparat einher. Besonders kompliziert wird die Beurteilung, wenn die Fehlbildung halbseitig ist (JANZEN).

Bei ungenügender Röntgentechnik wird eine Fehlbildung diagnostiziert, wo eine solche gar nicht vorhanden ist und wird eine psychisch-reaktive Manifestation als organisches Phänomen, nämlich Dekompensation der Fehlbildung durch das Trauma, mißdeutet.

Auf den Verletzungsmechanismus kommt es an, ob bei einschlägigen Fällen einem Trauma mehr als eine vorübergehende Verdeutlichung beigemessen werden kann, das gilt besonders für das Schleudertrauma.

Bei *Extremitätenfehlbildungen*, insbesondere auch bei den Fußdeformitäten (Hohl-Klumpfuß), kann man regelmäßig neurologische Feinsymptome ermitteln als Ausdruck der Neurogenese dieser orthopädisch zu behandelnden Störungen (PITZEN); die neurologischen Symptome haben meistens keine weitere Bedeutung.

Hohl-, Klumpfuß, Trichterbrust, Hohlrücken können mit Fehlbildungen am Nervensystem verbunden sein; ein bei Inspektion des Stützapparates erkannter *status dysraphicus* (BREMER; CURTIUS) kann u. U. die Frage nach der Genese medullärer Symptome beantworten.

Fehlbildungen können als Tumoren von Bedeutung werden: Dermoide, Teratome, intracranielle und intraspinale Arachnoidalcysten.

S_{44B} Syndrome bei Caudal-Cranialvariation

Die Variationen des Stützapparates, nämlich
die *Cranialvariante*
= verlängerter Querforsatz, Halsrippe C_7
Sacralisation des 5. LW
hohe Schultern (sportliches Ideal),
die Caudalvariante
= 1. Rippe kurz,
12. Rippe besonders lang,
Lumbalisation des 1. SW
hängende Schultern (Rokoko-Ideal)

sind Ausdruck entsprechender Verschiebungen der Regionengrenzen, d. h. der Somite; Gefäße und Nerven werden also erfaßt. Bei der Cranialvariante verlaufen A. subclavia und Plexusanteile über die Halsrippe hinweg.

Klinische Symptome treten infolge dieser Disposition nur in der cervico-thoracalen und in der lumbo-sacralen Region auf, wenn bestimmte *zusätzliche* Faktoren wirksam werden.

Der Querfortsatz des 5. LW kann das Becken berühren, eine *Arthrose* und damit eine Schmerzzone können auftreten. Cranial- und Caudalvariante im cervico-thoracalen Übergangsabschnitt behindern mechanisch den Plexus (Brachialgia paraesthetica nocturna, Brachialgien bei einseitigen Verrichtungen) und die Gefäße (Costoclavicular-Syndrom). Neurogene Atrophien, Paraesthesien, Hyp- bis An-aesthesien können in den Segmenten C_8 und Th_1 eintreten. Scalenotomie wird vorgeschlagen; die Halsrippen werden entfernt. Der Erfolg ist — trotz eindrucksvoller bioptischer Befunde — wenig befriedigend. Es kommt also darauf an, rechtzeitig die zusätzlichen pathogenetischen Bedingungen zu verändern. Dazu gehören ungewohnte (vgl. enorme Häufung in der ersten Nachkriegszeit) oder einseitige Verrichtungen (Schreibmaschine, Betätigung bestimmter Instrumente, welche vor allem Arm- und Fingerbewegungen extrem beanspruchen, ferner Wringen, Stricken, Nähen, Schälen). Da die Fehlbildung Jahre und Jahrzehnte symptomfrei gewesen ist, muß erwartet werden, daß, abgesehen von einseitigen Belastungen, auch weitere lokale Faktoren eine Rolle spielen können, z. B. Prozesse in der Supraclaviculargrube, an den Lungenspitzen. Über das Scalenussyndrom, wie man es nennt, können solche Prozesse entdeckt werden. Hier wird erneut klar, daß nicht ein Röntgenbefund und ein mit ihm nachgewiesener lokaldispositioneller Faktor über Diagnose und Therapie entscheiden, sondern ausschließlich die Allgemeinuntersuchung. Veränderungen der vegetativen Ausgangslage spielen eine wichtige Rolle bei den vasomotorischen und sensiblen Störungen, z. B. nächtlichen Brachialgien, vor allem Schwangerschaft und Klimakterium. Die Variation ist in der Regel nicht symmetrisch ausgeprägt. Sie ist unabhängig von der Händigkeit, wie wir ermittelt haben. Die Symptome treten auf der Seite in Erscheinung, auf welcher die Caudal- (selten!) oder die Cranialvariante stärker ausgeprägt ist. Hängende Schulter oder Schulterhochstand sind am besten bei der Betrachtung der Rückseite des Kranken zu erkennen.

S_{44C} *Vertebragene Syndrome — Osteochondrose*

Die Osteochondrose der Wirbelsäule und ihre Komplikationen seitens des Nervensystems nehmen in der praktischen Medizin einen breiten Raum ein. Die neuen Erkenntnisse haben manche Vorstellungen der älteren klinischen Neurologie verändert. Dabei kam es zu Übertreibungen dergestalt, daß die Probleme von manchen ausschließlich als mechanische, d. h. als chirurgisch/orthopädisch/neurochirurgische, angesehen worden sind. Diese Phase ist noch nicht ganz abgeklungen, doch hat sie Erkenntnisse gebracht.

Eine einfache Anwendung biologischer Erkenntnisregeln läßt vermuten, daß eine Reihe bestehen wird: Am Anfang dieser Reihe finden sich diejenigen Fälle, bei denen die Osteochondrose und ihre Folgen lediglich einen lokaldispositionellen Faktor abgeben, um allgemeine Reaktionen des Organismus wirksam werden zu lassen; bei diesen Fällen, und das sind die meisten, werden Allgemeinuntersuchung und allgemeine, nicht lokale Therapie das Feld beherrschen. Am Ende der Reihe trifft man auf diejenigen Fälle, bei denen überwiegend oder ausschließlich ein mechanisches Problem gegeben ist, die also der orthopädischen/chirurgischen/neurochirurgischen Behandlung bedürfen.

Welches sind die *Folgen der Osteochondrose?* Die Zermürbung der Bandscheiben und die Beanspruchung der Ligamente führen zu reaktiven Veränderungen des Knochens. Die dadurch bedingten Einengungen der Intervertebrallöcher, des Spinalkanals und die Veränderung der Stellung der Zwischenwirbelgelenke zueinander haben zwangsläufig Folgen. Die Einengung der Foramina intervertebralia gewinnt klinisch Bedeutung nur im Bereich der Halswirbelsäule (Abb. 43). Die Veränderungen an den kleinen Wirbelgelenken verursachen Schmerzen im Lumbosacralbereich.

Die veränderten Bandscheiben können sich akut/subakut als Prolaps oder chronisch als Protrusionen nach der Mitte oder zur Seite hin entwickeln (SCHMORL und JUNGHANNS; KUHLENDAHL und LINDEMANN). Der akute Prolaps kann, wenn er in den Spinalkanal vordringt, ein mehr oder weniger vollständiges Querschnittssyndrom, wenn er in das Foramen intervertebrale hineinprellt, radiculäre Symptome verursachen. Das akute Querschnittssyndrom des Halsmarks und der Cauda sowie der akute Wurzeltod erfordern sofortige Operation. Der *Wurzeltod* gibt sich so zu erkennen: schnell ansteigender Schmerz, schlagartig Schmerzfreiheit, aber gleichzeitig radiculäre Anaesthesie und Parese. Prolapse im Thoracalbereich sind sehr selten; bei Protrusionen dort sollte man bedenken, daß die Protrusion ein Nebenbefund sein kann und ein Tumor, z. B. Meningiom, Neurinom, die Störungen im Brustmark verursacht.

Akute geringgradige Prolapse werden konservativ, manchmal chiropraktisch behandelt. *Eine chiropraktische Behandlung ohne vorherige Röntgenuntersuchung muß als Kunstfehler angesehen werden.*

Als Gutachter haben wir zu Komplikationen nach unkontrollierten chiropraktischen Maßnahmen wiederholt Stellung nehmen müssen, wegen pathologischer Frakturen und Transversalsyndrom oder vasculärer Encephalopathie im Vertebralisgebiet (Vestibulariskrisen, Wallenberg-Syndrom, Abb. 20).

Die Diagnose *Wurzelneuralgie bei Discusprolaps* ist aus Vorgeschichte, radiculären Symptomen, Schonhaltung im entsprechenden Bewegungssegment der Wirbelsäule, Schmerzausstrahlung bei Liquordrucksteigerung (Husten, Niesen, Pressen) und bei Anspannung (Kopfneigen, Anheben der Beine) weitgehend sicher zu stellen. Trotzdem entschließen wir uns nicht, allein auf Grund der klinischen Diagnose die Indikation zu eingreifenden Maßnahmen, seien sie chiropraktischer oder chirurgischer Natur, zu stellen. Wir verlangen neuroradiologische Absicherung, weil schwerwiegende Irrtümer möglich sind.

Ein massiver neuroradiologischer Befund zwingt keineswegs zur Operation, erleichtert höchstens den Entschluß. Nicht selten ist der Befund bei der Darstellung der Wurzeltaschen durch Kontrastmittel nur gering, der mechanische Faktor einer therapieresistenten Wurzelneuralgie *klinisch* aber so eindeutig (Fehlhaltung, Schmerzausstrahlung bei Liquordrucksteigerung), daß die Indikation zur (praktisch stets erfolgreichen) Entfernung des zermürbten Bandscheibengewebes gegeben ist.

Gerade bei den letztgenannten Fällen sind aber vorher eine besonders sorgfältige neurologische (Ausschluß einer Strangneuralgie, eines höher sitzenden Neurinoms der betreffenden Wurzel), internistische (Ausschluß einer Allgemeinkrankheit mit

Reaktion des Bindegewebes) und psychiatrische Untersuchung (eine depressive Phase ergreift hartnäckig ein sonst unterschwelliges Symptom) erforderlich.

Das Ausmaß der *Schonhaltung* führt bei der Entscheidung: Überwiegt der mechanische Faktor oder liegt eine Allgemeinkrankheit vor?

An konservativen Maßnahmen stehen zur Verfügung: Eingipsen in Überstreckungshaltung, Krankengymnastik, Bäderbehandlung, analgetische Therapie. Die letzte wirkt kausal, wenn sie in der Initialphase richtig angewendet wird. Die in der Initialphase sich ausbildenden Irritationen des Halteapparates selbst werden gemildert und dadurch die Rückbildung beschleunigt. Eine intensive analgetische Behandlung ist aber nur in der akuten Phase und etwa 3—4 Tage lang nützlich.

Die eigentlichen therapeutischen und diagnostischen Probleme tauchen bei der Bewertung der chronischen Veränderungen — *Protrusionen* auf. Daß sie so spät in ihrer klinischen Bedeutung erkannt worden sind und daß man ihnen lange Zeit für die Klinik einen nur geringen Wert beigemessen hat, geschah nicht von ungefähr. Schon das hat von Anfang an verständige Autoren veranlaßt, zur Zurückhaltung zu mahnen, als „die Bandscheibe" entdeckt wurde. Tatsache ist nämlich, daß selbst hochgradige osteochondrotische Veränderungen der Wirbelsäule klinisch stumm bleiben, selbst monströse Veränderungen. Wir haben in Serie liegende mediane subtotale Prolapse der LWS bei Personen gefunden, die außer gelegentlichem Kreuzschmerz, kurzen Lumbagoattacken nie unter ernstlichen Störungen gelitten haben (PUFF u. GEILE). Wenn bei ihnen aber radiculäre Neuralgien beginnen, bedeutet dies Mobilisierung und Gefahr der Caudaabquetschung.

Die *medianen und medialen Protrusionen* im Lumbalbereich werfen geringere diagnostische und therapeutische Probleme auf als die *im Cervical-Gebiet.* Auch hier beobachten wir erhebliche Protrusionen, z. T. calcifiziert, welche serienweise den Spinalkanal beengen, ohne daß medulläre Symptome auftreten. Andererseits finden wir einzelne Kranke mit ungemein chronisch sich entwickelnden Myelopathien, vorwiegend die motorischen Strangsysteme betreffend, die sich auf eine Höhe begrenzen lassen, an welcher man eine erhebliche Protrusion findet und ohne daß sich eine andere Erklärung für die Myelopathie anböte (SPILLANE, KUHLENDAHL, HUGHES, eigene Untersuchungen, das gesamte Material der Klinik hat DIECKMANN 1967 zusammengestellt). Eine befriedigende Erklärung ist noch nicht gefunden. Gefäßabhängige Störungen kann man nach dem neuropathologischen Substrat vermuten. Eine zusätzliche Enge des Spinalkanals hat man erwogen; auch unsere Messungen bestätigen dies. Aber die operative Freilegung zur Entlastung, die Entfesselung durch Abtrennen der Ligamenta denticulata sind ohne Erfolg geblieben (KUHLENDAHL, mdl.). Theoretisch ist eine Operation von vorn mit Ausräumung der meist verknöcherten Protrusionen begründet, die Berichte lauten günstig, ausreichende Erfahrung fehlt noch.

Wir sind erstaunt, daß einschlägige Fälle zunehmend auftauchen. Wurden früher zu viele Fehldiagnosen gestellt (z. B. spastische Spinalparalyse, vorwiegend spinale Form der MS), hat die „Wirbelsäulen-Ära" nur den Blickwinkel verschoben, oder nehmen die Fälle wirklich zu und was bedeutet es?

Eine weitere Fehldiagnose „myatrophische Lateralsklerose" wird dann gestellt, wenn neben den Pyramidenbahnsymptomen auch radiculäre Atrophien aufgetreten sind. Die voreilige und den Kranken niederschmetternde Diagnose folgt einer zu flüchtigen Auswertung der Phänomene.

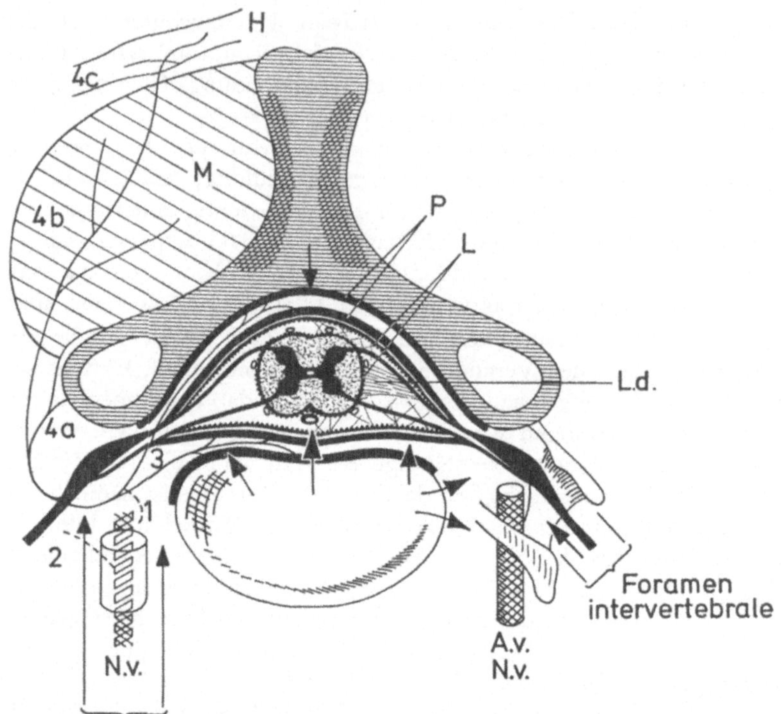

Abb. 43. Halswirbelsäule.
Rechts im Bilde sind die irritierbaren Strukturen im Foramen intervertebrale angedeutet, links sind sie, auseinandergezogen, im einzelnen dargestellt: *A. v.* = A. vertebralis; *N. v.* = N. vertebralis Franck. Das periarterielle Geflecht des Sympathicus ist rechts angedeutet, links als N. vertebralis schematisiert. Der N. vertebralis gibt außerhalb des Foramen intervertebrale einen R. communicans (2) zum R. anterior des Spinalnerven ab, proximal einen solchen (1) zum N. recurrens s. meningicus Luschkae (3). Der N. Luschkae versorgt segmental Wirbelsäule und Rückenmarkshäute und vermittelt den Organschmerz. Der R. posterior des Spinalnerven versorgt Wirbelgelenke (4a), Muskulatur (M, 4 b) und Haut (H, 4c), er vermittelt die reflektorischen Muskelspannungen.
Die Strukturen des Spinalkanals:

P Pachymeninx, aus einem äußeren periostalen und einem inneren Blatt bestehend, mit Cavum.

L Das äußere Blatt der Leptomeninx-Arachnoidea liegt der Dura an, das innere Blatt-Pia dem Rückenmark.

L. d. Im Cavum leptomeningicum Fasern und Ligg. denticulata.

Die Gefäßversorgung wurde angedeutet; der Kollateralkreislauf ist gut gesichert (Clemens, H. J.: Verh. dtsch. Ges. inn. Med. 72 (1967), 1059—1080).

↑ Die Pfeile zeigen die Einwirkungen an:
durch das Foramen intervertebrale:
Flaschenhalstumor, z. B. Neurinom von Wirbelkörper und Dura;
nach medial:
unmittelbare Druckschädigung des Rückenmarks und Schädigung über die Gefäße, vor allem im Paramedian-gebiet (selten);
nach lateral:
Schädigung der Wurzeln, des Spinalganglions, der A. und des N. vertebralis;
von dorsal.

Die entzündlichen, hämorrhagischen, blastomatösen Prozesse können ausschließlich in das Cavum intradurale einbrechen und das Cavum leptomeningicum nur geringfügig irritieren = sog. „sympathische" meningeale Reaktion

Bei *Einengung in den Foramina intervertebralia der Halswirbelsäule* können, bedingt durch die anatomischen Verhältnisse (Abb. 43), vielfältige Störungen auftreten: vegetative Symptome, neurogene Atrophien, segmentale Paraesthesien/Schmerzen. Operative Befreiung der Nervenwurzeln wird manchmal erforderlich.

Die vegetativen Symptome durch Irritation der A. vertebralis und ihres Sympathicus-Geflechtes = *Nervus vertebralis* können sich nicht verbergen: Brachialgien, Meralgien, Halbseitenkopfschmerz, Herzrhythmusstörungen.

Die mechanische *Bedrängung der A. vertebralis* macht man heute vielfach verantwortlich für *Vestibulariskrisen.* Dann müßten Vestibulariskrisen geradezu alltäglich sein bei Menschen im höheren Lebensalter. Wir haben zwar Einzelfälle beobachtet mit Segmentneuralgien an der Stelle einer erheblichen umschriebenen Osteochondrose, die auch an Synkopen bei Kopfdrehungen und an Vestibulariskrisen gelitten haben. Welche besonderen Faktoren *noch* eine Rolle spielen, wissen wir nicht.

Das encephale Syndrom nach Halswirbeltrauma, die *migraine cervicale* (Bärtschi-Rochaix), wird zu schnell, zu häufig und bei gewöhnlicher Osteochondrose diagnostiziert.

Die Bedeutung der osteochondrotischen Veränderungen erschöpft sich in ihrer Rolle als lokaldispositionelles Moment.

Bei *Allgemeinkrankheiten* können, ähnlich wie der enge Facialiskanal bei sog. rheumatischer Facialisparese, eingeengte Intervertebrallöcher als lokalisierende Faktoren für die sog. *serogenetische Neuritis* wirken. Dieses Beispiel zeigt deutlich den Weg zur Beurteilung der Mehrzahl der Fälle von Segmentneuralgien: Allgemeinkrankheiten (fokale, allgemeine Infektion, allgemeine Bindegewebsreaktion, konsumierende Erkrankung, vitale Verstimmung) greifen am locus maioris reactionis/minoris resistentiae an, bestimmt durch die Enge des Foramen intervertebrale infolge Osteochondrose. Nicht die mechanischen Faktoren sind maßgebend. Mit der Röntgenbestätigung „Osteochondrose" ist noch keine klinische Diagnose gegeben. Die alten Autoren haben in ihrer Neuritis-Lehre die Bedeutung der heute zu sehr vernachlässigten allgemeinen Gesundheitsstörungen besser erfaßt; sie haben nur segmentale Begrenzung der Ischias, Brachialgie, Mononeuritis usw. nicht genügend berücksichtigt und deswegen den lokaldispositionellen Faktor übersehen. Ihre allgemeinen Erfahrungen zur Pathogenese bleiben bestehen im Rahmen der nun sicherer einhergehenden Diagnostik dieser Spielarten von „rheumatischen Erkrankungen".

Kyphoskoliose und *Spondylolisthesis* können erhebliche Ausmaße annehmen, ohne daß die geringsten neuralen Störungen auftreten. Findet man solche, muß stets und unbedingt nach zusätzlichen Faktoren gefahndet werden, z. B. Tumor. Wir kennen solche Fälle, bei denen man sich leider mit der Diagnose Skoliose begnügt hatte.

Dystrophische und metabolische Veränderungen treffen Schädel und Wirbelsäule. Sie können zu Raumbeengung, Veränderungen der Durchtrittsstellen von Nerven und Gefäßen führen, zum Zusammenbruch einzelner Wirbel. Die Indikation zu einer operativen Therapie kann schwierig sein. Eine operative Behandlung bei *fibröser Dysplasie* oder *Morbus Paget* des Schädels ist nur dann zu erwägen, wenn Komplikationen drohen oder schon beginnen; aber nicht immer ist eine operative Therapie möglich.

Osteoporose kann durch Schmerzkontraktur Spastik vortäuschen (vor allem Adductorenspasmus), ferner durch diffusen Schmerz sowie allgemeine Schonungsatrophie eine Polyneuropathie. Die gleiche Störung (z. B. Malabsorption), welche die Osteoporose bedingt, kann jedoch gleichzeitig eine metabolische Polyneuropathie hervorrufen.

Die Diagnostik der traumatischen, neoplastischen, entzündlichen Schäden des Stützapparates und ihre neuralen Komplikationen bieten keine grundsätzlichen Besonderheiten.

Die neurogene Arthropathie der Wirbelsäule bei Tabes kann zu einem interessanten Syndrom führen, nämlich zu einer serienweisen Abklemmung von Nervenwurzeln, die als Spätkomplikation der Tabes (tabische Myatrophie) ohne weitere Behandlung bleibt, obwohl der schnell fortschreitende Verlauf und der Wirbelsäulenbefund an rein mechanische Vorgänge denken lassen sollten. Nach Beseitigung der Wurzelkompression durch Stützkorsett ist Rückbildung möglich. Hier taucht ein typischer Fehler auf: Der „prominenten" Allgemeinkrankheit wird gedankenlos und resignierend alles zugeordnet: „Das ist dabei beschrieben worden." Was ist nicht alles beschrieben worden! Auf den Fall kommt es an.

S_{44D}
Die besonderen Schädigungsmöglichkeiten *peripherer Nerven* an kritischen Passagen wurden bei der Differentialdiagnose der Läsionen peripherer Nerven angeführt (s. S. 111).

S_{45} Posttraumatische Syndrome

Die Wirkungen eines mechanischen Traumas auf das Zentralnervensystem lassen sich nicht ohne weiteres ableiten, wie die Auswirkungen auf Rückenmark und periphere Nerven (s. o. an mehreren Stellen). Sie müssen deswegen gesondert abgehandelt werden. Auch die Zunahme der Kopfverletzungen durch die Gefährdungen im modernen Leben fordern, das Grundsätzliche herauszuarbeiten.

Bei der Beurteilung von Elektrotraumen oder Berufskrankheiten und gewerblichen Schäden wird jeder Arzt ohne weiteres einsehen, daß er durch einen Fachmann prüfen läßt, ob die technischen Voraussetzungen für eine Schädigung gegeben sind. Bei der Beurteilung posttraumatischer Syndrome glauben die meisten, mit einigen festgewurzelten Begriffen selbst entscheiden zu können, Begriffe, die leider immer noch eine größere Rolle spielen als das Verständnis der Vorgänge selbst. Aber nur der, welcher

den Verletzungshergang genau analysiert hat,
die verschiedenen, möglichen Folgen einer Einwirkung kennt,
vermag in der akuten Phase richtig zu handeln,
rechtzeitig eine Prognose zu stellen,
die Rehabilitation zu lenken
und schließlich die posttraumatische Leistungsbeeinträchtigung einigermaßen gerecht zu beurteilen.

Ein Schematismus der Therapie, der Prognostik und Beurteilung ist ganz unangebracht, wenn natürlich auch bestimmte Regeln der Beachtung bedürfen.

Eine *offene Schädelhirnverletzung* (Abb. 44, 8a—d) liegt vor, wenn die Dura eröffnet ist. Bei rechtzeitiger Wundversorgung kann die offene noch in eine geschlossene (gedeckte) Hirnverletzung verwandelt werden. Ohne Duraverschluß, der evtl. durch Fascienplastik vorgenommen werden muß, tritt ein Prolaps auf, welcher der geeignete Ort für die Ansiedlung der Erreger und eine nachfolgende Encephalitis ist. Die Schwämmchen-Tamponade der infizierten Wunde nach PEIPER war eine segensreiche Entwicklung. Bei der Schwellungsbereitschaft des Gehirns verschlossen sich nämlich die Wundhöhlen zu schnell und brüteten den Absceß aus.

Bei perforierenden Verletzungen durch Schuß kommt es auf die Geschwindigkeit an, ob eine *„glatte“ Hirnwunde* entsteht oder auch eine Auswirkung radiär zum Schußkanal, eine *„gequetschte“ Hirnwunde* (SPATZ). Der Schuß-Kanal kann die Quelle perlschnurartig aufgereihter Abscesse werden; aber erstaunlich viele Schußkanäle grenzen sich ohne diese Komplikation ab.

Die gequetschte Hirnwunde ist mehr entzündungsgefährdet, das neurologische Syndrom ausgedehnter. Bei glatter Hirnwunde kann, trotz langen Weges in Längs- oder Querrichtung, eine allgemeine Hirnbeteiligung fehlen, erkennbar am Ausbleiben eines akuten posttraumatischen Allgemeinsyndroms. Wir kennen „glatte“ Hirnsteckschüsse, welche nur zufällig beim Röntgen entdeckt worden sind (analog den unbemerkten Herzsteckschüssen), bei denen jede klinische Symptomatik fehlt. Daraus kann man, für solche Fälle, die Berechtigung ableiten, nur die Werkzeugstörung im Gutachten zu bewerten (wie eine periphere Schädigung) und dem derartig Verletzten keine *allgemeine* Hirnverletzten-Eigenschaft (im Sinne des Fürsorgegesetzes) zuzuschreiben (SPATZ, TÖNNIS, JANZEN, Erfahrungen über die Kopfverletzungen im Kriege, Referate, Tagung der Deutschen Ges. f. Neurologie und Neurochirurgie, Bonn 1950).

Eine Knochenlücke bewirkt dann eine anhaltende Einwirkung auf das Hirn, wenn die Hirn-Dura-Narbe nicht straff über die Lücke zieht, sondern als weiche Narbe pulsiert („pulsierende Knochenlücke“ des Gutachterjargons).

Auch *der äußere Tangential-, Prellschuß* kann, abhängig von der Geschwindigkeit, ohne allgemeine Hirnbeteiligung ablaufen und nur ein umschriebenes oberflächliches Hirngebiet kontusionell schädigen. Die Wucht erschöpft sich am Orte der Gewalteinwirkung. Der Arm z. B. fällt schlagartig, schlaff gelähmt, herunter, der Verletzte bleibt bewußtseinsklar (JANZEN, NOETZEL). Nur die bleibenden corticalen Werkzeugstörungen sind zu beurteilen; das übrige Hirn ist unversehrt.

Wenn sich Hirnsymptome fortschreitend entwickeln, nämlich
 Bewußtseinstrübung,
 neue neurologische Symptome,
 Pupillendifferenz,
 ein Hirnstammsyndrom als Zeichen der Raumbeengung,
ist eine Komplikation eingetreten;
 in der akuten Phase: Ödem (s. S. 227) am 3.—5. Tag; epidurale, subdurale, intracranielle Blutung; Frühabsceß;
 in einer späteren Phase: Spät-Absceß, chronisches subdurales Hämatom.

Amnesie, mit dem Moment der Verletzung einsetzend, bedeutet: *akute allgemeine Hirnbeteiligung*. Viele Ärzte nennen dies bereits eine *retrograde Amnesie*. Als retrograde Amnesie kann man nur diejenige Erinnerungslücke bezeichnen, die rückläufig einen Zeitraum vor dem Unfall umfaßt, in dem der Verletzte also noch bewußt gehandelt hat. Retrograde Amnesie ist immer ein Zeichen einer erheblicheren Traumatisierung des Gehirns. *Anterograde Amnesie* nennen wir die Erinnerungslücke für den Zeitraum nach dem Ereignis.

Eine allgemeine Hirnbeteiligung ist nicht ausgeschlossen, wenn der Betroffene nach der Verletzung noch sinngemäß handelt. Gibt er später eine Erinnerungslücke an, wird ihm nicht immer geglaubt; man unterschiebt Absichten, die u. U. auch deutlich zutage treten. Aber es gibt einen sog. *besonnenen Dämmerzustand* als Zeichen der allgemeinen Hirnbeteiligung; dafür besteht Amnesie. Man prüft dies am besten, wenn man bei der Versorgung der Frischverletzten einige besondere „Daten" setzt, unmotivierte Fragen, eine schockierende Anrede, Demonstration irgendeines auffälligen Objektes, um später nachzufragen, ob er sich daran erinnert. Die Krankenblattnotiz „örtlich, zeitlich und zur Person orientiert" schließt einen besonnenen Dämmerzustand nicht aus.

Bewußtseinseinschränkung und Bewußtseinsverlust bei einer *geschlossenen (gedeckten) Schädelverletzung beweisen eine allgemeine* Einwirkung auf den Schädelinhalt. Die Folgen sind abhängig

1. davon, ob die Gewalt umschrieben (scharf, spitz) oder breit (stumpf) einwirkt,
2. von der Einwirkungsrichtung,
3. davon, ob sie den freibeweglichen oder fixierten Kopf trifft,
4. von der Ausgangslage des Verletzten.

Die *Bedeutung der Ausgangslage* kann man beurteilen aus der Angabe der Boxer, daß sie ein „Glaskinn" hätten, wenn sie nicht für den Kampf unmittelbar vorbereitet seien durch feuchte heiße Umschläge und ein Konditionstraining. Boxer können auch darüber berichten, daß sie keine Erinnerung an den Kampf haben, in welchem sie gesiegt haben und bei dem sie der Umgebung nicht aufgefallen sind. Plötzlich, im Zug oder im Hotel, kommen sie, überrascht von der neuen Umgebung, zu sich. Sie handelten im besonnenen Dämmerzustand. Die Folgen solcher wiederholten Traumatisierungen zeigen sich in der fortschreitenden *Boxerencephalopathie*, die nach einem langen Intervall einsetzt: extrapyramidale Störungen, Demenz. Ein Boxer, der mehrere K.o. erlitten hat und öfter „groggy" war, schwebt in dieser Gefahr. Der Neurologe muß davor warnen, ebenso vor dem „Köpfen" beim Fußballspiel.

Der sportliche Wettkampf und die Erregung des blutigen Kampfes bringen das Gehirn in eine andere Kondition als sie beim gewöhnlichen Arbeits-, Straßen-, Gelegenheits-Unfall gegeben sind. Das sei immer berücksichtigt: *Der gleiche Unfallmechanismus hat nicht immer die gleichen Folgen.* Das zeigt sich z. B. auch beim brutalen Hinstürzen eines Epileptikers. Selten erfolgt eine Hirnverletzung. Nach dem relativ kurzen posteklamptischen Schlaf fühlen sich die Kranken wieder wohl, und zwar nach einem Sturz, der sonst vermutlich eine traumatische Hirnschädigung bewirkt hätte.

Die Mechanismen bei gedeckten Schädel-Hirnverletzungen

1. Akute Beschleunigung (Abb. 44: 1a, b, 6)

Die akute Beschleunigung, gleichviel ob die Gewalt den frei beweglichen Schädel trifft oder ob der bewegte Schädel durch einen Widerstand plötzlich aufgehalten wird, bewirkt eine *Commotio cerebri.* Die Commotio cerebri ist ein im Lichtmikroskop anatomisch spurloser Vorgang. Gleichwohl kann eine Commotio tödlich enden; *in der Sekundärphase bewirkt sie zentrale vegetative Entgleisungen, die todbringend sein können*: Lungenödem, subendocardiale, submucöse Blutungen, Hirnschwellung (Wancke), also die Zeichen des zentralen Todes.

Die Commotio cerebri kann, durch die Schwellungs- und Ödemphase, auch bleibende Folgen am Hirn hinterlassen. Commotio cerebri führt also keineswegs „definitionsgemäß“ zur restitutio ad integrum. Maßgebend dafür ist nicht nur die Ausgangslage, sondern auch das Verhalten nach der Verletzung. Wann sind in der akuten Phase nach Commotio cerebri keine Gefährdungen mehr gegeben? Wenn keine Konzentrations- und Merkfähigkeitsschwäche erheblichen Grades beim Lesen besteht, wenn eine Überempfindlichkeit gegen Flimmerlicht (Fernsehen) und äußere Reizeinwirkung (Radio, Unterhaltungen usw.) abgeklungen ist, wenn — vor allem — die Kreislauf-Regulation wieder normal geworden ist. Die orthostatische Regulationsstörung kann man zwar messen (Schellong-Test). Besser ist es aber, wenn man sich nach bestimmten Belastungen erkundigt, nämlich Aufstehen, Entleerungen, Rauchen. Danach regelten auch die alten Kliniker die Liegezeit (BORCHARDT u. BALL). Man dehne sie eher etwas aus. Was im Anfang versäumt wird, wird später schwer eingeholt.

Eine Folge der Beschleunigung wird wenig bedacht, nämlich die *Intima-Zerreißung mit nachfolgender Thrombose in den intrakraniellen Gefäßabschnitten* der Basilaris und der Carotiden, z. B. durch Fußtritt gegen den Kopf, beim Köpfen des Fußballes. Auch *Zerreißung aller Schichten und tödliche Subarachnoidalblutung* sind möglich.

Nicht genug ist bekannt, daß auch nach einfacher Kopfprellung, *Contusio capitis*, am 3./4. Tag lokalisierter Kopfschmerz und geringfügige Halbseitensymptome auftreten können. Der Verletzte, der erst an diesem Tag zum Arzt kommt, sollte besonders sorgfältig untersucht werden. Die Störung ist meistens bald ohne Folgen abgeklungen.

Nach so belanglos erscheinendem, manchmal vergessenen Trauma kann sich ein *chronisches subdurales Hämatom* entwickeln.

Die Trägheit des Gehirns gegenüber dem mit der Gewalt zuerst in Berührung geratenden Schädel führt zu *Verformungen des Gehirns*, zum Ausweichen in Zisternen und Gefäßräume. An Stellen, wo das Gehirn in den Impressiones digitatae capillar anliegt, erfolgen *Zerreißungen* (geringster Grad ist die Subarachnoidalblutung) oder *Quetschungen, je nach der Beschleunigungsrichtung*. Diese Stellen sind fronto- und temporobasale Rinde, also Gebiete des basalen Neocortex, bei deren Läsion Veränderungen der Person auftreten können (s. S. 60). Meistens ist bei einer Verletzung, die zu ausgedehnteren basalen Verletzungen führt, Anosmie als wichtiges Begleitsymptom vorhanden. Auf dem Hintergrund einer solchen fronto-temporo-basalen Hirnschädigung mit Wesenswandlung kann eine abnorme Entwicklung einsetzen, als Rentenneurose verkannt (s. Abb. 34). Durch Verformung zerreißt in schweren Fällen der Balken, klinisch noch nicht diagnostizierbar.

2. Die Stoßwelle (Abb. 44: 2—5)

Aber nicht nur diese durch die Beschleunigung bewirkten Schäden treten auf, eine Stoßwelle pflanzt sich in Richtung der Gewalteinwirkung fort und kann, besonders bei umschrieben einwirkender Gewalt, auf der gesamten Strecke blutige Schäden verursachen, am ausgedehntesten an der entgegengesetzten Stelle (LINDENBERG).

3. Ante-, Retro-flexion. Komplexe Beanspruchungen der Halswirbelsäule

Bei reiner Anteflexion werden Rückenmark, Medulla oblongata und Pons gedehnt, die Wurzeln gezerrt, bei Retroflexion gestaucht (Abb. 45a, b). Bei Retroflexion wölben sich gleichzeitig Bänder und Bandscheiben ins Innere vor (BREIG).

Falx cerebri
Clivus
Tentorium
Falx cerebri
1a
1b
2
3a
3b
4a
4b

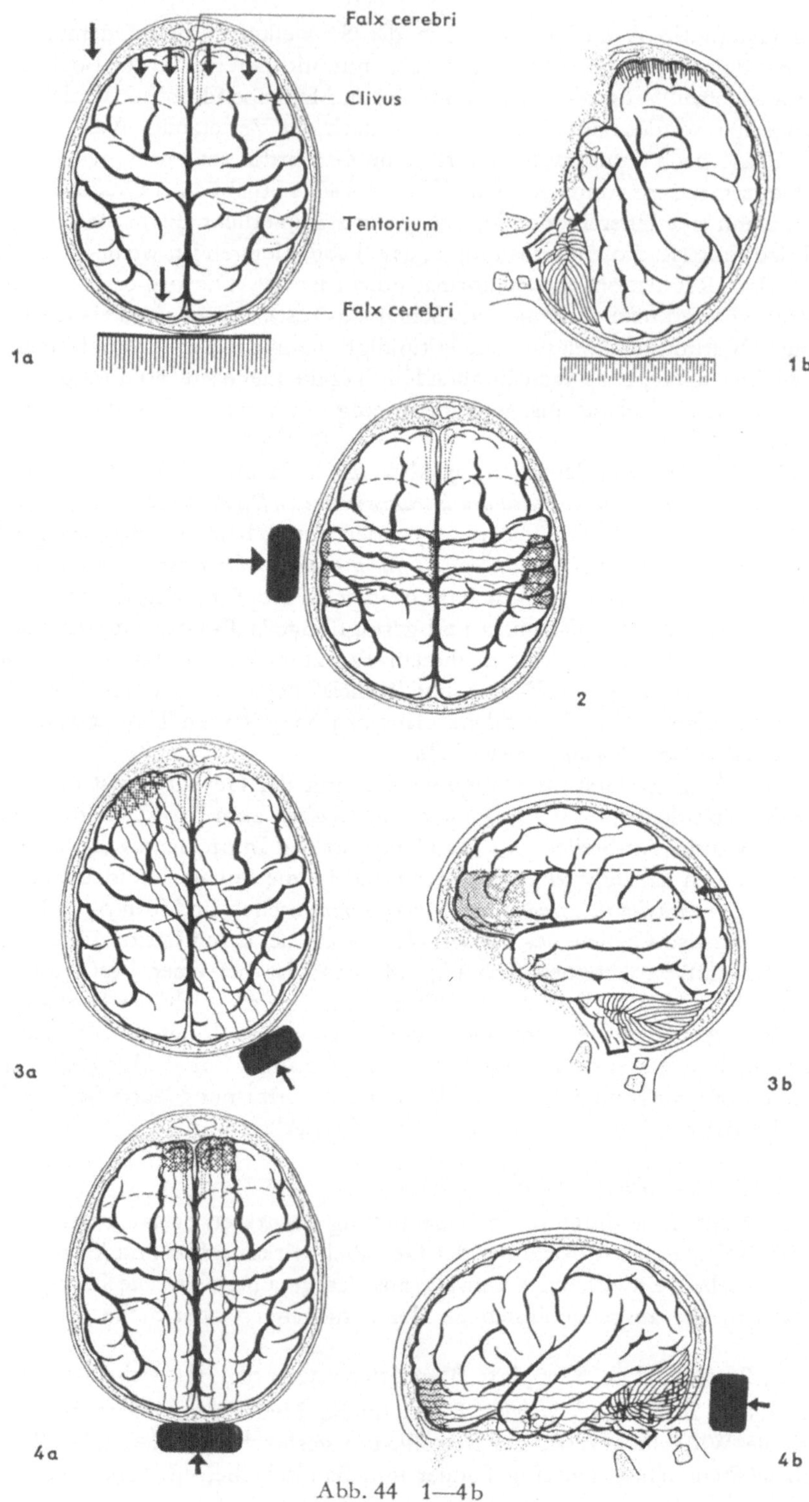

Abb. 44 1—4b

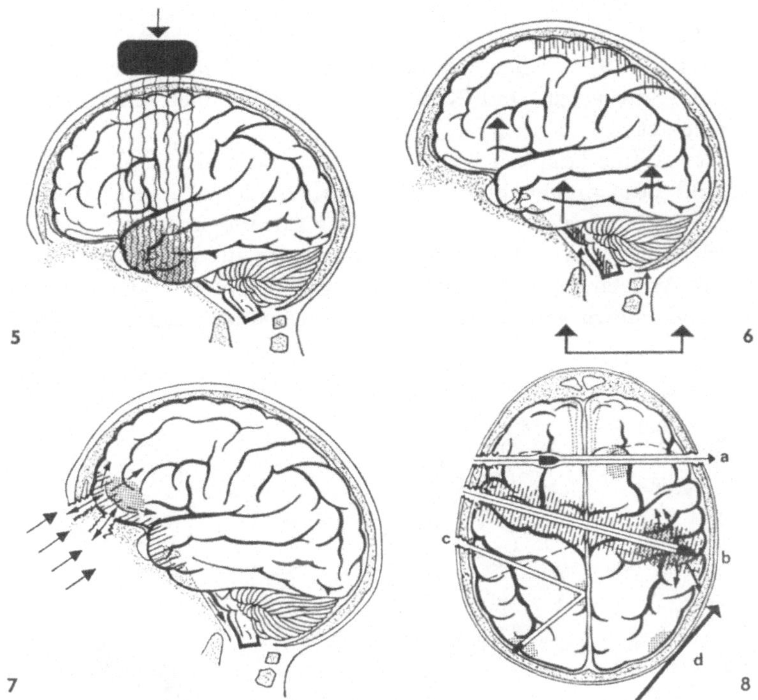

Abb. 44. Schädel-Hirn-Trauma, wichtige Mechanismen.

Sturz auf den Hinterkopf, Zerreißungsherde
1a, b

umschriebene stumpfe Gewalt: Stoßwelle, Kontusionsherde;
2 Einwirkung von links;
3a, b Einwirkung von rechts hinten oben nach vorn unten;
4a, b Einwirkung vom Nackennach frontal;
5 Einwirkung von oben: Hypophyse, Schläfenlappen, basal

Sturz auf das Gesäß 6

Gesichtsschädelverletzung 7
Kontusionsherde, Frakturen, Liquorfistel (Spätkomplikation: Abszeß, Meningitis)

Schußverletzungen 8
a Durchschuß mit glatter Hirnwunde (Komplikation: Abszeß);
b Durchschuß mit gequetschter Hirnwunde (Komplikation: Abszeß, Meningoencephalitis);
c äußerer Prellschuß (= umschriebene scharfe/spitze Gewalt);
d innerer Prellschuß, an der Falx abprallend und als Steckschuß an der Kalotte

Dadurch können medulläre Störungen auftreten, mechanisch und vasculär bedingte Paraesthesien, Lähmungen. Wir haben in unserem Material nur sehr flüchtige Wirkungen in diesem Sinne gesehen. Nur wenn eine Bandscheibenprotrusion erheblichen Ausmaßes besteht, kann bei dem angeführten Mechanismus akut und ohne erhebliche Rückbildung ein Transversalsyndrom entstehen. Man hat früher solche Fälle als *Hämatomyelie* diagnostiziert. Blutige Schäden des Rückenmarks kennen wir zwar aus pathologisch-anatomischen Studien (Klaue). Die meisten Hämatomyelien lassen sich anders aufklären. Man muß natürlich damit rechnen, daß im Zusammenhang mit der Verletzung auch andere Störungen aus der Latenz gehoben werden (Angiodysgenesien, Tumor, entzündliche Reaktion u. a.).

Eine *zentrale Halsmarkschädigung* ausschließlich durch die Retroflexion, bei sonst normalen Verhältnissen, sahen wir bisher nur in 3 Fällen; die Störungen waren flüchtig. R. C. Schneider und Kuhlendahl haben über schwere und dauernde Schäden berichtet.

Besondere Aufmerksamkeit beanspruchen alle komplexen plötzlichen Beschleunigungen und Beanspruchungen der Halswirbelsäule z. B. beim Überschlagen im Auto, beim Stolpern (welches mit Händen oder Ellenbogen aufgefangen werden soll und dadurch zu einer Anteflexion führt), bei Sturz auf Hinterkopf oder Gesichtsschädel, beim Angefahrenwerden der Fußgänger von hinten oder von der Seite, bei Box-, Ball- und Fußtrittverletzungen, welche seitlich oder sagittal erfolgen.

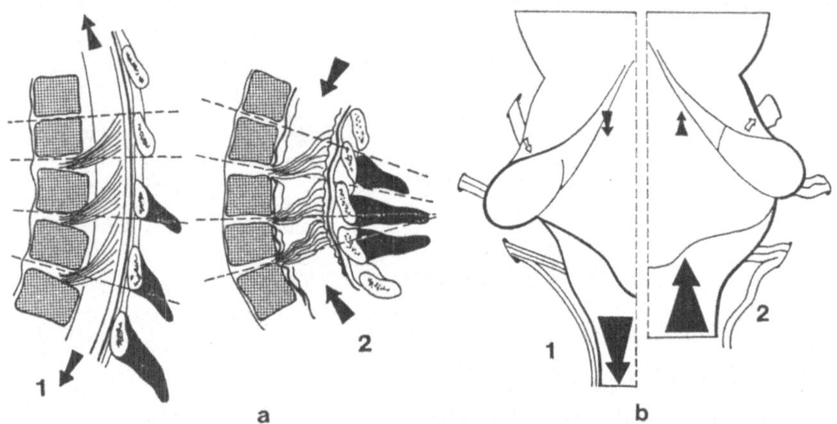

Abb. 45. (Aus Breig.).
Ante- und Retro-flexion mit Auswirkung auf Stützapparat und Nervensystem,
a Halsmark,
b Hirnstamm:
1 Bei Anteflexion → Dehnung,
2 bei Retroflexion→ Stauchung, Vorwölbung der Bandscheiben und Ligamenti

Verletzungen der Gefäße sind im extra- und intrakraniellen Abschnitt möglich, auch wenn äußere Verletzungen fehlen. Nach Krauland sind die „Brückenstrecken" der vier großen zuführenden Gefäße den Zerrungsschäden besonders stark ausgesetzt. Es kommt zu Intimarissen mit nachfolgenden Thrombosen; bei Zerreißung aller Schichten tritt Subarachnoidalblutung auf.

Wie häufig Gefäßverletzungen vorkommen, entzieht sich deswegen vermutlich unserer Kenntnis, weil sie klinisch in der Regel stumm bleiben. Gefäßverschlüsse, auch im Vertebralisbereich, werden durch Kollateralkreislauf ausgeglichen. Nur bei Anomalien der Arteriae communicantes und bei Beeinträchtigung der übrigen Anastomosen — unter Umständen traumatisch — bewirkt ein Verschluß deutliche neurologische Symptome. Die sog. Bollingersche Spätapoplexie nach Trauma wird wohl kaum noch diagnostiziert oder diskutiert (Bay).

Die *traumatische migraine cervicale* (Bärtschi-Rochaix) wird sicher zu häufig diagnostiziert.

Bei Anomalien der Gefäße können kritische Situationen entstehen und ein Wallenberg-Syndrom auftreten.

Nacken-Beuge-Parästhesien haben wir bei reinen HWS-Traumen nie beobachtet.

4. Schleudertrauma

Das Schleudertrauma s. s. ist früher übersehen worden, durch die Auffahrverletzungen haben wir es genauer erfaßt; derzeit wird es überwertet. Das Schleudertrauma sensu strictiori trifft einen Halteapparat, der nicht auf Abwehr eingestellt ist (Peitschenschnur-Mechanismus). Vestibulärer Schwindel ist weder in der akuten, noch in der Spätphase häufig.

Akute Bewußtlosigkeit, Übelkeit, Erbrechen gelten als Kardinalsymptome der Commotio cerebri. Das ist dahingehend einzuschränken, daß auch ein Schleudertrauma ein *akutes cervico-cephales Syndrom* bewirken kann. Der Hinweis, ein cervicocephales Syndrom sei zu diagnostizieren und eine Commotio cerebri auszuschließen, weil äußere Verletzungen am Kopf nicht nachzuweisen seien, trifft nicht zu, wie wir von Hirnkontusionen bei Explosionsdruckwellen wissen. Für den Commotiovorgang ist die Beschleunigung maßgebend.

Neigung zu lage- und bewegungsabhängigen vasomotorischen Reaktionen, Labilität der Herzfrequenz, zentral bedingte Nystagmusbereitschaft (zu prüfen durch Elektronystagmographie) und Schwindel beim Blick nach oben (Stiersches Zeichen) gelten seit langem als Zeichen der traumatischen Schädigung des Zentralnervensystems; sie könnten dem cervico-cephalen Syndrom zuzuordnen sein.

Die blutigen Schäden in den Weichteilen der cervico-occipitalen Übergangsregion sowie im Bereich der mittleren und unteren Halswirbelsäule sind erheblich und machen verständlich, daß Zonenschmerzen nicht so schnell abklingen wie man dies früher erwartet hat (s. EMMINGER, JANZEN, KUHLENDAHL, Referate auf dem Chirurgen-Kongreß, München 1960).

5. Peribolische Hirnschäden nach Trauma

Bei fettleibigen Menschen kann eine mit einem allgemeinen Trauma verbundene Körpererschütterung zur *Fettembolie* auch des Gehirns führen. Systematische Untersuchungen von Schädel-Hirn-Verletzten haben ergeben, daß Fettembolien häufiger sind als vermutet wird (SÄKER). Jede schwere allgemeine Traumatisierung, welche mit Hämatomen einhergeht, kann über *Thrombocytenaggregationen* zu peribolischen Schäden der Hirnrinde führen. Manche Persönlichkeitswandlung nach Verletzungen ohne eindeutige Hirnbeteiligung ist so bedingt. Auf dem Hintergrund solcher diffusen peribolischen Hirnschäden, bei denen Lokalsymptome nicht hervortreten, kann sich eine psychisch-reaktive Störung manifestieren.

6. *Ödemnekrose des Hemisphärenmarks*

Bei manchen Fällen kann das Marködem im Vergleich zur Rindenschädigung ganz überwiegen. Dann zeigt sich ein sog. *appallisches Syndrom* (KRETSCHMER) (Pallium = Mantel = Hirnrinde). GRÜNTHAL hat eine eigentümliche Hirnschädigung beschrieben, bei der nur die Rinde ausgefallen war, das wäre ein dauerndes apallisches Syndrom s. s. Meistens ist das klinisch diagnostizierte apallische Syndrom nur eine Phase. Im nächsten Stadium, dem lang hingezogenen Delir, treten die einzelnen Werkzeugleistungen der Hirnrinde bereits wieder hervor. Darauf ist zu achten wegen der Prognose. Bei diesen Menschenwesen, die bisher noch nicht existiert haben, sind die Verknüpfungen gestört, die corticalen Werkzeuge sind in Ordnung. Ein organisches Psychosyndrom bleibt, aber die soziale Einordnung auf niederem Niveau kann zufriedenstellend sein.

Wer diese Mechanismen im Einzelfalle durchanalysiert hat, wird es verstehen, nach dem Verlauf der Initial- und Frühphase eine Prognose zu stellen und die Spätphase als Gutachter zu beurteilen, die Kenntnisse der Gehirnpathologie natürlich vorausgesetzt (s. Kap. VII, 15).

Die *Gesichtsschädelverletzungen* (Abb. 44: 7) bieten eine Reihe von besonderen Komplikationen, die man kennen muß, um richtig zu handeln. Man kann nämlich übersehen, daß in Wirklichkeit eine offene Hirnverletzung eingetreten ist. Eine *Liquorfistel* kann sich dem Nachweis leicht entziehen, zumal sie sich zeitweise schließt. Sie muß aber operativ beseitigt werden, wenn sie sich nicht innerhalb der ersten Tage, unter antibiotischer Behandlung, endgültig verschließt. Eindringen von Luft *(Pneumatocele)* beweist natürlich, daß eine offene Verbindung zu den Nebenhöhlen bestehen muß. Eine sorgfältige Nativdiagnostik ist durchzuführen um zu ermitteln, ob neben der antibiotischen Behandlung auch operative Maßnahmen zum Verschluß der Durchtrittsstelle angezeigt sind. Bei *Visusstörungen* muß schnell entschieden werden, ob eine operative Freilegung des Opticuskanals geboten erscheint. Wenn die Erblindung sofort eingetreten ist, wird der Opticus nicht mehr zu retten sein. *Entwickelt* sie sich aber, so wird die Röntgenanalyse bei der Indikation zur Operation behilflich sein. Kommunikationen mit dem Schädelinnenraum können sich dem Nachweis entziehen. Das zeigen jene Fälle, bei denen später rezidivierend Meningismus auftritt. Meistens bleiben die Reaktionen gutartig und heilen ohne Therapie in wenigen Tagen. Meningismus nach Gesichtsschädelverletzung und bei Ausübung bestimmter Sportarten (besonders Fußball, Boxen) ist also zunächst nicht erregend. Trotzdem muß sich eine sorgfältige Untersuchung anschließen, um die Quelle des Einbruches in die Liquorräume zu ermitteln, ein schwelender Absceß kann gefunden werden.

Von den eingewurzelten Begriffen ist hier nur derjenige der *Commotio cerebri* weiter verwendet; denn Commotio cerebri ist ein Vorgang. *Die Contusio cerebri gibt es nicht, sondern verschiedene Mechanismen, welche zu blutigen Schäden des Hirns und seiner Häute führen.* Deswegen wurde auch der Begriff contre-coup-Verletzung vermieden; es gibt sie (s. Stoßwelle), aber viel seltener als sie diagnostiziert wird. *Compressio cerebri* ist eine *Symptom*bezeichnung; die Diagnose hat die Ursache für den lokal oder allgemein zunehmenden Hirndruck zu benennen: epidurales, subdurales, intracerebrales Hämatom.

Das wiederholte Schädel-Hirn-Trauma hat, wenn die Traumen nicht zu dicht aufeinander folgen, wie beim Boxer, die gleiche Prognose wie jede Einzelverletzung; die in Gutachten zitierte „Vorschädigung" spielt keine Rolle. Es gibt auch keine Beweise dafür, daß *alte Menschen* die Folgen eines Traumas schlechter überwänden als junge (E. Müller). Wenn man diese grundlegenden Daten berücksichtigt, kann man die Therapie in der akuten Phase und die Rehabilitation leiten.

S_{46} Ophthalmo-neurologische Syndrome

Die Syndrome sind zum Teil schon besprochen worden. Wenn man das Thema dieses kurzen Kommentars

„*ophthalmo-neurologisches Konsilium*"

benennt, so treten noch einige Teilfragen hervor.

Der Neurologe bedarf des Ophthalmologen bei der Beurteilung der *Stauungspapille*, ihrer Entwicklung und ihres Verlaufes, bei der Abgrenzung von *Anomalien*, z. B. Hyperopie, Drusenpapille; beides sind Aufgaben, die Erfahrung und Kooperation voraussetzen. Unaufgeklärte ein- und doppelseitige Stauungspapillen müssen wir auch heute noch registrieren.

Die Frage: „Besteht eine *Atrophie der Papille* oder noch nicht?“ ist oft nur nach wiederholter Kontrolle des Fundus und der Funktion zu entscheiden; für Diagnose, Therapie sowie Prognose kann sie fundamental werden.

Der *Gefäßstatus* am Fundus (SAUTTER u. Mitarb.) geht in die Gesamtbeurteilung bei vasculären Encephalopathien ein. *Ophthalmodynamometrie* und *Ophthalmodynamographie* werden dabei mit Nutzen verwendet (HAGER). Der Ophthalmologe seinerseits wünscht bei vasculären Prozessen am Augenhintergrund, wenn sie das Leitsymptom sind, die neurologische und neuroradiologische (Angiographie, Phlebographie) Analyse.

Von zunehmender Bedeutung ist die Zusammenarbeit auf einem interessanten Grenzgebiet: Metabolische Veränderungen, vor allem des Fetthaushaltes, Abweichungen im Transportorgan Blut. Blut- und Gefäßerkrankungen wirken sich an Auge und Nervensystem aus. *Vasculäre Fundusveränderungen*, *Retinopathie* und die meisten systematischen Erkrankungen des Nervensystems (cerebelläre Atrophie, Encephalo-myelo-polyneuropathie) geben den Anlaß zum Konsilium. Eine metabolische Entgleisung kann sich gleichzeitig oder nacheinander auf weitere Organsysteme auswirken, also auch auf Haut, Stützapparat, innere Organe. Gerade dieses Neben-/Nacheinander muß die Aufmerksamkeit erregen, nach einer gemeinsamen Ursache zu suchen. Die Beurteilung des Fundus ist bei allen polygenetischen Reaktionsformen des Nervensystems (s. S. 250ff), deren Pathogenese schwer und oft noch nicht aufzuklären ist, unentbehrlich.

Eine differenzierte *Gesichtsfeldprüfung* verlangen die Prozesse im Opticus und im Chiasma bzw. in der unmittelbaren Nachbarschaft derselben. Prozesse des *Hypothalamus* können große Aufmerksamkeit und Geduld erfordern, weil die Befunde sehr geringfügig und vor allem wechselnd sein können. Sie werden nicht selten für psychogen erklärt (z. B. beim Craniopharyngiom).

Gutartige *Keilbeinprozesse*, z. B. Meningiom, können z. B. während der Gravidität schwellen und rezidivierend eine „Neuritis retrobulbaris“ bedingen. Der Neuroradiologe kann mit gezielter Nativdiagnostik (Schichttechnik) die Differentialdiagnose entscheiden in einem Stadium, in welchem eine Angiographie noch nichts erbringt.

Kooperation von Ophthalmologen, Neurologen und Neuroradiologen wird dazu führen, daß unnötige Explorativoperationen vermieden werden, die, angetrieben durch einen Visusverfall, keineswegs selten noch vorgenommen werden.

Der Ort einer *Beeinträchtigung der Sehbahn* läßt sich aus den Begleitsymptomen meistens mit ausreichender Sicherheit finden; die Gesichtsfeldanalyse hat in diesen Fällen aber einen erheblichen theoretischen Wert. Die Diagnose *optische Agnosie*, der man begegnet, dürfte meistens einer sorgfältigen Analyse der Phänomene nicht standhalten. Diese in einem hypothetischen Mosaik von Hirnfunktionen (s. S. 66,

Abb. 22a, b) postulierte abgrenzbare Funktionsstörung löst sich auf in Störungen einzelner Werkzeugleistungen. Ich stimme mit Bay, den man wegen seiner hirnpathologischen Studie angegriffen hat, überein. Die optischen „Agnosien", welche ich, vordiagnostiziert, untersucht habe, waren keine.

Bei durchgängiger Hemianopsie/*hemianopischer Aufmerksamkeitsstörung* blickt der Kranke vom Herd weg. Das wird mit *»déviation conjuguée«* verwechselt, die zusammen mit Kopfwendung als corticales Reiz-/Enthemmungssymptom auftritt, z. B. im epileptischen Anfall. Déviation conjugée gehört zu jenen eingewurzelten Phänomenen, die auch der neurologisch Unerfahrene kennt. Es verführt ihn dazu, das bemerkenswerte Symptom zu registrieren und die Gesichtsfeldprüfung zu unterlassen. Die Symptomdiagnose ist fast immer falsch gestellt worden.

Gesichtsfeldprüfung beim bewußtseinsgestörten Patienten ist möglich durch Ausnutzung des Blinzelreflexes. Man stößt von der Seite mit der Hand in Richtung auf das Auge. Die Ermittlung einer hemianopischen Aufmerksamkeitsschwäche kann für die Lokal- und dadurch auch für die Art-Diagnose eines Prozesses von entscheidender Bedeutung werden. Wendet der Kranke seine Aufmerksamkeit der Untersuchung voll zu, kann, wie bei jeder Sensibilitätsprüfung, das Ergebnis unsicher werden. Deswegen muß man während der übrigen Untersuchung gelegentlich, von der Seite kommend, den Blinzelreflex auszulösen versuchen, ferner ermitteln, ob der Kranke Ereignisse in einem Gesichtsfeldbereich öfter übersieht.

Blickbewegungen und *Pupillenspiel* sind wichtige differentialdiagnostische Hinweise.

Das *Claude-Bernard-Hornersche Syndrom*: Enophthalmus, Miosis, geringe Ptosis lateralisiert einen Prozeß. Bedeutung für die topische Diagnostik gewinnt es nur im Zusammenhang mit weiteren neurologischen Syndromen.

Das *Robertsonsche Syndrom*: miotische, lichtstarre, auf Konvergenz überschießend reagierende Pupille ist ein Lokalsymptom und kein „spezifisches" Krankheitszeichen, wenn auch Tabes, Encephalopathie bei chronischem Alkoholismus, Encephalitis häufiger die Ursache sind als etwa Traumen und Tumoren.

Das *ADIE-Syndrom = Pupillotonie* (Behr): langsame Verengung der Pupillen bei Konvergenzeinstellung, verlangsamte Akkommodation, ist meistens einseitig; eine Dissoziation beider Reaktionen ist möglich. Die Lichtreaktion kann fehlen oder sehr schwach ausgeprägt sein und ebenfalls tonisch erfolgen. Nicht selten findet man bei den, überwiegend weiblichen, Patienten als Ausdruck einer allgemeineren Störung eine Aufhebung proprioceptiver Reflexe, besonders des Triceps-surae (= ASR). Die Ursache bleibt meistens unbekannt, vereinzelt tritt das Syndrom akut in Erscheinung (Virusinfektion?).

Seitendifferenz (Anisokorie) und *Entrundung* der Pupillen können permanente Krankheitszeichen sein. Die Lokalisation der Störung muß aus den Begleitsymptomen ermittelt werden. Die akut sich entwickelnde Pupillendifferenz ist ein hervorragendes Kriterium zur Beurteilung der intracraniellen seitendifferenten Drucksteigerung bei Trauma, Blutung, Blastom. *Es ist ein Kunstfehler, bei noch unklaren akuten Verläufen ein Mydriaticum einzuträufeln, um den Fundus besser übersehen zu können.* Die *doppelseitige Verengung oder Erweiterung* der Pupillen ist ein wichtiger Spiegel für die allgemeine Hirnfunktion z. B. bei O_2-Mangel (Reanimation), Intoxikationen.

Phakomatosen verlangen selbstverständlich ophthalmologische Mituntersuchung.

Die erheblichen Verbesserungen der Untersuchungstechnik und die vermehrte Einsicht in die Entstehungsbedingungen verhindern nicht, daß wir immer wieder einmal vor einem Exophthalmus diagnostisch kapitulieren müssen.

Bei der

Analyse eines Exophthalmus

richtet sich die Aufmerksamkeit auf:

1. Raumbeengung durch
   a) Bulbusdeformitäten
   b) Dysostosen
   c) Veränderungen der Orbita:
      Prozesse der Weichteile
         Tumoren
         Entzündungen
            u. a. Myositis
         Angiodysplasien
            Varicosis = intermittierender E. beim Bücken
   d) retroorbitale Veränderungen
      Tumoren des Keilbeinflügels
      Sinusthrombosen
      Carotis-Sinus cavernosus-Fistel (traumatisch) u. a.
2. Allgemeinkrankheiten
   a) Endokrinopathien
   b) lokale und generalisierte Osteopathien
   c) Blutkrankheiten
   d) Angiopathien
      u. a.

Nystagmus: s. S. 58, S_{47}.
Elektromyographie s. S. 123.

Mit diesen Bemerkungen ist das weite Gebiet keineswegs ausreichend umschrieben (verwiesen sei auf die Pionierleistungen von Wilbrand u. Saenger, Nonne, Bartels).

S_{47} Oto-rhino-laryngo-neurologische Syndrome

Die erhebliche Ansprechbarkeit des Vestibularis auf viele Noxen und an vielen Orten konfrontiert den Arzt oft mit den Leitsymptomen *„vestibulärer Schwindel, Nystagmus"* (s. S. 165). Die Beziehungen Auge-Nervensystem-Ohr umfassen ein weites Gebiet (Wilbrand u. Saenger, Wittmaack, Bartels, Frenzel), das durch die klinische *Elektronystagmographie* (Jung, Kornhuber) und die experimentelle Forschung (Mikroelektrodentechnik) belebt worden ist.

Wenn die Symptomdiagnose „labyrinthär/retrolabyrinthär" entschieden ist, gibt die feinere Analyse des *Nystagmus* relativ *wenig Hilfestellung für die topische Diagnostik.* Die Kontrolle des Nystagmus ist *aber ein wichtiges Verlaufssymptom z. B. bei Intoxi-*

kationen. Wichtig ist es, daß man einen paretischen Nystagmus erkennt und die Dissoziation des Nystagmus beider Augen. Nur der durch seine Art zu erkennende kongenitale Nystagmus erlaubt eine Artdiagnose (Tab. 6).

Tabelle 6. *Lokalisation vestibulär-oculomotorischer Symptome* (aus: KORNHUBER)

Lokalisation der Läsion	Willkürliche Blickbewegung	Spontannystagmus (im engeren Sinne: Leuchtbrille, Blick geradeaus)	Experimenteller vestibulärer Nystagmus	Optokinetischer Nystagmus
Labyrinth, N. vestibuli	o. B.	*Ausfallnystagmus zur Gegenseite, Reiz- oder Erholungsnystagmus zur Herdseite;* evtl. Kombination mit Lagenystagmus (beiderseits oder zur Herd- oder Gegenseite)	*einseitiger Ausfall oder Untererregbarkeit* oder Richtungsüberwiegen zur Gegenseite; bei Reiz- oder Erholungsnystagmus Richtungsüberwiegen zur Herdseite	o. B. oder einseitige Bahnung durch Spontannystagmus
Vestibulariskernregion	o. B. oder Blickrichtungsnystagmus	*Spontannystagmus jeder Richtung* (auch zur Herdseite), bei Syringobulbie vor allem *rotierender Nystagmus zur Herdseite;* evtl. Kombination mit Lagenystagmus	Richtungsüberwiegen in Richtung des Spontannystagmus; evtl. Übererregbarkeit, Dysrhythmie, verkehrte (vertikale) Richtung des kalorischen Nystagmus	o. B. oder einseitige Bahnung durch Spontannystagmus
Archicerebellum Unterwurm, Dachkern	o. B. oder Blickdysmetrie und Blickrichtungsnystagmus	*richtungswechselnder Lagenystagmus;* evtl. Spontannystagmus zur Herdseite	o. B. oder Übererregbarkeit, Richtungsüberwiegen zur Herdseite	o. B.
Kleinhirnhemisphäre	o. B. oder Blickdysmetrie und Blickrichtungsnystagmus	∅	o. B.	o. B.
Brückenhaube, paramedian	*horizontale Blicklähmung zur Herdseite*, evtl. mit blickparetischem Nystagmus	horizontaler Spontannystagmus zur Gegenseite	Ausfall des horizontalen Nystagmus zur Herdseite; evtl. nur Ausfall oder Störung der raschen Phasen, Richtungsüberwiegen des Nystagmus zur Gegenseite	
Hinteres Längsbündel	*internucleäre Ophthalmoplegie* mit dissoziiertem horizontalem Blickrichtungsnystagmus	∅	o. B.	o. B.

Tabelle 6 (Fortsetzung)

Lokalisation der Läsion	Willkürliche Blickbewegung	Spontannystagmus (im engeren Sinne: Leuchtbrille, Blick geradeaus)	Experimenteller vestibulärer Nystagmus	Optokinetischer Nystagmus
Mittelhirnhaube, Prätectalregion	*vertikale Blicklähmung*, evtl. mit blickparetischem Nystagmus oder Nystagmus retractorius	∅ oder Spontannystagmus ipsi- oder kontralateral auch vertikal	Verminderung des vertikalen Nystagmus bei bilateraler äqualer Calorisation; evtl. Richtungsüberwiegen in Richtung eines Spontannystagmus	vertikal gestört in Richtung der Blicklähmung
Großhirn (subcorticale Herde, vorwiegend in den hinteren Teilen der Hemisphäre)	Blickparese zur Gegenseite meist nur für Stunden, mit Augen-Kopf-Deviation zur Herdseite; später evtl. Lidschlußdeviation zur Gegenseite	∅	bei geschlossenen Augen o. B. oder Richtungsüberwiegen zur Gegenseite des Herdes; bei visueller Fixation evtl. Richtungsüberwiegen zur Herdseite	*Verminderung zur Gegenseite des Herdes* (langanhaltend)
congenitaler Nystagmus	oft keine regelmäßige Zunahme mit Grad der seitlichen Blickrichtung	*Fixationsnystagmus, meist abnorme Schlagform, bei latentem Nystagmus, aber Ruckform; bei Lidschluß Verschwinden des Nystagmus oder Änderung von Form oder Richtung*	Richtungsüberwiegen oder o. B.	meist gestört: *invers*, vermindert oder überlagert von Fixationsnystagmus; bei monokulärer Prüfung Bahnung nach ipsilateral bei latentem Nystagmus

Die Diskussion über „*Menièresche* Krankheit“ oder „*Menière-Syndrom*“ sollte eigentlich abgeschlossen sein. Die Phänomene sind festzulegen, anschließend sind Lokalisation sowie Pathogenese oder Ätiologie zu klären — unter Einbeziehung „der Erfahrung“. Diese sei sorgfältig gehandhabt. *Gerade „der Menière“ liefert ein Lehrstück für den Einfluß modischer Strömungen und „Erfahrungen“. Derzeit wird die Vestibularisstörung bevorzugt als vertebragen via A. und N. vertebralis gedeutet, obwohl dies eine sehr seltene und in der Wirkung nicht einmal aufgeklärte Bedingung ist* (s. S. 197).

Die Differenzierung von Hörstörungen kann dann eine schwierige Aufgabe werden, wenn die doppelseitige Ertaubung isoliert auftritt und sicher nicht peripher bedingt ist, wenn mithin otologisch und neurologisch (einschließlich Liquor- und neurologischer Untersuchung) sonst nichts nachzuweisen ist. Unsere mühseligen Fälle waren ein- dann doppelseitige Ertaubungen, die sich über Monate entwickelten, bei: Metastasierung in die hinteren Vierhügel, isolierte Metastasierung, mit monatelangem Intervall zwischen rechts und links, ausschließlich in die beiden Hörnerven. Alle übrigen Ursachen einer plötzlichen Ertaubung: Lues, Mumps, Zoster oticus, vasculäre und blastomatöse Prozesse sind aus dem Syndrom meist ohne Schwierigkeiten zu entdecken. In letzter Zeit mehren sich Fälle von akutem *einseitigen Hör-*

sturz ohne wegweisende Begleitsymptome, ohne weitere Befunde bei der eingehenden internistisch-neurologisch-neuroradiologischen Untersuchung. Bevorzugt befallen werden Männer mittleren Lebensalters. Über Hypothesenbildung (Angiome, Insulte) kommt man derzeit nicht hinaus.

Störungen des *Richtungshörens* durch Beeinträchtigung gekreuzter efferenter inhibitorischer Bahnen zum Nucleus cochlearis sind offenbar selten, zumindesten klinisch nicht aufdringlich (PFALZ); ich fand nur einmal eine solche Störung bei einer virusbedingten pontinen Encephalitis.

Tumoren der *Kleinhirnbrückenwinkelregion* und die aus dem *Labyrinth* oder aus dem *Sinus* gegen das Schädelinnere vordringenden Prozesse erfordern das Konsilium.

Bei der Differentialdiagnose des Schläfenlappenabscesses und der Therapie einer otogenen Meningitis sind operativ und konservativ tätige Kliniker nicht immer in Übereinstimmung zu bringen.

Streptomycintherapie einer tuberculösen Meningitis erfordert selbstverständlich ohrenärztliche Kontrolle.

Zusammenarbeit ergibt sich bei der Analyse der Hirnnerven VII—XII (Abb. 31), bei der Fahndung nach Prozessen an der Schädelbasis, im Epipharynx, Larynx, bei Probeexcisionen.

Die Analyse von Blastomen der Nebenhöhlen, der Pyramiden, vor allem aber von Gefäßtumoren (Aneurysmen, Glomustumor der Pyramidenspitze) kann durch die Erfahrung des Neuroradiologen gefördert werden.

Die intratemporale *Chirurgie des Nervus facialis* (MIEHLKE) ist bei traumatischen, entzündlichen oder operativen (wegen Tumor) Kontinuitätstrennungen indiziert. *Die Indikation für eine Dekompression ist selten.* Wenn eine laufende klinische und elektromyographische Kontrolle durchgeführt wird, kann bei Fällen, die zunächst für eine Dekompression geeignet erscheinen, die Spontanrestitution rechtzeitig erkannt und eine überflüssige Operation vermieden werden.

Der *Facialisspasmus* läßt sich bis heute nicht behandeln.

S_{48} Dermato-neurologische Syndrome

Haut und Nervensystem entstammen dem gleichen Keimblatt, die Haut ist ein großes Sinnes- und Erfolgsorgan.

Die sorgfältige Beachtung von Hauterscheinungen ist für den Neurologen aus mehreren Gründen unentbehrlich.

1. *Phakomatosen*

Genetisch fixierte Störungen der beiden großen ektodermalen Organe (einschließlich der mesodermalen Anteile) werden gemeinsam vorkommen, bei unterschiedlicher Intensität der Organmanifestation

A. Morbus-Recklinghausen

café-au-lait-Flecke
Neurinome in der Haut, an Nerven sowie Nervenwurzeln
Meningiome
Defektbildungen am Schädel (pulsierender Exophthalmus)
Veränderungen an den übrigen Skeletknochen

B. Morbus Bourneville-Pringle
   tuberöse Sklerose des Gehirns
      Demenz, epileptische Reaktionen
   Adenoma sebaceum
   Tumoren der Retina
   Tumoren der inneren Organe
C. Morbus v. Hippel-Lindau
   Angiome des Kleinhirns
      Cephalalgien, Hinterkopfmigräne, infratentorielle Raumbeengung
   Angiome des Rückenmarks
   Angiome der Retina
D. Morbus Sturge-Weber
   Angiom im Trigeminusbereich und im Hirn; dort den vom Trigeminus versorgten Abschnitten entsprechend
      V_3-Stirnhirn
      V_1-Occipitallappen
E. Morbus Louis-Bar
   capilläre Teleangiektasien der Haut und der Konjunktiven
   cerebelläre Störungen.

Die Kunst besteht nicht darin, voll ausgeprägte Syndrome zu erkennen, sondern von fast unauffälligen Gefäßveränderungen (welche manchmal schon früh aus kosmetischen Gründen operiert worden sind, von den Patienten vergessen), vereinzelten Café-au-lait-Flecken oder Neurofibromen ausgehend, die Art-Diagnose eines intraspinalen oder intrakraniellen Prozesses zu finden und dadurch den Mut zu einer Prognose zu haben.

Das Thema „Haut und Nervensystem" ist für die neurologische Diagnostik keineswegs systematisch ausgeschöpft. Bei Störungen der Behaarung, der Drüsen, der Pigmentierung, des Unterhautgewebes, des Lymphabflusses, bei arteriellen und venösen Gefäßmißbildungen, die sich mit einem neurologischen Syndrom verbinden, wird man die Keimblattverwandtschaft bedenken und daraus Hinweise für die Artdiagnostik gewinnen.

2. *Veränderungen der Haut und Schleimhäute als Spiegel innerer Krankheiten,* welche eine Encephalo-myelo-polyneuro-myopathie bedingen:

A. Endokrinopathien
B. Malabsorptionssyndrom
   (Pellagra, glatte atrophische Zunge, Mundwinkelrhagaden, Analekzem)
C. Hepatopathien
D. andere innere Leiden
E. Mesenchym-Autoimmunreaktionen
   Dermatomyositis, Lupus erythematodes u. a.
F. Infektionskrankheiten
   Mykosen, Sarkoidose, Akrodermatitis atrophicans u. a.
G. Blutungsübel
H. allergische Reaktionen
I. Arzneimittelexantheme.

3. Endlich muß sich der Neurologe interessieren für die *Haut als Manifestationsorgan nervöser Störungen.*

Zu beachten sind
Durchblutung
Hyper-an-hidrose
Hyper-, a-, trichose
Seborrhoe
Pruritus

Analgesia dolorosa
dystrophische Phänomene (s. S. 147).

So nützlich die Sammlung „Die klinischen Syndrome" von Leiber/Olbrich (4. Aufl. München-Berlin-Wien, Urban und Schwarzenberg 1966) ist, so kann sie doch nicht die Zusammenarbeit mit dem Dermatologen ersetzen, die im allgemeinen noch der Intensivierung von beiden Seiten bedürfte. Eine Zusammenfassung wie diejenige von Thies, W. u. F. Klaschka: Fortschritte auf dem Gebiet der Neurologie und Dermatologie (in: Fortschr. Neurolog. Psychiatr. 29, 567—629 (1961), ibidemThies, W., Misgeld, V., Tscheuschner, E. u. Meyer-Latzke, E., 36, 605—640 (1968), als Literatur-Quelle geeignet) beweist, wie gering die systematisch erzielten Fortschritte in Wirklichkeit sind.

Zwischenbemerkung

Nun sei der Kommentar beendet. Systematische und praktische Gesichtspunkte waren maßgebend für die Verteilung der Schwerpunkte und für die Abweichungen hin zu Einzelheiten; geleitet wurde ich dabei von den Erfahrungen, Enttäuschungen und Bedürfnissen des Alltags als Arzt und klinischer Lehrer, aber auch von der Faszination, welche die Neurologie ausübt.

Die ausführlichen Kapitel I und II besitzen ihren eigenen Wert, sie sind gleichzeitig die Exposition für die nun folgenden, ausschließlich klinischen Kapitel.

Kapitel III. Anleitung zur neurologischen Untersuchung

Alle Vorbereitungen zielten auf die Anleitung zu einer unvoreingenommenen Analyse der Phänomene und die „denkende Anschauung“ derselben auf dem Hintergrund eines Verständnisses

1. der fundamentalen normalen und pathologischen Vorgänge im Nervensystem,
2. der integrativen Leistungen des Nervensystems,
3. allgemeinmedizinischer Denkkategorien.

Der Autor hat mit seinen Mitarbeitern oft diskutiert, ob in der Klinik ein *Untersuchungsbogen* eingeführt werden soll, der den Anfängern die Arbeit erleichtert. Für spezielle Probleme sind spezielle Vordrucke über den Untersuchungsgang selbstverständlich nützlich oder sogar notwendig. *Ein Vordruck zur Festlegung eines Status ist nur für den Normal-Status gut, d. h. wenn geprüft werden soll, „ob alles in Ordnung ist“.* Sobald Pathologica vorhanden sind, engt eine Anleitung die Analyse der Phänomene nur ein. Wir benutzen in der Klinik keinen Untersuchungsbogen mit dem Nachteil, daß die Krankenblätter für wissenschaftliche Fragen oft nicht auszunutzen sind, mit dem Vorteil, daß die Erziehung zur Beobachtung und dadurch die Analyse des schwierigen Falles oder der Weg zu einer Entdeckung gefördert werden.

Die neurologische Untersuchung erfolgt nämlich im allgemeinen entweder zu schematisch oder zu ungenügend. Aus kompliziert aufgebauten Untersuchungsbögen, in denen das Ergebnis der Prüfung durch Zeichen festgehalten wird, geht manchmal nicht hervor, zu welchen Leistungen der Kranke eigentlich noch fähig war. Neurologische Symptome werden einerseits vielfach überwertet, andererseits wird oft nicht wiederholt genug nach einem Feinsymptom gefahndet (s. Kap. IV). Eine Untersuchung soll objektiv erfolgen, das schließt nicht aus, die Untersuchung vom Ziel her zu betreiben. Das Ziel ergibt sich aus der Anamnese. Deswegen sollte der Status *nicht vor* einer umfassenden Anamnese erhoben werden. Unter Umständen wird man — das sollte allerdings nur selten vorkommen! — *nach* der Untersuchung die Anamnese vervollständigen müssen.

Im Folgenden soll nicht nur der Gang einer Untersuchung beschrieben werden, sondern soll auch auf Untersuchungsweisen und Wert solcher Symptome hingewiesen werden, die nicht genügend beachtet werden oder nicht genügend bekannt sind.

A. Die Anamnese

Im Zentrum der Untersuchung steht die Anamnese.

Wenn die Aufklärung eines Falles nicht voranschreiten will, so gibt es nur ein Mittel der Abhilfe, nämlich die Wiederholung der Anamnese von Grund auf, „ab ovo“.

Nichts ist verkehrter, als — aus Mangel an Zeit oder Konzentration — eine Anamnese in mehreren Ansätzen zu erheben. Sie muß im ersten Ansatz ein Ziel anstreben, welches dann den Gang der Untersuchung bestimmt. Ist dies nicht möglich, weil der Patient schlecht beobachten oder sich nicht genügend konzentrieren kann, muß die Anamnese wiederholt werden, bis das *kritische Detail* hervorspringt. Phasen der *Führung* des Gespräches und Phasen des *Hinhörens* müssen, während sich das Phänomen herausschält, klug gewechselt werden. Früher gestellte Diagnosen müssen nachvollzogen werden, soweit dies möglich ist, niemals einfach hingenommen werden.

Die Anamnese verfolgt ihre Zwecke systematisch:

1. Die Anamnese muß die Phänomene möglichst rein bloßlegen.

Dieser Teil ist sehr schwierig; man denke an die Analyse von Schmerzen, Anfällen, Störungen von corticalen Werkzeugleistungen (Sprache im weitesten Sinne, Sehen, Erkennen, motorische und psychische Antriebe), Veränderungen des vitalen Niveaus, Veränderungen der Person. Für die Analyse von Anfällen und von psychopathologischen Feinsymptomen, die in der Initialphase vieler cerebraler Prozesse *führen*, bedarf man unbedingt einer Fremdanamnese. Man nennt diese manchmal auch „objektive“ Anamnese, das ist sie natürlich nicht.

Störungen der nervösen Peripherie, Lähmungen, Gefühlsstörungen und vegetativ dystrophische Syndrome sind nicht leicht zu erfragen.

Bei jeder Anamnese ist der Arzt auch verantwortlich für das, was der Patient verschweigt. Diesen Leitsatz hat bereits HIPPOKRATES gelehrt. Aus seiner Kenntnis der systematischen, pathogenetischen oder ätiologischen Zusammenhänge muß der Arzt die Befragung vertiefen. Für den Arzt besteht die Gefahr, daß er aus Zeitmangel, Unkenntnis oder schneller Voreingenommenheit das Phänomen verändert. Er muß auch erkennen, ob der Kranke und seine Umgebung ein Phänomen verändern durch Vorstellungen, die sie sich vom Körperschema und von den Reaktionen des Organismus gemacht haben.

Ziel dieses ersten Teils der Anamnese ist

a) die Symptom/Syndrom-Diagnose

b) die Auswahl derjenigen Untersuchungsmethoden oder Spezialisten, welche zur weiteren Klärung herangezogen werden müssen.

2. Nach diesen Bemühungen um das Phänomen erfolgt die Analyse

   a) der Entwicklung in der Zeit: akut?, chronisch?, episodisch?, periodisch?

      Die sorgfältige Beachtung dieser verschiedenen Charakterisierungen ist sehr wichtig

   b) der Bedingungen

      welche den Krankheitserscheinungen vorausgingen

      welche einen unmittelbaren oder engen zeitlichen Zusammenhang mit dem Erscheinen der Krankheitszeichen haben, mithin zu den verursachenden oder auslösenden Bedingungen gehören könnten

      welche die Krankheitserscheinungen mildern oder verstärken

c) der Begleiterscheinungen

d) der Biographie

Eine psycho-somatische Vollständigkeit muß angestrebt werden, sofern sich nicht eine Exogenese aufdrängt.

Die so ermittelten Daten führen zur Aufklärung der Ätiologie oder der Pathogenese.

3. Die Anamnese strebt eine Synopsis aller Daten an mit dem Ziel aufzuklären
   a) ob eine lokalisierte Störung anzunehmen ist
   b) ob disseminierte Herde anzunehmen sind
   c) ob verschiedene Organmanifestationen gegeben sind und die neurogenen Symptome nur einen Partialaspekt eines Allgemeinleidens bieten.

B. Die Untersuchung durch einfache Beobachtung

Diese Untersuchungsmethode kann nicht hoch genug eingeschätzt werden:

Wichtig ist der erste Satz des Patienten,
wie er auf den Arzt zutritt,
wie er dabei bereits seinen kranken Körperteil anzeigt,
wie er Platz nimmt,
wie er sich erhebt,
in welche Richtung er spricht.

Man erkennt während der einfachen Beobachtung

Störungen der Bewegungskoordination

A-Dys-taxie, paretische
spastische

Dystaxie cerebelläre
choreatische
athetotische
ballistische
durch Störung der Kinaesthetik

Parkinsonismus

Tremor u. a.

Störungen des Sprechens und der Sprache:

Dys-A-phasie

Dys-an-arthrie,
durch Veränderungen der Sprachwerkzeuge, Lähmungen, Veränderungen des Skelets

Koordinationsstörungen.

Die Beobachtung ergibt auch, ob eine Störung des Bewegungsantriebes vorhanden ist, eine mangelhafte Zügelung ingang geratener Bewegungen, eine Tendenz zur Wiederholung einer ausgelösten Bewegung, auch beim Sprechen.

Die Beobachtung der Psychomotorik läßt erkennen:

strukturelle und funktionelle Myopathien
Paresen
Koordinationsstörungen
psychisch-reaktive Manifestationen.

Die Beobachtung des hereinkommenden, sich setzenden, aus dem Liegen oder Sitzen sich aufrichtenden Kranken gibt nicht nur Hinweise auf arthrogene, myogene, neurogene oder psychogene Koordinationsstörungen, sondern auch auf schmerzbedingte Schonhaltungen oder schmerzbedingte Bewegungsstörungen. Das ist sehr wichtig. Manche unbeeinflußbare „Neuralgie", manches „Rheuma" gibt sich auf den ersten Blick zu erkennen als skeletogen oder durch Paresen bedingt. Beim Aufrichten, Aufstehen, bei Wendebewegungen, Mitbewegungen treten die feinsten Beeinträchtigungen koordinativer Leistungen zutage, wenn im „Status" auffällige Symptome noch nicht zu registrieren sein werden.

C. Die Biographie

Am Ende von Exploration und Beobachtung ist man sich weitgehend klar über die reagierende Person, selbst wenn man die biographische Anamnese erst an den Schluß setzt, weil sie erst am Ende von Exploration, Beobachtung *und* körperlicher Untersuchung ihr rechtes Gewicht bekommt. Manchmal muß man aber die ersten Sätze des Gesprächs ins Zentrum der Biographie des Patienten lenken, wenn man ihn ärztlich richtig führen will. Es bedarf längerer Übung, schneller Erfassung eines Menschen, um den rechten Zeitpunkt der Frage zu ermitteln.

D. Die Inspektion des entkleideten Kranken

richtet sich auf

a) Haut

Exantheme, Entzündungen, Blutungen, Schwellungen, Naevi, Tumoren, traumatische Schäden, Pigmentierungen, Keratose, Veränderungen der Subcutis.

Man gewinnt dadurch Hinweise auf Allgemeinkrankheiten, auf neurocutane Syndrome

b) Muskulatur

Veränderungen symmetrisch und dabei proximal oder distal betont?
asymmetrisch?
disseminiert?
Pseudohypertrophien?
Fasciculieren? (s. S. 108).

Nach Anstrengungen, in der Kälte, unter erheblichen vegetativen und psychischen Belastungen, im Rahmen rheumatischer Affektionen und durch Medikamenteneinwirkungen können lokale und generalisierte Fasciculationen auftreten. Fasciculieren ist also nicht ohne weiteres gleichzusetzen mit neurogener Muskelschädigung.

Wenn aber Fasciculationen bei normaler Raumtemperatur, bei Prüfung des Muskels in entspannter Mittellage (diese muß passiv herbeigeführt werden) erscheinen, unsystematischen Charakter besitzen, darf man in der Regel eine Störung der motorischen Einheit annehmen.

c) Trophik
- Glanzhaut
- Keratose
- Pigmentierung
- Cyanose
- vasomotorische Reaktionen
- Nägel
  - Sprödigkeit
  - Meess'sche Bänder
- Konfiguration der Phalangen,
  insbesondere der Endphalangen
- Behaarung
- Talg-, Schweiß-Sekretion

d) Konstitutionelle Anomalien und Körperasymmetrien
- Abstand der Augen
- Form der Nase
- Stellung der Zähne
- Asymmetrie des Gesichtes
- Asymmetrien des Rumpfes, Caudal-, Cranialvariation
  am besten bei Betrachtung der Rückseite des Patienten zu erkennen.
- Anomalien der Wirbelsäule
- überzählige Gliedteile
- partielle Verkümmerungen von Gliedmaßen
- partielle Hypertrophien (s. KEHRER, F.: Die konstitutionellen Vergrößerungen umschriebener Körperabschnitte, Stuttgart, Thieme 1948)

e) Schon-, Entlastungshaltungen
- des Kopfes
- der Wirbelsäule
- der Gelenke
- der Gliedmaßen

E. Die neurologische Untersuchung *sensu strictiori*

Geruchvermögen

sorgfältige Unterscheidung von Olfactorius- und Trigeminusreizung (Essig-Ammoniak).

Benutzung von Liquor ammonii anisatus: Wenn der Kranke sowohl Anis als auch Ammoniak erkennt, ist beides in Ordnung.

Geruchsprüfung ist unbedingt erforderlich, Befragung genügt nicht; denn merkwürdigerweise treten Anosmien subjektiv manchmal nicht hervor. Es gibt familiäre Anosmien.

Augen:

Spontanbewegungen

Führungsbewegungen

optokinetischer Nystagmus

Pupillen

Die Licht- und Konvergenzreaktion muß ausreichend und prompt erfolgen, auf tonische Veränderungen ist zu achten.

Hemianopische Pupillenreaktion muß der Ophthalmologe prüfen, da die gewöhnlichen Lichtquellen zu stark sind, auch die des Augenspiegels.

Papillen

Gefäße

Venenpuls

Netzhautperipherie

Die Störungen der Netzhautperipherie ergeben Hinweise auf Stoffwechsel- und andere Allgemeinerkrankungen.

Gesichtsfeldprüfung

Gegenüberversuch mit Handbewegungen beim bewußtseinsklaren Patienten. Ausnutzung des Blinzelreflexes bei somnolenten Patienten. Hemianopische Aufmerksamkeitsschwäche ist zu beachten. Differenzierte Gesichtsfeldprüfung durch Ophthalmologen.

Nervus stato-acusticus (stato-cochlearis, octavus)

Spontannystagmus

Lage- und Lagerungsnystagmus

Drehnystagmus

Gangabweichung

Drehtendenz beim Treten auf der Stelle mit geschlossenen Augen

Feinsymptom bei der einfachen klinischen Untersuchung = Unterbergerscher Versuch.

Gehörprüfung

Differenzierte Prüfung des N. statoacusticus durch Otologen

Nervus trigeminus

Feinstes Symptom der sensiblen Beeinträchtigung ist die Abschwächung des Cornealreflexes.

Die motorische Funktion des Trigeminus wird — unverständlicherweise — nicht regelmäßig geprüft.

Nervus facialis

Die Entscheidung „zentral oder peripher“ kann bei Hirnstammherden und bei Stirnhirnstörungen für den Unerfahrenen schwierig werden, weil nämlich dabei auch die Bewegung des Musculus frontalis mitbeeinträchtigt ist. Facialisspasmen, Facialistic wird man unschwer erkennen. Gelegentlich aber kann ein Kojewnikow-Syndrom, das sich über Wochen und Monate hinzieht, als Tic mißdeutet werden.

Geschmack

muß geprüft und nicht erfragt werden. Die Kranken meinen, wenn man sie nach dem Geschmacksvermögen befragt, nur das Aroma-Olfactorius.

Zunge

Auf Fasciculationen, Hemiatrophie ist zu achten. Die Abweichung von der Mittellinie wird meistens überwertet, sie kann auch durch Körperasymmetrien bedingt sein, ferner durch Besonderheiten der Zahnstellung, welche auch eine Facialisschwäche vortäuschen kann.

Nervus accessorius

Bei allen Schulterschmerzen ist die Funktion auch dieses Nerven besonders zu prüfen.

Gaumensegel

Schlucken

Heiserkeit

Motorik

Durch Betastung und passive Bewegung orientiert man sich über Tonusminderung: Hypotonie oder Tonuserhöhungen: Spastik, Rigor, Kontraktur, Starre. Dann erfolgt die Analyse der unterschiedlichen Beeinträchtigung der supramotoneuronalen Motorik. Eine schlaffe Lähmung ist keineswegs immer eine periphere Lähmung, sie kann auch zentralbedingt sein, schließt eine solche nicht aus. Wenn bei schlaffer Lähmung Abwehrautomatismen auftreten, ist bewiesen, daß eine supra-motoneuronale Störung vorhanden ist. Fehlen sog. Pyramidenbahnzeichen bei der Untersuchung des liegenden Patienten, schließt dies nicht aus, daß der Gang hochgradig reflektorisch spastisch verändert ist. Bewegungsprüfung ist unerläßlich.

Bei der Analyse von schlaffen Lähmungen ist festzustellen, ob sie lokalisiert, systematisch oder disseminiert auftreten. Danach ist ihre Natur zu klären, nämlich neurogen oder myogen. Die myogene Störung kann strukturell oder funktionell sein, u. U. gemischt.

Hilfsmittel bei der Untersuchung sind pharmakologische Funktionsdiagnostik, Elektromyographie und Muskelbiopsie. Die klassischen elektrophysiologischen Untersuchungsmethoden sind nützlich, führen aber nicht entscheidend weiter.

Wenn neurogene Störungen nachgewiesen sind, so ist zu ermitteln, ob sie mono- oder pluriradiculär sind,

ob sie einem bestimmten peripheren Nerven zu gehören,

ob eine Plexusschädigung vorhanden ist bzw. Schädigung eines Plexusteils.

Die *Stadien der Schädigung des Montoneurons* sind

Crampi
Fasciculieren
Parese
Paralyse
Atrophie.

Durch Palpation kann man Tonus- und Konsistenzänderungen feststellen. Die Palpation gibt bei dystrophischen und besonders bei myositischen Paresen manchmal den entscheidenden Hinweis; Druckschmerzhaftigkeit des Muskelgewebes kann bei Myositis fehlen.

Sensibilität

Bei Störung sensibler Bahnen treten auf: Paraesthesien, Hyperpathie, Schmerz, Hypaesthesie, Anaesthesie, Analgesie, Anaesthesia dolorosa, Allaesthesie.
Zu prüfen ist die Frage, ob die Beeinträchtigung der Sensibilität gliedförmig ist (Meralgie über das vegetative System), ob sie dem Gebiet eines peripheren Nerven zugehört, eines Wurzelnerven oder ob es sich um zentrale Störungen handelt.
Bei spinalen Prozessen kann eine Dissoziation der epikritischen und protopathischen Sensibilität auftreten.
Bei Prozessen von der Medulla oblongata aufwärts bis zum Thalamus sind Dissoziationen für *alle* Qualitäten möglich.
Bei Festlegung der Sensibilitätsgrenze und bei der Ermittlung geringfügiger Sensibilitätsstörungen ist die Simultanreizung auszunutzen, d. h. ein Doppelreiz entweder am gleichen Glied oder symmetrisch an beiden geprüften Gliedmaßen. Kinaesthetik und Stereoanesthesie sind zu beachten.

Eine Stereoagnosie wird oft diagnostiziert, ist meistens aber eine Stereoanaesthesie. Gnostische Störungen bei intrakter Funktion der Peripherie sind nach meiner Erfahrung zu bezweifeln (s. auch Bay).

Sprechen

Welche Form der Dys-an-arthrie oder der Koordinationsstörung liegt vor?

Sprache

Bei der Prüfung der Sprache sind literale, verbale Paraphasien, Agrammatismen, Sprachmelodie zu prüfen, ferner Reihensprechen, Sprachantrieb.

Lesen

Die oculäre Störung muß von der zentralen Dys- und A-lexie unterschieden werden.
Prüfung des optischen Erkennens.

Schreiben

Zu analysieren ist, ob eine peripher bedingte Störung vorliegt, ein Schreibkrampf, eine Beeinträchtigung der Koordination, Störung des Antriebes, zentrale Dys- und Agraphie.

Rechnen

Dabei muß man Rechenleistungen von Reihensprechen unterscheiden
$6 \times 6 = 36$ ist eine Reihe, 6×7 ist eine Rechenaufgabe. Multiplikation und Addition sind weniger differenzierte Leistungen als Division und Subtraktion, letzte sind bei parietalen Störungen deutlicher beeinträchtigt.

Gezielte Prüfung und diagnostische Auswertung von Reflexen, Automatismen und komplexen Primitivreaktionen setzen die Kenntnis vom Wesen derselben voraus, s. S. 35ff. und S. 46ff.

Automatismen, Primitivreaktionen

orale Mechanismen
Zwangsgreifen
Enthirnungskontraktur (E.-starre) (s. S. 133)
Einstellbewegungen des Kopfes und der Augen bei Lagerung des Rumpfes
Reaktionen von Rumpf- und Gliedmaßen bei Kopfdrehung (s. S. 55, Hirnstamm)
Abwehrreaktion bei Schmerzreizen.

Reflexe (s. S. 35ff.)

Blinzelreflex übertrieben bei Parkinsonismus, auszunutzen bei der Gesichtsfeldprüfung somnolenter Kranker
Masseterreflex = MR
Biceps-Reflex = BR
Triceps-Reflex = TR
Brachioradialis-Reflex = BRR
Abschwächung von Biceps (C 6)- und Triceps (C 7)-Reflex sind bei radiculären Störungen wichtig. Der Brachioradialisreflex, der auch die Mm. biceps et brachialis erfaßt, springt bei supramotoneuronalen Störungen *zuerst* lebhaft an, ist also ein Feinsymptom.
Radius-(Periost-)Reflex = RPR
ein asymmetrisches Einschlagphänomen ist ein sicheres Pyramidenbahnsymptom für die oberen Extremitäten.
Fingerbeuge-Reflex = FBR
auf verschiedene Weise auszulösen (Trömmner, Hoffmann), ist kein reiner proprioceptiver Reflex.
Pronationstendenz des supiniert,
Absinken des proniert
vorgehaltenen Armes sind zentrale Feinsymptome.
Bauchhautreflexe = BHR
Bei zentralen Prozessen genügt es, eine Seitendifferenz festzustellen. Bei der Lokalisation eines medullären Prozesses ist systematisch zu untersuchen (nicht in „Quadranten" oder „Etagen", wie es manchmal heißt), segmentweise von Th 6 bis Th 12.
Bauchdeckenreflexe = BDR
Cremasterreflex = CR
nützlich bei Lokalisation von Prozessen im thoraco-lumbalen Übergangsbereich.
Quadricepsreflex = QR (früher PSR)
Entscheidend ist nicht die Ausdehnung der „reflexogenen Zone", sondern die Prüfung mit minimalem Schlag auf die Sehne. Die Einstellung der Reflexempfindlichkeit kann geändert werden durch eine ablenkende Besprechung mit dem Patienten über Gegenstände, die ihn affektiv berühren (Familie, Heimat) oder durch den Jendrassikschen Handgriff.
Triceps-surae-Reflex = TSR (früher ASR)
Klonus gewinnt erst Bedeutung bei Seitendifferenz oder bei Unerschöpfbarkeit.
Zehenbeugerreflex ZBR (Rossolimosches Zeichen)

Babinskisches-Phänomen = Bab.

Enthemmung einer Abwehrbewegung, die auf verschiedene Weise ausgelöst werden kann: durch Druck auf die Fußsohle, durch Schmerz, durch Bestreichen, durch Kompression der Wadenmuskulatur (Gordon), durch Reizung der Tibiakante (Oppenheim), durch Summation von Schmerz- oder Berührungsreizen.

Einseitige Herabsetzung der Bauchhautreflexe, der Mitbewegungen, der Diadochokinese, einseitiges Fingerbeuge = Einschlagphänomen bei Prüfung des Radius-Reflexes sind die feinsten Halbseitensymptome.

Während der Exploration, der Inspektion und der Untersuchung hat man genügend Aufschluß gewonnen über

die verschiedenen Antriebssysteme (Eigen-, Fremdantrieb usw.)
den Grad der Bewußtseinshelligkeit
den Grad der Intelligenz
Beeinträchtigung corticaler psychischer Werkzeuge
die Besonderheiten der persönlichen Reaktionsweise.

Zahlreiche Reflexe sind beschrieben worden. Durch die Anhäufung von Reflexprüfungen wird das Untersuchungsergebnis nicht klarer. Die hier beschriebene Untersuchungstechnik ist für die klinische Diagnostik erprobt. Für spezielle hirnpathologische Fragestellungen kann man sich der weiteren Tests bedienen (Spezialliteratur).

Kapitel IV. Unterbewertung und Überbewertung neurogener Symptome

Wesenswandlung, Minderung des Eigenantriebes, Veränderung des Allgemeinbefindens, Nachlassen bestimmter Leistungen (Merken, Wortfindung, Schreib-Rechenfehler), hyperästhetisch-emotionelle Schwäche, „vegetative Dystonie", „Erschöpfung", Kopfschmerz, Schlafstörungen, Anfall sind feine, oft leichtfertig weginterpretierte, und frühe Symptome cerebraler Schäden zu einer Zeit, in der körperliche Symptome noch nicht aufdringlich werden. In solchen Fällen wird die neurologische Untersuchung vernachlässigt, man begnügt sich mit einem Status: o. B. und stellt die allgemeine Diagnose: vegetative Labilität, psychische und vegetative Erschöpfung, vitale Depression, abnorme Reaktion. In diesen Fällen müßte, in wiederholten Ansätzen, sowohl durch die Exploration als auch durch die körperliche Untersuchung, das neurogene Feinsymptom gesucht werden, unter den verschiedenen Bedingungen, die sich aus der Exploration heraus anbieten, d. h. in Ruhe, im Schlaf, nach Anstrengung, nach Erregung, in hora minoris resistentiae. Das Feinsymptom kann dann schlagartig die Situation erhellen: halbseitige Dysdiadochokinese, Herabsetzung der Mitbewegungen, mimische Facialisschwäche, Ermüdbarkeit der Bauchhautreflexe, Blickschwäche.

Auch wenn im Zusammenhang mit Erlebnissen, d. h. durch die Biographie, das Versagen eines Menschen ausreichend aufgeklärt zu sein scheint, sollte man eine eingehende Untersuchung nicht unterlassen, ausgerichtet auf solche Feinsymptome.

Bei manchen Menschen kann die „Krankheit" nur aus der Biographie gedeutet werden. Heute besteht die Gefahr, daß eine psychisch-reaktive Manifestation diagnostiziert wird, ohne daß je eine körperliche Untersuchung stattgefunden hätte. Das diagnostische Problem „psychisch reaktive Manifestation oder/und organischer Prozeß" sollte nie leicht genommen werden.

Umgekehrt kann ein zweifellos somatisches Symptom, eine früher durchgemachte und eigentlich unterschwellige Narbenneuralgie, eine vertebragene Störung, eine Organbeschwerde, eine Refraktionsanomalie durch eine depressive Phase ganz in den Vordergrund rücken. Die hartnäckige Anklammerung an ein solches Symptom — ein Kennzeichen der depressiven Verstimmung — fordert nicht selten, fehlerhafterweise, eine immer aggressivere, aber vergebliche Diagnostik und Therapie heraus. Die neurotische Depression erweist sich bei einem vordergründigen, aber geringgradigen neurologischen Syndrom als besonders schwer durchschaubar.

Die polygenetischen Terminal-Reaktionen (symptomatische Entitäten) sind Wegweiser und keine „spezifischen" Krankheitszeichen. Wer sich dies vor Augen hält, wird selbst von einem massiven Syndrom, z. B. epileptischen Reaktionen, Polyneuropathie, encephalomyelitischen Reaktionen, nicht verleitet, zu überwerten und ausschließlich nach einem Prozeß im Nervensystem zu suchen. Andererseits besteht Gefahr, ein primär neurogenes Symptom für ein inneres Leiden zu halten, etwa eine vegetative epileptische Aura für Kolik oder Angina pectoris, ein hartnäckiges Erbrechen, dessen pontine Genese durch Vertikal-Nystagmus, Blickparese und andere Feinsymptome sich schnell erschließt, für Auswirkung eines Magen-Darm-Leidens.

Wenn eindeutige, als „charakteristisch" oder „typisch" angesehene Symptome/Syndrome ohne Behandlung verschwinden, so spricht man, noch immer, von Pseudo-Tumor, Pseudo-Tabes usw. Das Präfix „Pseudo" bedeutet einen Vergleich, um eine schlagwortartige Orientierung zu schaffen. Solche Ausdrücke verschleiern aber die Aufgabe, das Symptom/Syndrom wird unterbewertet. Wenn die aus der Erfahrung gewonnene Konvergenz der einzelnen Krankheitszeichen fehlt, stellt das Wort „atypisch" sich ein, die ungelöste diagnostische und damit therapeutische Aufgabe verbergend.

Die gründliche Exploration und allgemeine Untersuchung bleiben die Voraussetzung dafür, daß ein Symptom in seinem Wert richtig eingeschätzt wird. Eindringliche neurogene Symptome führen fast stets zu einer fehlerhaften Vernachlässigung der allgemeinen Untersuchung. Wir nennen dies „die Kapitulation vor dem Babinski" Die Ärzte müssen sich mehr daran gewöhnen, „neurologische Krankheitsbilder" als Organmanifestation allgemeiner Leiden anzusehen, insbesondere muß der Spezialist aus seinen engen Grenzen heraustreten (s. Kap. VI).

Das Kapitel ist nur kurz gewesen und — hoffentlich — eine gute Predigt.

Kapitel V. Spezielle Untersuchungsmethoden

I. Liquor cerebrospinalis

nebst einigen für die allgemeine Pathologie und für die Diagnostik wichtigen Bemerkungen über die *Hüllen des Zentralnervensystems* (Abb. 46, 47).

Aus einer primitiven Meninx entwickeln sich ein äußeres und ein inneres Blatt. Das äußere, die *Dura mater*, besteht aus zwei Schichten, von denen die eine das Periost der Tabula interna bildet und die andere die eigentliche Hülle des Hirns ist. Beim Schädel ist etwa bis zum 10. Lebensjahr der Zustand des Erwachsenen erreicht: Der Raum zwischen dem äußeren periostalen und dem inneren Blatt der Dura ist verschwunden. Er bleibt nur da geöffnet, wo die *Sinus* sich entwickeln. Auch die Anheftung des periostalen Blattes löst sich. Lediglich an den mittleren Teilen der Schädelbasis, an den Ansätzen der Durasepten, in den Foramina sowie am Felsenbein bleibt der Kontakt eng. Bei der Sektion läßt sich an den übrigen Stellen die Dura leicht vom Knochen lösen. Das ist beim kindlichen Schädel nicht der Fall. Damit ist eine Besonderheit der Frakturen des kindlichen Lebensalters zu erklären, nämlich die sog. *wachsende Fraktur*, dadurch daß Duragewebe in den Frakturspalt gelangt, schließt sich dieser Spalt nicht, die Öffnung wächst. Die Anheftungsstellen der Dura und die Lockerung vom Periost beim ausgewachsenen Menschen erklären die Möglichkeit, daß sich in dem Zwischenraum zwischen Dura und Knochen, begrenzt durch die Anheftungsstellen, ein andersartiges Gewebe entwickeln kann. In einem Duraspalt liegt auch das Ganglion semilunare trigemini. Besondere Einrichtungen der Dura sind das *Diaphragma sellae* und das *Tentorium cerebelli*, zwischen welchem der Hirnstamm in die hintere Schädelgrube eintritt. Bei Massenverschiebungen entsteht hier die Gefahr einer mechanischen Bedrängung des Hirnschenkelfußes und der A. cerebri posterior. Die *Falx cerebri* schließt den Pol des Hinterhauptes zwischen Tentorium cerebelli und Schädeldach fest ein. Ein Tumor in dieser Region hat nur Ausweichmöglichkeiten dadurch, daß die Masse des Gehirns nach vorn verdrängt wird. Das Tentorium erreicht nicht das Corpus callosum. Unterhalb der Hirnsichel ist also eine begrenzte Fläche, in welcher das Gehirn der einen Hemisphäre zur anderen ausweichen kann, *Falxzeichen* im Angiogramm. Bei raumfordernden Prozessen kann der Balken das Tentorium erreichen und es kann hier eine Incisur entstehen (Abb. 34). Auch bei den plötzlichen Massenverschiebungen durch das Trauma spielen Falx und vor allem Tentorium eine Rolle, und zwar durch unmittelbare Kontusionsschäden sowie durch die mechanische Behinderung der Blutzufuhr, wodurch Insulte entstehen können, vor allem im Ammonshorn, Pallidum, Thalamus, Kleinhirn (LINDENBERG).

Caudal vom Foramen magnum bleiben die beiden Schichten getrennt, die eine als *Periost*, die andere als der eigentliche *Durasack des Rückenmarks*. Dieses ist innerhalb des *Cavum leptomeningicum subarachnoidale* seitlich (Ligg. denticulata) und dorsal aufgehängt.

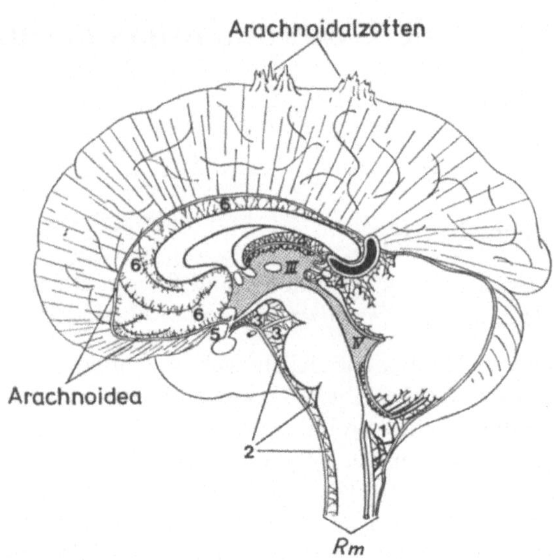

Abb. 46. Arachnoidea, Zisternen (aus Spatz u. Stroescu). Schematische Zeichnung zur Demonstration der Arachnoidea als kontinuierlicher Membran und zum Zusammenhang der Zisternen untereinander. Medianer Sagittalschnitt. Die Dura und ihre Fortsätze sind weggelassen, die subarachnoidalen Räume sind im natürlichen, nicht kollabierten Zustand gezeichnet. — 1 = Cisterna cerebello-medullaris. 2 = Cisterna pontomedullaris. 3 = Cisterna basalis. 4 = Cisterna ambiens. 5 = Cisterna fissurae lateralis (von der Arachnoidea zugedeckt). 6 = Cisterna fissurae interhemisphaericae. *Rm.* = Subarachnoidale Räume des Rückenmarks

Die Ligamenta denticulata haben eine Rolle gespielt bei den Vorstellungen, welche man sich über die Minderdurchblutung des Rückenmarks gebildet hat bei Protrusion der Bandscheiben (cervicale Myelopathie). Durchschneidungen der Ligg. denticulata zur Entlastung des mechanisch gefährdeten spinalen Kreislaufs sind vorgenommen worden; man mußte aber diesen Eingriff als zwecklos aufgeben (s. S. 195).

Prozesse im Epiduralraum

Das *Cavum epidurale*, also der Raum zwischen periostalem und meningialem Anteil der Dura im Spinalkanal, ist angefüllt mit Bindegewebe, Fettgewebe, Venengeflechten. Dieser Epiduralraum des Rückenmarks tritt am sinnfälligsten in Erscheinung, wenn eine epidurale Injektion, z. B. Anästhesie, durchgeführt werden soll. Man setzt eine mit physiologischer Kochsalzlösung gefüllte Spritze auf die Punktionsnadel und führt die Nadel in die Tiefe. Wenn das periostale Blatt der Dura durchstoßen ist, verschwindet schlagartig die Flüssigkeit im Epiduralraum. In diesen Epiduralraum hinein können *Blutungen* erfolgen, können sich *Eiterungen* so ausdehnen, daß der ganze Durasack in Eiter schwimmt. Hier können sich auch *Tumoren*, die den Raum erreicht haben, schnell nach allen Richtungen ausdehnen. Solche Veränderungen im Epiduralraum erzeugen eine excessive Steifhaltung, lokalisiert oder generalisiert. Wenn bei der Liquoruntersuchung wegen Meningismus nur eine geringe Pleocytose gefunden wird, muß der Verdacht auftauchen, daß der Prozeß sich im Epiduralraum ausbreiten könnte. Wenn man diese Frage klären will, muß

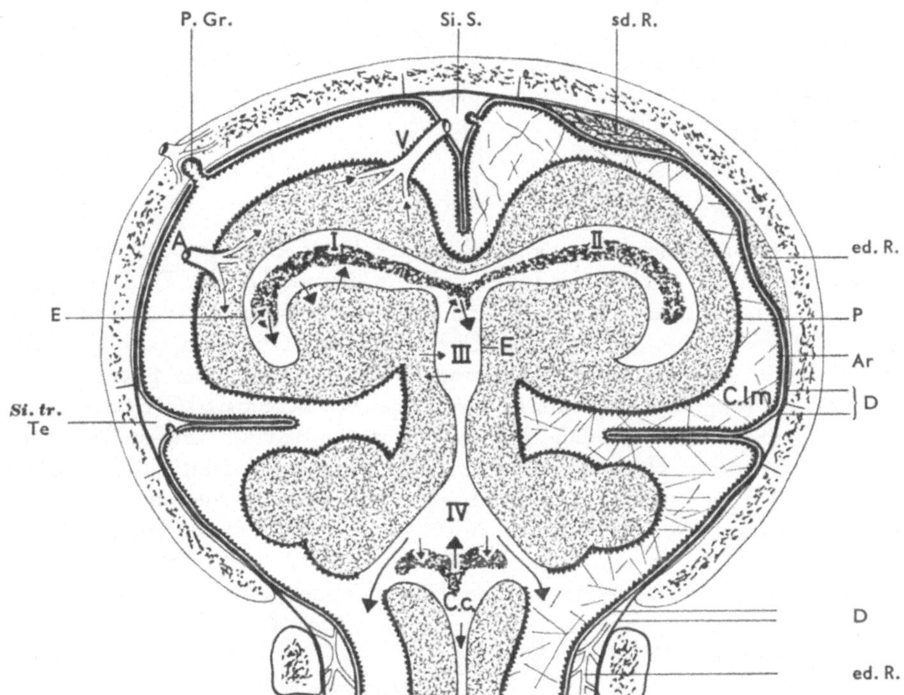

Abb. 47. Liquorproduktion und Liquorzirkulation
Transport: Plexus ⇄ Ventrikel,
Ependym ⇄ Ventrikel,
A arterielle Blutzufuhr,
V venöser Abfluß in den
Si. s. Sinus sagittalis
Arachnoidalzotten in den Sinus und einer
P. Gr. Pacchionische Granulation
Si. tr. Sinus transversus,
Te Tentorium,
I–IV Ventrikel,
C. c. Canalis centralis,
D Dura mater.
Nur an wenigen Stellen haftet die Dura dem Knochen fest an, gekennzeichnet durch |. In den
ed. R. Epiduralraum können daher Prozesse einbrechen.
Die beiden Blätter der Dura verschmelzen während der Reifung, spalten sich in den Sinus und caudal vom Foramen magnum. Der sog. Epiduralraum im Spinalkanal ist ein Raum zwischen dem äußeren, periostalen, und dem inneren, meningialen, Blatt.
sd. R. Subduralraum.
Prozesse dieser Lokalisation (z. B. Pachymeningiosis, Hämatom) verändern den Liquor nicht, wenn sie die Arachnoidea nicht affizieren.
C. lm. Cavum leptomeningicum = Subarachnoidalraum, begrenzt von
P. pia mater
Ar. Arachnoidea.
Nur die klinisch bedeutsamen Faktoren sind angeführt (Figur in Anlehnung an eine Darstellungsweise aus: Kaplan, A., u. Ford, D. H.: The brain vascular system, Elsevier, Amsterdam 1966)

man beim Punktieren besonders sorgfältig tasten und dann, wenn man die periostale Membran durchstoßen hat, warten, ob sich eine Flüssigkeit, u. U. Eiter, entleert.

Weil man bei einer Punktion auch Krankheitskeime in den Liquor überimpfen kann, sollte man — obwohl der Liquor, wie PETTE bei „übertriebener" Vorbereitung zu einer Punktion zu sagen pflegte, „bactericid" wirkt — stets vorher überlegen, ob auch ein epiduraler Prozeß vorhanden sein könnte, damit man die Punktionstechnik von vornherein darauf einrichtet.

Prozesse im Subarachnoidalraum

Die weiche Hirnhaut legt sich als die *Pia mater* dem Gehirn an und zieht mit den Gefäßen eine Strecke weit in das Innere; die *Arachnoidea* liegt der Dura unmittelbar an. Der Raum, der eine Strecke weit sich zwischen Gefäß und Pia mater ausdehnt, ist der Virchow-Robinsche Raum. Den Übergang bilden Gliazellen, die den unmittelbaren Kontakt zwischen Hirngewebe und Gefäß herstellen. Der Subarachnoidalraum, das Cavum leptomeningicum, ist durchzogen von Septen und Gefäßen (Abb. 47). Weiche Hirnhaut und die Gefäße sind innerviert. An den Aufhängestellen sind die Gefäße auf Dehnung schmerzempfindlich. Die Leptomeninx dringt in die epithelialen Anteile der Seitenventrikel, in das Dach des dritten und vierten Ventrikels ein unter Bildung der Plexus chorioidei. Im vierten Ventrikel ist durch das Foramen Magendii und die Foramina Luschkae die Kommunikation zwischen dem Liquor der Ventrikel und dem Liquor des Subarachnoidalraums gegeben. Der Subarachnoidalraum enthält die Cisternen: *C. cerebello-medullaris*, *C. corporis callosi*, *C. chiasmatis*, *C. intercruralis*, *C. ambiens* (Abb. 46).

Die *Arachnoidalzotten = Pacchionische Granulationen* (Abb. 47) sind Vorwölbung der Arachnoidea mit allen Bestandteilen des Cavum subarachnoidale, also auch Liquor, in die Sinus, meistens in der Nähe des Sinus sagittalis, aber auch gegen die Venen der Diploe. An den Stellen dieser Pacchionischen Granulationen ist der Liquor nur durch eine dünne Gewebsschicht vom venösen Blut getrennt.

Im Rückenmarksabschnitt kann man — bei Kontrastmitteluntersuchungen — beobachten, daß die Pulsationen des Liquors durch die Gewebe im Cavum subarachnoidale nicht behindert sind, sofern sich dort keine krankhaften Vorgänge abspielen oder abgespielt haben. *Der Venenpuls teilt sich dem Liquor mit.* Venöse Stauungen durch Bauchpresse, Hustenstoß bedingen sofort einen Anstieg des Liquordruckes: Diese Tatsache macht man sich zunutze bei der Prüfung der Passage.

Diese Druckanstiege treiben den Liquor beim Husten oder Niesen in die Wurzeltaschen. Bei Affektion einer Wurzel wird diese schmerzen. Durch venöse Stauung beim Husten und Pressen kann das meningiale Blatt der Dura abgedrängt und dadurch eine affizierte Wurzel gezerrt werden, was eine radiculäre Neuralgie verstärkt.

Über den jüngsten Hirnteilen ist das Cavum leptomeningicum fast aufgehoben, an der Calotte finden sich die *Impressiones digitatae*. Diese Enge des Subarachnoidalspaltes ist insofern von Bedeutung, als *bei plötzlichen Massenverschiebungen* des Gehirns an dieser Stelle *Zerreißungen der Gefäße und des Hirngewebes* erfolgen können.

Über der Konvexität ist der Subarachnoidalspalt ebenfalls schmal, eine freie Kommunikation mit basalen Zisternen besteht nicht. Das hat zur Folge, daß Meningitiden, welche sich auf der dorsalen Konvexität entwickeln (Pneumokokkenmeningitis), praktisch vom übrigen Liquorraum abgekapselt sind und deswegen nur geringfügige Liquorveränderungen hervorrufen, was mißdeutet werden kann.

Blut im Liquor kann dann vorhanden sein, wenn eine intracerebrale Blutung in den Liquorraum perforiert oder wenn bei einer Fraktur das Cavum subarachnoidale *eröffnet* wird. Diese elementare Tatsache wird leider manchmal nicht richtig eingeschätzt. Wenn bei einem Verletzten, bei dem sich eine Halbseitensymptomatik und die Zeichen des Hirndruckes entwickeln, der Liquor normal ist, kann man mit Sicherheit eine *epidurale Blutung* diagnostizieren. Geringfügige Blutbeimengungen im Subarachnoidalraum dürfen nicht überwertet werden. Bei traumatischen Massenverschiebungen zwischen Kalotte und Gehirn ist die Subarachnoidalblutung das feinste Symptom, ohne daß eine Kontusionsschädigung der Rinde eingetreten sein muß. Eine solche kann aus einer geringen Blutbeimengung zum Liquor nicht sicher diagnostiziert werden. Das ist nur durch Auswertung des gesamten klinischen Syndroms möglich.

Früher sprach man von *Blut-Hirn-* und von *Blut-Liquor-Schranke*. Die Tendenz bestand eine Zeitlang, die Blut-Liquor-Schranke zu mißachten. Die neuen anatomischen Daten lassen es jedenfalls als verfrüht erscheinen, die These von den beiden Schranken aufheben zu wollen.

Zusammensetzung und Funktion des Liquors

Die Produktion des Liquors erfolgt in den Plexus, die Resorption im Subarachnoidalraum und durch das Ependym. Dem Ependym der Ventrikel hatte man bisher lediglich die Rolle einer Oberfläche ohne besondere Funktion zuerkannt. Neue Untersuchungen (FELDBERG und FLEISCHHAUER) beweisen, daß das *Ependym ein Organ* ist, das in den verschiedenen Ventrikelanteilen verschieden funktioniert. Der Stofftransport Blut → Liquor, Blut → Hirn, sowie Liquor-Ependym → Gehirn und umgekehrt erfolgt z. T. aktiv. Die bisher geltenden Auffassungen über Produktion, Resorption und Funktion des Liquors werden sich vermutlich noch wesentlich ändern, wenn weitere Einblicke in die Grundvorgänge gewonnen werden.

Der Liquor enthält nicht nur *Bestandteile*, welche dem *Serum* angehört haben, sondern auch solche, die ihm unmittelbar aus dem Hirn beigefügt werden. *Die Zusammensetzung des Liquors wird kontrolliert durch die Osmo- und Chemoreceptoren im Hypothalamus.* Es ist sicher nicht ohne Bedeutung, daß an einzelnen Stellen das Ependym überhaupt fehlt und der Liquor unmittelbar mit dem Hirn in Berührung kommt, z. B. im Infundibulum.

Gegenüber den differenzierten Vorgängen der Resorption aus dem Liquor sowie des aktiven Transportes von Stoffen in den Liquor sind die klinischen Methoden zur Untersuchung der Vorgänge, die aus Liquorbefunden erschlossen werden könnten, verhältnismäßig grob.

Diejenigen lokalisierten Erkrankungen des Zentralnervensystems, welche die für die Homoiostase verantwortlichen Vorgänge nicht in Mitleidenschaft ziehen, werden auch keine Veränderungen im Liquor cerebrospinalis verursachen. Andererseits können allgemeine Körperkrankheiten über *Schrankenstörungen* ganz erhebliche Liquorveränderungen bewirken, auch wenn keine neurologischen Symptome nachzuweisen sind. *Ein normaler Liquorbefund schließt also ein organisches Nervenleiden nicht aus. Ein pathologischer Befund im Liquor beweist nicht, daß eine primäre Erkrankung des Nervensystems vorliegt.* Die mit groben Methoden nachgewiesenen *gleichen* oder ähnlichen Liquorveränderungen können auf *verschiedene* Weise entstehen, *bei Erkrankungen der gleichen Pathogenese müssen die Liquorbefunde nicht identisch sein.*

Ein Liquorbefund für sich erlaubt also niemals eine Diagnose, sondern nur im Zusammenhang mit dem klinischen Syndrom.

Die Liquorpunktion

Die Lumbalpunktion führen wir wegen der größeren Sicherheit beim Einstich, im Gegensatz zu früher, stets beim sitzenden Patienten durch; Ausnahmen: a) Passageprüfung, b) Unmöglichkeit aus besonderen Gründen. Der Patient soll leicht gekrümmt, aber aufrecht sitzen, nicht einfach nach vorn geneigt. Die stärkere Punktionskanüle mit langem Anschliff durchstößt in der Mitte zwischen den Dornfortsätzen des 2. und 3. oder des 3. und 4. LW die Haut. Zweckmäßig macht man, je nach Reaktion des Patienten, eine kurze Pause, bis die Schmerzzuckung vorüber ist und die Nadel nicht mehr durch die kräftige Muskulatur abgelenkt wird, ehe man die Kanüle, Griffteil geringfügig nach caudal gesenkt, weiter vorschiebt. Die Schliffebene der Kanüle sollte stets in der Längsrichtung liegen, damit wird eine längere Liquordrainage vermieden, die Meningismus verursachen kann. Außerdem sollte der Patient nach der Punktion 3—4 Std in Bauchlage verharren.

Fließt nach Entfernung des Mandrin reines Blut, so kann die Kanülenspitze extradural liegen. Befindet sich bei langgeschliffener Nadel die Öffnung an der Grenze der verschiedenen Räume, dann sind Blut und Liquor ungleichmäßig vermischt. Tropft nach Durchstoßen der Dura gleichmäßig eine blutige Flüssigkeit ab, handelt es sich um eine massive Subarachnoidalblutung. Diffuse Blutbeimengung schließt jedoch das Artefakt nicht aus; deshalb muß bei jeder Blutbeimengung die *Xanthochromieprobe* vorgenommen werden, damit jede diagnostische Unsicherheit ausgeschlossen wird. Ist der Liquor nach sofortigem Zentrifugieren xanthochrom, beweist dies die spontane Blutung.

Punktionskomplikationen: Verletzungen kommen nur bei grober Abweichung und langer Nadel vor: Peritonaeum, A. und V. iliaca (Syndrom des akuten Bauches!). Ein einschießender Wurzelschmerz zeigt die Nadellage an, führt praktisch nie zu einer Schädigung. Infektionen sind sehr selten. Extrem selten tritt das *Syndrom des Liquorunterdruckes* auf: Schmerzen, Meningismus. Auffüllung mit steriler Ringer-Lösung beseitigt das Übel.

Für die *Suboccipital-* bzw. *Cisternenpunktion* wählt man eine kurz angeschliffene Kanüle. Vor dem Punktieren überzeuge man sich stets, ob der Mandrin sich glatt bewegt und ob Anschliff von Kanüle und Mandrin übereinstimmen. Im Gegensatz zu früher wird die Punktion nur am liegenden Patienten ausgeführt, weil dadurch Kollaps und spontane Luftansaugung vermieden werden und bei richtiger Nadellage der Liquor sofort abtropft. Ein Kissen wird so unter den Kopf geschoben, daß in der Halswirbelsäule keine Seitwärtskrümmung eintritt. Der Kopf wird nicht nach vorn gebeugt, sondern lediglich das Kinn an den Kehlkopf gezogen und von einer Hilfsperson in Mittelstellung fixiert. Einstich unmittelbar über dem Dornfortsatz des Epistropheus in Richtung Nasenwurzel; zielt die Kanüle nicht in diese Richtung, so besteht die Gefahr, daß man senkrecht auf die Medulla oblongata gerät; der Spielraum ist eng, die Gefahr groß. Solange sich die Kanüle in Längsrichtung auf die Nasenwurzel noch leicht bewegen läßt, hat sie die Dura noch nicht erreicht. Liegt die Nadel fest, so befindet sich die Spitze umittelbar vor oder bereits in der Dura. Durchstich ist in der Regel deutlich feststellbar, nicht jedoch so eindeutig wie bei der Lumbalpunktion. Deswegen wird man bei der Cisternenpunktion häufiger probeweise den Mandrin herausziehen, bis Liquor spontan tropft. Bei Blutabfluß liegt die Kanülenspitze meist noch epidural.

Tödliche Blutungen gibt es nur bei Dysplasien; deshalb niemals Cisternenpunktion, wenn mit solchen Dysplasien gerechnet werden kann, oder bei Prozessen in der hinteren Schädelgrube. Bei Schmerzen an außerhalb des Punktionsortes liegender Stelle (besonders Trigeminusbereich) sowie bei anderen Zwischenfällen ist die Punktion abzubrechen. Die Suboccipitalpunktion kann nur vom Geübten ohne Gefahr durchgeführt werden; in manchen Staaten ist sie verboten. Sie ist die Methode der Wahl zur ambulanten Liquorkontrolle, sofern keine Kontraindikation besteht.

Bei Stauungspapille darf eine Punktion nur dann vorgenommen werden, wenn nicht erhöhter Hirndruck durch Tumor sondern durch andere Ursachen (z. B. Zustand nach Subarachnoidalblutung, metabolische Eiweißvermehrung, Entzündungen) vermutet werden. Punktion bei Operationsbereitschaft s. S. 187.

Zur *Zellzählung* werden die ersten Tropfen des Punktates, nach der Pandy-Probe, genommen. Samson-Lösung zur Färbung der Leukocyten und zur Auflösung der Erythrocyten sollte vom Ungeübten stets verwendet werden. Angabe des Wertes in $n/3$ Zellen, da der Rauminhalt der Kammer 3 mm^3 beträgt. Normalwert bis 4/3 Zellen im suboccipitalen, bis 6/3 Zellen im lumbalen Liquor.

Cytodiagnostik

Die cytologische Untersuchung bezweckt die Differenzierung der Liquorzellen, die Erfassung von abnormen und Tumorzellen sowie die Erkennung von Krankheitserregern und anderen organisierten (z. B. Echinokokkenhaken, Cysticercen) und nichtorganisierten (z. B. Cholesterintafeln, Fettpartikel) Liquorbestandteilen. Die am häufigsten vorkommenden *Zellarten* sind Lymphocyten, neutrophile Granulocyten, daneben bei verschiedenen Prozessen eosinophile Granulocyten, Monocyten, Plasmazellen, Makrophagen, Histiocyten. Normaler Liquor enthält meist ausschließlich Lymphocyten. Die Zelldifferenzierung hat Bedeutung bei Infektionskrankheiten des Nervensystems und seiner Häute *(Meningocytogramm)*. Aber auch Infarkte und Tumoren können Entzündungszellen an den Liquorraum abgeben, wenn räumliche Beziehungen vorhanden sind (oft wird fälschlicherweise Pleocytose mit erregerbedingter meningealer Reaktion gleichgesetzt!). Der cytologische Nachweis von Tumorzellen ist manchmal, besonders bei meningialen Blastomatosen, die einzige Möglichkeit zur Sicherung der Diagnose. Die Ausbeute an richtig positiven Befunden ist im Liquor geringer als bei den meisten anderen Körperflüssigkeiten bzw. Absonderungen; sie ist abhängig von der Art des Tumors und seiner Beziehung zum Liquorraum.

Die bei niedriger Zellzahl stets notwendige *Anreicherung* kann durch Zentrifugieren (5 min bei 800 U/min) vorgenommen werden; Nachteil: Zellen werden lädiert; Vorteil: Liquor bleibt für weitere Untersuchungen erhalten. Die Anwendung anderer Verfahren verlangt ein besonders Instrumentarium; Nachteile: Liquor geht meistens verloren; Vorteil: Zellen werden geschont (Sedimentierkammer, Zellfangverfahren, Membranfiltermethode). Färbung wie bei anderen cytologischen Präparaten; im allgemeinen genügt die May-Grünwald-Giemsa-Färbung. Nach der Färbung werden die Präparate eingedeckt; so kann mikroskopisch mit allen Vergrößerungen untersucht werden. Die Ausbeute an unveränderten Zellen ist um so größer, je näher der Punktionsort dem Produktionsort pathologischer Zellen liegt.

Einem Irrtum kann man dann unterliegen, wenn sich Prozesse im unteren Lumbalbereich entwickeln und man oberhalb des Prozesses punktiert. Würde man einen Intervertebralraum tiefer punktieren, würde die Nadel in die Cyste oder auf den Tumor stoßen. *Das klinische Syndrom bestimmt den Ort der Punktion.*

Viel Wert wird auf *Druckmessungen* gelegt. Wir führen sie nicht durch. Die Druckwerte sind zu sehr abhängig von der Anspannung und von der Lagerung. Ein exzessiv erhöhter Druck läßt sich ohne weiteres abschätzen, ebenso ein Unterdruck. Das schwere klinische Syndrom der Hypoliquorrhoe mit Meningismus, Kopfschmerzen ist durch Auffüllung sofort zu beseitigen.

Die *Bestimmung der Elektrolyte* hat klinisch noch keine Bedeutung erlangt. Die *Zucker*beimengung wird vielfach zur Differentialdiagnose herangezogen. Wir können ihr eine hohe Bedeutung für die Artdiagnose nicht beilegen.

Die *Trennung der Lipoide*, welche im Nervensystem eine große Rolle spielen, hat leider klinische Bedeutung noch nicht erlangt, weil technische Schwierigkeiten bestehen. Sie wäre sehr wichtig.

Von Nutzen ist die quantitative und qualitative Analyse der *Proteine*, ihre *elektrophoretische und immunochemische Differenzierung*

Die *Kolloidreaktionen* beruhen darauf, daß der Liquor, welcher ein Sol ist, einem zweiten Sol zugesetzt wird, welches bei bestimmten Liquorveränderungen grob dispers ausflockt. Ihre Bedeutung hat gegen früher erheblich abgenommen; sie sind aber ein wichtiger Bestandteil des Liquor-Syndroms.

Das Studium der *Enzyme im Liquor* hat für die klinische Routine zur Zeit noch keinen Wert erlangt.

Zur *Differenzierung von Liquor cerebrospinalis und Cystenflüssigkeit* kann man die Elektrophorese heranziehen; Liquoreiweiß besitzt stets eine sog. Präalbuminfraktion.

Wenn bei einem Traumatiker eine wäßrige Sekretion aus der Nase erfolgt und man zwischen *Nasensekret und Liquor cerebrospinalis* unterscheiden will, kann man einen Glucoteststreifen in die Flüssigkeit tauchen. Der Liquor enthält Zucker.

Aus dem Liquor können *Erreger* gezüchtet werden. Bei den Viruskrankheiten des Nervensystems halten sie sich nur flüchtig im Liquor auf, so daß die *serologischen Reaktionen* in der Regel wichtiger sind. Eine einzige Untersuchung ist wertlos, wenn nicht excessive Titererhöhung nachgewiesen werden kann; *Verlaufsbeobachtung ist zur Diagnose erforderlich.*

Zum Schluß seien noch einige besondere Bemerkungen im Zusammenhang mit der Liquoruntersuchung erlaubt:

In Norddeutschland ist die *spontane Hypoliquorrhoe* als eine schwere meningeale Reaktion praktisch unbekannt, wobei meine Erfahrungen vom Ruhrgebiet an nordwärts reichen. Aus Süddeutschland und der Schweiz ist über Epidemien berichtet.

Chronische Arachnoiditis oder *subarachnoidale Verklebungen* im Spinalkanal als Ursache allgemeiner oder lokalisierter neurogener Störungen *werden zweifellos überwertet.* Cysten im Subarachnoidalraum können belanglos sein, sie füllen sich mit Kotrastmitteln, lassen sich aber durch Hustenstöße oder geringe Verlagerung sofort von dem Kontrastmittel befreien. Es gibt jedoch auch Cysten, die sich zwar füllen, bei denen eine Entleerung nicht mehr möglich, bei denen man ferner beobachten kann, wie sie in der Tat als ein weicher, raumbeschränkender Prozeß wirken, und zwar in der Höhe, in der auch die neurologische Symptomatik zu lokalisieren ist.

Die intracraniellen Cysten sind ihrem Wesen nach noch nicht aufgeklärt (TÄNZER). Sie sind gekennzeichnet durch eine Anhebung des Orbitadaches (Zug) und durch eine Vorwölbung der Schläfenanteile der Kalotte (Druck). Der Liquor ist nicht abgekapselt und unterscheidet sich nicht vom übrigen Liquor. Trotzdem entwickeln sich bei diesen Kranken epileptische Anfälle und Kopfschmerzen. Abgesehen von diesen großen Cysten mit dem charakteristischen Syndrom bei der Schädelnativdiagnostik gibt es auch kleine, nach der Hirnsubstanz hin entwickelte Cysten, welche mit fokalen epileptischen Anfällen verknüpft sind.

II. Elektrodiagnostik

1. *Untersuchung des peripheren Nervensystems*, s. S. 121ff.
2. *Elektronystagmographie*, s. S. 209.
3. *Polygraphie*
   Darunter versteht man gleichzeitige Registrierung verschiedener Vorgänge durch elektrische Methoden z. B. EEG, EMG, EKG, Pulswellen, Blutdruck und Atmung (nach Anlegen von Eichkurven), Änderungen des Hautwiderstandes (Elektrodermatogramm)
4. Elektroencephalographie* (Abb. 48)
   zusammenfassende Darstellung über:

Grenzen und Möglichkeiten der klinischen EEG.

Alle Vorgänge an den Membranen/Synapsen und alle Vorgänge der Erregungsleitung sind mit Potentialveränderungen verbunden und lassen sich mit Mikroelektroden studieren.

Bei der *klinischen Elektroencephalographie* werden sog. *Makropotentiale* (Massenableitungen) festgestellt. Die Möglichkeit, unmittelbar vom Gehirn abzuleiten (Elektrocorticographie, Elektrosubcorticographie) ergibt sich bei operativem Zugang.

Makropotentiale werden durch physikalische Streuung nicht über die Rinde fortgeleitet, wie wir an Krampfpotentialen nachgewiesen haben. Eine *physikalische Streuung* erfolgt jedoch bei Ableitung durch die Kopfschwarte, in einem Umkreis von etwa 4 cm. Diese Tatsache ist die Voraussetzung dafür, daß man lokalisierte Ableitungen in einem begrenzten Umfang durchführen kann (KORNMÜLLER u. JANZEN). Mit dem Makro-EEG wird also die Hirntätigkeit unmittelbar unter und aus der Nähe der Ableitestelle erfaßt. Lange glaubte man, der so gleichförmige Alpha-Rhythmus entstehe durch physikalische Streuung von einem occipitalen Focus (ADRIAN u. Mitarb.); diese Auffassung beruhte darauf, daß occipital der Alpha-Rhythmus bei bipolarer Ableitung am besten ausgeprägt ist (s. S. 239, Abb. 48:4).

Alle Grundphänomene des EEG hat der Entdecker der klinischen EEG, HANS BERGER, bereits beschrieben. Das Wesen der Alphatätigkeit ist bis heute nicht aufgeklärt. Sie entsteht jedenfalls nicht als Integral von Neuronenentladungen; diese erfolgen nach der Alles- oder- nichts-Charakteristik und können als Summe keinen Alpha-Rhythmus ergeben.

---

* EEg = EE-gramm/EE-graphie
ECg = E-cortico-gramm
ESCg = E-subcorticogramm

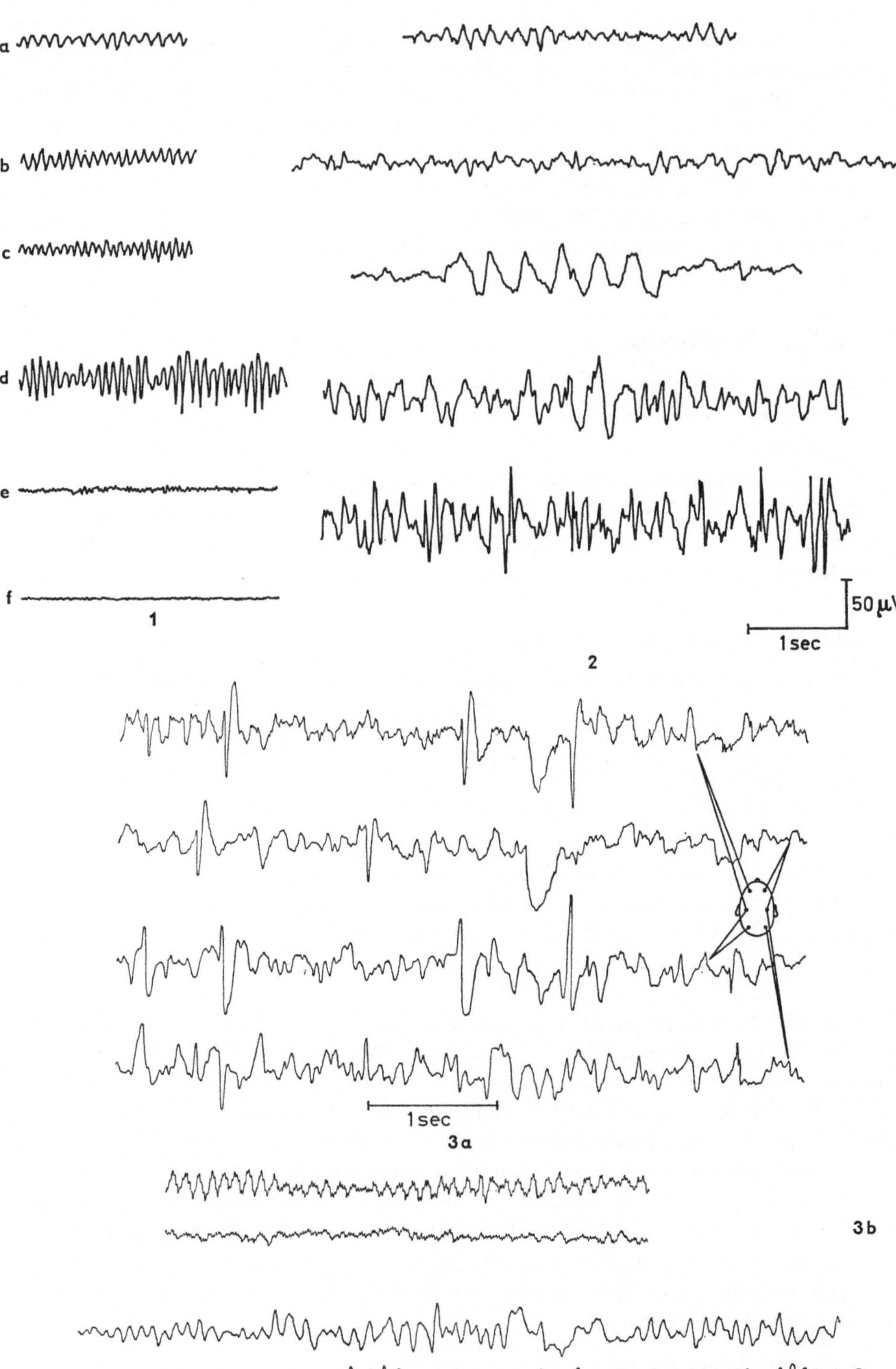

Abb. 48. 1—3c

Bei direkter Ableitung vom Hirn sind auch träge *Gleichspannungsveränderungen* festzustellen, deren Amplitudenhöhe und Polungsrichtung die Erregbarkeitsphasen kennzeichnen. Gleichspannungsverschiebungen von der Kopfschwarte kann man noch nicht ableiten. Solche Ableitungen würden eine große Bedeutung gewinnen für die Ermittlung von den *Erregbarkeitsänderungen*, die *Narkoseüberwachung*, die *Feststellung des Hirntodes*, die Kontrolle der Wiederbelebung (CASPERS). In einem Reanimations-Fall ist eine Trepanation erlaubt, die Untersuchung der Gleichspannungskomponente kann also ausgenutzt werden (BUSHART u. RITTMEYER).

Während in der Theorie des EEG bisher im wesentlichen ausschließende Feststellungen möglich sind und die Grundlagen weiter bearbeitet werden müssen, hat die empirische klinische Elektroencephalographie seit BERGER ungewöhnliche Fortschritte gemacht; sie ist in der Diagnostik unentbehrlich. Man muß Grenzen der Methode kennen, um ihre Möglichkeiten voll ausnutzen zu können.

Da die Streuung durch die bedeckenden Medien verhältnismäßig gering ist, kann mit einer begrenzten Zahl von Ableiteelektroden eine *quasi* lokalisierte Ableitung vorgenommen werden. Das Ableitungsschema erfüllt diese Bedingungen. *Notwendig* ist eine 8fache Registrierung, *optimal* eine 12fache. Basale Hirnstrukturen kann man in ihrer Tätigkeit mit Schlund-, Gehörgang-, Mastoid- und Jochbein-Elektroden erfassen. Wir benutzen sie praktisch nicht. Elektroden können aufgeklebt oder mit verschiedenen Konstruktionen festgehalten werden. Sie bestehen aus chlorierten Silberlegierungen. Abgeleitet wird mit uni- und bipolarer Technik. Der anfängliche Streit, uni- oder bipolare Ableitung, ist entschieden.

Die EEG-Geräte sind im allgemeinen ortsfest; es gibt jedoch bereits gute transportable Transistorgeräte.

Die Beurteilung erfolgt, immer noch, durch die unmittelbare Beschreibung. Die *automatische Kurvenauswertung* macht erhebliche Fortschritte und ist für spezielle Fragestellungen gut in Gebrauch.

Abb. 48. EEG-Übersicht.

1. normale Aktivität
   - a, b, c } α-Wellen 8,5—13/sec)
   - d hochgespannte steile α-Wellen
   - e β-Wellen
   - f flaches „Niederspannungs"-EEG
2. allgemeine Abänderungen
   - a 8/sec-Wellen (Praecoma, Coma, O_2-Mangel, Endokrinopathien)
   - b unregelmäßige verlangsamte Wellen (diffuse Encephalopathien verschiedener Genese),
   - c Gruppen träger Schwankungen (erhebliche allgemeine cerebrale Funktionsstörung)
   - d „scharfe", steile Wellen (gesteigerte cerebrale Erregbarkeit, Krampfbereitschaft, metabolisch/toxische Störungen)
   - e Spitzenpotentiale und SW-Potentiale (Spitze und Welle) (Krampfzeichen = ϰ-(Kappa)-Potentiale)
3. Herdstörungen
   - a Spitzenpotentiale mit Phasenumkehr, epileptische Foci in beiden Hemisphären unabhängig voneinander
   - b Reduktion des α-Rhythmus über dem Herd
   - c langsame Wellen über einem Herd

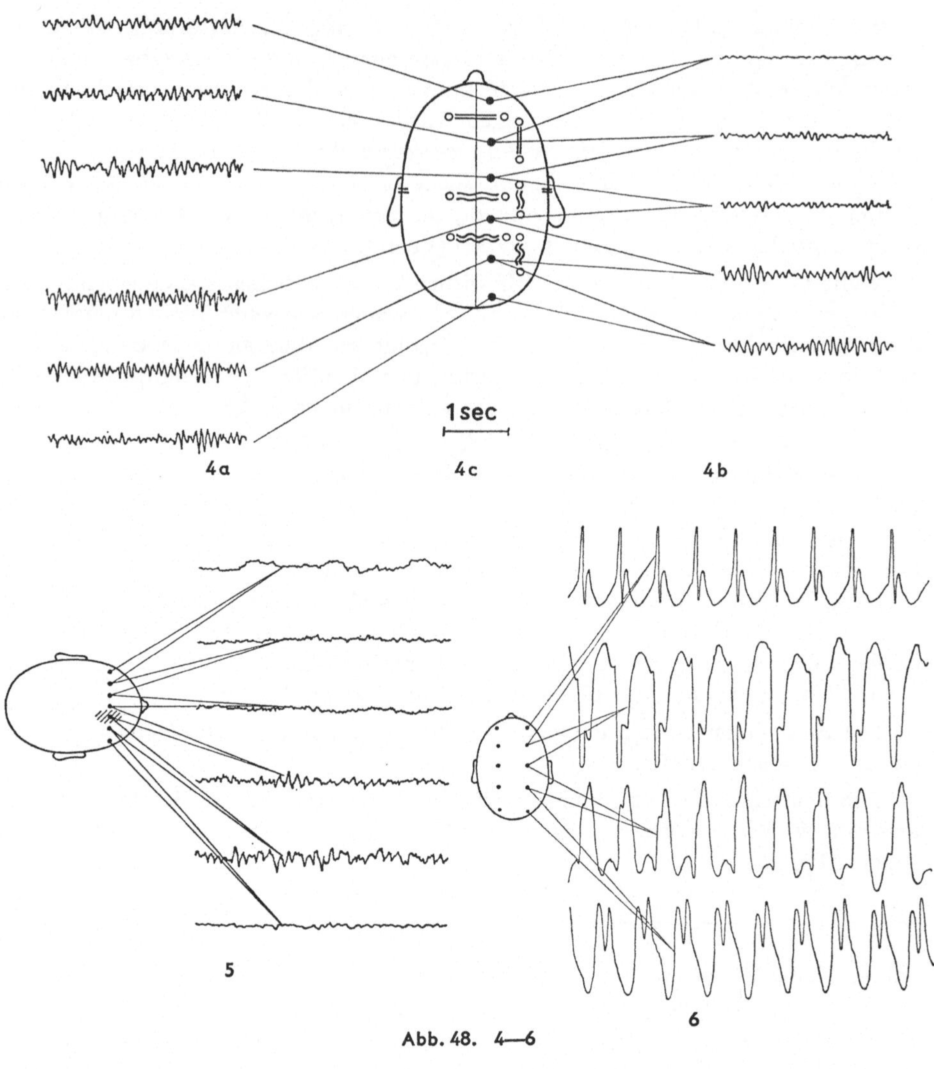

Abb. 48. 4—6

Abb. 48

4. Phasenbeziehungen im α-Rhythmus
   a Die Ableitestellen liegen jeweils etwa 4 cm voneinander entfernt; sie wurden gegen das linke Ohr abgeleitet = unipolar
   b bipolare Reihenableitung derselben Stellen
   c Gliederung der Schädelkonvexität nach dem α-Rhythmus: o═══o Phasengleichheit bzw. ganz überwiegend Phasengleichheit, o≈o wechselnde Phasenbeziehungen, o≋o fast andauernde Phasenungleichheit. Diese Beziehungen gelten zwischen symmetrischen Stellen beider Hemisphären (o——o) und für Ableitestellen der gleichen Hemisphäre, innerhalb des angegebenen Gebietes
5. mangelnde Phasengleichheit der bipolar abgeleiteten α-Wellen als Kriterium einer Herdstörung (Oligodendrogliom)
6. identische SW-Potentiale, verändert durch unterschiedliche Phasenbeziehungen von frontal nach occipital, erkennbar in bipolarer Ableitung

Seit den Anfangszeiten des EEG hat man bestimmte *Frequenzänderungen auch als Monitoren* benutzt, ursprünglich bei der Höhenkrankheit der Flieger (KORNMÜLLER u. Mitarb.).

Wenn auch die Ableitung ausschließlich die Tätigkeit am Orte der Ableitung erfassen kann, so sind doch deswegen weitergehende Aussagen möglich, weil *die bioelektrisch erfaßbare Hirntätigkeit gesteuert* wird. Bei bipolarer Ableitung sieht man in frontozentralen Regionen eine kaum bewegte Grundlinie, das gilt sowohl bei Ableitungen von symmetrischen Punkten beider Hemisphären als auch für die Ableitung innerhalb einer Hemisphäre. Bei monopolarer Ableitung und bei corticaler Ableitung findet man in diesen Gebieten Alphawellen. Das ist ein Kriterium dafür, daß die Alphatätigkeit in diesen Gebieten sowohl in beiden Hemisphären als auch innerhalb der Hemisphäre synchron abläuft, d. h., daß bei bipolarer Ableitung keine Spannungsdifferenzen auftreten (KORNMÜLLER u. JANZEN). Besteht eine krankheitsbedingte Strukturveränderung im Mark oder in der Rinde, wird die Synchronisierung gestört: nunmehr lassen sich Alphawellen in diesem Bereich auch bei bipolarer Ableitung nachweisen (Abb. 48:5). In den zentro-parietalen Gebieten ist die Synchronisation der Alphawellen gleitend. In der Occipitalregion ist normalerweise eine anhaltende und regelmäßige Alphatätigkeit vorhanden, mit einer gewissen Seitendifferenz zu ungunsten der dominanten Hemisphäre. Die Steuerung bewirkt occipital nicht mehr vollständige Synchronisation. Eine Minderung der Alphatätigkeit von parietal nach occipital ist also, im Gegensatz zu einer solchen nach frontozentral, pathologisch.

Wenn eine abnorme oder pathologische Hirntätigkeit auftritt, so kann man daraus, daß sie diesen genannten Charakteristika der Steuerung des normalen EEG folgt oder nicht schließen, daß der krankhafte Vorgang allgemeiner Natur sein muß, weil er, über die Steuerungsmechanismen, den Ort der Hirntätigkeit, welchen wir registrieren, in normaler Weise erreicht. Halbseitige Abänderungen der Steuerung der Alphatätigkeit oder der abnormen pathologischen Potentiale sind ein Hinweis auf eine subcorticale anatomische Veränderung (Abb. 48:5,6). Ist die hirnelektrische Tätigkeit generell ungeordnet und lassen sich die Steuerungsvorgänge nicht mehr erkennen, so darf man einen diffusen Prozeß annehmen, entzündlicher, traumatischer oder metabolisch/toxischer Genese! In den verschiedenen Stadien der Hypoxie ist dies zu verfolgen.

Die Diagnostik aus den Phasenbeziehungen, also nicht nur aus Frequenzen und Form der Graphoelemente, hat sich uns seit der Anfangszeit zuverlässig bewährt, findet aber unter den EEG-Spezialisten keine Anwendung, der Hinweis keinen Widerhall (s. EEG-Kongreß 1958).

Das EEG leistet gute Dienste bei der *Erkennung und Verlaufskontrolle von allgemeinen Krankheiten*:

Intoxikationen
angeborene und erworbene Stoffwechselleiden
Coma
vasculäre Encephalopathien
Meningoencephalitiden.

Die Hauptbedeutung aber gewinnt das EEG für die Lokalisation cerebraler Prozesse und für die Beurteilung von Anfällen.

Für die Lokaldiagnostik ist es natürlich wichtig, den *Normalbereich des EEG* kennenzulernen:

Den Ausdruck Alphawellen beizubehalten,ist nicht nur aus historischen Gründen angezeigt. In den Alphawellen kommt ein bestimmter, allerdings noch unbekannter Vorgang zum Ausdruck.

Beta-, Delta-, Theta-Wellen bezeichnen nur einen allgemeinen Frequenzbereich, keineswegs immer echte Rhythmen.

Dem Deltabereich gehört das *SW-Muster* an, d. h. jenes Graphoelement des EEG, das aus einer steilen Entladung und einer nachfolgenden trägen Schwankung von $^1/_3$ sec Dauer besteht. Es kann zeitlich streng verknüpft mit Absencen auftreten. Im SW-Rhythmus zeigt sich eine zwar definierte, aber noch nicht analysierte pathologisch/rhythmische Tätigkeitsabänderung an.

Die unregelmäßigen Deltawellen beim Hirntumor, aber auch bei vasculären und entzündlichen Prozessen, haben eine andere Genese.

Deswegen wäre es zweckmäßiger, die allgemeinen Bezeichnungen für die einzelnen Frequenzbereiche aufzugeben und die Besonderheiten direkt zu beschreiben. Für den Nichtspezialisten wird nämlich durch die Wahl der Ausdrücke wie Beta-, Delta-Rhythmus, Theta-Bereich u. a. der Eindruck erweckt, daß es sich um eine wohl definierte Abwandlung der Tätigkeit handele und nicht nur um die Angabe eines Frequenzbereiches, ganz unabhängig davon, ob eine rhythmische Tätigkeit vorliegt oder nicht. Der internationale Gebrauch der Ausdrücke ist aber offenbar nicht mehr rückgängig zu machen (s. EEG-Kongreß 1958).

Als *Delta-Wellen* bezeichnet man Schwankungen von 0,5—3,5/sec-Dauer.

Der *Zwischenwellen-* (Kornmüller) oder *Theta*-Bereich umfaßt Schwankungen einer Dauer von

3,5—7,5/sec

4,0—7,0/sec.

Als *Beta-Wellen* faßte Berger alle Schwankungen höherer als Alpha-Frequenz zusammen, meist niederer Amplitude.

Weitere Graphoelemente des EEG:

steile, scharfe, spitzgeformte Wellen

SP-Spitzenpotentiale

SW-Aktivität = *S*pitze + *W*elle, spike and wave.

Schütz hat für SP und SW und andere Graphoelemente, die bei Epileptikern vorkommen eine übergeordnete Kennzeichnung vorgeschlagen, nämlich $\varkappa$-(Kappa)-Potentiale = Krampfpotentiale.

Abnorme Graphoelemente können

isoliert, in Gruppen, in langen Zügen auftreten,

diffus, symmetrisch, lokalisiert.

Schließlich gibt es noch *physikalische Phänomene*, welche für die Diagnostik bedeutsam sind, vor allem die sog. *Phasenumkehr*. Bei bipolarer Reihenschaltung muß sich ein hirnelektrisch stummes oder ein abnorm tätiges Gebiet durch Phasenumkehr, als Folge der Reihenschaltung, zu erkennen geben, *ein sicheres Herdzeichen.*

Aus diesen Elementen baut sich die Diagnostik auf.

Man muß das normale, das abnorme und das pathologische EEG unterscheiden. Das normale EEG zeigt Alpha- und Betawellen. Im normalen Schlaf treten neue normale

Formationen auf, nachdem die Alphawellen geschwunden sind. Familiär können Alphawellen fehlen (VOGEL). Alphawellen fehlen, wenn das Individuum nicht entspannt; Hyperventilation oder eine milde Sedierung lassen die Alphawellen dann gut hervortreten. Besonders wird der Effekt nach dem Augenöffnen und -schließen beobachtet: Im Moment des Augenöffnens verschwindet die Alphatätigkeit, um nach Augenschluß sofort einzusetzen (on-, off-Effekt). Wird sie auf einer Seite nicht blockiert oder tritt sie asymmetrisch wieder auf, so bedeutet diese Lateralisation etwas. Im Zusammenhang mit dieser Prüfung treten auch abnorme/pathologische Potentiale auf.

Mit den Methoden der Speicherung lassen sich auch Aktionspotentiale bei akustischen, optischen und sensiblen Reizen ermitteln. Auf diese Weise können sog. *objektive Sinnesprüfungen* angestrebt, die *Reifung des Gehirns* verfolgt und perinatale Schäden rechtzeitig entdeckt werden.

Es gibt nur wenige „charakteristische" Elemente, die eine unmittelbare Aussage erlauben:

1. Kappa-Potentiale und bestimmte Anordnungen der Graphoelemente, welche dem EEG einen eindeutig *„epileptischen Aspekt"* verleihen (BERGER, KORNMÜLLER, GIBBS), um nur die Autoren zu nennen, welche die Grundphänomene beschrieben haben.

2. Das EEG bei Panencephalitis (JANZEN u. KORNMÜLLER; RADERMECKER).

3. Das Schlaf-EEG (LOOMIS, HARVEY, HOWARD), welches auch bei Narkolepsie in Erscheinung tritt (JANZEN).

Das abnorme EEG beginnt jenseits des oberen Bereiches von 12/sec Alphawellen. Bei alten Menschen rechnen wir 8/sec Alphatätigkeit noch nicht als abnorm, in mittleren und jüngeren Lebensjahren ist ein solches EEG schon abnorm. BUSHART hat eine 4/sec-Tätigkeit festgestellt, deren Bedeutung noch nicht klar ist. Individuen mit diesem EEG-Zeichen fallen gelegentlich auf durch psychopathologische und vegetative Besonderheiten. Eine hochgespannte steile Alphatätigkeit mit 100 Mikrovolt und mehr kann bei klinisch gesunden Personen vorkommen, findet sich aber besonders bei Kranken mit gesteigerter cerebraler Erregbarkeit und epileptischen Anfällen (früher „hypersynchronen" Alphawellen genannt, als man noch der Auffassung war, die Alphatätigkeit sei unmittelbarer Ausdruck der Neuronenentladungen). Die über vorderen Gebieten eingestreuten 4—7/sec-Wellen (Zwischenwellen = Thetabereich) gehören noch zur Norm.

Bei der Untersuchung und Überwachung Anfallskranker mittels EEG gibt es charakteristische Fehler:

Eine örtliche Veränderung im EEG ist noch kein Focus.

Die epileptischen Phänomene am Gehirn des Menschen laufen bei fokal entstehender pathologischer Erregung nach denselben Kriterien, die im Tierexperiment analysiert worden sind, ab. Uns ist es durch „glücklichen" Zufall in seltenen Fällen gelungen, diese Kriterien nachzuweisen bei Kranken, die unmittelbar vor dem Anfall noch eine normale Alphatätigkeit aufwiesen: Zunächst treten in größeren Abständen Einzelentladungen auf, dann Gruppen von Entladungen, schließlich Serienentladung, dann folgt die Generalisation. Der Focus ist erschöpft, so daß noch während des Anfalles die pathologische Tätigkeit am Focus verschwinden kann, während sie sich in den übrigen Hirngebieten fortsetzt, eine Adversivbewegung erfolgt jetzt zum Fokus hin. Posteklamptisch kann am Focus eine „flüchtige" Lähmung der Funktion zurückbleiben (motorische Aphasie, Hand-Bein-Lähmung). Diese genannten eeg und klinischen Kriterien lassen eine eindeutige Aussage über den Focus zu. Man findet den Prozeß sicher, auch wenn die anatomisch-diagnostischen (neuroradiologischen, nuclearmedizinischen) Hilfsmittel versagen.

Phasenumkehr von Kappa-Potentialen an umschriebener Stelle zeigt den epileptischen Focus in der Tat an.

Beim kindlichen Gehirn kann ein *Fokus* im Laufe der Reifung *wandern*, er stellt sich später konstant ein.

Eine temporal betonte Störung ist kein Beweis dafür, daß sich an dieser Stelle der Focus befindet. Das Temporalhirn, insbesondere die ihm eingekörperten alten Hirnteile besitzen eine niedrige Schwelle für die Entstehung einer Krampferregung. Erregbarkeitsändernde Vorgänge in anderen Teilen des Gehirns können hier einen Krampf auslösen. Die *Verwechselung von funktionellem Focus und prozeßbedingtem Focus* hat sich bei der operativen Behandlung der sog. temporalen Epilepsie verhängnisvoll ausgewirkt.

Wenn man bei einem Anfallkranken im EEG keine Zeichen eines corticalen Focus und auch keine örtlichen Besonderheiten, die auf eine prozeßhafte Störung hinweisen, nachweisen kann, so schließt dies eine solche nicht aus. Anfallkranke muß man zu verschiedenen Zeiten elektroencephalographisch untersuchen, um die pathologische Erregung und eine fokale Störung einzufangen = Erregungsfang. Diesen treffenden Ausdruck hat m. W. Pateisky eingeführt.

Die Anamnese ergibt, *wann* oder *unter welchen Bedingungen* das EEG fündig werden kann.

Provokationsmethoden:

Hyperventilation
Orthostase + Hyperventilation
O_2-Mangel-Gasgemische
Flimmerlicht = i. L. R. (intermittierende Licht-Reize)
Entzug der Anticonvulsiva
Provozierende Pharmaca
Wasserbelastung.

Das Stadium der Anfallbereitschaft kann aus dem EEG nicht erschlossen werden. Das *EEG* erfaßt die pathologische *Erregung*, gibt aber keine Aufschlüsse über die *Erregbarkeit*. Das wäre durch Registrierung der Gleichspannungskomponenten möglich (Caspers), die aber bei Ableitung von der Kopfschwarte nicht möglich ist.

Es gibt Kranke mit einem EEG, das eindeutig epileptischen Aspekt besitzt, sogar mit fokaler Störung, ohne daß je Anfälle aufgetreten sind. Wir behandeln solche Kranken nicht und bezeichnen sie auch nicht als anfallskrank.

Die wesentlichen Befunde und die wichtigsten Anwendungsbereiche des EEG sind ohne zusätzlichen Kommentar den Tafeln und den Legenden zu entnehmen.

III. Die neuroradiologischen Untersuchungsmethoden

und ihre Indikation wurden an den Stellen zusammengefaßt, wo sie klinisch von Bedeutung waren. Eine selbständige Neuroradiologie kann nicht mehr entbehrt werden; sie ist zuständig für alle Disziplinen.

IV. Die Anwendung der nuclearmedizinischen Methoden

in der Neurologie ist in voller Entfaltung.

Anwendungsbereiche sind gegenwärtig:

1. Messung der örtlichen und allgemeinen Hirnblutung
2. Tumordiagnostik
   A. eigene Kriterien für die Artdiagnose bei
      Hirnscintigraphie
      Gammaencephalographie
   B. Kriterien in Verbindung mit dem Ergebnis der Serienangiographie
      mangelnde Speicherung im Tumorbereich (z. B. Astrocytom)
      besonders kräftige Speicherung
      Das Hirnscintigramm kann Tumoranteile zeigen, die im Angiogramm nicht hervortreten, und umgekehrt.
   C. Abgrenzung der zu bestrahlenden Bezirke.

Die *Echoencephalographie* gehört zu den nützlichen ergänzenden Untersuchungsmethoden.

Nervenbiopsie (Haut, Rectum) ist nützlich, um manche metabolische Störungen des zentralen und peripheren Nervensystems (metachromatische Leucoencephalopathie, Amyloidose u. a.) und durch Angiopathien, Mesenchymkrankheiten bedingte zu erkennen.

Die *Hirnbiopsie* kann bei diffusen metabolischen Störungen und Speicherungen z. T. durch Nervenbiopsie ersetzt werden. In anderen Fällen besäße sie einen unmittelbaren und erheblichen diagnostischen Wert. Die Indikation taucht aber bei solchen Fällen auf, bei denen sich therapeutische Konsequenzen bisher nicht ergeben, nämlich bei den metabolischen und dystrophischen Encephalopathien des Kindesalters und Präseniums. Trotzdem wäre die Hirnbiopsie wünschenswert dann, wenn sie durch Biopsie eines peripheren Nerven nicht zu ersetzen ist, um nämlich Einblick in die vitalen Vorgänge und damit vielleicht für die Therapie zu gewinnen; denn die formale Morphogenese bringt unsere Erkenntnis nicht mehr weiter.

Die meisten Kliniken lehnen die *Biopsie bei Hirntumoren* ab. Bei begrenzter Indikation kann sie aber gute Dienste leisten (KAUTZKY), wenn nämlich die neurologische und neuroradiologische Diagnostik eine therapeutische Entscheidung noch nicht zulassen.

Andere Laboratoriumsuntersuchungen wurden an den Stellen erwähnt, wo ihre klinische Bedeutung hervortrat.

Kapitel VI. Polygenetische identische Reaktionen des neuro-musculären Systems

= terminale Reaktionen
= gemeinsame Endstrecken vielfältiger Bedingungen.

Dieses Kapitel liefert, da die Neurologie eine „exemplarische“ Disziplin der allgemeinen Medizin ist, auch einen Beitrag zu den notwendigen Änderungen in der Lehre und in der klinischen Forschung.

Das Nervensystem ist durch viele Funktionskreise mit allen Bildungen des Organismus verknüpft. Das Nervensystem wird daher oft das Organ sein, welches das Leitsymptom, d. h. den Notschrei des Organismus, hergibt. Neurologische Symptome und Syndrome sind, so kann man aus dieser Grundtatsache folgern, seltener Ausdruck einer Krankheit ausschließlich des Nervensystems als Wegweisung zu einer allgemeinen Gesundheitsstörung.

Eine der größten Behinderungen im Fortschreiten der Medizin ist die ungenaue Verwendung des Wortes „Krankheit“. Immer wieder ist aufgefallen, daß es bis heute nicht möglich gewesen ist, einen verbindlichen Begriff Krankheit zu definieren. „Dieser Mensch leidet an der Krankheit Epilepsie“, das ist in der Umgangssprache des Laien richtig ausgedrückt. Die Krankheit „Epilepsie“ als ein Wesen, eine ätiologische Entität, aber gibt es nicht.

Krankheit ist nicht nur etwas Bionegatives, sondern kann auch etwas Biopositives sein, z. B. Immunität, Erkennung von Leistungsgrenzen, Besinnung. Die Einführung eines Normalbegriffes zur Bestimmung von „gesund“ oder „krank“ ist nicht wertfrei. Familiär vorkommendes hohes Lebensalter z. B. wäre dann Krankheit, ist aber eine extreme Normvariante. Das subjektive Befinden ist kein Maßstab. Menschen, die sich gesund fühlen, können bereits zum Tode erkrankt sein. Andere Menschen, die sich sehr krank und dem Tode nahefühlen, reagieren nur abnorm. Abnorme psychische Reaktionen können zum Tode führen: Anorexia nervosa, der Prototyp einer psychosomatischen Krankheit. VIRCHOW hat sich in seinen Anfängen gegen eine ontologische Anschauung gewandt; Krankheit sei nichts für sich Abgeschlossenes, in den Körper Eindringendes, sein System aber wurde doch ontologisch.

Zwischen Reiz oder Ursache von Symptom/Syndrom liegt eine Kette solcher Reaktionen des Organismus, welche die durch den Reiz gestörte Funktion zu kompensieren versuchen. Eine Lues kann zwar viele Bilder haben, aber ohne Spirochaeta pallida kann man sie nicht als Lues diagnostizieren. Genetische oder erworbene metabolische Störungen können ein sehr buntes Syndrom bewirken, sich am Stützapparat, an der Haut, am Auge und am Nervensystem gleichzeitig auswirken, und sind doch auf eine einzige Stoffwechselanomalie zurückzuführen. In solchen Fällen wird man von ätiologischen Entitäten sprechen.

Ein ontologischer Krankheitsbegriff, eingeführt seit PLATON, drängt immer wieder alleinherrschend in den Vordergrund.

Daneben hat es immer eine Tradition gegeben, die nicht Krankheiten, sondern nur kranke Menschen betrachtete.

Diese beiden Traditionen lösen verschiedene Forschungsintentionen aus. Aber wird nicht viel gewonnen, wenn man das „entweder-oder" dem „sowohl als auch" zum Opfer bringt? Man wird dann, wie in diesem Buche dauernd durchgeführt und jetzt an die entscheidende Stelle gerückt, eine plötzliche Erweiterung der diagnostischen und therapeutischen Möglichkeiten erfahren und wissenschaftlich falsch ansetzende Diskussionen vermeiden (vgl. auch RATHER, LICHTENTHAELER).

Die Symptome „Febris, Cephalaea, Cephalalgie, Vomitus, Vertigo usw." werden allgemein kaum als Entitäten angesehen. Bei den Symptomen „Hemicrania, Neuralgia Epilepsia" usw. schwankt die Benutzung der Wörter zwischen Symptom- und Krankheits-Bezeichnung. Man denke an die end- und fruchtlosen Diskussionen über „den" Menière, „die" Epilepsie.

Ein ontologischer Krankheitsbegriff kann nur angewendet werden, wenn der Organismus auf eine definierbare und unvertauschbare physikalische, chemische oder biologische Einwirkung reagiert, wenn mithin die Ätiologie eindeutig ist, *ätiologische Entität/Krankheit = morbus, nosos.* Ist die Ätiologie durch entsprechende Untersuchungen gesichert, kann man eine *ätiotrope = kausale Therapie* betreiben oder suchen.

Grundlegend anders sind die diagnostische und therapeutische Einstellung gegenüber den *polygenetischen terminalen Reaktionen des Organismus*, deren Zahl naturgemäß begrenzt ist. Was ist darunter zu verstehen? *Eingeborene Mechanismen, die am Ende vielfältiger Bedingungen gleichförmig in Erscheinung treten.* Eben diese Gleichförmigkeiten der einzelnen, polygenetischen Entäußerungen des Organismus im Notschrei hat dazu geführt, diese verschiedenen Reaktionsformen als verschiedene Morbi aufzufassen. Sie sind aber keine ätiologischen, sondern *symptomatologische Entitäten = Reaktionsformen (Reaktionskrankheiten).*

Die polygenetischen terminalen Reaktionen wurden, wegen ihrer Häufigkeit und ihrer jeweiligen Einförmigkeit, schon in frühesten Zeiten der Medizin als „Wesen" beschrieben. Das ehrwürdige Alter der durch entsprechende Bezeichnungen tief eingewurzelten Vorstellungen von diesen verschiedenen „Wesenheiten" und die, naturgemäß vergebliche, Suche nach einer Ursache (Ätiologie) haben bewirkt, daß sie „Krankheiten der Hypothesen" bleiben mußten, weil sie eine Ätiologie nicht besitzen.

Der Ansatz für die Erforschung dieser Erkrankungen wird auch heute vielfach nicht richtig gesehen. Wird bei einer dieser terminalen Reaktionen eine bestimmte äußere Bedingung als überwiegend erkannt, pflegt man die entsprechende Reaktion, z. B. den epileptischen Anfall, die Migräneattacke, die Polyneuropathie, als „symptomatisch" zu bezeichnen und benennt den hervortretenden exogenen Faktor als „Ätiologie". Die Beseitigung dieser übermächtigen exogenen Bedingung *kann* zwar, *muß aber nicht* zur Heilung führen. Läßt sich aber eine oder lassen sich mehrere pathogenetische Bedingungen nicht ermitteln, wählt man die Ausdrücke „genuin, essentiell, idiopathisch", statt das allein richtige Attribut zu nehmen, nämlich „kryptogenetisch". Hinsichtlich der Ätiologie *müssen* sie kryptogenetisch bleiben. Wenn schließlich bei solchen „Reaktionskrankheiten ohne Befund" die Reaktion auch noch ungewöhnlich ist, stellt sich das Wort „atypisch" schnell ein. Man bekennt damit aber — wie erneut ausgesprochen sei — nur Denkfaulheit, Unkenntnis, oder man übersieht, daß man vor etwas Neuem steht.

Sowohl für die Forschung als auch für die Untersuchung und Betreuung des einzelnen Patienten eröffnet sich bei diesen Erkrankungen ein weites Feld.

Als Beispiele seien die beiden häufigen Anfallkrankheiten, die bei dieser Gelegenheit abgehandelt werden, gewählt: Man hat *Migräne* und *Epilepsie* als Geschwister bezeichnet. In der Tat gibt es Sippen, bei denen einige Glieder an „Migräne", andere an „Epilepsie" leiden. Es gibt Individuen, welche gleichzeitig oder in verschiedenen Lebensphasen beide Reaktionen zeigen (Tab. 7).

Tabelle 7. *Migräne und epileptische Reaktion*

Unter 277 Patienten mit Migräne beobachteten wir 21 mit manifesten epileptischen Reaktionen oder SW-(= spike and wave)-Komplex im EEG

SW-Muster ohne manifeste epileptische Reaktionen = 3 Patienten

EEG: 1 Patient (Frühgeburt) S-Potentiale nur während Photostimulation, Frequenz ~ 20/sec; 2 Patienten (Ventrikelerweiterung) S-Potentiale in Ruhe und bei Hyperventilation

klinisch Verdacht auf epileptische Reaktionen = 4 Patienten

EEG:	SW-Muster, Bewußtseinsverlust während Migräne	1 Patient
	„Ohnmachten", auf epileptische Reaktionen verdächtig	2 Patienten
	fragliche epileptische Reaktion, im EEG Focus steiler Wellen	1 Patient

sichere epileptische Reaktionen = 14 Patienten

EEG:	SW-Muster in Ruhe und bei Hyperventilation	4 Patienten
	SW-Muster nicht auszuschließen bei Photostimulation	2 Patienten
davon	Übergang der Migräneattacke in epileptische Reaktion (ein Fall fraglich)	4 Patienten
	jahrelang nur epileptische Reaktionen, später nur Migräne, und umgekehrt	3 Patienten
	alternierend epileptische Reaktionen und Migräne	5 Patienten
	familiäre Migräne	8 Patienten
	epileptische Reaktionen in der Familie	1 Patient

Wenn man aus solchen Daten Verwandtschaft der Reaktionen ableiten will, begeht man Fehler. Bei jedem Anfall, gleich welcher Art, muß man unterscheiden 1. den *Anfall*, d. h. seinen *Pathomechanismus*, 2. die *Anfallbereitschaft*, d. h. die *Bedingungen für die Änderung der Erregbarkeit*. Der Pathomechanismus eines Anfalles ist bei der epileptischen Reaktion fundamental verschieden von dem bei der Migräneattacke, nämlich extrem gesteigerte hirnelektrische Aktivität bei der epileptischen Reaktion, normale hirnelektrische Aktivität in der Migräneattacke. Die Faktoren jedoch, welche die Anfallbereitschaft verändern, sind weitgehend dieselben. Wenn somit unter den gleichen, die Erregbarkeit verändernden Bedingungen entweder epileptische Reaktion oder Migräneattacke auftreten können, so ergibt sich notwendig, daß noch weitere, im reagierenden Organ selbst, d. h. im Gehirn, gelegene dispositionelle Faktoren vorhanden sein müssen, welche die Reaktionswahl bestimmen.

Die Empirie lehrt, daß eine epileptische Reaktion, welche nach dem 25. Lebensjahr auftritt, „symptomatischen" Charakter besitzt, d. h. auf einen cerebralen oder einen metabolischen Prozeß hinweist. Was bedeutet diese Formulierung in Wirklichkeit? Doch dieses: Wenn Anfälle nach dem 25. Lebensjahr sich manifestieren, so spielen exogene Faktoren die überwiegende Rolle. Symptomatisch sind Anfälle stets, das gilt für alle Reaktionsformen.

Eine genetische Häufung, z. B. von Migräne oder von epileptischen Reaktionen, beweist nicht, wie einseitig geschlossen worden ist, den endogen-funktionellen Charakter. Der endogene Faktor muß nicht funktionell sein, sondern kann eine Dysgenesie sein. Das die Lokaldisposition bestimmende Angiom bei Migräne- und epileptischen Anfällen oder das die Lokaldisposition bestimmende Aneurysma bei Migräneattacken zu ermitteln, ist nicht nur theoretisch wichtig, sondern auch praktisch, damit die Komplikationsgefahr richtig eingeschätzt wird.

Aus diesen Beispielen ergibt sich eine allgemeine Richtlinie: *Diagnostik und Therapie bei Gesundheitsstörungen durch polygenetische terminale Reaktionsformen = symptomatologische Entitäten verlangen ganz andere Ansätze als bei Gesundheitsstörungen durch Morbi = ätiologische Entitäten*, nämlich

1. die Diagnostik erfaßt den ganzen Organismus
2. die Therapie greift an
   a) am Pathomechanismus,
   b) an den auslösenden Faktoren.
   c) Sie ist stets symptomatisch,
   d) eine *sinnvolle* Polypragmasie.

Diese allgemeinen Überlegungen lassen aber auch hervortreten, daß eine sehr differenzierte *Klassifikation der epileptischen Anfälle* nur insofern interessant ist, als sie den Blick für die möglichen epileptischen Phänomene schärft. Die Einteilung nach Anfallablauf oder nach einzelnen seiner Bedingungen (Einschlaf-, Aufwach- usw. -Epilepsie) fördert das klinische Problem des Einzelfalles wenig. Die pathologische Erregung, die sich in verschiedenen Anfallformen manifestieren kann, hängt, nach ihrer Dauer und den am Anfall beteiligten Funktionsstrukturen, ab a) von Art und Lokalisation des Prozesses, b) vom Alter des Gehirns, c) von der Dauer der Krankheit (iktogene Noxe).

Man muß nicht Anfallformen klassifizieren, sondern die sich in ihnen enthüllenden Zeichen des reagierenden Organs erkennen:

1. Das Gehirn kann auf eine allgemeine Noxe mit Lokalzeichen reagieren, wenn nämlich eine örtliche Disposition gegeben ist.

2. Eine lokale Störung kann, je nach Lokalisation, Ausmaß der Erregbarkeit und Dauer des Leidens, auch mit primär generalisierten Anfällen hervortreten.

Damit ist gekennzeichnet, was die Anfallanalyse zur Diagnose beitragen kann. *Das entscheidende klinische Problem ist die Analyse der Anfallbereitschaft* (s. S. 254).

Aufschlußreich ist unter dem Aspekt der terminalen Reaktionsformen die Analyse der *Myo-polyneuro-myelo-encephalo-pathien*. Eine „idiopathische" Polyneuritis wird man heute nicht mehr diagnostizieren. Aber es gibt auch keine Alkohol-, Contergan-, urämische, hepatische, paraneoplastische Neuropathie (Abb. 49). Mit solchen Attributen ist nur *einer* der pathogenetisch bedeutsamen oder nur korrelierten Faktoren genannt, dessen Beseitigung u. U. die Heilung einleiten *kann*. Wenn man aber von vornherein bedenkt, daß bei allen fakultativ — also nicht obligat und mit Dosis-Wirkungs-Relation — wirkenden Noxen *zusätzliche* Faktoren vorhanden sein *müssen*, damit die Reaktion zustande kommt, wird man die Diagnostik umfassender ansetzen, verborgene Gesundheitsstörungen dabei entdecken und diese bei der Planung von

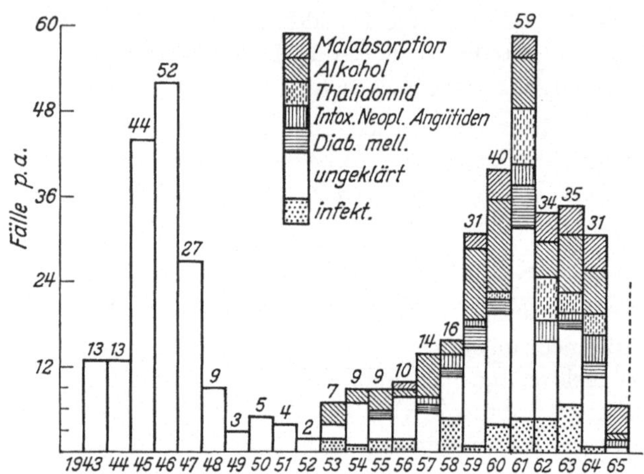

Abb. 49. Unsere Erfahrungen bei Polyneuropathien 1. I. 1943—31. III. 1965

medikamentöser Therapie und Diätetik berücksichtigen. *Wissenschaftliche und therapeutische Aufgaben des Arztes zwingen zu dieser Betrachtungsweise.* Das Gebiet der allgemeinen Medizin breitet sich vor dem Neurologen aus. NONNE hat als erster hervorgehoben, daß die sog. anämische Myelitis nicht nur bei perniciöser Anämie vorkomme; wir müssen heute darüber hinaus feststellen, daß auch nicht alle funiculären Myelosen durch B_{12}-Mangel bedingt sind.

Die sog. diabetische Amyotrophie ist ebenfalls ein Produkt kurzschlüssigen Denkens. Bei Männern und Frauen im mittleren bis höheren Lebensalter tritt plötzlich erheblicher Gewichtsverlust ein, zeigen sich Neuralgien und proximal betonte neurogene atrophische Paresen. Der dabei entdeckte milde Diabetes ist nicht Ursache, sondern Folge einer übergeordneten heute noch unbekannten Grundstörung. Nur kurzschlüssige Denkgewohnheit machte aus dem einzig greifbaren Befund, nämlich der Glykosurie, einen ätiologischen Faktor, obwohl von einer spätdiabetischen Komplikation, an welche per analogiam gedacht worden ist, keine Rede sein kann.

Unsere ersten Fälle vom Refsum-Syndrom in Deutschland, die zur Entdeckung der zugrunde liegenden Fettstoffwechselstörungen beigetragen haben, sind uns nur aufgefallen als Frucht dieser Grundeinstellung zu der Reaktionsform „Polyneuropathie“.

Dieser prinzipielle diagnostische Ansatz wirkt sich ebenso fruchtbar aus bei der Analyse der funktionellen und strukturellen Myopathien sowie der Systematrophien. Man sollte diese nicht ohne weiteres für Entitäten halten.

Beispiel: HADORN erinnert in seiner Arbeit „Alarmsignale bei Carcinomen der inneren Organe“ an die bewährte klinische Regel: Bei unklaren Myo-, Polyneuro-, Myelo-, Encephalopathien ist stets nach Carcinom zu suchen.

Tabelle 8. *Malignome und Reaktionen des Nervensystems (nach* CROFT *und* WILKINSON)
Sitz des Primärcarcinoms bei verschiedenen Arten von carcinomatöser Neuromyopathie (1465 Kranke mit Carcinomen wurden neurologisch untersucht)

Art der Neuromyopathie		Brust	Lunge	Magen	Colon	Rectum	Ovarien	alle übrigen
Kleinhirnatrophie	15	2	9	—	—	—	3	1
Myelopathie	15	1	6	3	—	—	2	3
motorische Polyneuropathie	11	3	5	2	—	—	—	1
sensible Polyneuropathie	8	—	6	—	1	—	—	1
gemischte Polyneuropathie	36	3	17	5	2	1	—	8
Myopathie einschließlich Myasthenie und Dermatomyositis	26	3	17	3	—	—	2	1

Kranke mit mehreren Reaktionen sind unter jeder der betreffenden Reaktionen aufgeführt.

Die Beziehungen zwischen Carcinom der inneren Organe und den Reaktionen des Nervensystems sowie der Muskulatur sind nicht aufgeklärt. Die Fälle sind nach unseren Erfahrungen erheblich seltener als in England.

Die Angelsachsen sprechen von carcinomatous neuromyopathy. Diese Bezeichnung ist wenig glücklich; denn ob die Neoplasie auch ätiologisch von Bedeutung ist, wäre noch zu beweisen. Mehrere Möglichkeiten über die Beziehungen sind diskutiert worden: Organ — jedoch nicht artspezifische Antikörper, Stimulierung der endokrinen Organe. Die Beobachtungen über die Reaktionen des Nervensystems bei Malignomen gewinnen Interesse im Rahmen jener Auffassungen, welche Blastomentwicklung und Metastasierung als Auswirkung gestörter Regulationen des Gesamtorganismus sehen.

Man erkennt aus diesen Beispielen, wie fruchtbar sich die hier zusammengefaßten Überlegungen auswirken. Sie sind nicht neu, aber es mangelt an ihrer konsequenten Anwendung.

Die im nachstehenden Katalog angeführten terminalen Reaktionsformen sollen nun noch im einzelnen besprochen werden.

Katalog

Polygenetische identische Reaktionen
= terminale Reaktionsformen
= gemeinsame Endstrecke

1. Myo-Polyneuro-Myelo-Encephalo-pathien
(isoliert oder in Kombination)
. . . osen = metabolisch/toxisch, degenerativ/allergisch/autoallergisch
. . . itiden = erregerbedingt/allergisch/autoallergisch
2. Systematrophien
Motoneuron
Py-Bahn
olivo-ponto-cerebelläre Systeme
telencephale Systeme
3. cerebrale Anfälle
epileptische Reaktionen
synkoptische Reaktionen
diakoptische Reaktionen
4. Migräne
5. akuter exogener Reaktionstyp (BONHOEFFER).

Kommentar

1. Myo-Polyneuro-Myelo-Encephalo-pathien

A. Störungen der neuromuskulären Erregungsübertragung und der Muskulatur

Bereits wenn man überlegt, daß die myasthene Reaktion nicht nur durch eine Störung am Überträgermechanismus entstehen kann, sondern auch durch Störungen des Elektrolythaushaltes, dieser wiederum abhängig ist von der Nebennierenrindenfunktion (Aldosteron) oder von Diätfehlern (Laxantienabusus), erkennt man die Reichweite der erforderlichen Untersuchungen und möglichen Maßnahmen (s. S. 117, Tab. 4).

Eine Behandlung mit Prostigmin, Mestinon (Cholinesteraseinhibitoren) nützt. Damit ist aber keineswegs alles geschehen. Manche Kranken, bei denen man bisher die Entität *Myasthenia pseudoparalytica gravis* diagnostizierte, zeigen deutliche autoallergische Reaktionen, einige nicht; einige weisen, wie lange bekannt, Störungen im Schilddrüsenstoffwechsel auf. Der Verlauf der Erkrankung unterliegt keinen Gesetzen, die wir erkannt hätten. Neben der symptomatischen Behandlung muß gesucht werden, eine ursächliche zu finden. Empirisch bringen Thymektomie und Thymusbestrahlung in manchen Fällen Nutzen, die Reaktion auf ACTH und Cytostatica ist ebenfalls manchmal erstaunlich.

Myasthene Krisen können durch das im Lösungsmittel von Antibiotica enthaltene Magnesium ausgelöst werden (s. S. 117).

Die *myotone Reaktion* ist ebenfalls unterschiedlicher Genese. Genetische, noch unbekannte metabolische Defekte zeigen sich in der Thomsenschen reinen Myotonie und der Curschmann-Steinertschen myotonen Dystrophie an = Morbi, ätiologische Entitäten. Exogene myotone Reaktionen treten unter verschiedenen Bedingungen ein.

Unter den *exogenen strukturellen Myopathien* stehen neben ätiologischen Entitäten andere, welche offenbar polygenetisch sind, Dermatomyositis, Polymyositis, Erythematodes, Panangiitis nodosa u. a. (s. S. 119, Tab. 5).

Bei funktionellen und strukturellen Myopathien wird man, wenn die Exogenese eindeutig ist, immer ein Maximalprogramm an klinischen Untersuchungen durchzuführen haben.

B. Polyneuritiden sensu strictiori, d. h. infektiöse Polyneuritiden, machen nur einen Bruchteil der Kranken aus, die mit dem *Syndrom einer Polyneuropathie* in die Klinik eingewiesen werden (Abb. 49). Die überwiegende Mehrzahl ist nicht vasculär-entzündlicher Genese, einschließlich immunpathologischer Reaktionen, sondern bei den meisten Kranken besteht eine degenerative metabolisch/toxische *Polyneurose*, bei welcher auch Veränderungen der Vasa nervorum eine Rolle spielen. Krücke und Pette haben gezeigt, daß die Neuropathologie Ansätze zu einer solchen Differenzierung zu geben vermag. Ätiologische und pathogenetische Forschung scheitern heute noch bei den meisten Krankheitsfällen (Abb. 49). Deswegen bedarf man verläßlicher Kriterien, um entweder eine metabolisch/degenerative oder eine entzündliche Reaktion wenigstens mit überwiegender Wahrscheinlichkeit zu diagnostizieren. Serumgabe, Vaccination, ein Infekt *vor* dem Beginn der Polyneuropathie sprechen für eine entzündliche Reaktion, also eine Polyneuritis s. s.

Die entzündlichen Formen beginnen akut/subakut, steigen an und klingen ab. Die Prognose ist gut, wenn man die Ateminsuffizienz beherrscht und wenn nicht, infolge einer begleitenden Encephalitis, die zentralen Regulationen versagen. Die schnellsten Heilungen, aber die ungünstigen Verläufe finden sich in dieser bisher kleinsten Gruppe.

Metabolische Polyneurosen treten nur selten akut auf, z. B. Porphyrie. Krisenhafte funktionelle Myopathien dürfen natürlich nicht mit akuten Polyneuropathien verwechselt werden (s. S. 117).

Bei episodischem Verlauf, d. h. bei rezidivierenden Polyneuropathien treten Mesenchymkrankheiten (Poly-, Dermato-myositis, Panangiitis, Erythematodes) und metabolische Störungen in den Vordergrund (z. B. Porphyrie). Virusinfektionen sind nicht auszuschließen.

Die chronisch sich entwickelnden Polyneuropathien, meist metabolisch/toxischer Genese, bringen keine akute Gefahr, die Heilung ist nicht selten fraglich.

Eine Prognose, welche der Kranke zu wissen wünscht, läßt sich daher nur bei den entzündlichen Formen relativ schnell geben.

Diagnose, Therapie und Prognose bereiten keine Schwierigkeiten bei obligat wirkenden Giften, z. B. Arsen, Thallium, Triorthokresylphosphat.

Vielfach glaubt man fälschlicherweise, die krankhaften Vorgänge seien genügend erfaßt, wenn nur *eine* Bedingung ermittelt, z. B. Malabsorption, Alkoholabusus, oder ein fakultativ wirkendes Gift/Pharmakon (Abb. 49). Man müßte fragen, *warum* das *einzelne* Individuum zu dem *gegebenen* Zeitpunkt krank geworden ist. Eine allgemeine Durchuntersuchung hat stattzufinden. Beim Alkoholismus z. B. spielen, abgesehen von der Mangelernährung durch den Abusus, auch Resorptionsstörungen,

Hepatopathie oder eine zusätzliche Infektion (Tbc, Pneumonie) eine maßgebende Rolle. *Alle* Faktoren verlangen Berücksichtigung bei der Therapie; es genügt nicht, nur die vermeintliche Noxe auszuschalten.

Bei allen Polyneuropathien, welche sich nicht eindeutig aufklären lassen, muß nach einem Carcinom gefahndet werden. Bei allen Arten von Carcinomen können solche Komplikationen am Nervensystem auftreten, vorwiegend beim Bronchialcarcinom. Die neurogene Störung kann sogar das Leitsymptom sein.

Eine Polyneurose bei Lebercirrhose oder Urämie ist nicht einfach Folge der Stoffwechselentgleisung, denn auch hier findet eine *Selection* statt.

Polyneurosen treten auf bei Störungen der Transportfunktion des Blutes (Bennholdt), bei isolierten Stoffwechseldefekten, vor allem im Fetthaushalt (z. B. Refsum-Syndrom, Abetalipoproteinämie u. a.).

Die Untersuchung vollzieht sich in drei Schritten:

1. Diagnose des Syndroms: Polyneuropathie (s. S. 138)
2. Diagnose der Reaktion: Polyneurose oder Polyneuritis
3. Diagnose der pathogenetischen Bedingungen/der Ätiologie.

C. Myelopathien und

D. Encephalopathien

werden nach den gleichen Grundsätzen analysiert und beurteilt.

Die entzündlichen Reaktionen treten zurück gegenüber den degenerativen, den Encephalo-Myelosen. Auch hier liefert der *chronische Alkoholismus* ein wichtiges Modell (s. auch Colmant) für die polygenetischen identischen Reaktionen; denn *Wernickesche Polioencephalopathie*, *cerebelläre Atrophie*, *Brückenatrophie*, *Marchiafava*-Syndrom sind keineswegs „spezifisch, typisch“ für Alkoholismus.

Ein anderes wichtiges Modell findet man in den *paraneoplastischen Reaktionen* des Organismus (Tab. 8, S. 249).

Bei allen Fällen, bei denen man sich auf Grund der klinischen Kriterien für eine degenerative Reaktion (*-ose*) entschieden hat, muß ein Maximalprogramm klinischer Untersuchung ablaufen. Nur so ist zu hoffen, daß es gelingt, die Vorgänge an den Endstrecken besser zu erfassen; denn dann könnte eine Therapie möglich werden, auch wenn im Einzelfall nicht *alle* Bedingungen einer Reaktion der Endstrecke aufgeklärt werden konnten. Zumindest wird eine sorgfältige allgemeine Untersuchung manches aufdecken, was in die *sinnvolle Polypragmasie* dieser Reaktionen nützlich eingebaut werden kann. Die Zeiten sollten endlich vorbei sein, daß nach Symptomdiagnose und einfacher klinischer Untersuchung die „Krankheitsdiagnose“ idiopathische Polyneuritis gestellt wird oder die Ermittlung eines Faktors für ausreichend erachtet wird, der Reaktion ein „endgültiges“ Attribut zu geben.

2. Progrediente Systemstörungen sind: spinale Muskelatrophie, spastische Spinalparalyse, myatrophische Lateralsklerose, Olivo-ponto-cerebelläre Atrophie, Picksche Atrophie, cerebelläre Atrophien, Striatum-Atrophie, Reaktionen des Nucleus niger und des Hirnstammes mit Einschlußkörperchen bei genetisch fixierten Leiden, Myoklonusepilepsie sowie bei einer Reihe anderer seltener Störungen (Zusammenstellung s. Hassler).

Diese Gruppe umfaßt, das sei zunächst hervorgehoben, sicher eine große Zahl von Fehldiagnosen, vor allem: spastische Spinalparalyse, myatrophische Lateralsklerose (s. S. 190).

Familiäre Häufung zeigt angeborene metabolische Veränderungen an, die sich zu verschiedenen Lebenszeiten manifestieren, also zusätzlicher Faktoren bedürfen. *Die meisten Fälle von Systematrophien treten aber isoliert auf.* Es ist zumindest heuristisch ratsam, die systematischen Reaktionen als Endstrecken zu deuten. Für cerebelläre Atrophien scheint dies nach allen klinischen Erfahrungen bereits sicher. Welcher Art die metabolischen Störungen sein können, bedarf der Analyse. Auch Viren und andere übertragbare Agentien können von Bedeutung sein (s. S. 2, 6). Die Morphologie trägt nur zur formalen Genese bei (SPATZ). Alle bisher durchgeführten Untersuchungen, einschließlich der geoneurologischen, haben aber irgendeine Aufklärung nicht gebracht. Wir haben — wie andere Autoren — jahrelang sorgfältige Stoffwechselanalysen durchgeführt (mit einem Maximalprogramm) zur Prüfung der Resorption, der Leber- und Nierenfunktion, des hämatopoetischen Systems usw. und keinen Hinweis auf Abweichungen bei diesen Kranken gefunden. Auf diesem Weg ist also nicht weiterzukommen (ERBSLÖH u. BODECHTEL; Dissertation LENNARD 1964, welche unser Material zusammenfaßt). Den Leiden stehen wir praktisch hilflos gegenüber. Die Forschung sucht nach Ansätzen; sie wäre dringend zu fördern.

3. Epileptische Anfälle und 4. Migräneattacken

Zweckmäßig werden epileptische Reaktionen und Migräneattacken gemeinsam besprochen, um den Ansatz der Überlegungen noch einmal deutlich herauszustellen. Daß beide Reaktionen sich grundsätzlich unterscheiden, wurde schon eingehend dargelegt. Noch einmal wird die Frage wiederholt: Wie aber ist es möglich, daß der gleiche Kranke an zwei so fundamental verschiedenen Reaktionen wie epileptischem Anfall und Migränereaktion, gleichzeitig oder in verschiedenen Lebensphasen einander ablösend, leiden kann. Der Schluß muß lauten, daß im reagierenden Organ (Gehirn = Hirn + Gefäße + übrige Strukturen) Besonderheiten vorhanden sein müssen, welche die Manifestation der verschiedenen Reaktionen fördern. Eine solche Veränderung ist z. B. ein Angiom in einer Hemisphäre. Bei solchen Kranken können nebeneinander Synkopen, epileptische Reaktionen und Migräneattacken auftreten. Wenn ein an Migräne Leidender im EEG eine pathologische Hirntätigkeit aufweist, so ist dies ein sicherer Beweis darfür, daß im Gehirn dieses Kranken Besonderheiten aufgeklärt werden müssen; denn bei „gewöhnlicher" Migräne ist das EEG normal, und zwar sowohl im Intervall als auch in der Attacke. Besitzt das EEG einen epileptischen Aspekt, so kann man nicht eine „epileptische" Migräne diagnostizieren. Auch der therapeutische Erfolg, nämlich die Unterdrückung der (Reaktions-) Anfallsbereitschaft zu Migräne durch ein Antikonvulsivum, muß den Arzt unbefriedigt lassen, ehe es ihm nicht gelungen ist, die Ursache dieser Besonderheit seines Migränekranken aufzuklären, kann sich doch hinter dieser Besonderheit eine Gefahr ankündigen. Dies gilt ganz offensichtlich für das Hämangiom als dem lokalen cerebralen Faktor für epileptische und Migräne-Attacken; die Gefahr besteht in der Blutung.

Wenn man irgendeine polygenetische identische Reaktion zu analysieren hat, ist man einer Reihe verhängnisvoller Fehler ausgeliefert. Am Beispiel der epileptischen

Reaktionen möge dies erneut demonstriert werden. Maßgebend für Therapie und Prognose ist nicht die Analyse des Anfalles selbst, sondern die *Analyse der Erregbarkeit.*

Sie umfaßt:

1. genetisch-fixierte und erworbene konstitutionelle Faktoren
2. cerebrale Faktoren, d. h. im Reaktionsorgan gelegene
3. extracerebrale Faktoren
   milieu interne (CLAUDE BERNARD).

Findet man eine genetisch-fixierte (s. KOCH) oder eine erworbene erhöhte Reaktionsbereitschaft, so glaubt man, die übrigen Bedingungen der Reaktion vernachlässigen und eine „idiopathisch" bzw. „residual" vorhandene Krankheit diagnostizieren zu können.

Linkshändigkeit, Stottern und angewachsene Ohrläppchen galten den älteren Autoren als Stigmata für eine Krampfbereitschaft. Das trifft nicht immer zu; ein Erfahrungskern steckt dahinter. Auch die athletisch-dysplastische Konstitution wurde als Stigma angesehen. Sie ist häufig anzutreffen (MAUTZ; H. W. JANZ). Bemerkenswert ist die Beobachtung, daß mit zunehmender Ausprägung des Anfalleidens bei manchen Kranken eine auffällige Veränderung des Konstitutionstyps sich vollzieht; das ist nicht Folge des Leidens, weil dies nicht notwendig eintritt.

Findet man irgendeinen Prozeß oder eine Dysgenesie im reagierenden Organ, so glaubt man unter der Diagnose „symptomatisch" die Diagnostik beendet zu haben. Das trifft aber nicht zu; denn gleichartige und gleichlokalisierte Veränderungen im reagierenden Organ führen keineswegs zwangsläufig auch zur gleichen Reaktion.

Findet man eine allgemeine Störung im Organismus, z. B. nur Intoxikation, Alkoholismus, Urämie usw. = milieu interne, so glaubt man, die Reaktion erfolge zwangsläufig. Das ist keineswegs so.

Natürlich kann entweder die Reaktionsbereitschaft oder der lokale Prozeß oder die allgemeine metabolische Störung so übermächtig sein, daß alle anderen Bedingungen vernachlässigt werden können. Dies aber muß man erst begründen. In der Regel nämlich wirken die einzelnen Bedingungen dieses Gefüges nur fakultativ.

Ein frischer Hirnabsceß, eine ausheilende offene Hirnverletzung erklärt den, je nach der Lokalisation, fokalen oder generalisierten Anfall hinreichend. Nach Ausheilung des Prozesses ist mit Anfällen nicht mehr zu rechnen. Gleichartige, gleichgroße und gleichlokalisierte Tumoren, Narben, Angiodysgenesien aber rufen nur bei einer begrenzten Gruppe von Menschen Anfälle hervor, Menschen, bei welchen genetisch oder peristatisch eine erhöhte Anfallbereitschaft bestehen muß. Wenn die Anfallbereitschaft durch die iktogene Noxe (FOERSTER) eingefahren ist, so bewirkt die Entfernung des lokalisierten Prozesses keine Heilung von der epileptischen Reaktion. Man kann also präoperativ, z. B. beim Mantelkantenmeningiom oder Keilbeinmeningiom, nur die Lebensprognose günstig stellen; über die Heilung von den Anfällen kann man sicheres nicht aussagen.

Ein fokaler epileptischer Anfall beweist naturgemäß, daß eine örtliche Besonderheit am Gehirn vorhanden sein muß, welche den Anfall gestaltet. Das kann ein besonders leicht erregbarer Hirnteil sein (Temporalhirn/limbische Rinde), eine erworbene Störung, z. B. eine Narbe, welche traumatisch, perinatal, parainfektiös entstanden ist. Damit aber die Anfälle auftreten, müssen Hemmungsmechanismen überwunden werden. Dies geschieht während der Labilitätsphasen der Entwicklung, besonders zu Beginn und am Ende der Pubertät, aber auch durch metabolische Veränderungen. Der fokale und der generalisierte epileptische Anfall können also lediglich Ausdruck einer lebensphasischen Veränderung oder aber einer Allgemeinkrankheit sein. Unsinnigerweise wird das Interesse in solchen Fällen ausschließlich dem Gehirn zugewandt, obwohl es nur das Organ ist, welches den Notschrei ausstößt; es *muß* keineswegs der Ort der aktuellen und grundlegenden Gesundheitsstörung sein.

Hier ließe sich eine reichhaltige Kasuistik anschließen. Aber wenn der Blick erst einmal abgelenkt ist von der Faszination durch das Symptom, wenn er sich auf das Bedingungsgefüge für die terminale Reaktion, den Anfall, richtet, erkennt man sofort, daß nicht nur die Diagnostik und Prognostik gewinnen und eine Konfrontation mit bedrohlichen Komplikationen vermieden werden kann, sondern daß auch für die Therapie Nutzen erwächst. *Die Untersuchung wird sich natürlich auf das reagierende Organ besonders richten, d. h. beim Anfallkranken auf das Gehirn; aber sie muß stets eine allgemeine sein.*

Die *Therapie* richtet sich nicht nur auf das Symptom selbst, Antikonvulsiva, sondern auf eine umfassende Lebensregelung, „Diätetik", und Beseitigung aller übrigen Gesundheitsstörungen [Stoffwechselleiden, Herdinfektionen(!), Parasiten u. a.]. Das Letzte wird viel zu häufig, um nicht zu sagen meistens, vergessen. Der Spezialist kann nur zu Teilaufgaben beitragen. In der klinischen Erforschung der epileptischen Reaktionen und ihrer Therapie ist die Phase, in welche der EEG-Spezialist die Führung an sich zu ziehen wünschte, inzwischen überwunden, wenn auch noch nicht überall, nicht ohne daß durch die Irrtümer (s. Temporallappen-Epilepsie) neue Einsichten gewonnen worden wären.

Die Forschung wird sich mehr den Vorgängen an den Synapsen und in der Zelle zuwenden müssen, welche neben dem integrativen Aufbau des Hirns für das Phänomen Anfall zuständig sind.

Dies alles wird man ohne weiteres einsehen. Es fällt aber offenbar schwer, nach dieser Einsicht zu handeln.

Jeder glaubt zu wissen, was eine *Migräne* sei. Aber selbst die auf diesem Gebiet arbeitenden Kliniker wissen weder eine eindeutige Definition zu geben, noch kennen sie die Genese der Attacke. Immerhin ist eine Gefäßreaktion maßgebend beteiligt. Die Gefäßreaktion genügt aber nicht zur Erklärung des ganzen Phänomens. Wie wäre es sonst möglich, daß ein Mitglied einer Kopfschmerz-Familie seit der Pubertät episodisch an seitenwechselnden hemianopischen Fortifikationsskotomen litte von 2—4 min Dauer, ohne irgendeine Leistungsbeeinträchtigung, ohne daß Kopfschmerz eintritt, wie bei anderen Mitgliedern der Sippe? Wie ließe sich erklären, daß bei Aneurysmen an sich keine Kopfschmerzen auftreten, in einer Migräne-Sippe aber das Aneurysma die Seite der Hemicranie bestimmen kann (Neigung zum Angiospasmus distal vom Aneurysma? s. auch S. 187).

Wenn eine Hemicranie nie einen Seitenwechsel zeigt, so muß eine örtliche Disposition vorliegen. Je nach der Lokalisation der Migräne und nach ihren Begleitsymptomen muß man diese Disposition im Carotis- oder im Basilaris-Vertebralisbereich suchen. Lokalisierende Faktoren sind ein Hinweis, daß eine Gefährdung eintreten kann. Deswegen wird man bei solchen Kranken bei jeder Änderung von Ort und Art der Kopfschmerzen sehr aufmerksam sein müssen; man hat eine klinische Durchuntersuchung zu veranlassen, denn die Gefahr der Komplikation droht.

Differentialdiagnose der cerebralen Anfälle

Mit der Bezeichnung „cerebraler Anfall" soll gesagt werden, daß der Anfall vom Hirn gestaltet wird, über den Mechanismus noch nichts. Der Ausdruck „hirnorganischer Anfall" besagt wenig. Man meinte mit „hirnorganisch" den Gegensatz zu „psychogen" (die Ausdrucksweise funktionell = psychogen sollte endlich aufgegeben werden). Die Psychogenie muß man positiv diagnostizieren. Auch ein psychogener Anfall wird vom Gehirn gestaltet, ist also ein cerebraler Anfall.

Epileptische Reaktionen

Welches ist das Kriterium der epileptischen Reaktionen?

Die neurophysiologischen und klinischen Studien haben übereinstimmend ergeben, daß das kardinale Symptom die synchrone rhythmische Entladung der beteiligten Gebiete ist.

Die Bemühungen, die Klassifikation der Anfallformen immer besser den Realitäten anzupassen, z. B. die umfassende *Klassifikation* der Internationalen Liga gegen die Epilepsie, besitzen nur eine begrenzte Bedeutung. Sie besagen nicht mehr, als daß sie die *Fülle der möglichen Erregungsmuster* charakterisieren.

Die hier vorgeschlagene Einteilung ist jahrelang erprobt und konzentriert die ärztliche Aufgabe auf das Wesentliche.

Klassifikation der epileptischen Reaktionen

I. primär-generalisierte Reaktionen
   A. Absencen
   B. primär-generalisierte Krämpfe (grands maux)

II. hirnlokale, aber sich generalisierende Reaktionen

III. ausschließlich hirnlokale Reaktionen
   Die Ausgestaltung der Reaktion hängt ab
   1. vom Reifungsgrad des Gehirns (vgl. Anfälle im Säuglings- und Kleinkindesalter mit Anfällen des ausgereiften Menschen),
   2. vom Ausmaß eines anatomischen Prozesses,
   3. von der Dauer der Krankheit.

Die primär-generalisierten Reaktionen erfordern eine andere diagnostische und therapeutische Einstellung als diejenigen, welche hirnlokale Symptome enthüllen oder ausschließlich fokal ablaufen.

Tierexperimentelle Untersuchungen ergeben aber, daß, wenn man die fokale Reizung soweit treibt, daß ein Status epilepticus entsteht, schließlich die verschiedenen Systeme unabhängig vom eigentlichen Focus werden können (Focuswanderung). Bei Kaninchen haben wir in langfristigen Versuchen mit implantierten corticalen und subcorticalen Elektroden immer denselben Focus (Nucleus caudatus) unter *Schwellenbedingungen* intermittierend gereizt. Während zuerst nur Nachentladungen am Reizort auftraten, breiteten die Nachentladungen sich zunehmend auf systemgebundene Gebiete aus. Die epileptische Erregung kann schließlich generalisieren und zuletzt wandern. Die Konsequenzen für die Klinik bedeuten frühzeitige Erkennung und Beseitigung eines Focus (Untersuchungen gemeinsam mit SAUTER, WINKEL, KLEIM).

Die Variabilität der Anfälle bei einem Kranken ist Zeichen der wandernden pathologischen Erregung und damit einer schweren funktionellen Schädigung des Gehirns durch die Dauer der Krankheit oder den organischen Hirnprozeß, die Prognose ist unsicher.

Ein Focus, den man operativ angehen will, muß sich stets identisch enthüllen.

Synkoptische Reaktionen

Die Einteilung in symptomatische und idiopathische „synkopale Anfälle", letzte bei bestimmten Konstitutionstypen (SCHULTE), kann dazu führen, das Problem zu verschleiern. Synkopen zu analysieren, ist überwiegend ein internistisches Problem.

Synkopen treten auf

1. bei Störungen der Kreislaufregulation
   a) in Orthostase
   b) nach beendigter Anstrengung
   c) bei zentraler Regulationsschwäche
   Prozesse im Hypothalamus, in der Medulla oblongata
2. bei Herz-Rhythmusstörungen, d. h. Asystolie genügend langer Dauer
   a) cardiogen
   b) angiogen/hypersensitiver Carotissinus
   c) neurogen/zentrale Prozesse, Angiodysplasien in der Medulla oblongata.

Zentrale neurogene Herzunregelmäßigkeiten und Asystolien werden bei differential-diagnostischen Erwägungen meistens vergessen (s. S. 178).

Immer wieder wird gesagt, daß beim Adams-Stokes-Anfall epileptische Phänomene auftreten sollen. Soweit meine Erfahrungen reichen, werden die Zeichen der Enthirnungsstarre (Diakopsis), die nach Auflösung der Synkope eintritt, mit epileptischen Anfällen verwechselt.

Diakoptische Reaktionen

Als diakoptische Reaktionen habe ich alle diejenigen Anfallformen bezeichnet, welche nicht durch pathologische Tätigkeitssteigerung (epil. R.) oder durch Ausschaltung (Synkopsis) der cerebralen Funktion zustande kommen, sondern durch eine *Desintegration normaler Leistungen*, und zwar anfallartig. Hierher gehören: affektiver Tonusverlust, Gelolepsie = Lachschlag, Einschlafzwang, Dissoziation von Körper und Hirnschlaf, Schauanfälle, Wutanfälle, paroxysmale Torsionsdystonien, Athetosen. Man hat diese Anfälle früher „subcorticale Anfälle" genannt, unter diesem Begriff aber verschiedenartige Reaktionen miteinander vermengt z. B. auch epileptische. Dieses „Grenzland der Epilepsie" (GOWERS, JANZEN) gehört zu den interessanten Aufgaben für den Arzt und für die Formung seiner Einsichten, vor allem seiner Einsicht in das Problem: ätiotrope und symptomatische Therapie, sinnvolle Polypragmasie.

Pette hatte den Ausdruck „vegetativer Anfall“ geprägt, um in Sterilisationsverfahren diejenigen Anfallreaktionen abzugrenzen, die mit erheblichen und krisenhaft auftretenden vegetativen Begleiterscheinungen auftraten und die, obwohl epileptischer Natur, deswegen von der „genuinen Epilepsie“ zu trennen seien. Solche Fälle waren selten. Wir schlugen gemeinsam etwas später den Ausdruck „vegetative Krise“ vor, der epileptische Charakter der Entladung war keineswegs gesichert. Als sich die EEG-Spezialisten auch der Synkope und anderer Reaktionen bemächtigten, weil bei allen cerebralen Reaktionen natürlich EEG-Veränderungen auftreten, wurde der Inhalt dieses Begriffes „vegetativer Anfall“ noch ungenauer. Vasomotorisch-vegetative Entgleisungen treten in den Vordergrund, aber auch Bewußtseinsveränderungen und diakoptische Reaktionen in der Durchgangsphase! Innere Leiden oder extreme Belastungen liegen zugrunde. In extrem seltenen Fällen haben wir bei tagelangem Schlafentzug auch gelegentlich einen epileptischen Anfall gesehen, der eine Episode blieb. Der Begriff „vegetativer Anfall“ kann entbehrt werden, er war zeitgebunden entstanden und sagt nichts aus, was nicht in der Phänomenologie vegetativer Entgleisungen bekannt wäre.

5. *Akuter exogener Reaktionstyp* Bonhoeffer

Nach M. Bleuler lassen sich drei Symptomreihen erkennen:

1. Zustände verminderten Bewußtseins.
2. Zustände veränderten Bewußtseins.
3. Zustände einer Ordnung psychischen Lebens auf einfacherer Stufe.

Diese Typen psychischer Begleiterscheinungen körperlicher Krankheiten zwingen, wie alle übrigen in diesem Abschnitt genannten Reaktionen, zu einer intensiven allgemeinen Untersuchung.

Kapitel VII. Systematik der organischen Nervenleiden

Vorbemerkung

Jeder, der sich um eine Systematik in der klinischen Neurologie bemüht, wird scheitern, wenn er konsequent bleiben will. Jeder Blick in Lehr- und Handbücher beweist dies. Ein Kompromiß wird auf unabsehbare Zeit erforderlich sein, bestimmt durch bereits erkannte oder erkennbare systematische Zusammenhänge einerseits und durch praktische Bedürfnisse andererseits.

An dem nachfolgenden Schema ist über ein Jahrzehnt gearbeitet worden, in vielen Diskussionen, unter Berücksichtigung der Literatur. Vereinfachungen und Ungenauigkeiten, die man stellenweise findet, sind in kauf genommen.

Der Katalog soll einmal die wichtigsten bekannten symptomatologischen und ätiologischen Entitäten des Nervensystems spiegeln, soll anregen. Einzelne Erkrankungen kann man unter verschiedenen Gesichtspunkten betrachten. Sie sind daher auch verschieden eingeordnet, also wiederholt angeführt.

Diese „Systematik" muß für eine Verschlüsselungstechnik weiter abgeändert werden. Mein Mitarbeiter ZSCHOCKE hat dies für unseren „Diagnosenschlüssel" getan. Da diese Änderungen — durch die Dokumentationstechnik bedingt — die zwar recht unvollkommene aber schon mögliche Ordnung teilweise wieder auflösen, wurde in diesem Buche, seiner Absicht entsprechend, die „Mutterlauge" mitgeteilt und nicht unser „Diagnosenschlüssel".

Ich habe überlegt, ob dieser „Systematik" ein Kommentar beigegeben werden solle. An einzelnen Stellen sind Anmerkungen eingefügt. Im übrigen aber muß für Einzelheiten auf die angegebene Literatur verwiesen werden. Wer sich Aufbau und Reaktionsweisen des Nervensystems „einverleibt" hat und die Phänomene analysieren kann, wird, wenn er — auf der Grundlage dieser Einverleibung — anhört, untersucht und zugleich denkt, keine Schwierigkeiten haben, sich in der „Systematik" zurechtzufinden.

Mit den Zahlen 1—60, (R) 61—65 sowie S_1—S_{48} (Kap. II) kann man alle Krankheitsfälle sinnvoll erfassen.

Dieser Teil des Buches ist nicht intensiv umgearbeitet, weil das geschehen soll, wenn das „Lehrbuch der Neurologie in Einzeldarstellungen" beendet oder fortgeschritten ist und kompetente Fachleute sich zu den einzelnen Gebieten geäußert haben.

Katalog

1. **Strukturelle Fehlentwicklungen und Fehlbildungen**
(Abgrenzung der inneren und äußeren Faktoren. Äußere Faktoren: physikalische, chemische (metabolisch-toxische) Einwirkungen, Erreger. Abgrenzung häufig im ein-

zelnen nicht möglich. Ergebnis der strukturellen Störung ist abhängig von der Induktions- und Determinationsphase, in welcher die Noxe eingewirkt hat).

A. Angeborene Fehlbildungen des Schädels und Gehirns
- a) Mikrocephalie, Mikroencephalie und Makrocephalie
- b) Cephalocele
- c) Fehlbildungen des Kleinhirns
- d) Aplasien bestimmter Hirnteile und Kerne
- e) Cysten des Hirns und der Hirnhäute
- x) andere

B. Cranio-faciale Dysplasien
- a) isoliert
- b) kombiniert mit Dysplasien der Wirbelsäule und der Extremitäten

C. Nahtschlußstörungen
- a) Turmschädel
- b) Lückenschädel
- x) andere

D. Genetische oder erworbene Fehlbildungen der Wirbelsäule und des Rückenmarkes (cervico-occip. Übergangsregion s. 51 B)
- a) Dysraphien einschließlich Dysraphien mit blastomatösem Einschlag, Syringomyelie, Myelo-meningo-cysto-celen
- b) Blockwirbel, Halbwirbel
- c) Fixierung des Rückenmarks im Sacralkanal
- d) Verdoppelungen des Rückenmarkes im cervicalen und lumbalen Bereich (Diplomyelie, Diastematomyelie)
- e) Megacauda
- x) andere

E. Angeborene Fehlbildungen der Extremitäten (kombiniert mit Fehlbildungen des Nervensystems)
- a) Symptome isoliert am Skelet-System
- b) kombiniert mit Fehlbildungen des Nervensystems
- c) Hohlfüße mit Fehlbildungen des Nervensystems

2. A-Dys-plasien von Muskeln

3. Angiodysplasien im Schädel- und Hirnbereich

A. Angiome
- a) Hirn
- b) Schädel
- c) Gesicht

} auch kombiniert

B. Aneurysmen
- x) andere

4. Angiodysplasien im Bereich der Wirbelsäule und des Extraduralraumes
- a) ohne neurologische Symptome
- b) mit neurologischen Symptomen

5. Angiodysplasien im Rückenmark und in peripheren Nerven
- a) Hämangiom des Rückenmarks
- x) andere

6. Neurocutane Fehlbildungen und Tumoren (Phakomatosen)

A. Neurofibromatose (Recklinghausen)

B. M. v. Hippel-Lindau

C. M. Sturge-Weber-Krabbe

D. Tuberöse Sklerose (Bourneville-Pringle)

E. M. Louis-Bar
(capilläre Teleangiektasien der Haut und Conjunctiven, cerebelläre Störungen, Veränderungen der Muskulatur. Hereditär, genetisch fixierte Stoffwechselstörung?)
x) andere

7. Fehlbildungstumoren mit Auswirkung auf das Nervensystem

A. Epidermoide, Dermoide

B. Teratome

C. Craniopharyngiome

D. Cysten (Kolloidcysten, Arachnoidalcysten)
x) andere

8. Intracranielle Tumoren

A. Neuroektodermale Geschwülste
a) Medullablastome
b) Spongioblastome
c) multiforme Glioblastome
d) Oligodendrogliome
e) Astrocytome
f) Ependymone
g) Pinealome
h) Gangliocytome
i) Plexuspapillome
k) Neurolemmome = Neurinome
α) Acusticus-N
β) Trigeminus-N
γ) übrige Hirnnerven

B. Mesenchymale Tumoren
a) Meningiome
b) Sarkome
c) Mischtumoren
d) Hämoblastosen
e) Chordome
f) fortgeleitete Blastome

C. Hypophysentumoren

D. intracerebrale Metastasen

9. Spinale Tumoren

A. extradurale
a) Angiome
b) Lipome
c) Osteome
d) Riesenzelltumoren
e) Granulome
f) Hämoblastosen
g) Metastasen
x) andere

B. Der Rückenmarkshäute sowie intradurale, extramedulläre
a) Meningiome
b) Lipome
c) Metastasen
x) andere

C. intramedulläre
a) Gliome
b) Ependymone
x) andere

10. Tumoren der spinalen Wurzeln und Ganglien

- A. Neurolemmome = Neurinome (Flaschenhals/Sanduhr-Geschwülste)
  - x) andere

11. Neubildungen und Fehlbildungen an peripheren Nerven

- A. Neurinome
- B. Glomustumor (Endphalange, unter dem Nagel, Steißbein; aber auch an ungewöhnlichen Stellen, u. U. sehr klein)
- C. Hämangiome
- D. Metastasen
  - x) andere

12. Perinatale Schäden des Zentralnervensystems

- A. Embryopathien des Gehirns
  - a) durch angeborene Stoffwechselstörungen
  - b) durch Stoffwechselstörungen der Mutter
  - c) durch Infektionskrankheiten { der Mutter / der Frucht / des Neugeborenen }
  - d) durch Intoxikationen
  - e) durch immunpathologische Vorgänge
  - f) durch Strahlen (selten)
  - x) andere
- B. gesicherte traumatische Schäden des Gehirns
- C. andere Schäden des Gehirns
- D. Schäden des Rückenmarks und des peripheren Nervensystems
  - a) traumatische
  - b) andere

13. Schlagaderverletzungen mit Auswirkung auf

A. Hirn		Encephalopathie
B. Rückenmark	= traumatische vasculäre	Myelopathie
C. periphere Nerven		Neuropathie

14. Schädeltrauma ohne Hirnbeteiligung

- A. Contusio capitis
- B. Frakturen
  - a) Kalotte
  - b) Gesichtsschädel
  - c) Basis
  - d) kombiniert

15. Schädel-Hirntrauma (traumatische Encephalopathien)

- A. Offene Hirnverletzung (d. h. mit Eröffnung der Dura; Infektion!)
  - a) durch stumpfe Gewalt
  - b) durch umschrieben einwirkende Gewalt
    1. glatte Hirnwunde
    2. gequetschte Hirnwunde
    3. innerer Prellschuß
  - c) beide Einwirkungsmechanismen
- B. Gedeckte Hirnverletzung (d. h. ohne Eröffnung der Dura)
  - a) durch stumpfe Gewalt
  - b) durch umschrieben einwirkende Gewalt
    1. sich am Ort der Einwirkung erschöpfend; äußerer Prellschuß
    2. zusätzlich allgemeine Hirnbeteiligung
  - c) durch beide Einwirkungsmechanismen

C. Gesichtsschädelverletzung
Diese Verletzung wird deswegen gesondert aufgeführt, weil bei der Gesichtsschädelverletzung in besonderem Maße die Gefahr der Spätkomplikation durch Liquorfistel, rezidivierende Meningitiden, Hirnabsceß gegeben ist.

D. Sonderformen der traumatischen Hirnschädigung
   a) Boxerencephalopathie = Encephalopathia pugilistica
   b) sog. apallisches Syndrom
   x) andere

E. Komplikationen
   a) Frühkomplikationen
      1. meningeale Reaktion, Absceß, fortgeleitete Encephalitis, Prolaps, Liquorfistel
      2. epileptische Reaktion
      3. Aneurysma; Carotis-Sinus cavernosus-Fistel (pulsierender Exophthalmus)
      4. Pneumatocele
      5. epidurales Hämatom
      6. subdurales Hämatom
      7. Intima-Riß (Infarkt), vollständige Gefäßzerreißung (Blutung)
      8. posttraumatische Psychose
   b) cerebrale Komplikationen durch die allgemeine Traumatisierung
      1. Schock
      2. Fettembolie } peribolische Encephalopathien
      3. Thrombocytenaggregation } peribolische Encephalopathien
   c) Spätkomplikationen
      1. meningeale Reaktionen, Absceß
      2. epileptische Reaktionen
      3. traumatisches Aneurysma, Cavernosusfistel mit Spätkomplikation
      4. Pneumatocele, Liquorfistel
      5. chronisches subdurales Hämatom
      6. gefäßabhängige Syndrome (Infarkt, Blutung)
      7. Wachsende Fraktur (bei Verletzung im Kleinkindesalter)

16. Wirbelsäulenverletzungen
   A. ohne Beteiligung des Nervensystems
   B. Schleudertrauma der cervico-occipitalen Region
   C. Ante- und Retroflexionstrauma der Halswirbelsäule
   D. andere Wirbelsäulenverletzungen mit Rückenmarksbeteiligung
   E. Verletzung der austretenden Wurzeln
   F. Komplikationen:
      a) Leptomeningitis
      b) Pachymeningitis externa
      c) epidurale Blutung
      d) Hämatomyelie
      x) andere Komplikationen

17. Verletzungen der Muskeln und Sehnen

18. Verletzung der peripheren Nerven und Plexus durch
   A. Druck } darunter sog. „Beschäftigungsneuritiden"
   B. Zerrung } darunter sog. „Beschäftigungsneuritiden"
   C. Zusammenhangstrennung

19. Trauma und besondere Reaktionen des Nervensystems
   A. Sudecksche Dystrophie
   B. hartes traumatisches Ödem
   C. Phantomschmerz
      x) andere

20. Cardio-vasculäre Encephalopathien

A. diffuse E.
- a) peribolisch (Gefäßinhalt)
- b) hämatogen (Blutkrankheiten)
- c) angiogen (Angiopathien)
- d) angioreaktiv (allergische, parainfektiöse, toxische generalisierte Gefäßreaktionen)
- e) durch cardiovasculäre Insuffizienz
- f) durch pulmonale Insuffizienz

B. lokalisierte E.
- a) arterielle Gefäßsyndrome
  1. Durchblutungsinsuffizienz
  2. Infarkt
     vollständig
     unvollständig
  3. Entzugs-Syndrom (selten!)
- b) Syndrom der terminalen Strombahn
- c) disseminierte arterielle Gefäßsyndrome
  Angiopathien, Herzinsuffizienz und Embolien u. a.
- d) nicht an arterielle Gefäßareale gebundene Syndrome
  1. Massenblutungen (hypertonische, aus Angiodysplasien, Tumoren u. a.)
  2. Thrombosen der Sinus und Venen (durch Gerinnungsstörungen z. B. Puerperium, durch fortgeleitete Eiterungen u. a.)
- e) Blutung in die Ventrikel
- f) spontane Blutung in die Subarachnoidalräume

21. Kreislaufkrisen und cerebrale Reaktionen

A. Phaeochromocytom

B. Carcinoid

C. Mastzellenreticulose

D. Synkopen
- a) cardiovasculär
- b) neurogen, bei fortschreitenden Hirnstammprozessen u. a.

22. Mechanische Einwirkung auf die Gefäße mit vasculärer Encephalopathie

A. Strangulation

B. Schlagaderverletzung

C. Schleuderung/Beschleunigung (s. 15 E a7)

23. Vasculäre Myelopathien

Angiopathien

B. Angiodysgenesien (s. 5)

C. Herz- und Gefäß-Insuffizienz

D. vertebragen (spondylogen)

24. Angiopathien mit Polyneuropathien

A. Panangiitis nodosa

B. Winiwarter-Bürgersche Krankheit

C. Arteriosklerose

D. metabolische Angiopathien (z. B. diabetische)
- x) andere

25. Pulmopathie und Nervensystem

(Encephalopathie bei Emphysem, sog. Pickwick, Thoraxquetschungen usw.)

26. Encephalitis, Myelitis, Encephalomyelitis

Hier werden diejenigen Störungen zusammengefaßt, bei denen die meningeale Reaktion ganz in den Hintergrund tritt gegenüber den Parenchym-Manifestationen des Prozesses

A. virusbedingt
  a) Lyssa
  b) Poliomyelitis
  c) Coxsackie-Gruppe, ECHO
  d) verno-aestivale E. m.
  e) Encephalitis epidemica v. Economo
  f) Infektionskrankheiten mit fakultativer Beteiligung des Nervensystems
    1. Grippe, Masern, Mumps, Keuchhusten, Röteln, Pocken, Windpocken, Vaccine-Virus, Herpes simplex
    2. Dengue, Gelbfieber
  g) Zoster
  h) Leukoencephalitiden
  i) Mononucleose
  x) andere

B. Fleckfieber und andere Rickettsiosen

C. bakteriell-bacillär bedingte Encephalomyelitiden

D. Spirochätosen (außer Lues), Leptospirose, Rückfallfieber, Rattenbißkrankheit

E. Protozoonosen (Malaria, Trypanosomiasis, Toxoplasmose usw.)

F. Mykosen

G. Helminthiasen
  x) andere

27. Meningitiden

Bei den hier registrierten Fällen steht die meningeale Reaktion gegenüber der Beteiligung des nervösen Parenchyms im Vordergrund

A. virusbedingt

B. bakteriell-bacillär

C. Spirochätosen (außer Lues), Leptospirose, Rückfallfieber, Rattenbißkrankheit u. a.

D. Protozoonosen (Malaria, Trypanosomiasis, Toxoplasmose u. a.)

E. Mykosen

F. Helminthiasen

G. Fremdkörper (z. B. Entleerung einer Cyste)
  x) andere

28. Lues des Nervensystems

A. Lues cerebrospinalis sensu strictiori = (Meningovasculitis)

B. Paralysis progressiva (Encephalitis)

C. Tabes dorsalis

D. Gummen

E. andere Formen (z. B. Frühmeningitis)

F. Lues latens

29. Umschriebene (metastatisch oder fortgeleitet entstandene) intracranielle Entzündungen

A. Absceß
  a) intracerebral
  b) subdural
  c) epidural

B. Empyem

30. Umschriebene (metastatisch oder fortgeleitete) intraspinale Entzündungen

A. Absceß
  a) intramedullär
  b) subdural
  c) epidural

B. Empyem

31. Postvaccinale, parainfektiöse, serogenetische Encephalo-Myelo-Polyneuritiden

32. Disseminierte Encephalomyelitiden

A. akut

B. chronisch-rezidivierend
  a) Multiple Sklerose
  b) andere

33. Diffuse Sklerose und andere z. T. noch ungeklärte Entmarkungskrankheiten des Hirns und Rückenmarks

34. Erregerbedingte Entzündungen der peripheren Nerven und der Ganglien

A. Mononeuritis

B. Monoradiculitis

C. Monoganglionitis — Anmerkung: A, B, G. = Cavete!-Diagnosen

D. Polyneuritis

E. Polyradiculitis

F. Polyganglionitis

G. Plexusneuritis

35. Iatrogene Schäden

A. durch diagnostische Maßnahmen

B. durch Injektionen

C. durch andere Maßnahmen (Chiropraktik; operative Nebenverletzungen, Narkose u. a.)

36. Schädigungen des Nervensystems durch physikalische Einwirkungen
(außer unmittelbar mechanisch-traumatischen)

A. Kälte

B. Wärme
  a) Verbrennung, Insolation
  b) Hitzschlag

C. Elektrischer Strom, Blitzschlag

D. Strahlenschäden

E. Gasdruckänderungen (Über-Unter-Druck)

F. Kinetosen

G. Vibrationsschäden (z. B. durch Ultraschall, Preßluftbohrer)
  x) andere

37. Encephalosen
metabolisch/toxisch, degenerativ, autoallergisch, allergisch, paraneoplastisch

A. Wernickesche Polioencephalopathie

B. Marchiafava Encephalopathie

C. cerebelläre Atrophie

D. pontine Atrophie
  x) andere

38. Myelosen
metabolisch/toxisch, degenerativ, autoallergisch, allergisch, paraneoplastisch

39. Polyneurosen
metabolisch/toxisch, degenerativ, autoallergisch, allergisch, paraneoplastisch

40. Obligate und fakultative „toxische“ Encephalo-Myelo-Polyneuropathien

A. durch Medikamente
- a) Schlafmittel
- b) psychotrope Drogen
- c) Chemotherapeutica und Antibiotica
- d) Hormone
- e) Analgetica
- f) Rauschgifte
- x) andere

B. Alkohol, Äther usw.
C. Nahrungsmittel- und Bakterien-Toxine
D. Tier- und Pflanzengifte
E. Pflanzenschutzmittel, Insecticide
F. Metalle, Metalloide
G. andere anorganische Stoffe
H. Lösungsmittel, Erdölprodukte, Benzolabkömmlinge usw.
I. andere organische Substanzen
K. Kohlenmonoxyd
L. andere Gase und Dämpfe
- x) andere

41. Metabolische Störungen mit Myo-Polyneuro-Myelo-Encephalo-pathien (ätiologische und symptomatologische Entitäten)
Anmerkung: Kombination mit Störungen an anderen Organsystemen
Anordnung z. T. vorläufig
Auswahl unter dem Gesichtswinkel der Neurologie

A. angeborene Stoffwechselstörungen, Enzymdefekte
- a) Aminosäurestoffwechsel (Oligophrenia phenylpyruvica, Hartnup-Krankheit, Ahornsirup-Krankheit u. a.)
- b) Kohlehydratstoffwechsel (Galactosämie u. a.)
- c) Stoffwechsel der Pyrolfarbstoffe (akute und chronische Porphyrie, kongenitale Hyperbilirubinämie mit Kernikterus, enzymopenische hämolytische Anämien u. a.)
- d) Hormonstoffwechsel (adrenogenitales Syndrom, familiärer Kretinismus, Diabetes insipidus u. a.)
- e) Pseudocholinesterase-Mangel
- f) hepatolenticuläre Degeneration = Morbus Wilson
- g) Mangel an Blutgerinnungsfaktoren
- h) andere Störungen der Protein-Synthese, z. B. Sichelzellanämie
- i) Diabetes mellitus mit neurologischen Komplikationen
- k) kryptogenetische Spontanhypoglykämien
- l) hereditäre periodische Lähmung
- m) Adynamia hereditaria episodica
- n) Myotonie

  (l–n: l-n s. auch 47)
- o) Morbus Gaucher
- p) Morbus Niemann-Pick
- q) Morbus Tay-Sachs
- r) Gargoylismus
- s) a-β-Lipoproteinamämie, andere Fettstoffwechselstörungen (Refsum u. a.)
- t) Antikörpermangel
- x) andere, z. B. metachromatische, Leuko-Dystrophien

B. erworbene Stoffwechselstörungen, einschl. Avitaminosen
  a) Fehl- und Mangelernährung
    (Hungerdystrophie, einseitige Ernährung durch Eß-Gewohnheiten oder falsch verstandene Diät, einseitige Ernährung bei Psychosen u. a.)
  b) Resorptionsstörungen (Malabsorption)
    (Störungen des Magens, der exkretorischen Funktion von Pankresas und Leber, Wurmbefall, fehlerhafte Zusammensetzung der Darmflora, veränderte Motilität des Darmes durch nervöse Ursachen, Hyperthyreose, Gebrauch von Abführmitteln, Krankheiten der Darmschleimhaut z. B. Sklerodermie, Enzymopathien des Dünndarms, Darmfisteln, Darmresektionen u. a.)
  c) Störungen des Intermediärstoffwechsels
    (Störungen der Leber in ihrer Funktion als Entgiftungsorgan und als Vitaminspeicher, Nierenstörungen, Carcinome = paraneoplastische E.-m.-pn.-pathie)
C. Störungen im Transportorgan Blut
  (Paraproteinämien u. a.)

42. System-Atrophien (= ätiologische und symptomatologische Entitäten)
A. Pyramidenbahn (spastische Spinalparalyse)
B. Motoneuron (spinale Muskelatrophie, Bulbärparalyse)
C. kombinierte Atrophie des motorischen Systems (myatrophische Lateralsklerose)
D. spinocerebelläre Atrophien (FRIEDREICH)
E. oligopontocerebelläre Atrophien
F. cerebelläre Atrophien (NONNE-MARIE, andere)
G. Atrophie der Substantia nigra (genetischer Parkinsonismus u. a.)
H. Striatumatrophie (Huntingtonsche Chorea)
I. Lappenatrophie, sog. Picksche Krankheit
  (Frontal-, Temporal- oder Parietallappen-Atrophien bzw. kombiniert)
  x) andere

43. Sog. degenerative Prozesse
A. M. Alzheimer
B. Parkinsonismus
C. präsenile Hirnstörungen und -Atrophien
D. Myoklonusepilepsien
  x) andere, z. B. M. JACOB-CREUTZFELDT, M. SPATZ-HALLERVORDEN

44. Erkrankungen innersekretorischer Drüsengewebe mit neurologischen Allgemeinreaktionen oder Begleitsymptomen
A. Hypophyse
B. Thyreoidea
C. Parathyreoidea
D. Gonaden
E. Nebenniere
  a) Rinde
  b) Mark
  c) verstreutes chromaffines System
F. Pankreas
G. Carcinoide

45. Blutkrankheiten mit Beteiligung des Nervensystems
A. Anämien
B. Hämoblastosen
C. Polycythämie, Polyglobulie
D. hämorrhagische Diathesen
  x) andere

46. Andere Allgemeinkrankheiten mit Beteiligung des Nervensystems
A. autoallergische, allergische
B. andere

47. Myopathien
(Eine rationelle Enteilung ist noch nicht möglich; ätiologische werden zusammen mit symptomatologischen Entitäten aufgeführt
A. myasthene Reaktionen
B. paroxysmale oder episodische hypokaliämische Lähmungen
C. myotone Reaktionen } funktionell
D. paramyotone Reaktionen
E. andere funktionelle Myopathien (z. B. auch Neuromyotonie)
F. Dystrophia myotonica — gemischt
G. progressive Muskeldystrophien
a) Beckengürtel-Formen
b) Schultergürtel-Formen
c) distale Formen } strukturell
d) diffuse Muskeldystrophien
e) oculär beginnende Dystrophien
x) andere
H. endokrine Myopathien
a) thyreotoxische
b) primärer und sekundärer Aldosteronismus
c) endokrine Ophthalmopathie
x) andere
I. toxische Myopathien

48. Entzündliche Reaktionen der Muskulatur
A. Myositiden
B. granulomatöse Myositiden
C. sog. vasculäre Myositiden
D. traumatische Myositiden
Lagerungs-Myositiden
Myositis ossificans u. a.
x) andere

49. Schädel und Nervensystem (Fehlbildungen s. 1)
z. B. Osteopathien, Ostitiden, Blastome mit Übergreifen auf das Zentralnervensystem oder die Hirnnerven

50. Nebenhöhlen und Nervensystem

51. Wirbelsäule und Nervensystem (Fehlbildungen s. 1)
A. Varianten
a) Caudalvariante
b) Cranialvariante + Halsrippe
B. Fehlbildungen
a) Atlas-Assimilation
b) basilare Impression
c) Blockwirbel
d) andere Fehlbildungen der cervico-occipit. Region z. B. Atlas-Aplasie, Manifestation eines Occipitalwirbels usw.
e) Fehlbildungen der Lumbo-sacralregion
f) Fehlbildungen der übrigen Wirbelsäule

C. Osteochondrose
  a) cervicale Osteochondrose
    1. uncovertebrale Reaktion im Foramen intervertebrale
    2. der akute/episodische laterale Prolaps
    3. der akute mediane Prolaps
    4. Protrusionen und Myelomalacien
  b) thoracale Osteochondrose mit Protrusion und Prolaps
  c) lumbale Osteochondrose
    1. akuter/episodischer lateraler Prolaps
    2. akuter medialer Prolaps
    3. Protrusionen

D. Verkrümmungen

E. Entzündungen

F. Neoplasien
  a) primäre
  b) metastatische

G. neurogene Arthropathien/Dystrophien

52. Störungen am übrigen Stützapparat mit neuralen Symptomen
[z. B. Tumoren der Schaftknochen mit algetischen Zonen, Muskelatrophie und Reflexverlust; Gelenkprozesse mit algetischen Zonen, die als Neuralgie verkannt werden; Carpal-Tunnel-Syndrom (Medianus) u. a.]

53. Lokalisierbare Prozesse ungeklärter Ätiologie und Pathogenese

A. cerebral

B. spinal

C. peripher

54. Ungeklärte Prozesse

55. Auffällige konstitutionelle Anomalien

56. Primärpersönliche Besonderheiten

57. Reaktive abnorme Entwicklungen und Neurosen

58. Suchten

A. Analgetica

B. Alkohol
  x) andere

59. Sog. endogene Psychosen

A. Phasen

B. Prozesse

60. Oligophrenien

Polygenetische identische Reaktion des neuromusculären Systems
= terminale Reaktionen
= gemeinsame Endstrecke vielfältiger Bedingungen

R **61.** Myo-Polyneuro-Encephalopathien (s. 41)

R **62.** Systematrophien (s. 42)

R **63.** Cerebrale Anfälle

A. epileptische Reaktionen
  a) primär generalisierte Reaktionen
    1. Absencen
    2. primär-generalisierte Krämpfe (grands maux)
  b) hirnlokale, aber sich generalisierende Reaktionen
  c) ausschließlich hirnlokale Reaktionen
    Die Ausgestaltung der Reaktion hängt ab
      vom Reifungsgrad des Gehirns (vgl. Anfälle im Säuglings- und Kleinkindesalter mit Anfällen des ausgereiften Menschen)
      vom Ausmaß eines anatomischen Prozesses,
      von der Dauer der Krankheit

B. Synkoptische Reaktionen

C. diakoptische Reaktionen
  a) affektiver Tonusverlust } Narkolepsie
  b) Einschlafzwang } Narkolepsie
  c) Dissoziation von Körper- und Hirn-Schlaf } Narkolepsie
  d) Schauanfälle
  e) Wutanfälle
  f) paroxymale Dystonien
  g) andere sog. subcorticale Anfälle = Enthemmung von Hirnstammreaktionen

R **64.** Migräne

R **65.** Akuter exogener Reaktionstyp (BONHOEFFER)

Schlußbemerkung

Nun endet die gemeinsame Anstrengung: Zeitgebundenen Gesichtsfeldeinschränkungen und Skotomen sowie der eigenen Begrenzung sind sicher noch viele Einsichten entgangen. Synthesen mit Hilfe von Kompromissen wurden von mir gefürchtet. Die Darstellung sollte mäeutischen Charakter gewinnen, Neurologie sollte „eingeübt", nicht nur als Kenntnis vermittelt werden. Wir bedürfen alle der anhaltenden Anstrengung, um sowohl unserer verborgenen Leidenschaft zur Synopsis als auch der Distanz zu den Phänomenen, die von der Pflicht des Arztes gefordert wird, zu genügen — in einer Zeit, in welcher die Einflüsse von außen es immer schwerer machen zu erkennen, wo man sich noch mit eigener Kraft und der Sache gemäß zu freigewählten Zielen hin bewegt.

Literatur

1. Geschichtliches: Neurologie, Neurophysiologie, Neurologen/Hirnpathologen

Von BOERHAAVE bis BERGER. Die Entwicklung der kontinentalen Physiologie im 18. und 19. Jahrhundert mit besonderer Berücksichtigung der Neurophysiologie. Intern. Symposion Münster/Westf. 19.—20. IX. 1962. Hrsg.: ROTHSCHUH, K. in: Medizin in Geschichte und Kultur, Bd. 5. Stuttgart: Fischer 1964.

BLASIUS, W.: Zur Geschichte der Reflexlehre unter besonderer Würdigung des Beitrages von PAUL HOFFMANN. Dtsch. Z. Nervenheilk. **186**, 475—495 (1965).

CERLETTI, U.: Erinnerungen an FRANZ NISSL. Münch. med. Wschr. **101**, 2368—2371 (1959).

KIRSCHE, W.: Die Neuronentheorie. Geschichtlicher Überblick und heutiger Stand. Münch. med. Wschr. **49**, 2266—2274 (1960).

LICHTENTHAELER, CH.: Pourquoi un cours d'Histoire de la Médecine? Genéve: Librairie Droz 1966.

MISKOLCZY, D.: Don Santiago Ramón y Cajal 1852—1934. Dtsch. Z. Nervenheilk. **136**, 241—249 (1935).

NEUBURGER, M.: Die historische Entwicklung der experimentellen Gehirn- und Rückenmarksphysiologie von Flourens. Enke: Stuttgart 1897.

v. NEUMANN, J.: Die Rechenmaschine und das Gehirn. München: R. Oldenbourg 1960.

PAWLOW, I. P.: Naturwissenschaft und Gehirn. Vortrag XII. Kongreß der Naturforscher und Ärzte in Moskau 26. III. 1909 (10. I. 1910). Z. ärztl. Fortbild. **45**, 2—8 (1951).

PETTE, H.: Aufgaben und Ziele der Neurologie. Dtsch. med. Wschr. **61**, 1759—1763 (1935).

— Entwicklung und augenblicklicher Stand der Neurologie. Dtsch. med. Wschr. **76**, 693—695 (1951).

RATHER, L. J.: Zur Philosophie des Begriffes „Krankheit". Dtsch. med. Wschr. **83**, 2012—2018 (1958).

RITTER, G.: Zur Entwicklungsgeschichte der neurologischen Semiologie. Nervenarzt **37**, 507—513 (1966).

ROTHSCHUH, K. E.: Entwicklungsgeschichte physiologischer Probleme in Tabellenform. München-Berlin: Urban & Schwarzenberg 1952.

— Prinzipien der Medizin. München-Berlin: Urban & Schwarzenberg 1965.

SCHOLZ, W.: 50 Jahre Neuropathologie in Deutschland. Stuttgart: Thieme 1961.

SCHROER, H.: CARL LUDWIG. Begründer der messenden Experimentalphysiologie. Stuttgart: Wiss. Verlagsges. 1967.

SOURY, J.: Le système nerveux central. Structure et fonctions, histoire, critiques des théories et des doctrines, I u. II. Paris: Masson 1899.

SPATZ, H.: Die vergleichende Morphologie des Gehirns vor und nach LUDWIG EDINGER. Aus: Schriften der wissenschaftlichen Gesellschaft an der Johann Wolfgang Goethe-Universität Frankfurt am Main. Wiesbaden: Steiner 1959.

— NISSL und die theoretische Hirnanatomie. Arch. Psychiat. **87**, 100—125 (1929).

— Neuronenlehre und Zellenlehre. Zur 100. Wiederkehr des Geburtstages von S. RAMON Y CAJAL am 1. Mai 1952. Münch. med. Wschr. **94**, 1154—1163, 1210—1218, 1255—1262 (1952).

— BERNHARD v. GUDDEN (1824—1886). Münch. med. Wschr. **103**, 1277—1282 (1961).

STERN, D.: HERMANN OPPENHEIM. Dtsch. med. Wschr. **84**, 2207 (1959).

TEMKIN, O.: The falling sickness. Baltimore: Hopkins Press 1945.

VOGEL, P.: Zum Gedächtnis ADOLF WALLENBERGs 1862—1949. Nervenarzt **22**, 28—29 (1951).

2. Zur Wissenschaftstheorie und Anthropologie

BAVINK, B.: Ergebnisse und Probleme der Naturwissenschaften. Zürich: Hirzel 1954.

BERG, H. H.: Medizin der Zukunft. Schweiz. med. Wschr. **87**, 1033 (1957).

GEHLEN, A.: Der Mensch, seine Natur und seine Stellung in der Welt. 4. Aufl. 1950, 8. Aufl. 1966. Bonn: Athenäum 1966.
GRUHLE, H.: Verstehen und Einfühlen. Berlin-Göttingen-Heidelberg: Springer 1953.
HEIDEGGER, M.: KANT und das Problem der Metaphysik. 2. Aufl. Frankfurt: Klostermann 1951.
HOFFMEISTER, J.: Wörterbuch der philosphischen Begriffe. 2. Aufl. Hamburg: Meiner 1955.
KANT, I.: Kritik der reinen Vernunft. Nach der 1. u. 2. Originalausgabe, teilweise in unmittelbarer Gegenüberstellung. (Neudruck der von RAYM. SCHMIDT besorgten Ausgabe von 1930). Philosoph. Bibl. Bd. 37a. Hamburg: Meiner 1960.
LANDGREBE, L.: Philosophie der Gegenwart. (Ullstein-Bücher No. 166). Berlin: Ullstein 1957.
LESKY, ERNA: GALL und HERDER. Clio Medica **2**, 85—96 (1967).
LICHTENTHAELER, CH.: Unzeitgemäße Betrachtungen zur zeitgenössischen Medizin. München: J. F. Lehmanns 1965.
LLAVERO, F.: Symptom und Kausalität. Stuttgart: Thieme 1953.
PIEPER, I.: Tradition als Herausforderung. München: Kösel 1963.
PORTMANN, A.: Zoologie und das neue Bild des Menschen. Biologische Fragmente zu einer Lehre vom Menschen. Hamburg: Rowohlt 1956.
REINWEIN, H.: Die Beobachtung und Erfahrung als Grundlagen der Heilkunde und der Medizin. Materia med. Nordmark **18**, 737—747 (1966).
RICKERT, H.: Kulturwissenschaft und Naturwissenschaft. 7. Aufl. Tübingen: Mohr 1926.
STEGMÜLLER, W.: Hauptströmungen der Gegenwartsphilosophie. Stuttgart: Kröner 1960.
VORLAENDER, K.: Geschichte der Philosophie. 2 Bde. 9. Aufl. Hamburg: Meiner 1955.
WINDELBAND, W.: Lehrbuch der Geschichte der Philosophie. Mit Schlußkapitel: Die Philosophie des 20. Jahrhunderts von H. HEIMSOETH. (1. Aufl. 1891) Tübingen: Mohr 1935.

3. Grundlegende Arbeiten

BERGER, H.: Über das Elektroencephalogramm des Menschen. Arch. Psychiat. **87**, 527—570 (1929).
— Das Elektroencephalogramm des Menschen. Nova Acta Leopoldina N. F. **38**, 139S (1938)
BETHE, A.: Allgemeine Physiologie. Berlin-Göttingen-Heidelberg: Springer 1952.
BRODMANN, K.: Vergleichende Lokalisationslehre der Großhirnrinde. Leipzig: Barth 1909.
v. BUDDENBROCK, W.: Vergleichende Physiologie. Bd. 2: Nervenphysiologie. Basel: Birkhäuser 1953.
EBBECKE, U.: Physiologie des Bewußtseins in entwicklungsgeschichtlicher Betrachtung. Stuttgart: Thieme 1959.
v. ECONOMO, C.: Der Zellaufbau der Großhirnrinde und die progressive Cerebration. Ergebn. Physiol. **29**, 83—128 (1929).
EDINGER, L.: Vorlesungen über den Bau der nervösen Zentralorgane des Menschen und der Tiere. 4. Aufl., 6. Aufl. Leipzig: Vogel 1893/1904.
FLECHSIG, P.: Anatomie des menschlichen Gehirns und Rückenmarks auf myelogenetischer Grundlage. Bd. 1. Leipzig: Thieme 1920.
FOERSTER, O.: Symptomatologie der Erkrankungen des Rückenmarks und seiner Wurzeln. In: Handbuch der Neurologie. Hrsg.: BUMKE, O., u. FOERSTER, O. Bd. V/3, S. 1—403. Berlin: Springer 1936.
GOLDSTEIN, K.: Die Lokalisation in der Großhirnrinde nach den Erfahrungen am kranken Menschen. In: Handbuch der normalen und pathologischen Physiologie. Hrsg. BETHE, A., u. G. v. BERGMANN u. a. Bd. 10, S. 600—842. Berlin: Springer 1927.
GRUHLE, H.: Verstehende Psychologie. 2. verb. Aufl. Stuttgart: Thieme 1956.
HEAD, H.: Studies in neurology. Vol. 1, 2. London: Oxford University Press 1920.
HESS, W. R.: Die funktionelle Organisation des vegetativen Nervensystems. Basel-Stuttgart: Schwabe 1948.
— Das Zwischenhirn. Syndrome, Lokalisationen, Funktionen. 2. erw. Aufl. Basel-Stuttgart: Schwabe 1954.
HODGKIN, A. L.: The conducting of the nervous impulse. The Sherrington Lectures VII. Liverpool: University Press 1964.
HORTEGA, P. DEL RIO: Microglia. In: Cytology and cellular pathology of the central nervous system. Vol. 2, pp. 481—534. New York: Hafner 1965.

ISSERLIN, M.: Die pathologische Physiologie der Sprache. Ergebn. Physiol. **29**, 129—249 (1929).

JACKSON, H.: Reprint of some of Dr. HUGHLINGS Jackson's papers on affections of speech. see: HEAD, H.: Huglings Jackson on aphasia and kindered affections of speech. Brain **38**, 1—190 (1915).

— Selected writings of J. H. JACKSON. London: J. Taylor 1932.

JACOB, CHR.: Das Menschenhirn. München: Lehmann 1911.

— unter Mitwirkung von ONELLI, CL.: Vom Tierhirn zum Menschenhirn. München: Lehmann 1911.

KORNMÜLLER, A. E.: Die Elemente der nervösen Tätigkeit. Stuttgart: Thieme 1947.

KÜHN, A.: Allgemeine Zoologie. 16. Aufl. Stuttgart: Thieme 1967.

KUHLENBECK, H.: The central nervous system of vertebrales. Vol. 1,2. Basel: Karger 1967.

v. LENHOSSÉK, M.: Der feinere Bau des Nervensystems im Lichte neuester Forschungen. 1. Aufl., 2. Aufl. Berlin: Kornfeld 1893/1895.

MATTHAEI, R.: Das Gestaltproblem. Ergebn. Physiol. **29**, 1—82 (1929).

v. MONAKOW, C.: Die Lokalisation im Großhirn und der Abbau der Funktion durch kortikale Herde. Wiesbaden: Bergmann 1914.

—, u. R. MOURGUE: Biologische Einführung in das Studium der Neurologie und Psychopathologie. Stuttgart-Leipzig: Hippokrates 1930.

v. MONAKOW, K.: Gehirnpathologie. 1. Aufl. 1897, 2. Aufl. Wien: Hölder 1905.

NISSL, F.: Zur Lehre der Lokalisation in der Großhirnrinde des Kaninchens. Sitzungsber. der Heidelberg. Akad. Wiss. Jahrg. 1911, 38 Abhandl. **1**. T. S. 1—70. Heidelberg: Winter's Universitätsbuchh. 1911.

NONNE, M.: Syphilis und Nervensystem. 17 Vorlesungen. Berlin: Karger 1902.

— Klinischer und anatomischer Beitrag zum Kapitel der Prognose der „anaemischen" Spinalerkrankung. Mitt. Hamburg. Staatskrk.anst. **11**, 145—156 (1907).

PAWLOW, I. T.: Sämtliche Werke I—V. Berlin: Akademie-Verlag 1954.

PETTE, H.: Die akut entzündlichen Erkrankungen des Nervensystems. Leipzig: Thieme 1942.

PICK, A.: Die agrammatischen Sprachstörungen I. Berlin: Springer 1913.

— Aphasie. In: Handbuch der normalen und pathologischen Physiologie. Hrsg.: BETHE, A., v. BERGMANN, G. u. a. Bd. XV/2, S. 1416—1524. Berlin: Springer 1931.

RAMON Y CAJAL, S.: Die Neuronenlehre. In: Handbuch der Neurologie. BUMCKE, O., u. FOERSTER, O. (Hrsg.) Bd. I/1, S. 887—994. Berlin: Springer 1935.

SHERRINGTON, C. S.: Integrative action of the nervous system. New Haven-London: Yale University Press 1906.

SPATZ, H.: Physiologie und Pathologie der Stammganglien. In: Handbuch der normalen u. pathologischen Physiologie. Hrsg.: BETHE, A., v. BERGMANN, G. u. a. Bd. 10, S. 318 bis 417. Berlin: Springer 1927.

— Anatomie des Mittelhirns. In: Handbuch der Neurologie. BUMKE, O. u. O. FOERSTER, (Hrsg.) Bd. I/1, S. 474—540. Berlin: Springer 1935.

— Menschwerdung und Gehirnentwicklung. Nachr. Gießener Hochschulges. **20**, 32—55 (1950).

— Vergangenheit und Zukunft des Menschenhirns. Jahrb. 1964 der Akad. d. Wiss. und d. Lit. Wiesbaden: Steiner 1965.

SPIELMEYER, W.: Histopathologie des Nervensystems. Bd. 1. Berlin: Springer 1922.

UEXKÜLL, J. von: Theoretische Biologie. Berlin: Gebr. Paltel 1920.

VOGT, CÉCILE, u. O. VOGT: Sitz und Wesen der Krankheiten im Lichte der topistischen Hirnforschung und des Variierens der Tiere. I.: Befunde der topistischen Hirnforschung als Beitrag zur Lehre vom Krankheitssitz. Leipzig: Barth 1937.

v. WEIZÄCKER, V.: Der Gestaltkreis. 4. Aufl. Stuttgart: Thieme 1950

WERNICKE, C.: Grundriß der Psychiatrie in klinischen Vorlesungen. I.: Psycho-physiologische Einleitung. Leipzig: Thieme 1894.

— Der aphasische Symptomenkomplex. In: Deutsche Klinik. Hrsg.: v. LEYDEN, E. u. F. KLEMPERER. Bd. VI/1. Nervenkrankheiten, S. 467—550. Berlin-Wien: Urban & Schwarzenberg 1906.

WILBRAND, H., u. A. SAENGER: Die Neurologie des Auges. Ein Handbuch für Nerven- und Augenärzte. Bd. 1—7, S. 1900—1917. Ergänzungsband. Wiesbaden: Bergmann 1927.

4. Lehrbücher

a) allgemeine

Bailey, P.: Die Hirngeschwülste, 2. Aufl. Stuttgart: Enke 1951.
Bargmann, N.: Histologie und mikroskopische Anatomie des Menschen. 6. Aufl. Stuttgart: Thieme 1967.
Benninghoff, A., u. K. Goerttler: Lehrbuch der Anatomie des Menschen. Bd. 3: Nervensystem, Haut- und Sinnesorgane. 8. verb. Aufl. München-Berlin-Wien: Urban & Schwarzenberg 1967.
Bloom, W., and D. W. Fawcett: A textbook of histology. Philadelphia-London: Saunders 1964.
Bodechtel, G.: Differentialdiagnose neurologischer Krankheitsbilder. Mitarb.: A. Bernsmeier u. a. 2. neubearb. u. erw. Aufl. Stuttgart: Thieme 1963.
Crosby, E., T. Humphrey, and E. W. Lauer: Correlative anatomy of the nervous system. New York: Macmillan Comp. 1962.
Curtius, F.: Klinische Konstitutionslehre. Berlin-Göttingen-Heidelberg: Springer 1954.
Gagel, O.: Einführung in die Neurologie. Berlin-Göttingen-Heidelberg: Springer 1949.
Gerlach, J.: Grundriß der Neurochirurgie. Darmstadt: Dr. Dietrich Steinkopff 1967.
Gerlach, J., H.-P. Jensen u. a. (Hrsg.): Pädiatrische Neurochirurgie. Stuttgart: Thieme 1967.
Das Gesundheitswesen der Bundesrepublik Deutschland, Bd. 1. Hrsg. vom Bundesministerium für Gesundheitswesen. Bearb. im Statistischen Bundesamt. Stuttgart-Mainz: Kohlhammer 1963.
Greenfield, J. G., W. Blackwood, A. Mayer, W. H. McMenemey, and R. M. Norman: Neuropathology. London: Arnold Ltd. 1958/2. Ed. 1963.
Kappers Ariëns, C. U.: Anatomie comparée du système nerveux particulièrement de celui des mammifères et de l'homme. Paris: Masson 1947.
Karlson, P.: Biochemie. Stuttgart: Thieme 1966.
Keidel, W. D.: Kurzes Lehrbuch der Physiologie. Siehe u. a. Beitr.: Caspers, H., Hensel, H., Keidel, W. D. Stuttgart: Thieme 1967.
Kroll, M.: Die neuropathologischen Syndrome zugleich Differentialdiagnostik der Nervenkrankheiten. Berlin: Springer 1929.
Landois, L., u. R. Rosemann: Lehrbuch der Physiologie des Menschen. 28. Aufl. in 2 Bd. Hrsg. von H.-U. Rosemann. München-Berlin: Urban & Schwarzenberg 1962.
Mumenthaler, M., u. H. Schliack: Läsionen peripherer Nerven. Stuttgart: Thieme 1965.
Oppenheim, H.: Lehrbuch der Nervenkrankheiten. 6. Aufl. Berlin: Karger 1913.
Peters, G.: Spezielle Pathologie der Krankheiten des zentralen und peripheren Nervensystems. Stuttgart: Thieme 1951.
Rauber-Kopsch, O.: Lehrbuch und Atlas der Anatomie des Menschen. Bd. I. Bewegungsapparat, von G. Töndury. 20. neubearbeitete Aufl. Stuttgart: Thieme 1968.
Reichel, H., u. A. Bleichert: Leitfaden der Physiologie des Menschen. Stuttgart: Enke 1967.
Renfrew, St.: An Introduction to diagnostic neurology. Vol. 1, 2. Ed. Edinburgh-London: Livingstone 1967.
Schneider, M.: Einführung in die Physiologie des Menschen. 15. verb. Aufl. begr. von H. Rein. Berlin-Göttingen-Heidelberg: Springer 1964.
Spielmeyer, W.: Histopathologie des Nervensystems. Bd. 1. Berlin: Springer 1922.
Starck, D.: Embryologie. Ein Lehrbuch auf allgemein biologischer Grundlage. Stuttgart: Thieme 1955.
Wartenberg, R.: Die Untersuchung der Reflexe. Stuttgart: Thieme 1952.

b) vegetatives Nervensystem

Herzog, E.: Histopathologie des vegetativen Nervensystems. In: Handbuch d. spez. path. Anatomie u. Histol. XIII/5, S. 357—542. Berlin-Göttingen-Heidelberg: Springer 1955.
— Die orthologische und pathologische Morphologie der neurovegetativen Regulationen. In: Handbuch d. Allg. Pathol. VIII/2, S. 285—543. Berlin-Göttingen-Heidelberg: Springer 1966.

MENZEL, W.: Langwellige Rhythmen bei inneren Krankheiten. Verh. dtsch. Ges. inn. Med. **73**, 962—976 (1967).

MONNIER, M. (Hrsg.): Physiologie und Pathophysiologie des vegetativen Nervensystems, Bd. 1, 2. Stuttgart: Hippokrates 1963.

PETTE, H.: Das Problem der wechselseitigen Beziehungen zwischen Sympathicus und Sensibilität. Dtsch. Z. Nervenheilk. **100**, 143—164 (1927).

SOLLBERGER, A.: Biological rhythm research. Amsterdam: Elsevier 1965.

c) Ophthalmoneurologie

BARTELS, M.: Auge und Ohr. (Die Ohr-Augen-Bewegungen.) In: Kurzes Handbuch der Ophthalmologie. Hrsg.: SCHIECK, F., u. A. BRÜCKNER, Bd. 3, S. 652—729. Berlin: Springer 1930.

HAGER, H.: Die Ophthalmodynamographie als Methode zur Beurteilung des Gehirnkreislaufes. Klin. Mbl. Augenheilk. **142**, 827 (1963).

HARMS, H.: Leitsymptom „Zentralskotom". In: Entwicklung und Fortschritt in der Augenheilkunde. Hrsg.: SAUTTER, H. 3. Fortbildungskurs der Dtsch. Ophthalmolog. Ges. Hamburg 1962, S. 516—539. Stuttgart: Enke 1963.

HUBER, A.: Augensymptome bei Hirntumoren. Bern-Stuttgart: Huber 1956.

JANZEN, R.: Umschriebene Kopf- und Gesichtsschmerzen als ophthalmo-neurologisches Problem. In: Entwicklung und Fortschritt in der Augenheilkunde. Fortbildungskurs für Augenärzte. Stuttgart: Enke 1962.

— „Ophthalmo-neurologisches Konsilium" mit Beiträgen von: BAUER, GERNET, HARMS, JANZEN, KAUTZKY, NOVER, PAPST, SAUTTER, SEITZ, TÄNZER. Entwicklung und Fortschritt in der Augenheilkunde. Fortbildungskurs für Augenärzte. S. 556—591. Stuttgart: Enke 1962.

KYRIELEIS, W.: Pupillotonie und Adie-Syndrom. In: Sammlung zwangsloser Abhandlungen aus dem Gebiete der Augenheilkunde. Hrsg.: LÖHLEIN, W. Halle (Saale): Marhold Verl.-Buchh. 1951.

NOVER, A.: Leitsymptom „Stauungspapille". In: Entwicklung und Fortschritt in der Augenheilkunde. Hrsg.: SAUTTER, H. 3. Fortbildungskurs der Dtsch. Ophthalmologischen Ges. Hamburg 1962. S. 503—515. Stuttgart: Enke 1963.

SAUTTER, H.: Die Arteriosklerose des Augenhintergrundes und ihre Stellung im Rahmen der allgemein pathogenetischen Faktoren der Arteriosklerose. Wiss. Veröffentl. d. Dtsch. Ges. f. Arteriosklerose u. Ernährung, Bd. 3, S. 189—217. Darmstadt: Steinkopff 1959.

SIEGERT, P.: Leitsymptom: Exophthalmus. In: Entwicklung und Fortschritt in der Augenheilkunde. Hrsg.: SAUTTER, H. 3. Fortbildungskurs der Dtsch. Ophthalmolog. Ges. Hamburg 1962. S. 540—546. Stuttgart: Enke 1963.

WALSH, F. B.: Clinical neuro-ophthalmology, 2. Ed. Baltimore: Williams & Wilkins 1957.

WEIGELIN, E., u. A. LOBSTEIN: Ophthalmodynamometrie. Basel: Karger 1962.

d) Otoneurologie

FRENZEL, H.: Spontan- und Provokations-Nystagmus als Krankheitssymptom. Berlin-Göttingen-Heidelberg: Springer 1955.

GÜTTICH, A.: Neurologie des Ohrlabyrinthes. Leipzig: Thieme 1944.

KORNHUBER, H.: Physiologie und Klinik des zentralvestibulären Systems. (Blick- und Stützmotorik). In: Hals-Nasen-Ohren-Heilkunde. Ein kurzgefaßtes Handbuch in 3 Bänden. Hrsg.: BERENDER, J., R. LINK u. F. ZÖLLNER,: Bd. 3, T. 3, S. 2150—2351. Stuttgart: Thieme 1966.

e) andere Spezialgebiete

BOWMAN, W. C., M. J. RAND, and G. B. WEST: Textbook of pharmacology. Oxford-Edinburg: Blackwell 1968.

CUMINGS, J. N.: Heavy metals and the brain. (American Lecture SeriesNr. 346). Oxford: Blackwell Sc. Publ. 1959.

DOST, F. H.: Grundlagen der Pharmakokinetik. 2. Aufl. Stuttgart: Thieme 1968.

HOLZER, W.: Physikalische Medizin. Wien: Maudrich 1944.

Der Internist. Berlin-Heidelberg-New-York: Springer 1960—1969.

Klinik der Gegenwart. Handbuch der praktischen Medizin. Hrsg.: R. COBET, K. GUTZEIT u. a. München-Berlin: Urban & Scharzenberg 1963—1969.

KOEPPEN, S., u. F. PANSE: Klinische Elektropathologie. Stuttgart: Thieme 1955.

LINNEWEH, F. (Hrsg.): Erbliche Stoffwechselkrankheiten. München-Berlin: Urban & Schwarzenberg 1962.

MIESCHER, P., u. K. O. VORLAENDER (Hrsg.): Immunpathologie in Klinik und Forschung und das Problem der Autoantikörper. 2. verb. und erw. Aufl. Stuttgart: Thieme 1961.

SCHREIER, K.: Die angeborenen Stoffwechselanomalien. Mitarb.: H. MATTERN, U. PORATH, J. SPRANGER. Stuttgart: Thieme 1963.

SPAIN, D. M.: Iatrogene Krankheiten. Mitarb.: S. J. KOWAL u. a. Stuttgart: Thieme 1967.

TELEKY, L.: Gewerbliche Vergiftungen. Berlin-Göttingen-Heidelberg: Springer 1955.

f) klinische Syndrome

LEIBER, B., u. G. OLBRICH: Die klinischen Syndrome, 4. Aufl. München-Berlin-Wien: Urban & Schwarzenberg 1966.

5. Handbücher und Serien

a) Handbücher

BECKER, P. E. (Hrsg.): Humangenetik. Ein kurzes Handbuch in 5 Bänden. Bd. III/1, Bd. V/1, Bd. V/2. Stuttgart: Thieme 1964/1966/1967.

BETHE, A., G. v. BERGMANN u. a. (Hrsg.:) Handbuch der normalen und pathologischen Physiologie. Bd. 9. Allgemeine Physiologie der Nerven und des Zentralnervensystems. Berlin: Springer 1929.

BÜCHNER, F., E. LETTERER u. F. ROULET (Hrsg.): Handbuch der allgemeinen Pathologie. Bd. 8, T. 2. Neurovegetative Regulationen. Berlin-Heidelberg-New York: Springer 1966.

BUMKE, O. (Hrsg.): Handbuch der Geisteskrankheiten. Bd. 11, spez. Teil 7. Anatomie der Psychosen. redig. W. SPIELMEYER. Berlin: Springer 1930.

—, u. O. FÖRSTER (Hrsg.): Handbuch der Neurologie. Bd. 1—18. Berlin: Springer 1935—1940.

FIELD, J., H. W. MAGOUN, and V. E. HALL (Eds.): Handbook of Physiology. Sect. I,Neurophysiology, Vol. 2. Washington D. C.: Amer. Physiol. Soc. 1960.

LUBARSCH, O., u. F. HENKE (Hrsg.): Handbuch der speziellen pathologischen Anatomie und Histologie. Bd. 13: Nervensystem. Hrsg.: SCHOLZ, W. T. 1—5. Berlin-Göttingen-Heidelberg: Springer 1955—1958.

OLIVECRONA, H., u. W. TÖNNIS (Hrsg.): Handbuch der Neurochirurgie, in 7 Bänden. Berlin-Göttingen-Heidelberg: Springer 1954—1968.

b) Serien

ADEY, W. R., and T. TOKIZANE (Eds.): Structure and function of the limbic system. Progress in brain research, Vol. 27. Amsterdam: Elsevier 1967.

ASRATYA, E. A. (Ed.): Brain reflexes. Progress in brain research, Vol. 22. Amsterdam: Elsevier 1968.

— Zentralblatt für die gesamte Neurologie und Psychiatrie. Berlin-Heidelberg-New York: Springer.

ECCLES, J. C., and J. P. SCHADÉ (Eds.): Organization of the spinal cord. Progress in brain research, Vol. 11. Amsterdam: Elsevier 1964.

— — (Eds.) Physiology of spinal neurons. Progress in brain research, Vol. 12. Amsterdam: Elsevier 1964.

FOX, C. A., and R. S. SNIDER (Eds.): The cerebellum. Progress in brain research, Vol. 25. Amsterdam: Elsevier 1967.

6. Symposien, Kongresse

Durchblutungsstörungen des Gehirns und der Extremitäten. Ref.: DOERR, W., S. 167; RATSCHOW, M., S. 246; DELIUS, L., S. 169 u. a. Verh. dtsch. Ges. inn. Med. **67**, 167, 246, 269 (1962).

EHRENPREIS, S.: Cholinergic mechanisms. Ann. N. Y. Acad. Sci. **144**, 383—936 (1967).

ENGEL, A., and T. LARSSON (Eds.): Stroke. Symposium 19—21. 4. 1966. Thule International Symposia. Stockholm: Nordiska Bokhandelns Förlag 1967.

GAJDUSEK, D. C., CL. J. GIBBS, and M. ALPERS (Eds.): Slow, latent, and temporate virus infections. Washington, D. C.: Public Health Service Publications No. 1378. 1965.

Gehirnpathologie. Kongreß der gemeinsamen Sitzung der Neurologischen und der Psychiatrischen Gesellschaft (24. 8. 1936). Referate: KLEIST, K., BECK, Ed., MISKOLCZY, D., SPATZ, H., FÜNFGELD, E., SCHOLZ, W., KORNMÜLLER, A. E., J. LANGE, R. THIELE, u. a. (Diskussionsbemerkungen). Z. Neurol. **158** (1937).

HASSLER, R., and H. STEPHAN (Eds.): Evolution of the forebrain phylogenesis and ontogenesis of the forebrain. Stuttgart: Thieme 1966.

HYDEN, H. (Ed.): The neuron. Amsterdam: Elsevier 1967.

Hydrodynamik, Elektrolyt- und Säure-Basen-Haushalt im Liquor und Nervensystem. Symposion vom 27. 2.—1. 3. 1967 Frankfurt/M. Stuttgart: Thieme 1967.

JANZEN, R. (Hrsg.): Klinische Elektroencephalographie. 7. Kongr. der Dtsch. EEG-Ges. 2.—4. X. 1958, Bad Nauheim. Berlin-Göttingen-Heidelberg: Springer 1961.

Kreislauf und Gehirn. In: Verh. dtsch. Ges. Kreisl.-Forsch. 19. Tag. 9—12. IV. 1953. Darmstadt: Steinkopff 1953.

Kreislauf und Nervensystem. Gemeinsame Sitzung der Dtsch. Ges. f. inn. Med. mit der Ges. Dtsch. Neurologen u. Psychiater. Wiesbaden 27. u. 28. III. 1939. Z. Neurol. **167**, 187—605 (1939).

KUHN, E. (Hrsg.): Progressive Muskeldystrophie. Myotonie, Myasthenie. Symposium 30. Nov.—4. Dez. 1965. Berlin-Heidelberg-New York: Springer 1966.

MOUNTCASTLE, V. B. (Ed.): Interhemispherie relations and cerebral dominance. (Conference Johns Hopkins Univ. School of Med. 23.—25. 4. 1961). Baltimore: Johns Hopkins Press 1962.

MORAN, N. C. (Ed.): New adrenergic blocking drugs: their pharmacological, biochemical and clinical actions. Ann. N. Y. Acad. Sci. **139**, 541—1009 (1967).

Neue Denkweisen in Naturwissenschaften und Medizin. Referate: SCHMETTERER, L., WIENER, N., KÜPFMÜLLER, K., OPPELT, W., VAN DER WAERDEN, B. L. WAGNER, R., MITTELSTAEDT, H., KEIDEL, W. D. u. a. Verh. Ges. dtsch. Naturf. Ärzte **101**, 16—199, 1960 (1961).

PURPURA, D. P., and M. D. YAHR (Eds.): The thalamus. Proceedings of the 1. internat. Symp. sponsored by the Parkinson's diseases information and Research center... New York-London: Columbia University Press 1966.

DE REUCK, A. V. S., and M. O'CONNOR (Eds.): Disorders of language. Ciba foundation Symposion. London: Churchill Ltd. 1964.

—, and J. KNIGHT (Eds.): Touch, heat and pain. Ciba Foundation Symposion. London: Churchill Ltd. 1966.

SPIEGEL, E. A., and H. T. WYCIS (Eds.): Advances in stereoencephalotomy. 2. International Symposium Copenhagen 28th August 1965. Basel: Karger 1966.

Die spinale Mangeldurchblutung und ihre Folgen. Diskussionssitzung d. Dtsch. Ges. f. Neurologie. Verh. dtsch. Ges. inn. Med. **72**, 1007—1123 (1967).

Stoff- und Energietransport in der belebten und unbelebten Natur. Referate: BENNHOLD, H., THEWS, G., PASSOW, H., WILBRANDT, W., RENKIN, E. M. u. a. Verh. Ges. dtsch. Naturf. Ärzte **102**, 19—210, 1962 (1963).

7. Zusammenfassende Darstellung einzelner Gebiete

ALSTRÖM, C. H.: A study of epilepsy in its clinical, social and genetic aspects. Kopenhagen: Munksgaards 1959.

BAY, E.: Agnosie und Funktionswandel. Eine hirnpathologische Studie. (Monographien aus dem Gesamtgebiet der Neurologie u. Psychiatrie 73. H.). Berlin-Göttingen-Heidelberg: Springer 1950.

BINSWANGER, O.: Die Epilepsie. In: Spezielle Pathologie und Therapie. Hrsg.: NOTHNAGEL, H. Bd. XII/1, Abt. 1. Wien: Alfred Hölger 1899.

BOK, S. T.: Das Rückenmark. In: Handbuch mikrosk. Anat. d. Menschen. Hrsg. W. v. MÖLLENDORFF. Bd. IV/1, S. 478—578. Berlin: Springer 1928.

v. BONIN, G.: The Evolution of the human brain. Chicago: University Press 1963.

COLMANT, H. J.: Ergebnisse der Enzymhistochemie am zentralen und peripheren Nervensystem. Fortschr. Neurol. Psychiat. **29**, 61—124 (1961).
DÖRING, G.: „Trophik" studien. Dtsch. Z. Nervenheilk. **158**, 449—502 (1948).
ECCLES, J. C.: The physiology of synapses. Berlin-Göttingen-Heidelberg: Springer 1964.
—, M. ITO, and J. SZENTAGOTHAI: The cerebellum as a neuronal machine. Berlin-Heidelberg-New York: Springer 1967.
ENGELHARDT, F.: Morphologische Grundlagen der Beziehungen zwischen Hypophyse und Hypothalamus. In: Handbuch der Neurochirurgie I/2, 1—212. OLIVECRONA, H. u. TÖNNIS, W. (Hrsg.) Berlin-Heidelberg-New York: Springer 1968.
ERBSLÖH, F.: Das Zentralnervensystem bei Krankheiten des Blutes. S. 1428—1525. Funikuläre Spinalerkrankung. S. 1526—1601. Das Zentralnervensystem bei Leberkrankheiten. S. 1645—1698. Veränderungen des Zentralnervensystems bei Erkrankungen des Magen-Darmtraktes u. der Bauchspeicheldrüse S. 1699—1716. Die Veränderungen des Zentralnervensystems beim Diabetes mellitus. S. 1717—1739. In: Handbuch der speziellen pathologischen Anatomie u. Histologie. Hrsg.: LUBARSCH, O., HENKE, F. u. a. Bd. XIII/2 B. Berlin-Göttingen-Heidelberg: Springer 1958.
FERNER, H., u. R. KAUTZKY: Angewandte Anatomie des Gehirns und seiner Hüllen. In: Handbuch der Neurochirurgie. Hrsg.: OLIVECRONA, H. u. TÖNNIS, W. Bd. I/1, S. 1—90. Berlin-Göttingen-Heidelberg: Springer 1959.
FLEISCHHAUER, K.: Postnatale Entwicklung der Neuroglia. Acta neuropath. [Berl.) Suppl. IV, 20—32 (1968).
GOWERS, W. R.: The border-land of epilepsy. London: Churchill 1907.
GRÜNTHAL, E.: Die Bedeutung des Überwiegens einer Großhirnhälfte beim Menschen. Dtsch. med. Wschr. **74**, 943—946 (1949).
GRUHLE, H.-W.: Epileptische Reaktionen und epileptische Krankheiten. In: Handbuch der Geisteskrankheiten. Hrsg.: O. BUMKE. Bd. VIII/4, S. 669—728. Berlin: Springer 1930.
GUTTMANN, E.: Die funktionelle Regeneration der peripheren Nerven. Berlin: Akademie-Verlag 1958.
HÉCAEN, H., and J. DE AJURIAQUERRA: Les Gauchers. Pré valence manuelle et dominance cérébrale. Paris: Presses Univ. de France 1963.
HENSCHEN, F.: Der menschliche Schädel in der Kulturgeschichte. In: v. FRISCH, K.: Verständl. Wissensch. 89. Bd. Berlin-Heidelberg-New York: Springer 1966.
HENSEL, H.: Allgemeine Sinnesphysiologie. Hautsinne, Geschmack, Geruch. (Lehrbuch der Physiologie in Einzeldarstellungen. Hrsg.: W. TRENDELENBURG u. E. SCHÜTZ. Berlin-Heidelberg-New York 1966.
— Kap.: Allgemeine Sinnesphysiologie, S. 415—425. Kap.: Somato-viscerale Sensibilität, S. 415—425. In: KEIDEL, W. D. (Hrsg.): Physiologie. Stuttgart: Thieme 1967.
HILLER, FR.: Die Zirkulationsstörungen des Rückenmarks und Gehirns. In: Handbuch der Neurologie. BUMKE, O., u. FOERSTER, O. (Hrsg.), Bd. XI/3, spez. Neurologie, S. 178 bis 466. Berlin: Springer 1936.
HIRSCH, H., u. M. SCHNEIDER: Durchblutung und Sauerstoffaufnahme des Gehirns. In: Handbuch d. Neurochir., Bd. I/2, S. 434—554. OLIVECRONA, H., u. TÖNNIS, W. (Hrsg.) Berlin-Heidelberg-New York: Springer 1968.
HORSTMANN, E., u. H. MEVES: Die Feinstrukturen des molekularen Rindengraues und ihre physiologische Bedeutung. Z. Zellforsch. **49**, 569—604 (1959).
HUBER, A.: Augensymptome bei Hirntumoren. Bern-Stuttgart: Huber 1956.
HUGHES, J. T.: Pathology of the spinal cord. London: Lloyd-Luke 1966.
JANZ, H. W.: Klinische und experimentelle Untersuchungen über Konstitution und Krampfbereitschaft bei Epileptikern. Arch. Psychiat. **112**, 136—220 (1940).
JANZEN, R.: Klinische und hirnbioelektrische Epilepsiestudien. Ergebn. inn. Med. Kinderheilk. **61**, 263—307 (1942).
— Das Anfallgeschehen in der Neurologie. Dtsch. Z. Nervenheilk. **155**, 42—68 (1943).
— Zur Spätklinik der Hirnverletzung. Dtsch. Z. Nervenheilk. **166**, 363—381 (1951).
— Das „Grenzland der Epilepsie", (NONNE zum 90. Geburtstag). Fortschr. Neurol. **19**, 333—362 (1951).
— Arzneimittelschäden und Nervensystem. Internist **3**, 471—477 (1962).

JANZEN, R.: Muskelschwund und Muskelschwäche. Festschrift zum 70. Geburtstag von G. SCHALTENBRAND. In: Neurologie der Zukunft, Hrsg.: BAMMER, G. S. 2—12. Stuttgart: Thieme 1967.
— (Hrsg.): Schmerzanalyse als Wegweiser zur Diagnose. 2. Aufl. Stuttgart: Thieme 1968.
JUNG, R.: Das Elektroencephalogramm (EEG). In: Handbuch der inneren Medizin, 4. Aufl., Bd. V/1, Hrsg. von v. BERGMANN, G., W. FREX, H. SCHWIEGK. Berlin-Göttingen-Heidelberg: Springer 1953.
— Neurophysiologie und Psychiatrie. In: Psychiatrie der Gegenwart, Bd. I/1, S. 325—928. Berlin-Heidelberg-New York: Springer 1967.
KAHLE, W.: Studien über die Matrixphasen und die örtlichen Reifungsunterschiede im embryonalen menschlichen Gehirn. Dtsch. Z. Nervenheilk. **166**, 274—302 (1951).
KATZ, B.: Nerve, muscle and synapse. New York: McGraw-Hill 1966.
KOCH, G.: Krampfbereitschaft. Roma: Istituto Gregorio Mendel 1955.
KÖRNYEY, ST.: Symptomatologie des verlängerten Marks, der Brücke, des Mittelhirns und des Sehhügels. In: Hdb. Neurol. Hrsg.: BUMKE-FOERSTER, Bd. 5, S. 445—482. Berlin: Springer 1936.
— Klinische Pathologie bei Hirnstammläsionen. Acta 25. Convents neuropsychiatrici et EEG hungarici Budapestini. 1966, 41—51.
KROETZ, CHR.: Allgemeine Physiologie der autonomen nervösen Correlationen. In: Hdb. der normalen und pathologischen Physiologie. Hrsg.: BETHE-BERGMANN, Bd. 16, 2. Hälfte Korrelationen II/2, S. 1729—1821. Berlin: Springer 1931.
KUFFLER, ST. W., and J. G. NICHOLLS: The physiology of neuroglial cells. Ergebn. Physiol. **57**, 1—90 (1966).
LANGE, J.: Agnosien und Apraxien. In: Handb. Neurol., Hrsg.: BUMKE-FOERSTER VI/4, S. 807—960. Berlin: Springer 1936.
LEHMANN, H. J.: Die Nervenfaser. In: Handbuch der mikroskopischen Anatomie des Menschen. v. MÖLLENDORF-BAYMANN (Hrsg.) Bd. IV/4, S. 515—701. Berlin-Göttingen-Heidelberg: Springer 1959.
LINDEMANN, K., u. H. KUHLENDAHL: Die Erkrankungen der Wirbelsäule. Stuttgart: Enke 1953.
LINDENBERG, R.: Die Gefäßversorgung und ihre Bedeutung für Art und Ort von kreislaufbedingten Gewebsschäden und Gefäßprozessen. In: Handbuch der speziellen pathologischen Anatomie und Histologie. Hrsg.: O. LUBARSCH, F. HENKE, R. RÖSSLE. Bd. XIII/1. Berlin-Göttingen-Heidelberg: Springer 1957.
—, and E. FREYTAG: The mechanism of cerebral contusions. Arch. Path. **69**, 440—469 (1960).
LORENZ, K.: Über tierisches und menschliches Verhalten. Aus dem Werdegang der Verhaltenslehre. Bd. 2, ges. Abhandlungen. München: Piper 1965.
LOTHAR, F.: Symptomatologie des Hirnstammes. Allgemeine Symptomatologie der Stammganglien. In: Handbuch der Neurol. BUMKE-FOERSTER (Hrsg.) Bd. 5, S. 404—444. Berlin: Springer 1936.
MAGNUS, R.: Körperstellung. (Monographien aus dem Gesamtgebiet der Physiologie der Pflanzen und der Tiere, Bd. 6) Berlin: Springer 1924.
MAUZ, F.: Die Veranlagung zu Krampfanfällen. Leipzig: Thieme 1937.
MERTENS, H.-G., u. M. LURATI: Mineralhaushalt bei periodischen Lähmungen. In: Hydrodynamik, Elektrolyt- und Säure-Basen-Haushalt im Liquor und Nervensystem. Symposion vom 27. 2.—1. 3. 1967 Frankfurt/M., S. 187—204. Stuttgart: Thieme 1967.
MEVES, H.: Der Einfluß verschiedener Ionen auf die Funktion von Nervenzellen und Nervenfasern. In: Hydrodynamik, Elektrolyt- und Säure-Basen-Haushalt im Liquor und Nervensystem. Symposion vom 27. 2.—1.3. 1967 Frankfurt a. M., S. 1—11. Stuttgart: Thieme 1967.
OKSCHE, A.: Die pränatale und vergleichende Entwicklungsgeschichte der Neuroglia. Acta neuropath. (Berl.) Supp. **4**, 4—19 (1968).
ORTNER, N.: Körperschmerzen und ihre Differentialdiagnostik. VI. Aufl. Berlin-Wien: Urban & Schwarzenberg 1931.
OSTERTAG, B.: Grundzüge der Entwicklung und Fehlentwicklung. Die formbestimmenden Faktoren. In: Handbuch der spez. patholog. Anatomie u. Histologie, Bd. XIII/4, S. 283-601. Berlin-Göttingen-Heidelberg: Springer 1956.

PENFIELD, W., and H. JASPER: Epilepsie and the functional anatomy of the human brain. Boston: Little 1954.

PENFIELD, W., and T. RASMUSSEN: The cerebral cortex of man. New York: Macmillan 1950.

PENTSCHEW, A.: Intoxikationen, S. 1907—2502. Mangelzustände, S. 2503—2570. In: Handb. der spez. Anatomie u. Histologie. Hrsg.: LUBARSCH, O., F. HENKE u. a. Bd. XIII/2, T.B. Berlin-Göttingen-Heidelberg: Springer 1958.

RADEMAKER, G. G. J.: Experimentelle Physiologie des Hirnstammes. In: Handbuch Neurol. Hrsg.: BUMKE, O., u. O. FOERSTER. Bd. II/2, S. 187—234. Berlin: Springer 1937.

RANKE, O. F.: Physiologie des Zentralnervensystems vom Standpunkt der Regelungslehre. München: Urban & Schwarzenberg 1960.

REENPÄÄ (RENQVIST), Y.: Allgemeine Sinnesphysiologie. Frankfurt/Main: Klostermann 1962.

REULEN, H. J., u. W. BRENDEL: Das intrazelluläre Ödem der grauen Substanz. In: Hydrodynamik, Elektrolyt- und Säure-Basen-Haushalt im Liquor und Nervensystem. Symposion vom 27. 2.—1. 3. 1967. Frankfurt/M., S. 215—223. Stuttgart: Thieme 1967.

RICHTER, H.: Die Migräne. In: Handbuch der Neurologie. Hrsg.:BUMKE, O., u. O. FOERSTER. Bd. 17, S. 167—245. Berlin: Springer 1935.

SARKISSOW, S. A.: Grundrisse der Struktur und Funktion des Gehirns. Berlin: VEB Volk u. Gesundheit 1967.

SCHALTENBRAND, G., u. H. WOLFF: Die Produktion und Zirkulation des Liquors und ihre Strömungen. In: Handbuch Neurochir. Hrsg.: OLIVERONA, H., u. W. TÖNNIS Berlin-Göttingen-Heidelberg: Springer 1959.

SCHMORL, G., u. H. JUNGHANNS: Die gesunde und die kranke Wirbelsäule in Röntgenbild und Klinik. 4. erw. Aufl. Stuttgart: Thieme 1957.

SPATZ, H.: Anatomie des Mittelhirns. In: Handbuch der Neurologie. BUMKE, O., u. O. FOERSTER (Hrsg.) Bd. I/1, S. 474—540. Berlin: Springer 1935.

—, u. G. J. STROESCU: Zur Anatomie und Pathologie der äußeren Liquorräume des Gehirns. Nervenarzt **7**, 425—437, 481—498 (1934).

— Gehirnpathologie im Kriege. Von den Gehirnwunden. Zbl. Neurochir. **6**, 162—212 (1941).

STAUDER, K. H.: Epilepsie und Schläfenlappen. Arch. Psychiat. **104**, 181—212 (1935).

— Epilepsie. Pathogenese und Therapie. Z. Neurol. **161**, 321—338 (1938).

STEINBUCH, K.: Automat u. Mensch. 3. neubearb. u. erweit. Aufl. Berlin-Göttingen-Heidelberg: Springer 1965.

TINBERGEN, N.: Instinktlehre. Vergleichende Erforschung angeborenen Verhaltens. Berlin-Hamburg: Parey 1952.

TÖNNIS, W.: Diagnostik der intrakraniellen Geschwülste. In: Handb. der Neurochirurgie. Hrsg.: OLIVECRONA, H., u. W. TÖNNIS. Bd. IV, 3. T., S. 1—579. Berlin-Göttingen-Heidelberg: Springer 1962.

WAGNER, R.: Probleme und Beispiele biologischer Regelung. Stuttgart: Thieme 1954.

WALTER-BUEL, H.: Psychiatrie der Hirngeschwülste.Acta neurochirurgica, Suppl. II. Wien: Springer 1951.

8. Einzelarbeiten und Zusammenfassungen über spezielle Themen

BÄRTSCHI-ROCHAIX, W.: Migraine cervicale. (Das encephale Syndrom nach Halswirbeltrauma.) Bern: Huber 1949.

BALZEREIT, F., U. DÖHMANN u. D. UTERMANN: Pseudotumor cerebri. (im Druck).

BARGMANN, W.: Neurosecretion. Int. Rev. Cytol. **19**, 183—201 (1966).

BAY, E.: Die sogenannte traumatische Spätapoplexie. Nervenarzt **20**, 84—86 (1949).

BECK, E.: Morphogenie der Hirnrinde. Berlin: Springer 1940.

— Unterschiede zwischen links und rechts im cytoarchitektonischen Bau der vorderen Zentralwindung und die Frage der Linkshirnigkeit. Dtsch. Z. Nervenheilk. **163**, 183—213 (1950).

— Nachweis vom unterschiedlichen Bau in der linken und rechten hinteren Zentralwindung und die Frage der Rechts- und Linkshirnigkeit. Dtsch. Z. Nervenheilk. **163**, 214—244 (1950).

Literatur

Bennhold, H.: Blutkreislauf und Transportvorgänge im menschlichen Körper. Verh. Ges. Dtsch. Naturforscher u. Ärzte. 102. Versammlung, München 9.—13. 9.1962, S. 19—29. Berlin-Göttingen-Heidelberg: Springer 1963.

Bernsmeier, A., u. U. Gottstein: Der Schlaganfall. Internist **4**, 55—64 (1963).

Beutel, A., u. A. Tänzer: Die Röntgendiagnostik der Orbitae, der Augen und der Tränenwege. In: Handbuch der medizinischen Radiologie, Bd. VII/2, S. 673—818. Berlin-Göttingen-Heidelberg: Springer 1963.

— — Die Röntgendiagnostik der intraspinalen Fehlbildungstumoren. Bruns' Beitr. klin. Chir. **209**, 397—411 (1964).

Blackstad, Th. W.: Cortical gray matter. A correlation of light and electron microscopic data. In: The neuron. Ed.: Hyden, H., S. 49—178. Amsterdam: Elsevier 1967.

Bodechtel, G.: Unsere Ergebnisse auf dem Gebiet der Hirndurchblutung und ihrer Störungen (Referat). Verh. dtsch. Ges. inn. Med. **67**, 214—226 (1963).

Bogoch, S.: The biochemistry of memory. New York: Oxford Univ. Press 1968.

Bollinger, O.: Über traumatische Spätapoplexie. Rudolf-Virchow-Festschrift, Bd. 2. Berlin: August Hirschwald 1891.

Bredt, H.: Pathogenese und Topik der stenosierenden Hirngefäßerkrankungen. Acta neurochir. Suppl. VII, 28—33. Wien: Springer 1961.

Breig, A.: Biochemics of the central nervous system. Stockholm: Almqvist & Wiksell 1960.

Bremer, F. W.: Klinische Untersuchungen zur Ätiologie der Syringomyelie, des „status dysraphicus". Dtsch. Z. Nervenheilk. **95**, 1—103 (1926).

Brodal, A.: The reticular formation of the brain stem. Edinburgh: Oliver and Boyd 1957.

Bushart, W., u. P. Rittmeyer: Über die prognostische Bedeutung des EEG-Befundes nach Wiederbelebung des Herzens. Anaesthesiol. Wiederbel., Bd. 15. Berlin-Heidelberg- New York: Springer (in Vorbereitung)

Bykow, X. M.: Die Physiologie und die psychosomatischen Probleme. Z. ärztl. Fortbild. **45**, 568—574 (1951).

Gaspers, H.: Die Entstehungsmechanismen des EEG. In: Klinische Elektroencephalographie. 7. Kongreß der Deutschen EEG-Gesellschaft. Hrsg.: Janzen, R. Berlin-Göttingen-Heidelberg: Springer 1961.

Colmant, H. J.: Enzephalopathien bei chronischem Alkoholismus. Stuttgart: Enke 1965.

Delius, L.: Die funktionellen peripheren Gefäßstörungen. (Referat). Verh. dtsch. Ges. inn. Med. **67**, 269—280 (1962).

Denny-Brown, D.: The basal ganglia. London: Oxford Univ. Press 1962.

Diebold, K., H. Häfner u. F. Vogel: Zur Klinik der progressiven Myoklonusepilepsien. Dtsch. Z. Nervenheilk. **190**, 199—240 (1967).

Dieckmann, H.: Basilare Impression, Atlasassimilation und andere Skeletfehlbildungen der Zerviko-okzipital-Region. In: Die Wirbelsäule in Forschung und Praxis, Bd. 32. Stuttgart: Hippokrates 1966.

Döring, G.: Schmerz und vegetatives Nervensystem. Klin. Wschr. **11/12**, 161—165 (1946).

— Zur Klinik vegetativer Störungen bei Syringomyelie und über trophische Störungen im allgemeinen. Dtsch. med. Wschr. **74**, 754—758 (1949).

— Über Syndrome des cervico-thorakalen sympathischen Nervensystems. Klin. Wschr. **27**, 735—743 (1949).

— Allgemeines zur „Trophik". Acta neuroveg. (Wien) **3**, 154—170 (1951).

Doerr, W.: Vasculäre Voraussetzungen, allgemeine pathologische Anatomie. (Referat). Verh. dtsch. Ges. inn. Med. **67**, 167—213 (1962).

Dow, R. S., and G. Moruzzi: The physology and pathology of the cerebellum. Minneapolis: Univ. of Minnesota Press 1958.

Dudel, J., and S. W. Kuffler: Presynaptic inhibition at the crayfish neuromuscular function. J. Physiol. (Lond.) **155**, 543—562 (1961).

Ekbom, K. A.: Das Phänomen der „unruhigen Beine" (restless legs). Dtsch. med. Wschr. **92**, 1279—1280 (1967).

Emminger, E.: Zur pathologischen Anatomie des Schleudertraumas der Halswirbelsäule. Sitzungsberichte d. 83. Tag. d. Dtsch. Ges. f. Chirurgie 1966. Langenbecks Arch. klin. Chir. **316**, 445—457 (1966).

FELDBERG, W., and K. FLEISCHHAUER: Site of origin of the abnormal discharge in the electrocorticogram produced by tubocurarine perfused through the anterior horn of a lateral ventricel. J. Physiol. (Lond.) **191**, 487—500 (1967).

—, and R. D. MYERS: A new concept of temperature regulation by amines in the hypothalamus. Nature (Lond.) **200**, 1325 (1963).

FLEISCHHAUER, K.: Neuroglia. Dtsch. med. Wschr. **85**, 2031—2035/2030 (1960).

FOX, C. A., and J. W. BARNARD: A quantitative study of the Purkinje cell dendritic branchlets and their relationship to afferent fibres. J. Anat. **91**, 299—313 (1957).

FRANKE, H.: Über das Karotissinus-Syndrom und den sog. Karotissinus-Reflex. Stuttgart: Schattauer 1963.

GÄNSHIRT, H.: Die Sauerstoffversorgung des Gehirns und ihre Störung bei der Liquordrucksteigerung und beim Hirnödem. (Monographien aus dem Gesamtgebiete der Neurologie und Psychiatrie, H. 81). Berlin-Göttingen-Heidelberg: Springer 1957.

GLATZEL, H.: Kreislaufkrankheiten und Ernährung. Fortschr. Med. **85**, 7—10, 51—54 (1967).

GORLITZER V. MUNDY, V.: Zur Frage der Anpassungsfähigkeit des Gehirns. Münch. med. Wschr. **109**, 1697—1702 (1967).

GOTTSCHICK, J.: Entwicklung und Leistungsentfaltung des Menschenhirns während der Menschheitsgeschichte. Nervenarzt **26**, 271—275 (1955).

GOTTSTEIN, U.: Der Hirnkreislauf unter dem Einfluß vasoaktiver Substanzen. In: Einzeldarstellungen aus der Theoretischen und Klinischen Medizin, Bd. 15. SCHAEFER, H. (Hrsg.). Heidelberg: Hüthig 1962.

GRAY, E. G., and R. W. GUILLERY: Synaptic morphology in the normal and degenerating nervous system. Int. Rev. Cytol. **19**, 111—182 (1966).

GÜTTICH, H.: Die akademische Personalpyramide der deutschen medizinischen Fakultäten. Ther. d. Gegenw. **106**, 279—287 (1967).

HARRIS, G. W.: Das Zentralnervensystem und die endokrinen Drüsen (konzentrierte Zusammenfassung). Triangel (De) **6**, 242—251 (1964).

HASSLER, R.: Thalamic regulation of muscle tone and the speed of movements. In: The thalamus. Ed.: PURPURA, D. P., and M. D. YAHR, S. 419—436. New York-London: Columbia University Press 1966.

—, u. T. RIECHERT: Wirkungen der Reizungen und Koagulationen in den Stammganglien bei stereotaktischen Hirnoperationen. Nervenarzt **32**, 97—109 (1961).

HAUSS, W. H.: Pathogenese der Cerebralsklerose und des Herzinfarktes. Verh. dtsch. Ges. inn. Med. **69**, 554—572 (1963).

HENSCHEN, F.: Tumoren des Zentralnervensystems und seiner Hüllen. In: Handbuch der spez. pathol. Anatomie und Histologie, Bd. XIII/3, S. 413—1040. Berlin-Göttingen-Heidelberg: Springer 1955.

HERRICK, C. J.: Origin and evolution of the cerebellum. Arch. Neurol. Psychiat. (Chic.) **11**, 621—652 (1924).

HODGKIN, A. L.: Ionic movements and electrical activity in giant nerve fibres. The Croonian lectures, Ser. Vol. 148, p. 1—37. London: Proc. Roy. Soc. Med. 1958.

HORSTMANN, E.: Ergebnisse und Probleme der Morphologie interneuronaler Synapsen. Dtsch. med. Wschr. **82**, 733—735 (1957).

HUFSCHMIDT, H. J.: Die Spastik. Theoretische Überlegungen zu einer neuen Therapie. Nervenarzt **39**, 2—11 (1968).

HYDEN, H.: Dynamic aspects on the neuron-glia. A study with micro-chemical methods. In: The neuron. Ed.: HYDÉN, H., p. 179—219. Amsterdam: Elsevier 1967.

IMHÄUSER, G.: Die neurogenen Arthropathien. In: Handbuch der Orthopädie, Bd. 1, S. 453—479. Stuttgart: Thieme 1957.

INGVAR, D. H., and N. A. LASSEN: Methods for cerebral bloodflow measurements in man. Brit. J. Anaesth. **37**, 216 (1965).

IWANOFF-SMOLENSKIJ, A. G.: Entwicklungswege der Ideen J. P. PAWLOW's auf dem Gebiet der Pathophysiologie der Funktionen des höheren Nervensystems. Z. ärztl. Fortbild. **45**, 58—71 (1951).

JANZEN, R.: Das Verhalten vegetativer Regulationen im Gefolge der Encephalographie. Dtsch. Z. Nervenheilk. **144**, 175—186 (1937).

JANZEN, R.: Hirnbioelektrische Untersuchungen über den physiologischen Schlaf und den Schlafanfall bei Kranken mit genuiner Narkolepsie. Dtsch. Z. Nervenheilk. **149**, 93—106 (1939).
—, u. G. BEHNSEN: Beitrag zur Pathophysiologie des Anfallgeschehens, insbesondere des kataplektischen Anfalls beim Narkolepsiesyndrom (klinische und hirnbioelektrische Untersuchung, Erstbeschreibung). Arch. Psychiat. Nervenkr. **111**, 178—189 (1940).
—, u. A. E. KORNMÜLLER: Hirnbioelektrische Untersuchungen an Kranken mit symptomatischer Epilepsie (Erstbeschreibung des charakteristischen Encephalitis-EEG). Dtsch. Z. Nervenheilk. **150**, 283—295 (1940).
— Körperasymmetrien in der Pathogenese neurologischer Krankheitsbilder, speziell des Scalenussyndroms und unklarer Brachialgien. Nervenarzt **20**, 520—523 (1949).
— Zur Klinik der Brachialgien, insbesondere des Scalenus-Syndroms. Bruns' Beitr. klin. Chir. **180**, 498—506 (1950).
— Klinik und Pathogenese des cerebralen Anfallgeschehens (Referat). Verh. dtsch. Ges. inn. Med. **56**, 4—24 (1950).
—, u. W. FUHRMANN: Grundlagen und Grenzen der klinischen Elektroencephalographie. Klin. Wschr. **29**, 762—766 (1951).
— Die cervicalen Vertebral-Syndrome: Neurologisch-klinisches Bild. In: Die cervicalen Vertebral-Syndrome. REISCHAUER (Hrsg.), S. 7—19. Stuttgart: Thieme 1955.
— Prozeß und Symptom in der Neurologie (Referat). Verh. dtsch. Ges. inn. Med. **61**, 72—82 (1955).
— Zur Klinik der Migräne. (Symptom oder Krankheit?) Münch. med. Wschr. **97**, 1—10 (1955).
— Schlaganfälle. I. Teil: Massenblutung, Erweichung, allgemeine Durchblutungsstörungen (Referat). II. Teil: Subarachnoidale Spontanblutung (Referat). Mkurse ärztl. Fortbild. 1956, 30—35 u. 36—41.
— Die Halswirbelsäulen-Syndrome. Dtsch. med. J. **7**, 314—318 (1956).
—, u. E. MÜLLER: (Referat von E. MÜLLER): Die Ausbreitung der epileptischen Erregung. Bericht über einige allgemeine Ergebnisse der von JANZEN u. Mitarb., bes. E. MÜLLER mit Unterstützung der Deutschen Forschungsgemeinschaft durchgeführten Untersuchungen. Dtsch. Z. Nervenheilk. **176**, 331—345 (1957).
—, u. H. DIECKMANN: Neurale Symptome bei Skeletfehlbildungen der zerviko-okzipitalen Übergangsregion. Dtsch. med. Wschr. **83**, 1077—1080/83 (1958).
— Die Behandlung der Commotio cerebri. Dtsch. med. Wschr. **85**, 2229—2233 (1960).
— Cerebrale Anfälle (zur Differentialdiagnose und Therapie). Internist **2**, 63—70 (1961).
— Basiläre Impression in der Begutachtung. In: Die Wirbelsäule in Forschung und Praxis, Bd. 25, S. 74—82. JUNGHANNS, H. (Hrsg.). Stuttgart: Hippokrates 1961.
— Wurzelirritations-Syndrome Bedeutung, Fehldiagnosen. Z. ärztl. Fortbildung **51**, 455—466 (1962).
— Nervensystem und Resorptionsstörungen (Malabsorption). Dtsch. med. Wschr. **89**, 296 bis 301 (1964).
—, u. D. SEITZ: Die sog. diabetische Neuropathie. Dtsch. med. Wschr. **89**, 2051—2052 (1964).
— Über Hirndurchblutungsstörungen. Med. Welt **1965**, 2091—2098.
— Allgemeine Therapie bei Nervenkrankheiten. Klinik der Gegenwart V, Neufassung S: E 187-E 198. München-Berlin: Urban & Schwarzenberg 1966.
— Einführung in das Thema, S. 9—12. In: Progressive Muskeldystrophie, Myotonie, Myasthenie. KUHN, E. (Hrsg.). Symposion 30. XI.—4. XII. 1965 anläßl. 125. Geburtstag WILHELM ERB. Berlin-Heidelberg-New York: Springer 1966.
— Diagnose der Polyneuropathien. Dtsch. med. Wschr. **91**, 1192—1194 (1966).
—, u. F. BALZEREIT: Über unsere Erfahrungen bei Polyneuropathien. Internist **7**, 146—157 (1966).
— Schleudertrauma der Halswirbelsäule. Sitzungsber. d. 83. Tag. d. Dtsch. Ges. f. Chir. München 1966. Langenbecks Arch. klin. Chir. **316**, 461—469 (1966).
— A. TÄNZER u. J. HUNGER: Die rechtzeitige Erkennung des Tumor spinalis. Internist **7**, 105—117 (1966).
— Die Bedeutung der tierexperimentellen Forschung für klinische Epilepsie-Probleme (Gastvorlesung Helsinki). Dtsch. med. Wschr. **92**, 185—191 (1967).

Janzen, R.: Neurologische Erkrankungen in der Schwangerschaft. In: Handbuch der Gynäkologie und Geburtshilfe. Hrsg.: Friedberg, V., O. Käser u. a. S. 408—421. Stuttgart: Thieme 1967.

— Reaktionen des Nervensystems und Malignome. In: Krebsforschung und Krebsbekämpfung, Bd. VI, S. 252—264. Bock, H. E. (Hrsg.). München-Berlin-Wien: Urban & Schwarzenberg 1967.

— Rheuma und Nervensystem. Z. Rheumaforsch. **26**, 235—250 (1967).

—, u. M. Bryde: „Psychogene Manifestationen" und organischer Prozeß — aus dem Blickwinkel des Neurologen. Dtsch. med. Wschr. **92**, 638—765 (1967).

— W. Bushart u. R. Engel: Zur Aussagekraft des EEG beim Neugeborenen. Katamnestische Untersuchungen. Dtsch. Z. Nervenheilk. **193**, 245—255 (1968).

— Die Fehldiagnosen „Rheumatismus" bei Nervenleiden. In: Arthritis und Rheumatismus. Hrsg.: Schoen, R., A. Böni und K. Miehlke. Berlin-Heidelberg-New York: Springer (im Druck).

— Erkrankung, Krankheit — Reaktionsform, Entität. Symposion: Neurologie der Zukunft. Würzburg, 25. XI. 1967. Dtsch. med. Wschr. **93**, 1463—1467 (1968).

— Epileptische Anfälle — Migräne als Beispiel für polygenetische terminale Reaktionsformen des Nervensystems. Materia med. Nordmark XXI/1: 1—8 (1969).

Jellinger, K.: Zur Orthologie und Pathologie der Rückenmarksdurchblutung. Wien-New York: Springer 1966.

Keidel, W. D.: Kybernetische Systeme des menschlichen Organismus. Köln-Opladen: Westdeutscher Verlag 1963.

Klaue, R.: Beitrag zur pathologischen Anatomie der Verletzungen des Rückenmarks mit besonderer Berücksichtigung der Rückenmarkskontusion. Arch. Psychiat. Nervenkr. **180**, 206—270 (1948).

Klingler, M.: Das Schädelhirntrauma. Leitfaden der Diagnostik und Therapie. 2. überarb. Aufl. Stuttgart: Thieme 1968.

Klüver, H., and P. C. Bucy: Preliminary analysis of functions of the temporal lobes. Arch. Neurol. Psychiat. (Chic.) **42**, 979—1000 (1939).

Kornmüller, A. E., u. R. Janzen: Über die normalen bioelektrischen Erscheinungen des menschlichen Gehirns, (Gleichzeitig eine kritische Stellungnahme zu den bisherigen Anschauungen auf Grund neuer Befunde an Gesunden und Kranken.) Arch. Psychiat. Nervenkr. **110**, 224—252 (1939).

— — Die Methodik der lokalisierten Ableitungen hirnbioelektrischer Erscheinungen von der Kopfschwarte des Menschen, ihre Begründung und Begrenzung. Z. Neurol. **166**, 287—308 (1939).

Kuhlendahl, H., u. H. Felken: Die chronische Rückenmarksschädigung spinalen Ursprungs. Langenbecks Arch. klin. Chir. **283**, 96—128 (1956).

— Schleudertrauma der Halswirbelsäule. Neurologisch-chirurgische Probleme. Sitzungsberichte d. 83. Tag. d. Dtsch. Ges. f. Chir. 1966. Langenbecks Arch. klin. Chir. **316**, 470—475 (1966).

Landolt, H. H.: Die Temporallappenepilepsie und ihre Psychopathologie. Basel-New York: Karger 1960.

Lange-Cosack, Herta: Psychische Störungen beim arterio-venösen Rankenangiom des Gehirns. Dtsch. Z. Nervenheilk. **171**, 416—442 (1954).

Leonhard, K. (Hrsg.): Die klinische Lokalisation der Hirntumoren in der Kritik der technischen, bioptischen und autoptischen Nachprüfung. Leipzig: Barth 1965.

Lindenber, G., and Ella Freytag: The mechanism of cerebral contusions. Arch. Path. **69**, 440—469 (1960).

Mattmann, E.: Ein neuer Weg zur Behandlung unstillbarer Schmerzen. Schweiz. med. Wschr. **98**, 781—783 (1968).

McKissock, W., A. Richardson, and C. Walsh: Anterior communicating aneurysms. A trial of conservative and surgical treatment. Lancet **1965**; — Kritische Stellungnahme dazu aus der Klinik Krayenbühl. Schweiz. med. Wschr. **95**, 1379 (1965).

Mehler, W. R.: Further notes on the center median nucleus of Luys. In: The thalamus. Ed.: Purpura, D. P., and M. D. Yahr, S. 109—122. New York-London: Columbia University Press 1966.

MERTENS, H.-G.: Fortschritte in der Erforschung der Muskelkrankheiten. I. Mitteilung, Untersuchungsmethoden. Internist **2**, 190—201 (1961).
— B. MÖBIUS u. J. MÖBIUS: Die Differentialdiagnose der Muskeldystrophien. Internist **7**, 175—186 (1966).
MEYER, J. E.: Über die Lokalisation frühkindlicher Hirnschäden in arteriellen Grenzgebieten. Arch. Psychiat. Nervenkr. **190**, 328—341 (1953).
MIEHLCKE, A.: Die Chirurgie des Nervus facialis. München-Berlin: Urban & Schwarzenberg 1960.
MIFKA, P.: Die Augensymptomatik bei der frischen Schädelhirnverletzung. Berlin: de Gruyter u. Co. 1968.
MINKOWSKI, M.: Über den gegenwärtigen Stand der Aphasiefrage. Schweiz. Arch. Neurol. **18**, 328—342 (1926).
MÜLLER, E.: Zum Syndrom „Unruhige Beine". Tägl. Prax. **2**, 493—496 (1961).
MÜLLER-LIMMROTH, W.: Die physiologischen Grundlagen der Elektrotherapie. Hippokrates **32**, 615—622 (1961).
NIESSING, KL.: Zellformen und Zellreaktionen der Mikroglia des Mäusehirns. Gegenbaurs morph. Jb. **92**, 102—122 (1952).
NISSL, F. A.: Über die örtlichen Verschiedenheiten der Hirnrinde. Mschr. Psychiat. **2**, 66—67 (1897).
— Die Großhirnanteile des Kaninchens. Arch. Psychiat. Nervenkr. **52**, 867—953 (1913).
NONNE, M., u. FRÜND: Klinische und anatomische Untersuchungen von 6 Fällen von Pseudosystemerkrankung des Rückenmarks. (Kritik der Lehre von den Systemerkrankungen des Rückenmarks.) Dtsch. Z. Nervenheilk. **35**, 102—140 (1908).
NOVIKOFF, A. B.: Enzyme localization and ultrastructure of neurons. In: The neuron. Ed.: HYDEN, H., S. 255—318. Amsterdam: Elsevier 1967.
NYBERG-HANSEN, R., and A. BRODAL: The localisation and termination of tectospinal fibers in the cat. Exp. Neurol. **9**, 212—227 (1964).
— — Sites of termination of corticospinal fibers in the cat. An experimental study with silver impregnation methods. J. comp. Neurol. **120**, 369—391 (1963).
ORTHNER, H., and F. ROEDER: Further clinical and anatomical experiences with stereotactic operations for relief of pain. Confin. neurol. (Basel) **27**, 418—430 (1966).
PALAY, S. L., and G. E. PALADE: The fine structure of neurons. J. biophys. biochem. Cytol. **1**, 69—88, Taf. 17—26 (1955).
— The structural basis for neural action. In: Brain function, Vol. 2. BRAZIER, M. A. B. (Ed.) (Ulca Forum in Medical Sciences Nr. 2). Berkeley-Los Angeles: University of California Press 1964.
PETTE, H.: Die verschiedenen Lebensabschnitte in ihrer Auswirkung auf das neurologische Krankheitsbild. Nervenarzt **11**, 339—352 (1938).
— Klinik der Hirngeschwülste. Z. Neurol. **161**, 10—68 (1938).
— Der sog. vegetative Anfall (Hirnstammkrisen). Dtsch. Z. Nervenheilk. **154**, 272—291 (1943).
— Kreislauf und Nervensystem. Neue dtsch. Klin. **1949**.
— Zur diencephalen Genese hypophysärer Krankheitsbilder. Dtsch. Z. Nervenheilk. **163**, 405—415 (1950).
PICK, A.: Über das Sprachverständnis 3 Vorträge. Leipzig: Barth 1909.
— Zur Pathologie des Bewußtseins vom eigenen Körper. Neurol. Centralbl. **34**, 257 (1915).
PITZEN, P., u. K. LINDEMANN: Kurzgefaßtes Lehrbuch der orthopädischen Krankheiten. 9., neubearb. Aufl. München-Berlin: Urban & Schwarzenberg 1965.
POECK, K., u. B. ORGASS: Über die Entwicklung des Körperschemas. Fortschr. Neurol. Psychiat. **32**, 538—555 (1964).
— — Über Störungen der Rechts-Links-Orientierung. Nervenarzt **38**, 285—291 (1967).
POMERAT, C. M., W. J. HENDELMAN, CH. W. RAIBORN JR., and J. F. MASSEY: Dynamic activities of nervous tissue in vitro. In: The neuron. Ed.: HYDEN, H. pp. 119—178. Amsterdam: Elsevier 1967.
PUFF, K. H.: Zur Problematik der klinischen Diagnose medianer Bandscheibenvorfälle. Dtsch. med. Wschr. **89**, 1417—1421 (1964).

PUFF, K. H., u. ST. ZSCHOCKE: Differentialdiagnose und Therapie der „Polymyositis". Internist 7, 170—175 (1966).

RATSCHOW, M.: Klinik und Therapie der arteriellen Verschlußkrankheiten (Referat). Verh. dtsch. Ges. inn. Med. 67, 246—263 (1962).

ROEDER, F.: Über die maximale Behandlung des Parkinsonsyndroms. Wiss. Beitr. in: Materia Medica Normark Nr. 59, 1967.

—, u. H. ORTHNER: Erfahrungen mit stereotaktischen Eingriffen. III: Über cerebrale Schmerzoperationen, insbesondere mediale Mesenzephalotomie bei thalamischer Hyperpathie und Anaesthesia dolorosa. Confinia neurol. (Basel) **21**, 51—97 (1961).

DE ROBERTIS, E., and H. M. GERSCHENFELD: Submicroscopie morphology and function of the glialcells. Int. Rev. Neurobiol. **3**, 1—65 (1961).

SÄKER, G.: Fettembolien bei Verkehrsunfällen. Münch. med. Wschr. **97**, 625—628 (1955).

SCHEIBEL, M. E., and A. B. SCHEIBEL: Patterns of organization in specific and nonspecific thalamic fields. In: The thalamus. Ed.: PURPURA, A. D., and M. D. YAHR, S. 13—46. New York-London: Columbia University Press 1966.

SCHEID, W.: Zur Klinik der cerebralen Durchblutungsstörungen. Nervenarzt **32**, 389—394 (1961).

SCHIMRIGK, K., H.-G. MERTENS u. F. BALZEREIT: Differentialdiagnose und Therapie der funktionellen Myopathien. Internist **7**, 187—196 (1966).

SCHULTE, W.: Die synkopalen vasomotorischen Anfälle. Leipzig: Thieme 1943.

SEITZ, D.: Die Bedeutung der Muskelbiopsie für die Diagnose und Therapie chronischer neuromuskulärer Prozesse. II. klinisch-morphologische Korrelationen. Dtsch. Z. Nervenheilk. **187**, 166—212 (1965).

SPATZ, H.: Pathologische Anatomie der Kreislaufstörungen des Gehirns. (gemeins. Sitzung der Dtsch. Ges. f. inn. Med. mit der Ges. Dtsch. Neurologen Wiesbaden 27. u. 28. III. 1939) einschl. Diskuss. Z. Neurol. (Berl.) **167**, 301—354 (1939).

— Die hypophysär-hypothalamischen Systeme. Klin. Wschr. **35**, 424 (1957).

— Über Anatomie, Entwicklung und Pathologie des „Basalen Neocortex". In: Livre jubilaire Docteur LUDO VAN BOGAERT. Acta Medica Belgica (Ed.), p 766—779. Bruxelles: Institut Bunge 1962.

— Gehirnentwicklung und Endocranialausguß. In: Evolution of the forebrain. HASSLER, R., and H. STEPHAN (Eds.). Stuttgart: Thieme 1966.

SPIEGEL, E. A., and H. T. WYCIS: Stereoencephalotomy. Principles and methods. In: Premier Congrès International des Sciences Neurologiques, Bruxelles, 21—28 Juillet 1957. 1er Congr. Internat. Neurochir., p. 91—118. Ed.: Acta Medica Belgica, Bruxelles 1957.

SPIRKIN, A.: Die Lehre PAWLOWs von den zwei Signalsystemen und ihre philosophische Bedeutung. Z. ärztl. Fortbild. **45**, 563—568 (1951).

STÄMPFLI, R.: Bau und Funktion isolierter markhaltiger Nerven. Ergebn. Physiol. **47**, 70—165 (1952).

—, u. Y. ZOTTERMANN: Nachweis der saltatorischen Erregung am intakten Nervenstamm. Helv. physiol. pharm. Acta **9**, 208—213 (1951).

STENDER, A.: Chirurgische Aspekte bei der cerebralen Apoplexie. Internist **4**, 36—43 (1963).

STERLING, P., and H. G. J. M. KNYPERS: Anatomical Organization of the brachial spinal cord of the cat. I. The distribution of dorsal roof fibers. Brain Res. **4**, 1—15, 16—43 (1967)

TÄNZER, A.: Die Athropathie syringomyelica unter besonderer Berücksichtigung ihrer akuten Entwicklungsphase. Dtsch. Z. Nervenheilk. **179**, 22—35 (1959).

— Die röntgenologisch erfaßbaren Reaktionen der sphenoorbitalen Übergangsregion auf örtlich und allgemein gesteigerten intrakraniellen Druck. Hamburg, Med. Hab.-Schr. 1962.

—, u. H. DIECKMANN: Die Arteria vertebralis bei Fehlbildungen der Atlanto-okzipitalen Übergangsregion. Bericht über die 44. Tagung der Deutschen Röntgengesellschaft v. 24.—28. 4. 1963 Baden-Baden. Stuttgart: Thieme 1964.

TERZIAN, H., and G. DALLE ORE: Syndrome of KLÜVER and BUCY. Reproduced in man by bilateral removal of the temporal lobes. Neurology (Minneap.) **5**, 373—380 (1955).

THIES, W., u. F. KLASCHKA: Fortschritte auf dem Gebiet der Neurologie und Dermatologie. Fortschr. Neurol. Psychiat. **29**, 587—629 (1961).

THIES, W., V. MISSGELD, E. TSCHEUSCHNER u. E. MEYER-LATZKE: Fortschritte auf dem Grenzgebieten der Neurologie und Dermatologie. Fortschr. Neurol. Psychiat. **36**, 605—640 (1968).

THORN, W.: Gehirnstoffwechsel und Gehirnfunktion. In: Handbuch der Neurochirurgie. Hrsg.: OLIVECRONA, H., u. W. TÖNNIS. Bd. I/2, S. 378—433. Berlin-Heidelberg-New York: Springer 1968.

TÖNNIS, W., u. R. A. FROWEIN: Organisation der Behandlung schwerer Schädel-Hirn-Verletzungen. (Arbeit und Gesundheit, H. 79). Stuttgart: Thieme 1968.

TROSTDORF, E.: Die Kausalgie. Stuttgart: Thieme 1956.

WANKE, R.: Pathologische Physiologie der frischen, geschlossenen Hirnverletzung, insbesondere der Hirnerschütterung; klinische, anatomische und experimentelle Befunde nebst Anhang: Therapeutische Folgerungen. Stuttgart: Thieme 1948.

WHITTAKER, V. P., and E. G. GRAY: The synapse: Biology and morphology. Brit. med. Bull. **18**, 223—228 (1962).

WHITTAM, R.: The dependence of the sespiration of brain cortex on active cation transport. Biochem. J. **82**, 205—212 (1962).

WILSON, S. A. K.: Disorder of motility and muscle tone, with special reference to the striatum. Lancet **1925** II, 1—10, 53—62, 169—178, 215—219, 268—276.

WOLF, G.: Langfristige Beobachtungen bei Kranken mit Subarachnoidalblutungen. Nervenarzt **34**, 73—76 (1963).

WOLFF, J.: Die Astroglia im Gewebsverband des Gehirns. Acta neuropath. (Berl.) Suppl. **4**, 33—39 (1968).

WULLEN, F., G. KAST u. A. BRUCK: Über Nebenwirkungen bei Tetracyclin-Verabreichung an Myastheniker. Dtsch. med. Wschr. **92**, 667—669 (1967).

YAKOVLEV, P. I., S. LOCKE, and J. B. ANGEVINE: The limbus of the cerebral hemisphere, limbic nuclei of the thalamus, and the cingulum bundle. In: The thalamus. Ed.: PURPURA, D. P., and M. D. YAHR. pp. 77—91. New York-London: Columbia University Press 1966.

ZÜLCH, K.-J.: Die Hirngeschwülste in bioptischer und morphologischer Darstellung. Leipzig: Barth 1951.

— Zur Pathogenese des cerebrovasculären Insultes. Internist **4**, 64—70 (1963).

ZSCHOCKE, ST.: Die Verkennung der proximal betonten spinalen Muskelatrophie (M. KUGELBERG-WELANDER) als Muskeldystrophie. Internist **7**, 166—170 (1966).

ZUKSCHWERDT, L., E. EMMINGER, F. BIEDERMANN u. H. ZETTEL: Wirbelgelenk und Bandscheibe. 2. neubearb. und erw. Aufl. Stuttgart: Hippokrates 1960.

9. Spezielle Untersuchungsmethoden (Übersichten mit weiterführender Literatur)

BALZEREIT, F.: Liquorcytologie in der neurologischen Tumordiagnostik. Internist **7**, 122 bis 127 (1966).

— Punktion der Liquorräume. Indikationen, Kontraindikationen, Komplikationen. Dtsch. med. Wschr. **93**, 963—967 (1968).

BAUER, H.: Physiologie und Pathologie des Liquor. In: Klinik der Gegenwart. Handbuch der praktischen Medizin, hrsg. von: COBET, R., K. GUTZEIT u. a. Bd. 4, S. E 367 bis E 388d Oktob. 1967. München-Berlin: Urban & Schwarzenberg 1967.

BECKER, H., u. F. RADTKE: Eine Methode zur willkürlichen steuerbaren Luftfüllung der Ventrikel bzw. peripheren Liquorräume. Nervenarzt **20**, 442—455 (1949).

BISCHOFF, A.: Der derzeitige Stand der Liquor-Cytodiagnostik. Schweiz. med. Wschr. **90**, 479—487 (1960).

BRAUN, W., u. R. KAUTZKY: Die Bedeutung der Probepunktion für die Diagnostik inoperabler Hirntumoren. Zbl. Neurochir. **25**, 210—221 (1965).

BUCHTHAL, F.: Einführung in die Elektromyographie. München-Berlin: Urban & Schwarzenberg 1958.

—, u. A. ROSENFALCK: Evoked action potentials and conduction velocity in human sensory nerves. Brain Res. **3**, 1—122 (1966).

DECKER, K.: Klinische Neuroradiologie. Stuttgart: Thieme 1960.

DEMME, H.: Die Liquordiagnostik. München: Urban & Schwarzenberg 1950.

DUMERMUTH, G.: Elektroencephalographie im Kindesalter. Stuttgart: Thieme 1965.

GIBBS, F. A., and E. L. GIBBS: Atlas of Electroencephalography. Bd. 1—3. Reading/Mass.: Addison-Wesley 1951—1964.

HINSBERG, K., u. W. GEINITZ: Liquor rerebrospinalis. In: Handbuch der physiologisch- und pathologisch-chemischen Analyse. Hrsg.: HOPPE-SEYLER/THIERFELDER. 10. Aufl., Bd. 5. Berlin-Göttingen-Heidelberg: Springer 1953.

Das Hirnszintigramm. Referate und Diskussion. Leitung: HUNDESHAGEN, H. In: Diagnostische und therapeutische Fragen bei Hirngeschwülsten. Symposium 10. u. 11. 2. 1967 Hannover. Hrsg.: TROSTDORF, E., ST. STENDER u. H. HUNDESHAGEN. Stuttgart: Thieme 1968.

JANZEN, R. (Hrsg.): Klinische Elektroencephalographie. 7. Kongr. der Dtsch. EEG-Ges., 2.—4. X. 1958 Bad Nauheim. Berlin-Göttingen-Heidelberg: Springer 1961.

— Nervensystem. In: Klinische Funktionsdiagnostik. Begründet von: H. KÜCHMEISTER, hrsg. von H. BARTELHEIMER und A. JORES. 3. neubearb. Aufl. Stuttgart: Thieme 1967.

KORNMÜLLER, E. A.: Klinische Elektroencephalographie. München: Lehmann 1944.

KUGELBERG, E.: Clinical electromyography. Progr. Neurol. Psychiat. N.Y. **8**, 264—282 (1953).

KUGLER, J.: Elektroencephalographie in Klinik und Praxis. Stuttgart: Thieme 1963.

PUFF, K. H.: Klinische Bedeutung und Indikationsstellung zur Elektromyographie. Dtsch. med. Wschr. **93**, 1367—1369 (1968).

SAYK, J.: Cytologie der Cerebrospinalflüssigkeit. Jena: Fischer 1960.

— Cytologie der Cerebrospinalflüssigkeit. Wien. Z. Nervenheilk. Suppl. **1**, 86—102 (1966).

SCHALTENBRAND, G.: Spezielle neurologische Untersuchungsmethoden. Unter Mitarb. von H. G. BAMMER u. a. Stuttgart: Thieme 1968.

SCHIEFER, W., u. E. KAZNER: Klinische Echo-Encephalographie. Berlin-Heidelberg-New York: Springer 1967.

TÖNNIES, J. F.: Die physikalischen Grundlagen des EEG. In: Klinische Elektroencephalographie. 7. Kongreß Dtsch. EEG-Ges. JANZEN, R. (Hrsg.). Berlin-Göttingen-Heidelberg: Springer 1961.

WEBER, H., u. R. WEGMANN: Atlas der klinischen Enzymologie. Stuttgart: Thieme 1968.

Sachverzeichnis

Die in den Katalogen von Kap. II „Symptome und Syndrome“ und Kap. VII „Systematik der organischen Nervenleiden“ sowie die in Kap. II „Anleitung zur neurologischen Untersuchung“ angehäuften Stichwörter muß man dort nachlesen. Die Absicht sei genannt: Wenn man etwas nur in einem Zusammenhang finden kann, so prägen sich die Zusammenhänge ein, außerdem kann beim Suchen noch dieses und jenes Nützliche oder Bedenkenswerte aufgelesen werden. Das ist erprobt worden.

Im Sachverzeichnis findet man alle Stichwörter aus den grundlegenden und den interpretierenden Texten sowie alle unentbehrlichen Wörter.

Das Verzeichnis enthält aber *nicht alle Stichwörter* und führt bei den Stichwörtern *nicht alle Seitenzahlen* an, nämlich diejenigen nicht, die in den Katalogen der Kap. II und VII sowie in Kap. III nachgesehen werden. Auch die Stichwörter aus den Tabellen sind nicht vollständig aufgenommen worden.

Man muß also suchen, 1. im Sachverzeichnis, 2. in den Katalogen, in der Anleitung zur Untersuchung, 3. in den Tabellen.

Läßt sich etwas nicht finden, überlege man, warum es weggelassen sein könnte. Ich hoffe, daß man dabei manche Einsicht in die Zusammenhänge gewinnt. Natürlich werde ich, trotz langer Erprobung in der Vorlesung und in der klinischen Arbeit, einiges einfach vergessen haben; aber ich vermute, daß nicht zuviel Notwendiges fehlt. Das Weglassen — "Inhibition as a coordinative factor" SHERRINGTONs Nobel-Vorlesung — ist eine mühselige Kunst.

Eigennamen und „Syndrome“ wird man überall da vermissen, wo sie durch eine rationelle Nomenklatur ersetzt werden können. Sie wurden beibehalten, wenn sonst grobe Verständigungsschwierigkeiten auftreten könnten.